W0262719

UROLOGIE
UND IHRE GRENZGEBIETE

DARGESTELLT FÜR PRAKTISCHE ÄRZTE

VON

V. BLUM
A. GLINGAR und TH. HRYNTSCHAK

WIEN

MIT 59 ZUM TEIL FARBIGEN ABBILDUNGEN

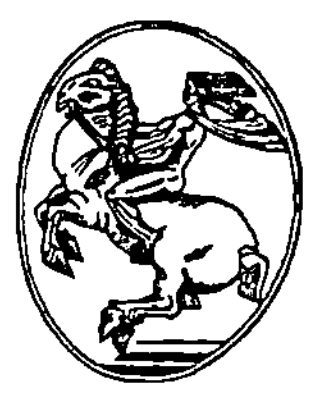

SPRINGER-VERLAG WIEN GMBH

1926

ISBN 978-3-662-28021-8   ISBN 978-3-662-29529-8 (eBook)
DOI 10.1007/978-3-662-29529-8

Vorwort

Unsere Lehrer, die großen Meister der älteren Wiener urologischen Schule, Ultzmann, von Dittel, Englisch, von Frisch, Otto Zuckerkandl, sind dahingegangen, ohne daß die Nachwelt ihre klinischen Vorträge, aus denen wir so viele Kenntnisse und Anregungen geschöpft haben, in Form eines Lehrbuches heute genießen könnte; sie sind dahingegangen, ohne mehr als mündliche Tradition in der praktischen Urologie ihren Schülern hinterlassen zu haben. Wohl sind die großen Monographien und zuletzt das große Handbuch der Urologie von Frisch und Zuckerkandl unvergängliche Denkmäler der hohen Bedeutung der wissenschaftlichen Urologie zu jenen Zeiten.

Die Erinnerungen an die unvergeßlichen klinischen Vorträge aus der Zeit unserer Lernjahre zu sammeln, die eigenen, jahrzehntealten Erfahrungen in der praktischen Urologie kritisch zu sichten und in kurzer, leicht faßlicher Form das für den praktischen Arzt Wichtigste vorzutragen, war das Ziel unserer gemeinsamen Arbeit.

Die Kurse und Vorlesungen an der urologischen Station des Sofienspitals in Wien über die einzelnen Zweige unseres Faches erfreuen sich eines großen Zuspruches und wiederholt hörten wir aus dem Munde von praktischen Ärzten und auch von Fachgenossen die Aufforderung, diese Vorlesungen einem größeren Kreise von Kollegen, die sich für die Fortschritte der klinischen Urologie interessieren, zugänglich zu machen.

Den eingangs erwähnten Erwägungen und den letztgenannten Aufforderungen sucht das vorliegende Werk gerecht zu werden. Es wendet sich an den praktischen Arzt und will ihm in den verschlungenen Wegen der urologischen Diagnostik ein Führer, in den verantwortungsvollen Fragen der urologischen Therapie ein Ratgeber sein.

Für unsere Fachkollegen möge es eine Art Rechenschaftsbericht sein, wie wir das Erbe unserer Lehrer und Meister im letzten Jahrzehnte verwaltet haben.

Aber auch den Fachärzten aus den Mutterdisziplinen und entfernten Gebieten der Medizin — Chirurgen, Internisten, Frauenärzten, Kinderärzten, Röntgenologen, an welche sich die Schlußkapitel dieses Werkes wenden — soll es die Stellung der Urologie im Gesamtgebiete der modernen Medizin illustrieren und zu gemeinsamer Arbeit in unseren Grenzgebieten anregen, um das heute noch vielfach umstrittene Arbeitsfeld der klinischen Urologie wohlgefügt und wohlumgrenzt auszubauen und die Berechtigung der Selbständigkeit unseres Faches neuerdings zu erweisen.

Wien, im Juli 1926

Die Verfasser

Inhaltsverzeichnis

Allgemeiner Teil

Spezieller Teil

Symptomatologie, Diagnostik und Therapie
Haematurie

In jedem Falle in dem wir aus dem Krankenexamen oder der Untersuchung des Kranken entnehmen, daß der Harn Blut enthält, ist es nötig, die Quelle und die Ursache der Blutung genau zu ermitteln. Die Blutung kann aus allen Teilen des Harnapparates stammen: aus der Niere, dem Nierenbecken, den Harnleitern, der Blase und Harnröhre. Die Ursache der Blutung kann in allen möglichen Erkrankungen des Harnsystems gelegen sein: Zirkulationsstörungen, entzündliche, neoplasmatische Veränderungen, Verletzungen, Fremdkörper oder Steine können die Ursache der Blutung sein.

Zur Differentialdiagnose bedient man sich der Untersuchung des Harnes, der klinischen Untersuchung der Harnorgane, der Cystoskopie und des Ureterenkatheterismus, der Röntgenuntersuchung und der funktionellen Nierendiagnostik.

Symptomatologisch unterscheiden wir: eine initiale Blutung (das heißt, die ersten Tropfen des entleerten Harnes sind blutig, sonst ist der Harn blutfrei); eine terminale Blutung (das heißt, nur die letzten Tropfen des entleerten Harnes sind blutig); bei der totalen Blutung ist der gesamte Harn gleichmäßig blutig gefärbt.

Die initiale Blutung erlaubt den Schluß, die Quelle der Blutung in der Harnröhre zu sehen. Die terminale Blutung beobachten wir in der Regel bei Prozessen in der Gegend des Blasenhalses, wenn während der letzten Kontraktionen bei der Miktion Blut aus den hyperaemischen Schleimhautgebieten ausgepreßt wird. So z. B. bei der akuten Cystitis haemorrhagica, der Purpura der Blase, bei Steinen, Fremdkörpern und kleinen Tumoren, die in der Gegend des Blasenhalses sitzen. Die Kombination von initialer und terminaler Blutung gestattet ohneweiters die Diagnose einer Blutung aus dem prostatischen Teile der Harnröhre.

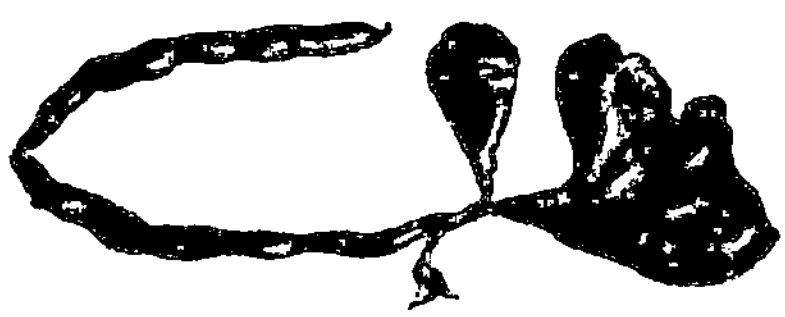

Dem Grade nach unterscheiden wir: mikroskopische Blutungen (Mikrohaematurie), bei welchen nur die mikroskopische Untersuchung des Harnsedimentes rote Blutkörperchen entdecken läßt, und makroskopisch sichtbare (Makrohaematurie), bei welchen in den höchsten Graden anstatt des Harnes reines Blut ent-

Abb. 1. Blutgerinnsel, vollständiger Ausguß von Nierenbecken und Ureter ($^1/_3$ der natürlichen Größe)

leert wird. Von besonderer Bedeutung ist der Nachweis von **Blut-gerinnseln** im blutigen Harn. Gerinnsel, die eine ausgesprochene Form des mit Blut (Abb. 1) ausgegossenen Nierenbeckens zeigen, berechtigen zur Diagnose einer Nierenblutung.

Jeder bluthältige Harn enthält auch Eiweiß.

Die **Farbe** des blutigen Harnes ist diagnostisch kaum zu verwerten. Länger dauernde Vermengung des Blutes mit dem Harn, z. B. bei Harnverhaltung oder bei Nierenblutungen, bedingt eine dunkelbraune Färbung des blutigen Harnes. Blut mit faulendem, zersetztem Harn gemengt, bekommt eine grünliche Färbung.

Die Nierenblutung

Die Anwesenheit von großen Blutgerinnseln spricht für Neubildung der Niere oder des Nierenbeckens. Die Symptomentrias: **fühlbarer Tumor in einer Seite, Schmerzen daselbst und blutiger Harn mit Koagula** aus dieser Niere, gestattet mit Sicherheit die Diagnose: Neubildung der Niere (Hypernephrom).

Die Anwesenheit größerer Eiweißmengen im Harn sowie von granulierten, Epithel- und Blutzylindern im Sediment des etwa fleischwasserfarbenen Urins führt zur Diagnose **haemorrhagische Nephritis**. Einseitige Nierenblutung mit typischen Nierenkoliken erweckt den Verdacht auf einen **Stein im Nierenbecken oder Ureter** (Verifikation durch Röntgenuntersuchung, kombiniert mit Ureterenkatheterismus und eventuell Pyelographie!).

Einseitige Nierenblutung namentlich bei jungen Individuen, wenn auch Eiter in dem Harn der gleichen Niere nachgewiesen wird, erweckt den Verdacht auf beginnende **Nierentuberkulose** (bakteriologische Untersuchung, Tierversuch!). Ein- oder doppelseitige Nierenblutung bei fühlbaren doppelseitigen grobhöckerigen Tumoren der Nierengegend, erhöhter Blutdruck, Leberschwellung, negativer Bakterien- und Röntgenbefund gestatten die Vermutung einer **Blutung bei kongenitaler cystischer Degeneration der Nieren** (Cystenniere).

Blutiger Harn nach stumpfer Gewalteinwirkung gegen die Lendengegend, Sturz oder Schlag gegen dieselbe, spricht für **traumatische Nierenzerreißung**.

Anfallsweise, intermittierend auftretende einseitige Schmerzen mit im Anfalle deutlich fühlbarer Nierenschwellung und blutigem Harne sind die Zeichen einer **intermittierenden Haematonephrose** (nach Verletzungen, bei Hydronephrosen, sowie Papillomen des Nierenbeckens).

Die **Behandlung der Nierenblutung**: Bei einseitiger Nierenblutung ist die **chirurgische** Behandlung indiziert, wenn die Blutung heftig ist und durch die gebräuchlichen inneren Mittel nicht behoben werden kann. Die in der internen Klinik gebräuchlichen Blutstillungsmittel bei Nierenblutungen sind folgende:

Bettruhe, restringierte Diät, Vermeidung von heißen oder sonst erregenden Getränken. Anwendung der Kälte entweder in Form von

nassen, kalten Umschlägen oder Eisbeutel, auch Leiters Kühlapparat
über der Nierengegend.

Innerlich:

Rp. Extr. Secal. cornuti　　　6,0
　　　Aq. Cinnamomi　　　120,0
　　　S. Täglich 3 Eßlöffel.

Rp. Extra. Secal. cornuti　　　1,0
　　　Pulv. gummosi　　　　2,0
　　　M. f. pulv. D. in dos.
　　　　　aeq. Nr. VI,
　　　S. 3 Pulver täglich.

Rp. Stypticintabletten à　　　0,03
　　　S. 3 bis 6 Stück im Tage.

In Form von Suppositorien:

Rp. Ergotini　　　　　　3,0
　　　Butyri Cacao　　　　9,0
　　　M. f. supp. Nr. VI.
　　　S. Täglich 2 bis 4 Stück.

Gut wirken auch subkutane Injektionen von:

Rp. Ergotini Bombelon oder Secacornin
　　　S. Mehrmals im Tage ½ bis 1 Spritze.

Mit großem Vorteil verwendet man ferner bei heftigen Blutungen
G e l a t i n e injektionen (Gelatina animalis Merck) in sterilisierten Glas-
phiolen, subkutan zu injizieren, weiters Calciumpräparate, und zwar
Calcium lacticum in Pulver, etwa 10 g im Tage. Ebenso Calcium chloratum in Tabletten oder Kompretten à 0,5, 10 Tabletten täglich. Von
momentaner Wirkung ist manchmal die intravenöse Injektion einer
hochkonzentrierten Calciumlösung, z. B. Afenil (Chlorcalcium-Harnstoff
in 10·%iger Lösung). Auch die intravenöse Injektion von hypertonischer
Kochsalzlösung, 10 ccm einer 10 %igen Lösung, hat sich manchmal bewährt. Man hüte sich jedoch, bei nephritischen Nierenblutungen diese
hypertonischen Kochsalzlösungen anzuwenden. Von Pferdeseruminjek-
tionen haben wir nie blutstillenden Effekt gesehen. Neuestens werden
Coagulen- und Claudeninjektionen empfohlen.

Die c h i r u r g i s c h e Indikation ergibt sich aus der früher in kurzen
Zügen geschilderten Diagnostik. Der Nierentumor erheischt die Nephrektomie, wenn keine Kontraindikation vorhanden ist. Bei Nierensteinen
Entfernung derselben womöglich durch Pyelotomie und Ureterotomie,
bei infizierten Steinnieren durch Nephrotomie, steinhältige Pyonephrosen
rechtfertigen die Nephrektomie. Blutende Cystennieren werden mit
Erfolg mit Ignipunktur behandelt. Einseitige Tuberkulose erfordert
die Nephrektomie. Nephritische Blutungen, die der internen Therapie
gegenüber sich refraktär verhalten, sollen chirurgisch mit Dekapsulation
behandelt werden. Ebenso die essentielle Nierenblutung, die Blutung

aus anatomisch unveränderter Niere, deren Diagnose nur als Vermutungsdiagnose bei Ausschluß aller anderen Ursachen einer Nierenblutung gestellt werden kann.

Blasenblutungen

Die topische und die aetiologische Diagnose ergibt sich aus dem cystoskopischen Befund.

Bei sehr heftigen Blutungen, bei welchen große Blutmassen plötzlich in die Blase gelangen und daselbst zu einem massiven Blutkuchen gerinnen, kommt es zur Harnverhaltung und sogenannter Bluttamponade der Blase, in einem solchen Falle hat man durch Katheterismus und Aspiration der Blutgerinnsel mit der Handspritze die Harnverhaltung zu beheben und die geronnenen Blutmassen auszuräumen. Gelingt dies, so wird man durch anschließende Cystoskopie die Ursache der Blutung zu ermitteln trachten. Ist aber die Blutung so heftig, daß von seiten der akuten Anaemie eine gefahrdrohende Situation geschaffen wird, so zögere man nicht mit der operativen Eröffnung der Blase (Sectio alta), Ausräumung der Blutmassen, Kauterisation der blutenden Stelle, eventuell Tamponade.

Die Blutung aus der Blase kann aus vereinzelten oder auch sehr reichlichen intramucösen Schleimhautblutungen stammen: Purpura als Begleit- oder Folgezustand einer Grippe, Influenza, Angina oder einer Erkältungskrankheit. Die Behandlung dieser Art von Blasenblutung soll außer in Bettruhe, kühlen Umschlägen, in der Verabreichung von reichlich Natrium bicarbonicum (3 mal täglich einen gestrichenen Kaffeelöffel voll) bestehen. Urotropin und ähnliche Präparate der Hexamethylentetramingruppe sind bei diesen Zuständen kontraindiziert, da sie stark reizen. Haematurien infolge von akuter haemorrhagischer Cystitis, die mit schwersten Tenesmen und wahrer dysurischer Inkontinenz einhergehen, behandelt man am besten mit Anlegung eines Dauerkatheters, um die Blase in entleertem, kontrahiertem Zustand ruhigzustellen, um den Harn dauernd abzuleiten und endlich um die Möglichkeit zu haben, auch mehrmals im Tage die Blase mit blutstillenden Mitteln zu spülen.

Bei Blutungen aus der Blase Auswaschung derselben mit heißem (!) Wasser oder:

Rp. Acidi tannici	10,0	Rp. Liq. ferri sesquichlorati	
Aq. dest.	1000,0.		2,0 bis 10,0
S. Zur Blasenwaschung.		Aq. dest.	500,0.
		S. Zur Einspritzung.	
Rp. Argenti nitr.	0,20 bis 0,50	Rp. Stryphnontabletten à	0,1
Aq. dest.	500,0.	für 1%ige Stryphnonlösung	
S. Zur Einspritzung.			

In manchen Fällen wirken diese Lösungen am besten in möglichst hohen Temperaturen (so warm es der Kranke verträgt).

Von besonderer Wirksamkeit ist die Einspritzung von 1 bis 5 ccm einer Adrenalin- oder Suprareninlösung ($1^0/_{00}$) in die vorher entleerte und von den Blutgerinnseln befreite Blase:

Rp. Adrenalini hydrochlor. 0,1 Rp. Suprarenin
    Natrii chlorati   0,7 $1^0/_{00}$ Lösung.
    Chloreton   0,5
    Aq. dest.   100,0
    Formel der englischen Adrenalinlösung $1^0/_{00}$.

Die Lösung kann auch verdünnt (1:10) zu Waschungen genommen werden.

Bei Prostatablutungen (sog. Hypertrophie der Prostata), fausse route in der hinteren Harnröhre empfiehlt es sich, mit größter Vorsicht und Schonung einen dicken Tiemann-Katheter in die Blase einzuführen und als Verweilkatheter liegen zu lassen.

In der Blase befindliche Steine oder Fremdkörper sind operativ zu entfernen; bei Neubildungen der Blasenschleimhaut Operation oder intravesikale Elektrokauterisation; bei Blutungen aus katarrhalischen Geschwüren oder „Fissuren" am Blasenhals, wenn starker Harndrang besteht, zuerst Narkotika, dann Lokalbehandlung: Kauterisation, Elektrokoagulation.

Blutungen aus der Harnröhre

Bei Blutungen aus der hinteren Harnröhre (terminale Haematurie) Narkotika, Ätzung mit einigen Tropfen einer ¼- bis ½ %igen Lapislösung mittels des Guyonschen Kapillarkatheters, wenn die Blutung am Schlusse des Urinierens anhält. Eventuell mehrere Tropfen Adrenalin ($1^0/_{00}$) in die hintere Harnröhre eintropfen! Polypen der hinteren Harnröhre sind intraurethral zu kauterisieren (siehe S. 90).

Lokal bei Blutungen aus der vorderen Harnröhre kalte Umschläge, Einspritzungen mit kaltem Wasser oder adstringierenden Lösungen (Tannin, Lapis), endlich Einführung eines möglichst dicken Nelaton-Katheters und Befestigung desselben, eventuell Kompression darüber mit Heftpflasterstreifen, um die blutende Stelle durch den Katheter zu tamponieren. Oft genug ist es nötig, in einem solchen Falle zur Ermittlung der Ursache der Blutung die Urethroscopia anterior auszuführen und bei Anwesenheit eines Ulcus oder einer varicösen Blutung die sofortige kaustische Zerstörung des krankhaften Gebildes vorzunehmen.

Haemoglobinurie

Einen braunrot gefärbten Harn, dessen Untersuchung die Anwesenheit großer Mengen von gelöstem Blutfarbstoff, die Abwesenheit von Blutkörperchen ergibt, bezeichnet man als Haemoglobinurie. Wir beobachten die Haemoglobinurie bzw. Methaemoglobinurie bei allen Zuständen, bei denen Haemoglobin im Blutserum gelöst vorkommt. Und dieses finden wir in Form von Anfällen als paroxysmale Haemoglobinurie, bei welcher zumeist im Winter oder nach starker Kälteeinwirkung unter allgemeinem Unbehagen und Schüttelfrösten ein dunkelbrauner Harn auftritt, der reichlich Methaemoglobin enthält und in dessen Sediment man keine roten Blutkörperchen, wohl aber reichlich Haemoglobinzylinder findet. Die Haemoglobinurie beobachten wir weiters in den Fällen von haemolytischem Ikterus, nach schweren Infektionskrankheiten, Lues, Malaria, Scharlach, Typhus, nach ausgedehnten Verbrennungen, nach Transfusionen artfremden Blutes, ferner im Gefolge von Vergiftungen mit organischen und anorganischen Giften (chlorsaure Salze, Phenol, Naphtol, Glyzerin, Arsenik, Chinin und anderen).

Die Diagnose der Haemoglobinurie ist meistens sehr leicht zu stellen, man darf sich nur niemals durch die blutrote bzw. braunrote Färbung des Urins verleiten lassen, ohne mikroskopische Untersuchung ohne weiteres eine Haematurie zu diagnostizieren. Die Behandlung dieser Erkrankung ist Sache des Internisten.

Albuminurie

Die mit Hilfe der chemischen Untersuchung feststellbare Anwesenheit von Eiweiß im Urin bezeichnet man als Albuminurie. Die Frage, ob auch der normale Harn Eiweiß enthalte, wurde durch die Untersuchungen von Posner, Spiegler u. a. in dem Sinne beantwortet, daß in jedem Urin zumindestens Spuren von Eiweiß nachzuweisen sind. Es handelt sich dabei zum Teile um Serumeiweiß, zum Teile um den durch Essigsäure fällbaren Eiweißkörper. Dieser letztere Eiweißkörper, früher Nucleoalbumin genannt, gibt dieselbe Reaktion wie Mucin und gewisse Säuren im Urin, wie Nucleinsäure und Chondroitin-Schwefelsäure. Nach Mörner beträgt der normale Eiweißgehalt des Harnes 20 bis 70 mg pro Liter. Aber auch die Anwesenheit größerer Eiweißmengen im Harne beweist noch immer nicht eine bestimmte Erkrankung der Nieren, es gibt noch andere Eiweißausscheidungen, deren Kenntnis wichtig ist, um in diagnostischer und prognostischer Beziehung richtig zu urteilen. Das Eiweiß im Harn kann durch Beimischung zum Urin in der Blase, ja selbst in der Harnröhre entstanden sein. Läsionen des oberflächlichen Epithels der Blasenschleimhaut, die Blut und Blutserum ohne weiteres in den Harn übertreten lassen, bedingen Albuminurie selbst höherer Grade. Oberflächliche Geschwürsbildungen, ferner Tumoren, auch gutartige Papillome können auf diese Weise zu Albuminurie führen. Daß jeder Blut oder Eiter enthaltende Harn eine gewisse Menge Eiweiß enthalten muß, wird in den Kapiteln über die blutigen und eitrigen Harne erörtert; dort wird auch erwähnt, wie mißlich es ist, die Menge der Eiterzellen bzw. der roten Blutkörperchen mit einer gewissen „entsprechenden" Eiweißmenge in Relation zu bringen. Diese nicht renale Albuminurie entsteht auch bei Erkrankungen der Nierenbeckenschleimhaut. Sowohl entzündliche Erkrankungen daselbst (Pyelitis), wie auch Papillome und andere Tumoren, die Anwesenheit von Steinen im Nierenbecken, führen zur

Albuminurie. Alle Erkrankungen des Nierenparenchyms, entzündlicher oder degenerativer Natur, Neoplasmen, Traumen, Fremdkörper und Steine, pflegen mit Albuminurie einherzugehen.

Am besten bekannt und am genauesten studiert ist die Eiweißausscheidung bei der entzündlichen und degenerativen Erkrankung der Niere, der Nephritis, Nephrose und Nephrosklerose. Über diese Erkrankungsformen, die man früher unter dem Begriffe der Brightschen Nierenkrankheit zusammenfaßte, werden wir an anderer Stelle sprechen und in diesem Kapitel sei nur hierüber so viel gesagt, daß wir das Symptomenbild der Nephrose in folgender Erscheinungsweise charakterisiert finden: Hohe Eiweißmengen, zahlreiche Zylinder, hohes spezifisches Gewicht, niedriger Blutdruck, geringe Harnmenge, Neigung zu Oedemen und Retinitis.

Die chronische Nephritis: Hoher Blutdruck, große Harnmengen, Polyurie, geringe Eiweißmenge, spärliche Zylinder, Neigung zu Herz- und Gefäßkomplikationen.

Diesen nephropathischen Albuminurien stehen harmlose Albuminurien gegenüber, welche von einzelnen Autoren als physiologische Albuminurie, als funktionelle, essentielle (Posner) bezeichnet werden. v. Noorden schlug die Bezeichnung harmlose Eiweißausscheidung vor, die durch einen intermittierenden Typus der Eiweißausscheidung und durch das Fehlen von Harnzylindern gekennzeichnet ist. Der intermittierende Typus der Eiweißausscheidung (nicht alle Teilportionen des Urins enthalten Eiweiß) kommt auch bei bestimmten Formen der nephritischen Albuminurie vor und was das Fehlen von Harnzylindern anlangt, so muß darauf verwiesen werden, daß wohl die Anwesenheit von Blutzylindern, grobgranulierten, Epithelzylindern und Wachszylindern unbedingt für eine Nephritis spricht, während hyaline Zylinder, feingranulierte und Leukocytenzylinder auch bei den meisten Fällen von harmloser Albuminurie vorkommen.

Die Formen der harmlosen Albuminurien, die wir bei der Beurteilung der Harnanalysen in Erwägung ziehen müssen, sind die folgenden:

1. Eiweißausscheidungen nach größeren körperlichen Anstrengungen, sportlichen Leistungen und kalten Bädern. Hieher gehört auch die sogenannte renopalpatorische Albuminurie, das Auftreten von Eiweiß, einzelnen roten Blutkörperchen und hyalinen Zylindern nach der einfachen Palpation der Nieren.

2. Alimentäre Albuminurie nach reichlichem Eiweißgenuß. Selbst nierengesunde Menschen können nach dem Genusse von drei bis vier rohen Eiern (Ascoli) Eiweiß im Harn haben. Nierenkranke selbst mit geringfügiger Läsion der Niere zeigen das Symptom der alimentären Albuminurie noch viel leichter. In dieser alimentären Ausscheidung ist auch die Schädlichkeit des Genusses roher Eier für den Nephritiker begründet.

3. Menstruelle und prämenstruelle Albuminurie (Klemperer).

4. Die cyklische, orthostatische bzw. lordotische Albuminurie. Sie kommt besonders bei Kindern von 6 bis 14 Jahren vor; doch auch in späteren Lebensjahren gibt es diese Form der Eiweißausscheidung. Jehle wies darauf hin, daß diese Form der harmlosen Albuminurie mit einer lordotischen Stellung der Wirbelsäule im Zusammenhang sei. Wie der Zusammenhang der krankhaften Wirbelsäulestellung mit der Eiweißausscheidung ist, ob es sich um eine venöse Stauung in den Nieren oder um eine Anaemie durch Krampf der Arterien handelt, ist durchaus nicht festgestellt. Diese harmlose Albuminurie der Kinder pflegt sich im höheren Alter ohne jede Folgen für die Intaktheit der Nieren und des Herzens restlos zurückzubilden.

5. Bei heranwachsenden jungen Leuten sieht man eine harmlose, geringfügige, vorübergehende Albuminurie, die durch Bettruhe günstig beeinflußt werden kann (die juvenile Albuminurie von Noorden und Ren juvenum Pollitzer).

6. v. Noorden unterscheidet weiters harmlose Albuminurien, die er als praetuberkulöse Albuminurie bei leichten Lungenspitzenaffektionen, ferner bei Diabetikern und bei Greisen als senile Albuminurie bezeichnet, ferner harmlose Albuminurie bei Nervenkrankheiten (Epilepsie, Hirnblutungen, Delirium tremens), weiters Albuminurie bei Ikterus und Darmaffektionen und endlich febrile Albuminurien bei allen möglichen akuten Infektionskrankheiten.

Für die Behandlung aller dieser Formen ist es von größter Wichtigkeit, die Bedeutung der Albuminurie rechtzeitig zu erkennen und die Fälle von den nephropathischen ernsten Albuminurien zu unterscheiden. Zur Differentialdiagnose der harmlosen von den nephritischen Albuminurien, also der gutartigen und ernsten Albuminurie, dienen:

a) die Sedimentuntersuchung (wie früher erwähnt, beweist die Anwesenheit von Blut, grobgranulierten Zylindern und Epithelzylindern eine nephritische Albuminurie);

b) der Blutdruck. Derselbe pflegt bei den nephritischen Albuminurien erhöht, bei den harmlosen normal zu sein;

c) die Methoden der funktionellen Nierendiagnostik. Dieselben zeigen bei der harmlosen Albuminurie keinerlei Ausfallserscheinungen.

7. Kurz erwähnt sei an dieser Stelle noch eine Form der nichtnephritischen Albuminurie, der Bence-Jones sche Eiweißkörper, der bei verschiedenen Erkrankungen des Knochenmarkes, zumeist bei Myelomen, im Harn auftritt und sich von dem Serumeiweiß dadurch unterscheidet, daß er bei leichtem Erwärmen, etwa bis 50 Grad, schon ausfällt und bei weiterem Erhitzen wieder in Lösung geht.

Der durch Essigsäure fällbare Eiweißkörper, den man früher als Nucleoalbumin bezeichnet hatte, hat eine gewisse Bedeutung. Der Nachweis erfolgt dadurch, daß man dem Urin einige Tropfen einer 10 %igen Essigsäure zusetzt, worauf bei Anwesenheit dieses Eiweißkörpers eine Trübung bzw. ein Niederschlag erfolgt. Dieser Eiweißkörper ist charakteristisch für die lordotischen und orthostatischen Albuminurien, ferner für das Rekonvaleszenzstadium mancher nephritischer Albuminurien. Schon aus dieser Zusammenstellung ergibt sich, daß der durch Essigsäure fällbare Eiweißkörper zur Unterscheidung zwischen nephritischer und harmloser Albuminurie durchaus nicht geeignet ist. Strauß bekannte sich zu der Ansicht, daß die Entstehung dieser Albuminurie auf lokale, an den Epithelien sich abspielende Vorgänge zurückzuführen ist „und seine Anwesenheit in erster Linie im Sinne eines tubulären Phänomens" zu deuten sei. Im Stadium des Abklingens einer nephritischen Albuminurie, wenn der Essigsäurekörper bereits verschwunden ist, kann man noch für Monate die Chondroitinschwefelsäure nachweisen. Ihr Nachweis gelingt dadurch, daß in einer Probe von 5 cm³ Urin nach Zusatz von Essigsäure und 1 cm³ einer 1%igen Pferdeserumlösung eine Trübung auftritt. Diese Reaktion ist das feinste Reagens auf eine lokale Störung der Niere und scheint vorwiegend tubuläre Veränderungen anzuzeigen (Strauß).

Der trübe Harn

Von ängstlichen Leuten hört man immer wieder die Klage, sie seien über alle Maßen erschrocken, den im Nachtgefäß besichtigten Harn trübe, braunrot, mit ziegelmehlartigem, festhaftendem Sediment durchsetzt zu finden. Hier handelt es sich fast immer um eine nachträgliche Zersetzung eines klar und durchsichtig entleerten Harnes. Unter dem Einflusse stärkerer Temperaturunterschiede und oft durch bakterielle Zersetzung entwickelt sich ein ziegelfarbenes Sediment uratischer Natur (Sedimentum lateritium), das sich beim Erwärmen des Harnes bei etwa 60 Grad vollständig und restlos auflöst.

Die Trübung des Harnes bei allmählichem Erhitzen desselben in der Eprouvette[1])

Sie verschwindet	Sie wird dichter			Sie bleibt unverändert, selbst nach Zusatz von Essigsäure
Die Trübung besteht aus sauren harnsauren Salzen (Sedimentum lateritium) Uraturie	Die Trübung besteht entweder aus kohlensauren Erden — Carbonaturie, oder aus Erdphosphaten — Phosphaturie, oder aus eitrigem Katarrhalsekret — Pyurie			Die Trübung besteht aus leicht vermehrtem Schleimsekret: Mucinurie, oder aus Spermatozoen: Spermaturie, oder aus Bakterien: Bakteriurie
	Nach Zusatz von 1 bis 2 Tropfen Essigsäure			
	verschwindet die Trübung mit Gasentwicklung: Carbonaturie	verschwindet die Trübung ohne Gasentwicklung: Phosphaturie	bleibt die Trübung unverändert: Pyurie	

---

[1]) Nach Ultzmann: Vorlesungen über Krankheiten der Harnorgane. Wien, M. Breitensteins Buchhandlung, 1888.

Trübung des Harnes ist beinahe in der Mehrzahl aller Fälle, die den Urologen aufsuchen, das auffallendste Symptom. Die Patienten sind zumeist schon durch die Tatsache ihres trüben Harnes außerordentlich erschrocken und halten sich für krank, selbst wenn keinerlei andere Zeichen einer Erkrankung vorliegen. Die Trübung des Harnes kann eine vollkommen harmlose sein, wie bei übermäßiger Ausscheidung von Harnsalzen, sie kann aber auch das Zeichen einer schweren Harninfektion darstellen. Um nun rasch die differentielle Diagnose des trüben Harnes festzustellen, ist eine kurze orientierende Harnuntersuchung notwendig, wobei man sich mit großem Vorteile des von Ultzmann aufgestellten Schemas bedient, das in übersichtlicher Form die Differentialdiagnose des trüben Harns erläutert.

Über die Bedeutung der Uraturie, der Phosphaturie, Bakteriurie usw. werden wir in den späteren Kapiteln sprechen und werden uns zunächst mit der Pyurie befassen.

Pyurie

Wir können dem Ultzmannschen Schema entnehmen, daß der trübe Harn nur dann ein diagnostisches, für Harninfektion verwertbares Symptom bildet, wenn die chemische und mikroskopische Untersuchung das Vorhandensein von Eiter, Eiweiß oder Bakterien ergibt. Jeder eiterhältige Harn enthält eine gewisse Menge von Eiweiß, da Eiter eine seröse, eiweißreiche Flüssigkeit darstellt, in welcher die Eiterkörperchen suspendiert sind. Die so häufig in den Harnanalysen vorkommende Angabe, die Menge des Eiweißes entspräche der Beimengung an Eiter, ist eine willkürliche und vage subjektive Behauptung, da das Verhältnis der Eiweißmenge zur Zahl der im Harnsediment vorgefundenen Eiterzellen durchaus nicht feststehend ist. Auf Grund von Zählungen der Eiterkörperchen gewinnt man nach Posner ein Maß für den Eitergehalt. Goldberg stellte mittels der Zählung fest, daß die höchsten Grade von Eiweißausscheidung bei Anwesenheit von etwa 100.000 Eiterkörperchen im Kubikzentimeter etwa $1^0/_{00}$ betragen. Beträgt also die Eiweißmenge im Harn mehr als $1^0/_{00}$, so liegt sicherlich der Grund für die Albuminurie außer in der Eiterbeimengung noch in einer renalen Erkrankung.

Die Reaktion des Eiterharnes kann alle Grade von stark saurer bis stark alkalischer Reaktion zeigen. Die in den älteren Lehrbüchern enthaltene Angabe, daß alkalischer Harn einer Cystitis, saurer, trüber Harn einer Nierenerkrankung entspreche, ist unrichtig. Es liegt in den Wachstumseigenschaften der verschiedenen Bakterien, welche Reaktion der Harn annimmt. Saure, eiterhältige Harne erwecken den Verdacht auf Tuberkulose des Harntraktes, während stark alkalische Reaktion meistens einer Kokkeninfektion oder Coliurie entspricht.

Am Boden des Harngefäßes sieht man häufig bei trübem Harn eine schleimige, fadenziehende Masse, die mit Unrecht als Schleim bezeichnet wird. Das freie Alkali des Harnes verwandelt die Eitermassen in Alkalialbuminat, das die beschriebene Eigenschaft besitzt. Durch Zusatz einiger Tropfen von Kalilauge zu stark eitrigem Harn treten sofort diese schleimigen, fadenziehenden, kompakten Massen auf, welche die Anwesenheit von Eiter im Harne beweisen (Donnésche Eiterprobe siehe auch S. 73).

Als weitere irrige Angabe in den Harnanalysen ist die so häufige Mitteilung zu bezeichnen, daß die Anwesenheit geschwänzter Epithelien in eiterhältigem Harne eine Pyelitis beweise, da diese geschwänzten Epithelien den tieferen Schichten der Nierenbeckenschleimhaut entsprächen. Dies ist ganz unrichtig. Der Bau des Schleimhautepithels von den Nierenkelchen durch das Nierenbecken, die Harnleiter, die Blase bis in die vordere Harnröhre ist ein vollkommen gleichmäßiger. In den tieferen Schichten der Schleimhaut des ganzen Traktes findet man die gleichen geschwänzten Zellen und es ist durchaus unangebracht, in ihrer Anwesenheit einen Beweis für Pyelitis oder Ureteritis anzunehmen.

Die Eiterkörperchen kommen entweder als freie, den Harn diffus trübende Körperchen zur Beobachtung oder in Form von Eiterpfröpfen oder zusammenhängenden Gebilden, Gerinnseln, Fäden, Filamenten. Echte Filamente im Harne entstammen immer nur der Harnröhre und sie beweisen flächenhafte Exsudate in der Harnröhre, welche durch den Harnstrom aufgerollt und zu Fäden ausgezogen werden. Ihre Bedeutung für die topische Diagnose der Harnröhrenerkrankungen wird in einem späteren Kapitel behandelt werden.

Die klinische Symptomatologie der Pyurie ist ähnlich der Erscheinungsweise der Haematurie: Initiale Pyurie: Die ersten Tropfen des Harnstrahles sind reiner Eiter, der übrige Harn ist klar und eiter-

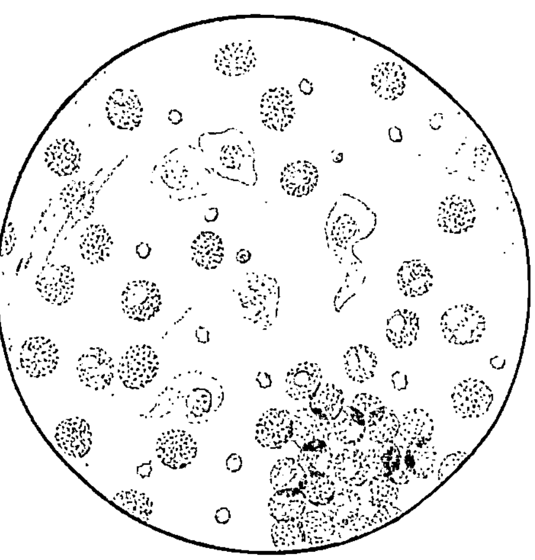

Abb. 2. Eiterzellen, Eiterpfropf, Epithelzellen und Colibazillen im Nativpräparat

frei. Diagnose: Urethritis. Terminale Pyurie: Der Harn ist klar, nur die letzten Tropfen sind milchig getrübt und enthalten Eiter. Bei der Produktion der letzten Tropfen des Harnes wird Eiter aus den entzündeten Drüsen und Geweben der prostatischen Harnröhre herausgepreßt. Diagnose: Prostatitis oder Samenblasenentzündung. Totale Pyurie: Der gesamte Harn ist eitrig getrübt. Dies kommt bei Blasen- und Niereneiterungen vor. Die Kombination von initialer und terminaler Eiterung pflegt ein sicherer Beweis für eine Abszeßbildung in der Prostata, eine eitrige Prostatitis, zu sein.

Geradeso wie bei der Haematurie kann die exakte Diagnose des Sitzes und der Ursache der Eiterung nur durch die Anwendung der modernen Untersuchungsmethoden, der Cystoskopie und des Ureterenkatheterismus, gestellt werden. Findet man in der Blase bei Pyurie keinerlei krankhafte Veränderungen der Schleimhaut, so stammt die Eiterung mit größter Wahrscheinlichkeit aus einem extravesikalen Eiterherde, in der Regel von einer Erkrankung der Niere. Die Meatoskopie, die Beobachtung der Harnleitermündung mittels des Blasenspiegels, zeigt uns mitunter auf den ersten Blick die Quelle der Eiterung, wenn wir aus der Harnleitermündung wurstförmige Eitergebilde in zähem Strahle ausfließen sehen (Pyonephrose). Häufig genug kann man auch die Eiterbeimengung an dem aus der Harnleitermündung hervortretenden Harnwirbel ohne weiteres erkennen. Der Harnleiterkatheterismus klärt die Analyse des Symptoms Pyurie sofort. Durch die chemisch-mikroskopische und bakteriologische Untersuchung der beiden getrennt aufgefangenen Nierenharne wird eine ziemlich präzise aetiologische Diagnose ermöglicht; Knötchen und oberflächliche Ulzerationen an einer Uretermündung bei saurem pyurischem Harn sprechen fast mit Sicherheit für Tuberkulose der betreffenden Niere. Ausgedehnte Cystitis cystica in der Gegend einer oder beider Ureteröffnungen scheinen nach unseren Erfahrungen für die Nierensteinkrankheit zu sprechen. Einseitige Eiterung mit Retention größerer Mengen von eitrigem Harn oder reinem Eiter beweist infizierte Hydronephrose bzw. Pyonephrose. Ein bestimmtes, sehr charakteristisches Aussehen des pyurischen Harnes: leichte diffuse Trübung, grünlich-gelbe Farbe, dauernd niedriges spezifisches Gewicht und geringe Eiweißmenge; all dies kennzeichnet den Harn bei chronischer Pyelonephritis (Polyurie limpide).

Chylurie

In dem Ultzmannschen Schema über die Diagnostik des trüben Harnes sind jene seltenen Fälle nicht erwähnt, bei welchen die Trübung des Harnes von der Beimengung eines fettartigen Körpers, wie Chylus, herrührt. In ausgesprochenen Fällen von Chylurie gewinnt der Harn geradezu die Farbe einer dicken, rahmigen Milch, weshalb man diese Fälle als Galakturie bezeichnete. Bei mikroskopischer Untersuchung, namentlich im Ultramikroskop, erkennt man, daß die Trübung von kleinsten, stark lichtbrechenden Kügelchen herrührt, die lebhafte molekuläre Bewegungen zeigen. Der Nachweis des Chylus im trüben Harn geschieht auf chemischem und mikroskopischem Wege. Die Harne sind sehr eiweißreich und enthalten häufig beträchtliche Mengen Zucker. Schon mit freiem Auge, manchmal aber erst bei mikroskopischer Untersuchung zeigt sich eine deutliche Beimengung von Blut. Die Chylurie kommt als tropische Erkrankung durch Infektion mit der Filaria sanguinis als sogenannte parasitäre Chylurie zur Beobachtung. Der Verlust an diesem wichtigsten Körpersafte schwächt die Kranken, ihr Schicksal hängt im wesentlichen von der Blutinfektion ab. Aber auch in unseren Gegenden sieht man manchmal bei Leuten, die niemals in den Tropen gelebt haben, geradezu rätselhafte Fälle von einheimischer Chylurie (Pseudochylurie, Chyluria nostras). Wir beobachteten vor einigen Jahren einen derartigen Fall an unserer Station, der einen sonst vollkommen gesunden Mann von 55 Jahren betraf, der anfallsweise einen milchigen Harn entleerte. Die genaueste Untersuchung des Harnes und des Patienten ergab, daß die Beimengung des Chylus zum Urin zeitweise in den Nieren erfolgte, die Ursache der Beimengung ließ sich jedoch in unserem Falle nicht ermitteln. Die Filariachylurie ist auf starke Ausdehnungen des Ductus thoracicus und der übrigen Lymphgefäße zurückzuführen. Die Lymphgefäße sind durch die Parasiten verstopft, wodurch es zu mächtigen Stauungen und Entleerung des Chylus in die Blutbahn kommt. Für die Chyluria nostras wissen wir keine Erklärung und keine Therapie.

Bakteriurie und Harninfektion

In den Sammelbegriff der Krankheit, die wir „Harninfektion" nennen, werden heute noch verschiedenartige pathologische Prozesse zusammengeworfen, die streng auseinanderzuhalten keine allzu schwere Aufgabe ist. Der Unterschied liegt in den verschiedenen Erregern der Infektionskrankheit. Seit durch die grundlegenden und bahnbrechenden Forschungen von Pasteur und R. Koch in der zweiten Hälfte des vorigen Jahrhunderts die bakteriologische Ära in der Auffassung der Pathologie der infektiösen Erkrankungen überhaupt anbrach, erkannte man, daß auch die entzündlichen Erkrankungen des Harntraktes, die Pyelitis und die Cystitis, durch bestimmte Bakterien hervorgerufen werden. Durch Färbung und Kulturverfahren hat man im Urin der an Cystitis und Pyelitis Erkrankten in der

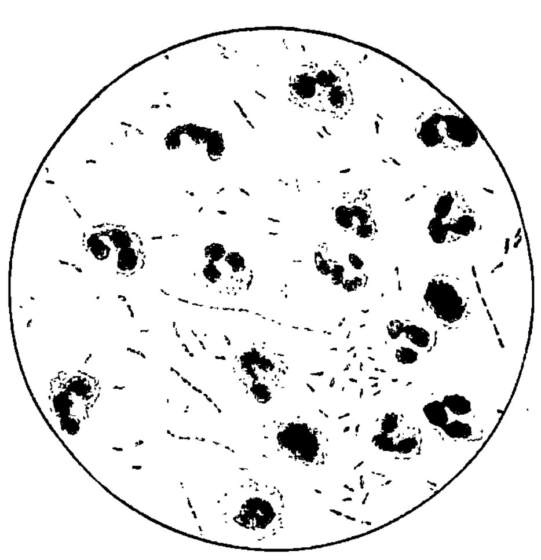

Abb. 3. Eiter und Colibazillen im gefärbten Harnsediment

Mehrzahl der Fälle ein stäbchenförmiges Bakterium gefunden, das von den ersten Beschreibern als „Urinbazillus", als Bazillus der Harninfektion, als Bacterium pyogenes urinae bezeichnet wurde. Krogius stellte 1891 die Identität dieses Harnbazillus mit dem Bacterium coli commune fest.

Die späteren Arbeiten bakteriologischer Forschung stellten nun mit großer Übereinstimmung der Resultate folgende Häufigkeitsskala der Bakterien bei den Harninfektionen fest:

80% Bact. coli
5% ,, Proteus Hauser
5% ,, Streptococcus
5% ,, Staphylococcus
3% ,, Tuberkulose
2% ,, Gonorrhoe, Pyocyaneus, Influenza.

Die überragende Häufigkeit der Coliinfektion berechtigt zur Abgrenzung einer typischen Infektionskrankheit, der Coliurie und Colisepsis. Der im Darmkanal des gesunden Menschen saprophytisch wachsende und nichtpathogene Bazillus kann unter Umständen, wenn er den Urintrakt infiziert, schwere Infektions- und Intoxikationserscheinungen hervorrufen.

Die bakteriologische Forschung ergab, daß dieses Bakterium auch beim Gesunden in der Harnröhre fast immer harmlos vorkommt. Bei Frauen und Mädchen im Vestibulum vaginae und in der Fossa navicularis, bei Männern in der vorderen Harnröhre. Gelangt aber das Bakterium unter besonders günstigen Umständen (Harnstauung, Kongestion der Blasenschleimhaut, Traumen, Erkältung) in das Innere der Hohlräume des Harntraktes, dann kommt es zur typischen Harninfektion[1]).

Die im Darmtrakte saprophytisch vorkommenden Colibazillen können auf dem Wege der Lymph- oder Blutbahn in den Harntrakt einwachsen, auf dem Lymphwege durch einfache Durchwachsung der Darmwand in die benachbarten Hohlräume des Harnsystems. Wir sehen dieses Ereignis mit großer Regelmäßigkeit dort, wo in der Nähe der Blase und Harnröhre eine tiefergreifende Läsion der Darmschleimhaut, entzündliche, eitrige Schwellung und Abszedierung, neoplasmatische Ulzeration usw. sich entwickelt hat. Diese Durchwanderung des Bacterium coli aus dem Darmkanal in die Hohlräume des Harnsystems wird umso leichter erfolgen, wenn auch in der Harntrakthöhle eine die Infektion begünstigende krankhafte Veränderung vorhanden ist. Akute und chronische Entzündungen in der Umgebung der Blase, Parametritis, Salpingitis, oophoritische Eiterungen beim Weibe, appendi-

---

[1]) Das einfache Hineinbringen von Colibazillen in die Blase des Versuchstieres reicht nicht aus, eine entzündliche Erkrankung hervorzurufen. Bei sonst normalen Organen wird das eingebrachte Bakterium rasch wieder ausgeschieden, ohne an der Schleimhaut zu haften. (Melchior, Rovsing, Guyon.) Erzeugt man nach Einbringung der Bakterienkultur in die Blase eine Harnstauung durch Ligatur des Penis oder Epithelläsionen durch Kontusion oder Abschabung oder energische Abkühlung der Blase, so entsteht das typische Bild der akuten Cystitis und Cystopyelitis. Ein weiteres bedeutsames Ergebnis der tierexperimentellen Forschung ist der Umstand, daß das dem Darmkanale des gesunden Menschen entnommene Bacterium coli nicht pathogen wirkt, während das bei Darmkatarrh oder anderen entzündlichen Zuständen des Darmkanales daselbst vorkommende Bacterium coli für die Harnorgane des Versuchstieres rasch pathogene Wirkungen entfaltet.

citische, kolitische Abszesse bei beiden Geschlechtern äußern ihre pathologische Wirkung auf die Blasenwand in einer kollateral entzündlichen oedematösen Schwellung, und kaum je vermißt man in solch einem Falle eine Überschwemmung des Blaseninhaltes mit Colibazillen. Ähnliches spielt sich bei den in unmittelbarer Nähe der Blase entstandenen malignen Neubildungen, Ca Recti, Coli, Uteri ab. Aber auch umgekehrt, bei destruktiven Neoplasmen der Blase, findet man mit geradezu ausnahmsloser Regelmäßigkeit eine Einwanderung von Colibazillen aus dem benachbarten Darmsystem.

Die häufigste endogene Infektion des Harntraktes erfolgt auf dem Blutwege. Durch irgendeine Eintrittspforte gelangen Bakterien meistens schubweise in die Blutbahn; nun ist es eine genau studierte und neben der Harnsekretion wichtigste Funktion der Niere, das Blut von allen körperfremden Bestandteilen möglichst rasch zu befreien: „Purgative Funktion". Sobald nun die Bakterien, die Blutbahn verlassend, im Harnsystem erscheinen, können dieselben einfach ausgeschieden werden (Ausscheidungsform der Bakteriurie). In anderen Fällen hinwiederum können die Bakterien nach ihrem Eintritte in das Harnsystem an verschiedenen Punkten haften bleiben und ihre entzündungserregenden Eigenschaften entfalten. So kann es infolge einer Colibakteriaemie zu einer Pyelitis und Cystitis kommen.

Die Eintrittspforte kann an verschiedenen Stellen gelegen sein. Vielfach kann man mit Recht die Tonsillen bei der akuten und chronischen Tonsillitis, in anderen Fällen Eiterungen des Zahnfleisches, Periostitis und ähnliches („Oral infection") als Ausgangspunkt der Infektion beschuldigen. In der großen Mehrzahl der Fälle jedoch wird man annehmen können, daß der Darmkanal selbst die Eintrittspforte für pathogen wirkende Colibazillen ins Blut darstellt. So sind es akute und chronische Enteritiden, Appendicitis, Darmstenosen und selbst höhergradige Obstipationen, welche zur Coliinfektion des Harntraktes führen können. Speziell die im Kindesalter so häufigen Coliurien werden nach Escherich und Trumpp auf Störungen in der Darmtätigkeit zurückgeführt.

Die exogene Infektion des Harntraktes spielt eine nicht minder bedeutsame Rolle, da Bakterien durch direkte instrumentelle Infektionen die Höhlungen des Harntraktes erreichen können. Es ist in vielen Fällen geradezu unvermeidlich, daß man selbst bei peinlicher Wahrung der instrumentellen Asepsis Bakterien, die in den vorderen Anteilen der Harnröhre harmlos vorhanden sind, bei der Einführung eines Katheters oder einer Metallsonde in die Blase verschleppt, woselbst sie den Anlaß zu schweren entzündlichen Erkrankungen geben können. Prädisponierend für die Entstehung dieser Schleimhauterkrankungen wirken Verletzungen, Erkältung und chemische Noxen sowie Harnstauung und entzündliche Erkrankungen in der Umgebung der Blase (Prostatitis, Parametritis).

Daß neben der Schädlichkeit der Bakterien selbst auch die Wirkung der giftigen Stoffwechselprodukte der Bakterien (Toxine) eine große

Rolle spielt, sei als charakteristisches Zeichen der Infektionskrankheiten erwähnt. Die typischen Zeichen der Coliinfektion sind zum Teile auf Toxaemien zurückzuführen.

Mit wenigen Worten, mit denen wir das Theoretische über die Pathologie der Harninfektion beschließen wollen, sei noch auf den Einfluß der Virulenz der Bakterienstämme hingewiesen. Wenn wir auch ein typisches Krankheitsbild der Coliinfektion aus der großen Zahl einschlägiger Beobachtungen herausschälen können, so präsentiert sich die Harninfektion doch immer wieder modifiziert und geändert je nach der Virulenz der die Infektion verursachenden Bakterien. Es gibt unzählige Fälle, bei denen der ausgeschiedene Harn Unmengen von Colibazillen enthält, ohne daß irgend ein anderes Krankheitssymptom an diesen „Bazillenträgern" nachweisbar wäre. Dies ist die wahre Bakteriurie. Aber gerade diese chronischen Infektionen können durch das Hinzutreten einer auslösenden Ursache, wie: Erkältung, Trauma, Exzesse irgendwelcher Art, in ein Stadium schwerster Akuität übergehen, aus der latenten Infektion ist eine manifeste Infektionskrankheit geworden.

Die klinischen Haupttypen der Harninfektion

1. Bakteriurie ohne Schleimhautentzündung. Akute und chronische endogene und exogene Infektion. Coliurie. Bazillenträger.

2. Cystitis und Pyelitis gonorrhoica,

3.   „   „   „   tuberculosa,

4.   „   „   „   durch pyogene Kokkeninfektion,

5. Die Coliinfektion;

a) bei Kindern,

b) während der Schwangerschaft,

c) nach der Defloration,

d) nach akuten Erkältungen,

e) Cystitis und Pyelitis bei dilatierten Harnwegen, d.h., bei Residualharn (bei der Prostatahypertrophie, bei Strikturen, bei spinalen Erkrankungen, Infektion einer Hydronephrose und infizierte Steinnieren).

Nun zur Behandlung der Harninfektion! Zur Vorbeugung der Harninfektion ist zunächst gegen die Möglichkeit exogener, instrumenteller Infektion die genaueste subjektive und objektive Asepsis die grundlegende Forderung. Wir verlangen, daß alle Instrumente (Katheter, Sonden, Cystoskope), ferner alle Flüssigkeiten, die bei der Einführung der Instrumente verwendet werden (Kathetergleitmittel, wie Vegetalin, Glyzerin, Öl), ferner die Lösungen, mit welchen die Blase oder das Nierenbecken gespült wird, und endlich alle Spritzen, Irrigationsapparate in absolut keimfreiem Zustande in Verwendung kommen. Die sorgfältigste Waschung der Hände des Operateurs vor jedem intraurethralen Eingriff ist wohl heute eine selbstverständliche Forderung. Durch Spülung der Harnröhre mit leicht antiseptischen Lösungen (Pregls Jodlösung, Borwasser) versuchen wir den Keimgehalt des urethralen Weges zu vermindern; praktische Vor-

richtungen, in allen Teilen durch Kochen zu sterilisieren, haben wir
für die keimfreie Irrigation der Harnröhre und Blase angegeben (siehe
Abb. 6).

Zur Vorbeugung der Harninfektionen, die auf endogenem Wege
den Harnapparat erreichen können, dienen die Maßnahmen, die geeignet
sind, dem Harne selbst eine vermehrte Widerstandskraft
gegen die bakterielle Infektion, eine gewisse Bakterizidie
zu verleihen. Wir versuchen dies auf die Weise zu erreichen, daß
wir nach den Vorschlägen Nicolaiers das Präparat Urotropin,
d. i. Hexamethylentetramin, intern geben.

Unsere Maßnahmen zur Behandlung der Harninfektion betreffen:
1. Die Bekämpfung des Schmerzes und des Harndranges.
2. Die Bekämpfung der Entzündung und des trüben
Harnes.
3. Die Bekämpfung der Erreger der Harninfektion zur
Verhütung der Rezidiven.

1. Die akute Cystitis oder akute Nachschübe einer chronischen
Infektion der Blase sind überaus schmerzhafte Erkrankungen. Die
Klagen solcher Patienten gehen dahin, daß sie ganz plötzlich von quälendem Harndrang überfallen werden, der sich in immer kürzer werden-
den Intervallen wiederholt; die Entleerung des Harnes, namentlich
seiner letzten Tropfen ist äußerst schmerzhaft. Der quälende Tenesmus
kann so hohe Grade erreichen, daß die Patienten sich von der Leib-
schüssel nicht wegzurühren getrauen. Eine wahre dysurische Inkontinenz!

Die Ursache des Harndranges und der schmerzhaften Miktion ist
die akute entzündliche Schwellung der Schleimhaut im „Blasenhals",
jener Stelle, von der wir aus vielfältiger Erfahrung wissen, daß sie geeignet ist, bei irgendwelchen Reizzuständen (Entzündung, traumatische
Laesion, Fremdkörper, Steine) die spezifische Schmerzempfindung
„Harndrang" auszulösen. Die Mittel, dieses lästigste Symptom zu
bekämpfen, sind vielfältig.

Die bekannten schmerz- und krampfstillenden Medikamente können
wir in den schwersten Fällen kaum entbehren. Morphiumtropfen (Morph.
mur. 0,1, Aqu. laurocerasi 10,0), subkutane Morphininjektionen, am
besten aber rektale Suppositorien mit Morphin und Belladonna (aa 0,02),
lassen kaum je im Stiche.

Die orale Darreichung von größeren Morphin-Dionin-Heroindosen
ist nicht zu empfehlen, weil die schädliche Einwirkung des Morphins
auf den Darm in Fällen von akuter oder chronischer Harninfektion, wo
immer dies möglich ist, vermieden werden soll. Darum bewährt sich
besser als harndrangstillendes Mittel die Kombination von Aspirin, Anti-
pyrin, Pyramidon und Salol aa 0,2, eventuell das von der französischen
Schule empfohlene Rezept (Duchastelet).

Rp. Antipyrini 2,0
Tct. opii gtts. XV
Aq. fervidae 100,0
D.S.: Klysma

Die Schmerzen und der Harndrang lassen sich manchmal — dies gilt namentlich für die akute gonorrhoische Cystitis und Urethritis posterior — durch lokale Wärmeapplikation, Thermophor, heiße Bäder und Umschläge, und die bekannten Balsamika: Santalöl, Gonosan, Kawotal, Arrheol, Eumictine, bekämpfen. Die anaesthesierende Wirkung dieser Medikamente ist durch Untersuchungen von Lewin, Goldscheider, Vieth mit Sicherheit nachgewiesen.

Die Schmerzstillung gelingt auch manchmal bei der akuten Cystitis durch eine von ganz anderen Gesichtspunkten ausgehende Medikation. Es ist dies die Alkalitherapie.

Schon in der Volksmedizin ist die Anwendung von alkalischen Mineralwässern und von Bicarbonas sodae zur Stillung des Harndranges und der Schmerzen seit alters her bekannt, „um dem Urin die Schärfe zu nehmen". Die gewebeschädigende Wirkung des sauren Urins wird uns ohneweiters klar verständlich, wenn wir überlegen, daß der Urin des Gesunden, außer durch seine ätzende Wirkung vermöge seines Gehaltes an konzentrierten Salzlösungen und Harnsäure und sauren Phosphaten, auch infolge seines Gehaltes an verdauenden Fermenten (Pepsin, Trypsin) die Schleimhaut der Harnblase ungünstig und gewaltig reizend beeinflussen muß.

Durch größere Gaben von Alkalien neutralisieren wir die saure Reaktion des Harnes; wir vermindern durch die sekretionshemmende Wirkung der Alkalikarbonate die Produktion des Magensaftes und verhindern den Übertritt von sauren Salzen in den Harn, wir inaktivieren aber auch durch Alkalien die verdauende, reizende und entzündungssteigernde Wirkung der peptischen Fermente.

Unsere Vorschrift wird in diesen Fällen — hieher gehört, wie noch später ausgeführt werden soll, die akute haemorrhagische Cystitis und die Purpura der Harnwege — dreimal täglich ein gestrichener Kaffeelöffel voll von folgendem Pulver sein:

Rp. Natr. bicarbonici
Magn. ustae
Natr. citrici aa 50,0

Als Getränk hiezu alkalische Mineralwässer: Preblauer, Biliner, Salvator (jedoch keine forcierte Trinkkur).

Der Erfolg dieser Alkalitherapie ist, namentlich bei der Purpura und der haemorrhagischen Cystitis, fast ausnahmslos ein verblüffender.

2. Zur Bekämpfung der Erscheinungen der Entzündung und des trüben Harnes kommen folgende Maßnahmen in Betracht, soweit diese nicht mit den eben besprochenen Medikationen zusammenfallen.

Als Antiexsudativa kommen in Betracht: Die Calciumsalze: Calcium chloratum, lacticum, Calcihyd, Afenil (Chlorcalciumharnstoff). Diese Calciumsalze wirken gewissermaßen durch ihre adstringierenden Eigenschaften als fernwirkende Adstringentia (Meyer und Gottlieb): „Es erscheint somit, daß der resorbierte Kalk die kleinsten Blut- und vielleicht auch Lymphgefäße abdichtet und weniger permeabel macht für Plasma und Blutkörperchen."

Wir verordnen demnach Calcium lacticum 2- bis 3mal täglich 3 g oder Aqua calcis oder Calcium chloratum in ähnlicher Dosierung.

Eine ausgesprochen antiexsudative Wirkung hat ferner das Oleum Santali, dessen „austrocknende" Wirkung bei akuter Urethritis, das heißt die Verminderung des Ausflusses, des eitrigen Exsudats, durch Versuche von Savini, von Perutz und Kofler festgestellt ist.

Antiexsudativ und antiphlogistisch wirkt ferner die thermische Behandlung. Aber nicht die kalten Umschläge, kühle Bäder, die wohl zunächst stark entzündungshemmend wirken, jedoch durch die den kalten Applikationen folgende Hyperaemie ganz beträchtliche Reizzustände bewirken können. Viel besser bewähren sich warme und heiße Applikationen, da wir ja wissen, daß deren unmittelbare biologische Wirkung eine venöse Hyperaemie darstellt, deren heilender Einfluß im Sinne einer lokalen homöopathischen Reizwirkung von Bier mit Recht behauptet wurde.

3. Zur Bekämpfung der Harninfektion und der Neigung zur Rezidive, bzw. zu akuten Nachschüben chronischer Infektionen dienen die Desinfizientien. Dieselben werden intern, oral intravenös und lokal an die entzündete Schleimhautpartie angewendet.

Die intern zu gebrauchenden Desinfizientien sind:

Das Hexamethylentetramin = Urotropin, das Helmitol (Urotropin und Zitronensäureverbindung), Hexal (sulfosalicylsaures Urotropin), Amphotropin (camphersaures Urotropin), Borovertin (borsaures Urotropin), Hetralin (Resorcinurotropin), Urotropacid, Acitetramin (Urotropin + saures Natriumphosphat + Oleum santali), Cystopurin (Urotropin + Natriumacetat), Salitramin (Urotropin + Salol).

Alle diese Mittel enthalten als Hauptbestandteil das Hexamethylentetramin, ein Medikament, das innerhalb der Niere durch eine besondere analytisch-synthetische Funktion dieses Organs in Formaldehyd und Ammoniak gespalten wird (Nicolaier). Die antibakterielle Wirkung wird auf die Abspaltung des energischen Desinfiziens Formalin zurückgeführt. Eine wahre Bakterizidie könnte jedoch nur dann eintreten, wenn geradezu ungeheure Dosen des Mittels verabreicht werden. (Takats berechnet, daß 115 g Urotropin auf einmal der Niere zugeführt werden müßten, um eine sofortige Abtötung der pyogenen Bakterien zu erreichen.)

Die bakteriologische Erprobung des Harnes nach innerlicher Urotropingabe (bei saurer Reaktion des Harnes und gesunden Nieren) ergibt die Fähigkeit des Urotropinharnes, dem Wachstum der Harninfektionsbakterien dadurch vorzubeugen, daß der Nährboden für diese Keime, der Harn, für das Wachstum der Keime ungeeignet wird; die Versuche ergaben aber auch, daß vorhandene Infektion durch die Urotropindarreichung gebessert wurden oder verschwanden.

Dabei ist an die wichtige Eigenschaft der Colibakterien zu denken, daß ihr optimaler Nährboden der schwach saure Harn ist. Von dieser Eigenschaft der Colibakterien machen wir bei der Behandlung der Colicystitis und -pyelitis häufig Gebrauch und verschlechtern die Wachstumsbedingungen für die Colibazillen durch Veränderung der Reaktion des Harnes: Alkalitherapie. Allerdings ist es wichtig, darauf zu achten, während der Alkalidarreichung kein Urotropin zu geben, da dieses bei alkalischer Reaktion des Harnes vollkommen unwirksam wird.

Die Grundbedingung der Wirkung des Urotropins ist die saure Reaktion des Harnes. Wir wissen, daß bei alkalischer Reaktion des Harnes das Urotropin gänzlich unwirksam ist, da die Abspaltung des Formalins nicht stattfindet. Es ist daher unsinnig, Urotropin unter gleichzeitiger Verabreichung von Alkalien etwa auch mit alkalischen Mineralwässern zu verordnen. Im Gegenteile müssen bei Neigung zur alkalischen Harnproduktion all diese Alkalien vermieden und durch entsprechende Medikation (siehe S. 148) die Azidität erhöht werden.

Der oralen Darreichung des Urotropins steht die intravenöse gegenüber. Ampullen mit 40% Urotropinlösung sind im Handel. Die desinfizierende Wirkung dieser intravenösen Injektion ist zweifellos festgestellt. Eine besonders glückliche Kombination stellt das Cylotropin dar (in 5 ccm sind 2 g Urotropin, 0,8 g Natrium salicylicum und 0,2 g Coffeinum natriosalicylicum enthalten). Seine Anwendung ist auf Grund zahlreicher Erfolge in der Behandlung der Harninfektion aufs wärmste zu empfehlen. Gerade diese Kombination von Coffeinum natriosalicylicum und Urotropin hat sich uns am besten bewährt; die Wirkung des Coffeins liegt in einer Erhöhung der Durchblutung der Niere, der Harn wird dadurch stärker sauer.

Man darf niemals vergessen, daß die beabsichtigte pharmakologische Wirkung des Urotropins (die Abspaltung von Formaldehyd) einen starken chemischen Reiz auf die Schleimhäute des Harntraktes ausüben kann. Lebhaft gesteigerter Harndrang und Schmerzen beim Urinieren (in seltenen Fällen auch Albuminurie und Haematurie) können die unangenehmen Folgeerscheinungen der Urotropindarreichungen sein. Dies gilt für jede Art der Urotropinanwendung, die intravenöse und orale.

Anhangsweise sei hier noch auf eines der wichtigsten Mittel in der Bekämpfung der Harninfektionen hingewiesen (bei welchem das wirksame Prinzip möglicherweise zum Teile auch das Formaldehyd ist), auf das Neosalvarsan.

Überblicken wir unsere eigenen zahlreichen Erfahrungen mit der Neosalvarsanbehandlung der Harninfektion, so müssen wir zunächst gestehen, daß es bis heute nicht möglich ist, eine genaue Gruppierung und Systemisierung der Fälle durchzuführen, in welchen man auf einen sicheren Neosalvarsanerfolg rechnen kann; wir glauben jedoch, zur Feststellung berechtigt zu sein:

a) daß die Neosalvarsaninjektion in der Dosis von 0,15 g als durchaus harmloses Mittel in allen hartnäckigen Fällen von Harninfektion versucht werden kann, und

b) daß sich für diese Behandlung am besten die Fälle von gonorrhoischer und Kokkeninfektion des Harntraktes eignen, während die Coliinfektion sich meistens vollständig refraktär gegenüber dem Neosalvarsan verhält.

Geradeso wie man heute von der ursprünglichen Annahme Ehrlichs, daß das Salvarsan eine Therapia sterilisans magna sei, so ziemlich allgemein abgekommen ist, sehen wir natürlich auch hier in der Bekämpfung der Harninfektion durch dieses Mittel nicht etwa den Versuch einer effektiv wirkenden chemischen Desinfektion des Blutes und der Gewebe mit dieser minimalen Dosis des Mittels, sondern sehen in dem Heileffekt des Neosalvarsans ein Analogon zu der in der Theorie der Homöopathie zuerst behaupteten „Umstimmung" des Organismus als kurativen Effekt.

In der Behandlung der Harninfektion spielte seit der Einführung der Vaccinetherapie die sogenannte „spezifische Behandlung" eine bedeutsame Rolle. Gegen die gonorrhoischen Komplikationen von seiten der Blase und der höheren Harnwege gilt die Anwendung der Gonovaccine (Arthigon) als beste Maßnahme, die wir zur Stützung der eigenen Abwehrkräfte des Organismus gegen die gonorrhoische Allgemeininfektion anwenden (siehe S. 185).

Die Coliinfektion wurde seit langem mit den verschiedenen Präparaten der Colivaccination behandelt. Hiebei kommen die aus dem eigenen Harn gezüchteten Colibazillen (Autovaccine) und der aus verschiedenen anderen Stämmen bereitete Impfstoff (Heterovaccine) in Betracht. Speziell bei der Coliinfektion der kleinen Kinder haben wir von der Autovaccination mitunter vorzügliche Resultate gesehen. Weniger sicher sind die Aussichten der Vaccinetherapie bei der Coliinfektion der Erwachsenen.

Nach dem heutigen Stande des Wissens kommt den Vaccinepräparaten kaum je eine spezifische Wirkung zu, wir stellen uns im Gegenteile auf den zuletzt von Bier mit großem Nachdruck betonten Standpunkt, daß die Vaccination nicht viel mehr als eine parenterale Eiweißdarreichung ist (allerdings in homöopathischer Dosis).

Die parenterale Eiweißtherapie ist in hartnäckigen Fällen unbedingt zu versuchen. Sowohl die Eiweißpräparate Novoprotin, Aolan, Caseosan, wie auch Eigenblutinjektionen haben häufig eine entschiedene Besserung akuter Erscheinungen von Nachschüben chronischer Coliinfektionen und akuter Erkrankungen zur Folge.

In der Volksmedizin und auch in der Gelehrtenmedizin spielt die Vorstellung eine wichtige Rolle, man solle bei bestehender Harninfektion durch reichliches Trinken stark diuretischer Mineralwässer und Teesorten die Harnorgane mit größten Mengen von Flüssigkeit von innen durchschwemmen. In diesem Sinne werden die gebräuchlichen harntreibenden Mineralwässer (Preblauer, Biliner, Krondorfer, Salvator, Klösterle, Wildunger und in Frankreich Vichy, Vittel und ähnliche) verordnet.

Die gebräuchlichen Teesorten zur Behandlung der Erkrankungen der Harnorgane sind: Herba herniariae, Fol. uvae ursi, Herba chenopodii

ambros, Herba equiseti, Fol. Bucco und andere. In den Bärentrauben-
blättern ist das Glykosid Arbutin enthalten, das innerhalb der
Nieren eine Spaltung in Zucker und Hydrochinon erfährt. Das Bruch-
kraut enthält ein Saponin und diese Substanzen wirken harntreibend,
desinfizierend, schmerzlindernd und adstringierend.

Wir bekennen uns als Anhänger dieser diuretischen Behandlung,
jedoch mit dem Vorbehalte, daß wir die für diese Steigerung der Harnausscheidung geeigneten Fälle aussuchen und die hiefür ungeeigneten,
von denen wir jetzt sprechen wollen, von der Behandlung mit Diuretika
ausschließen.

Die Überschwemmung des Organismus mit großen Flüsisgkeitsmengen,
sei es Mineralwasser, seien es harntreibende Teesorten, bedeutet eine Belastung des Zirkulations- und uropoetischen Systems. Leute mit schweren
Herzfehlern oder hochgradiger Arteriosklerose, deren Zirkulationssystem
bis zur äußersten Anspannung der Reservekräfte ihrer Organe in Anspruch
genommen ist, werden auf die forzierte Durchspülung mit einer Erlahmung
der wasserausscheidenden Organe reagieren, es wird eine Insuffizienz des
Herzens oder der Nieren, Oedeme, Anurie, Uraemie auftreten. Ebenso ist
die gesteigerte Flüssigkeitszufuhr bei denjenigen Kranken nicht ratsam,
deren Blase infolge entzündlicher chronischer Prozesse (Tbc) ein vermindertes
Fassungsvermögen hat und bei reichlicher Flüssigkeitszufuhr ihre Blase
unzählige Male mit Schmerzen und Harndrang entleeren müssen.

Die lokale Behandlung der Harninfektion

Bei den ganz akuten Erkrankungen des Nierenbeckens und der
Blase ist die lokale Behandlung der Schleimhäute möglichst zu vermeiden. In diesem Stadium machen wir von lokalen hydrotherapeutischen
und thermischen Prozeduren Gebrauch.

Sobald die akutesten Erscheinungen abgeklungen sind, sind die
lokalen Behandlungen der erkrankten Schleimhaut selbst indiziert:
Spülungen und Eintropfungen auf die Schleimhaut der Harnröhre,
Harnblase und Nierenbecken.

Da wir auf die Behandlung der entzündlichen Erkrankungen der
Harnröhre hier nicht näher eingehen wollen, seien nur wenige Leit-
sätze über die lokale Behandlung der Cystitis und Pyelitis ange-
führt. Die Behandlung der Blase soll stets nur mit Hilfe des einge-
führten Katheters durchgeführt werden, Druckspülungen (Janetsche
Spülungen) sind durchaus zu widerraten. Die Menge der eingespritzten
Flüssigkeit soll sich nach dem Fassungsvermögen der Blase richten.
Niemals soll man versuchen, eine möglichst große, die Kapazität der
Blase übersteigende Flüssigkeitsmenge mit Gewalt einspritzen zu wollen.
Zur Spülung der Blase verwende man reizlose Flüssigkeiten, am besten
physiologische Kochsalzlösung oder 2- bis 3 % Borsäurelösung, die
ja bestimmt nicht ätzend, gewebeschädigend wirkt, die jedoch auch
keine starke bakterizide Fähigkeit besitzt. Nachdem man mit diesen
indifferenten Mitteln die Blase von in ihr befindlichem infizierten

Harn, Eiterflocken und Blutgerinnseln mechanisch befreit hat, injiziere man die wirklichen Desinfizientien: bei gonorrhoischer oder Colicystitis Argentum nitricum in ¼ pro mille Lösung. Sehr gut hat sich uns die Preglsche Jodlösung unverdünnt zur Blasenspülung bei allen möglichen Formen der Blaseninfektion bewährt; gut vertragen wird Collargol in 1 %iger Lösung, Protargol 1—2 pro mille und ähnliche.

Nach erfolgter mechanischer Reinigung der Blase mit indifferenten Spülmitteln empfiehlt sich auch die Eintropfung von 5 bis 10 ccm von Agoleum oder Metem (Silberchlorid 4 %).

Die stark und energisch wirkenden Quecksilbersalzlösungen, die vielfach zur Behandlung der Cystitis empfohlen worden sind (das Hg oxycyanatum in $^1/_5$ pro mille-Lösung und das Sublimat 1:10.000), haben wir aus unserem medikamentösen Rüstzeug gegen die Harninfektionen vollständig eliminiert; das Sublimat, weil es selbst in den verdünntesten Lösungen schmerzhafte Ätzwirkungen entfaltet, das Hg oxycyanat, weil wir und andere allgemeine schwere Giftwirkungen beobachtet haben. Gute Erfolge in der Behandlung der Coliinfektion sahen wir von den in jüngster Zeit vielfach empfohlenen Mitteln, dem Trypaflavin, Argoflavin und dem Rivanol (siehe auch S. 152).

Die lokale Behandlung der Nierenbeckenentzündung kommt in den akutesten Stadien der Pyelonephritis nicht in Frage. Bei den subakuten und chronischen Fällen hingegen erzielt man mit der lokalen Behandlung fast immer ausgezeichnete Erfolge. Nach Einführung des Ureterkatheters bis ins Nierenbecken wird der hier stagnierende Restharn entleert und mit ganz kleinen Mengen, 3 bis 5 ccm einer ¼- bis 1 %igen Lösung von Argentum nitricum oder der Preglschen Jodlösung das Nierenbecken wiederholt angefüllt und der Inhalt wieder ablaufen gelassen. Handelt es sich um eine dauernde Erweiterung des Nierenbeckens (Pyelektasie und infizierte Hydronephrose), dann bewährt sich auch hier die Dauerdrainage am besten, die Anwendung des Dauer-Ureterkatheters durch 24 bis 48 Stunden. Auch hier kombinieren wir die Lokalbehandlung immer mit den anderen Methoden der oralen oder intravenösen Desinfektion (siehe S. 115).

Pneumaturie

Die Entleerung von Gasen durch die natürlichen Harnwege bezeichnet man mit dem Ausdrucke Pneumaturie. In der Regel wird die Luft am Schlusse des Miktionsaktes meistens unter einem hörbaren Geräusch entleert. Wir beobachten dieses Symptom der Pneumaturie unter folgenden Umständen:

1. Wenn die Blase in dauernder Kommunikation mit einem gashältigen Hohlraum sich befindet. So kündigt sich gar nicht so selten der beginnende Durchbruch eines Mastdarmkrebses in die Blase durch Pneumaturie an, ebenso kann ein nekrotisierendes Carcinom der Blase in einem benachbarten Hohlraum des Darmes durchbrechen und zur

Pneumaturie führen. Dasselbe kann geschehen, wenn durch den Durchbruch eines paravesikalen Abszesses eine Kommunikation zwischen Blase und Darm entsteht. Auch wenn ein Fremdkörper, der aus dem Darm in die Blase einwandert oder umgekehrt, eine Fistel zwischen Blase und Darm herstellt, wird die Harnentleerung regelmäßig von einer Pneumaturie begleitet sein.

2. Pneumaturie beobachtet man ferner, wenn man mittels eines Katheters bei Gelegenheit einer Blasenbehandlung Luft in die Blase eingebracht hat. Blasen, die sich vollständig zu entleeren imstande sind, fördern am Schlusse der Harnentleerung diese künstlich eingebrachte Luft in Form eines Schaumes zutage.

3. Bei infizierten Harnorganen der Diabetiker kommt es unter der Einwirkung der Bakterien zu einer Gärung des Zuckers im Harn und Zersetzung desselben in Kohlensäure und Alkohol. Das Resultat ist Pneumaturie.

4. Auch ohne Anwesenheit von Zucker kann der Harn unter der Einwirkung bestimmter gasbildender Bakterien sich zersetzen. Das Gas wird in Form der Pneumaturie entleert. Große Gasmengen wird man mit Hilfe der Perkussion in der Blase nachweisen können (Tympanie).

Von großer Bedeutung in jedem Falle von Pneumaturie ist die Untersuchung des Harnes: Man wird zunächst die Proben auf Zucker im Harn anstellen und weiters eine genaue Sedimentuntersuchung veranlassen. Die Anwesenheit von Pflanzenfasern im Harn spricht mit absoluter Sicherheit für eine abnormale Kommunikation der Blase mit dem Darm.

Die bakteriologische Untersuchung ist nötig zur Feststellung der Art der Infektion des Blaseninhaltes und zur Wahl des therapeutischen Vorgehens.

Was die Behandlung des Symptoms Pneumaturie anlangt, so sei nur darauf hingewiesen, daß der Durchbruch eines Neoplasmas des Darmes in die Blase meistens inoperable Fälle von Darm- oder Blasencarcinom betrifft. Die fortschreitende Entzündung der Blase und die Pneumaturie machen die Colostomie und den widernatürlichen After zur dringenden Notwendigkeit. Die Infektion mit gasbildenden Bakterien bekämpft man nach den allgemeinen Grundsätzen der Behandlung der Harninfektion durch Ruhigstellung der Blase in entleertem Zustand mittels des Verweilkatheters, wodurch auch die Gelegenheit gegeben ist, mehrmals im Tage mit antiseptischen Lösungen die Blase reinzuspülen.

Phosphaturie

Wie wir dem Ultzmannschen Schema entnehmen, sprechen wir dann von Phosphaturie, wenn bei Zusatz von Essigsäure zu dem trüben Harn die Trübung sich vollständig und restlos aufhellt. Geht diese Aufhellung unter Aufschäumen und Gasbildung einher, so haben wir es mit einer Kalkariurie und Karbonaturie zu tun. Unter manifester

Phosphaturie verstehen wir diejenigen Harne, die schon trüb gelassen werden, während man mit dem Ausdrucke l a t e n t e Phosphaturie diejenigen Fälle bezeichnet, bei denen der Harn klar entleert wird; erst beim Erhitzen desselben fallen die Phosphate in Form einer diffusen Trübung aus dem Harne heraus. Durch Zusatz von Essigsäure lösen sich dieselben vollständig auf. Der biologische Kreislauf des Phosphates im Organismus bringt es mit sich, daß die phosphorsauren Salze, die mit der Nahrung eingeführt werden, teils auf dem Wege des Stuhles, teils auf dem Wege des Urins den Körper verlassen. Die Menge des sauren Phosphates bestimmt der Hauptsache nach die saure Reaktion des Harnes; eine durch Phosphate erzeugte Trübung des Harnes ist nur möglich bei neutraler oder alkalischer Reaktion des Gesamtharnes. Wir werden also Phosphaturie in der Regel dann vorfinden, wenn die Reaktion des Harnes abweichend von der Norm. eine mehr alkalische ist (siehe auch S. 139). Dies sehen wir zunächst dann, wenn die zugeführte Nahrung eine starke Alkalisation des Harnes bedingt. Nach größeren Gaben alkalischer Mineralwässer, die unsere Harnkranken zwecks Behandlung von Katarrhen und als Diuretikum mit großem Erfolge nehmen (Preblauer, Biliner, Vichy, Wildunger, Salvator usw.), wird die saure Reaktion des Harnes neutralisiert und eine manifeste Phosphaturie ist die Folge. Ebenso nach innerlichem Gebrauche von Natrium bicarbonicum, Magnesia und Calciumsalzen. Aber auch durch eine direkte oder indirekte Irritation der Schleimhäute der Harnorgane kann es zur Phosphaturie kommen: Bei „nervösen" Frauen, neurasthenischen jungen Menschen beobachtet man gar nicht so selten eine plötzlich auftretende Phosphaturie, die wegen des trüben, milchigen Aussehens des Harnes und wegen subjektiver Reizerscheinungen beim Urinieren die Quelle schwerer hypochondrischer Verstimmungen werden kann. Im Symptomenbild der sexuellen Neurasthenie ist die Phosphaturie ein dauerndes charakteristisches Zeichen. Es gibt eine ganze Gruppe von Kranken, bei welchen mit den letzten Tropfen des Harnes eines sandige, gleichzeitig auch schleimige Masse ausgeschieden wird. Die am Schlusse der Miktion beim Herauspressen der letzten Harntropfen entleerte pathologische Prostata- oder Samenblasenflüssigkeit hat eine alkalische Reaktion und bewirkt, mit den Harntropfen gemengt, ein Herausfallen der Phosphate. Für die Kranken ist diese Miktionsprostatorrhoe und terminale Phosphaturie ein besonders lästiger Zustand, da sie sich bei diesem Symptom von unheilbarem Samenfluß, Impotenz und chronischem Blasenleiden bedroht sehen.

Man beobachtet bei manchen Kranken eine p a r t i e l l e Phosphaturie, das heißt, die erste Portion des Harnes ist klar, die zweite trüb; durch Beimengung von alkalischem Prostatasekret zum Urin ändert sich die Reaktion des Harnes und die Phosphate fallen heraus. Gerade dieser Form der Phosphaturie kommt eine klinische Bedeutung überhaupt nicht zu. Die h a b i t u e l l e Phosphaturie allerdings prädisponiert zur Steinbildung und muß schon aus diesem Grunde sorgfältig bekämpft werden.

Die Harnverhaltung (Retentio urinae, Ischuria)

Harnverhaltung ist jener Zustand, bei dem das Unvermögen besteht, den in der Blase befindlichen Urin willkürlich und vollständig zu entleeren. Die Fähigkeit, willkürlich die Blase zu entleeren, kann vollständig erloschen sein — komplette Harnverhaltung — oder es besteht immerhin noch ein gewisser Grad von spontaner Harnentleerung; es bleibt aber stets noch eine wechselnde Menge von Rückstand in der Blase zurück, Residualurin — inkomplette Harnverhaltung. Die Störung der Harnentleerung ist entweder vorübergehend — akute Harnverhaltung — oder sie beherrscht dauernd das Krankheitsbild — chronische Harnverhaltung. Die einzelnen Formen können ineinander übergehen und einander beeinflussen.

Um das Symptom Harnverhaltung richtig zu deuten und auch um die richtige Therapie einzuschlagen, ist es notwendig, sich über das pathologische Geschehen Rechenschaft zu geben. Die Entleerung des Urins, die physiologischerweise bei jeder einzelnen Miktion zum Teil unter dem Einfluß des menschlichen Willens, zum Teil reflektorisch vor sich geht, ist an verschiedene Bedingungen geknüpft. Erstens muß der Willensimpuls vom Großhirn durch die Leitungsbahnen des Rückenmarks in die Peripherie geleitet werden, zweitens müssen die Reflexvorgänge in normaler Weise ablaufen, drittens muß der Austreibungsmuskel, der M. detrusor vesicae, seine normale Kontraktionsfähigkeit besitzen und endlich muß der Ablauf des Harnes durch die Harnröhre ein ungehinderter sein.

Bleibt auch nur eine dieser Bedingungen unerfüllt, so kann es zur Harnverhaltung kommen, in vielen Fällen kombinieren sich jedoch mehrfache Ursachen. Eine Einteilung der aetiologisch verschiedenen Formen der Harnverhaltung (das gilt für die akute und chronische Form) wird unschwer nach dem Vorhergesagten möglich sein. Bevor wir jedoch auf diese näher eingehen, sei an eine alte französische, hier modifizierte diagnostische Regel erinnert, die die verschiedenen Formen der Retention je nach dem Lebensalter (natürlich nur rein schematisch) folgendermaßen klassifiziert: Harnverhaltungen in den Kinderjahren etwa bis zum 15. Lebensjahre sind meist auf angeborene Hindernisse der Harnentleerung (angeborene Stenosen, Atresien und Strikturen, Divertikel, Steine) zurückzuführen. Vom 15. bis 30. Lebensjahre sind es zumeist Komplikationen der akuten Harnröhrengonorrhoe, die zur Harnverhaltung führen (akute eitrige Prostatitis, Abszeß der Prostata), vom 30. bis 40. Lebensjahre sind es Harnröhrenstrikturen als Folgen der Gonorrhoe, vom 40. bis 50. Lebensjahre metaluetische Erkrankungen (spinale Lues, Tabes dorsalis) und jenseits des 55. Lebensjahres ist in der überwiegenden Mehrzahl der Fälle die Prostatahypertrophie die Ursache der Harnverhaltung.

Wir haben diese etwas modifizierte und variierte differentialdiagnostische Regel vorausgeschickt, da ihr didaktischer Wert oft und oft klar wird und es immerhin eine gewisse Erleichterung bietet, wenn schon beim ersten Anblick die Diagnose in eine bestimmte Richtung geleitet wird.

Vom pathogenetischen Standpunkt aus müssen wir für die verschiedenen Formen der Harnverhaltung (akute und chronische) folgende schematische Einteilung treffen:

I. Harnverhaltung infolge mechanischen Hindernisses der Harnentleerung

Das mechanische Hindernis kann in der Blase, in der Prostata oder in der Harnröhre gelegen sein.

1. Die Urethra kann vollständig verlegt sein: a) Narbige Schrumpfung ihrer Wand bei Strikturen bis zur vollständigen Aufhebung des Harnröhrenlumens; b) Einklemmung von Steinen, Fremdkörpern, Tumoren im Innern des Kanals; c) Kompression der Harnröhre von außen, z. B. bei paraurethralen Geschwülsten oder Abszessen, Kompression der Harnröhre durch eine hypertrophe Prostata und beim Weibe durch Genitaltumoren, die das ganze kleine Becken ausfüllen.

2. Die Blase kann an ihrer Entleerung mechanisch dadurch gehindert sein, daß sich Steine, namentlich kleine Steine, während der Miktion im Orificium internum so fest einkeilen, daß auch nicht ein Tropfen Urin entleert werden kann. Ein solcher ventilartiger Verschluß kann auch eintreten, wenn ein gestieltes Papillom im Ostium vesicale sich einklemmt. Gestielte Blasentumoren können durch diesen Mechanismus sowohl akute wie chronische Harnverhaltung machen. Eine Harnverhaltung kann auch dadurch zustande kommen, daß der Inhalt der Blase eine so zähflüssige, visköse Masse ist, daß deren Entleerung durch die Harnröhre unmöglich wird: Füllung der Blase mit Blutgerinnsel (Bluttamponade der Blase), Schleimproduktion in der Blase.

Auch eine krankhafte Beschaffenheit der Blasenwandung kann die Ursache für eine mangelhafte Kontraktions- und Entleerungsfähigkeit der Blase sein. Es ist wohl bekannt, daß die berühmte französische Urologenschule Guyons die Harnverhaltung bei Prostatahypertrophie auf eine arteriosklerotische Degeneration des Blasenmuskels zurückgeführt hat. Wenn es sich auch erwiesen hat, daß diese Annahme eine irrige irt, so muß doch zugegeben werden, daß ein gewisser Grad von inkompletter Harnverhaltung in entzündlicher Infiltration des Blasenmuskels und arteriosklerotischer Degeneration desselben gelegen sein kann (Prostatitis chronica cystoparetica Goldberg). Auch Traumen der Blase mit ausgedehnter Narbenbildung können zur Harnverhaltung Anlaß geben. Die Anwesenheit von kongenitalen Divertikeln in der Blase dokumentiert sich mit großer Regelmäßigkeit mit dem Kardinalsymptom einer chronischen kompletten oder inkompletten Harnverhaltung. Über die Theorien zur Deutung dieses Symptoms gibt es eine ganze Literatur. Die uns plausibelste Erklärung liegt in der Vorstellung, daß sich die Harnverhaltung beim Blasendivertikel aus einer Reihe von

Momenten zusammensetzt: Der Fassungsraum des Divertikelsackes selbst, der nicht mit entsprechender Muskulatur ausgestattet ist, ferner das Offenstehen des Divertikeleingangs, das dazu führt, daß die Blase ihren Inhalt leichter in den Sack als durch den Sphinkter entleert. (Siehe S. 146.)

3. Die Prostata, jene Drüse, die ringförmig die hintere Harnröhre umgibt, kann auf mehrfache Weise zur Harnverhaltung führen. Wann immer eine Schwellung des Drüsenparenchyms der Prostata eintritt, muß eine Erschwerung in der Entleerung des Harnes auftreten. So ist es bei der akuten follikulären und abszedierenden Form der Prostatitis, so ist es ferner bei der akuten oedematösen Durchtränkung der Prostata, bei der sogenannten Prostatahypertrophie, und so ist es auch bei der Tendenz der Prostataadenome, im Laufe ihres Wachstums in das Lumen der prostatischen Harnröhre hineinzuwachsen, leicht zu erklären, daß diese Verlegung des Harnröhrenlumens zur Harnverhaltung führen kann.

4. In die Gruppe der mechanischen Hindernisse der Harnentleerung gehören noch jene Formen von Harnverhaltung, die man namentlich bei kleinen Kindern sieht, bei denen eine enge Phimose oder eine Paraphimose die Harnsperre verursacht, ferner jene gar nicht so seltenen Fälle, bei welchen, angeblich zur Beruhigung der Kinder, Haare oder Bindfäden um das Glied geschnürt werden.

II. Harnverhaltung infolge nervöser Ursachen

Störungen im Nervensystem können auf verschiedene Weise zu einer Harnverhaltung führen.

1. Harnverhaltung bei Störungen des Bewußtseins und zerebrale Blasenstörungen. Hieher gehören: die Harnverhaltung im Rauschzustande bei schwerer Alkoholintoxikation, im Coma diabeticum, uraemicum, cholaemicum, Apoplexia cerebri, Meningitis tbc., Tumor, Commotio cerebri usw.;

2. Harnverhaltung durch direkte Erkrankung der die Blase versorgenden Nerven, traumatische Harnverhaltung nach Kontusionen der Blasengegend, ferner durch postinfektiöse Neuritis (z. B. nach Diphtherie, Typhus abdominalis, Grippe usw.);

3. Harnverhaltung reflektorisch bei Erkrankungen bzw. Operationen in der Umgebung der Blase (insbesondere Häemorrhoidalop., bei Fissura ani usw.) und als Fernwirkung bei Erkrankungen anderer Organe;

4. Harnverhaltung nach Erkrankung oder Zerstörung der nervösen Zentren oder Bahnen (Harnverhaltung bei Tabes, Syringomyelie, multipler Sklerose, Myelitis, Paralyse, Traumen des Rückenmarkes).

Diese spinalen Harnverhaltungen sind auf eine Störung der die Blase versorgenden Nervenzentren im Sakralteile des Rückenmarkes zurückzuführen. Diese kann auf zweierlei Art erfolgen. Durch Lähmung des Detrusorzentrums und durch Reizung des Sphinkterzentrums muß auf dem Wege eines akuten oder chronischen Sphinkterkrampfes derselbe Krankheitseffekt eintreten (siehe S. 158).

Der Residualharn

Wenn es auch eine Gruppe von Fällen gibt, in welchen eine gewisse Menge von Residualurin als Folge einer Prostatahypertrophie seit langer Zeit besteht und trotzdem kein anderes Symptom im Gesamtorganismus wahrzunehmen ist (mit Ausnahme einer vermehrten Miktionsfrequenz bei Tag und Nacht), so gehören diese Fälle zu den Ausnahmen. Die Regel ist, daß die Entwicklung des Residualurins ein progredienter Zustand ist, daß manchmal in überraschend kurzer Zeit sich eine Überdehnung der Blase (Abb. 4) einstellt, und diese Fälle sind dadurch charakterisiert, daß sich die Harnstauung nicht nur auf den Blaseninhalt beschränkt, sondern auch mittelbar oder unmittelbar auf die höheren Harnorgane, Nierenbecken und Nieren, fortpflanzt. Nun wissen wir genau, daß das für Änderung des Druckes überaus empfindliche Nierenparenchym bei länger dauernder Harnstauung mit schweren Störungen antwortet. Der Druck auf das Nierenmark äußert sich als Polyurie und Polydipsie, es treten Zeichen allgemeiner Toxaemie ein, die Kranken magern ab, ihre Gesichtsfarbe wird auffallend blaß, der Appetit läßt viel zu wünschen übrig und fehlt schließlich voll

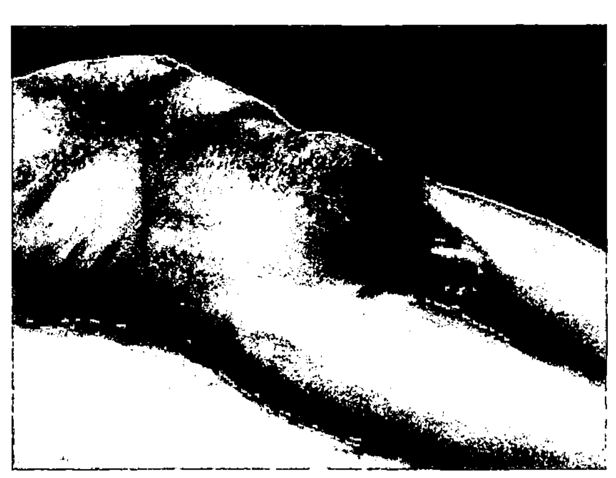

Abb. 4.   Blasendistension bei Prostatahypertrophie, III. Stadium

ständig und nur ein unstillbarer Durst beherrscht das Krankheitsbild. Untersucht man diese Fälle genauer, wie wir es immer zu tun gewohnt sind, so finden wir in diesen Fällen von chronischer progredienter Harnstauung 1. den Blutdruck abnorm hoch, 2. Erhöhung des Reststickstoffes, des Indikangehaltes des Blutes; Erniedrigung des Blutgefrierpunktes, 3. den Beginn des uraemischen Symptomenkomplexes, 4. schwerste dyspeptische Zustände infolge von chronischer Gastritis und Enteritis und 5. als lokales Zeichen der überdehnten Blase eine Inkontinenz, ein zuerst nächtliches, später permanentes Harnträufeln.

Diese schweren Fälle von chronischen Harnstauungen werden fast regelmäßig von ihren behandelnden Ärzten falsch beurteilt. Die schwere Dyspepsie, die absolute Appetitlosigkeit, der Fleischekel, Erbrechen, Aufstoßen, Abmagerung legen den Verdacht einer bösartigen Neubildung im Magen nahe und es muß festgestellt werden, daß kaum ein Kranker, der in diesen gefährlichen Zustand der chronischen Harnverhaltung gekommen ist, der fälschlichen Diagnose und Behandlung eines chronischen Magenkatarrhs oder eines Magenkrebses entgeht. Andere Kranke wieder, die unter den Erscheinungen eines permanenten Harnträufelns, meist bis zum Skelett abgemagert, den Arzt aufsuchen, werden als Tabes- oder andere Rückenmarkskranke angesehen und behandelt und bei denen, die wegen der übergroßen Harnmengen (bis zu 6 l pro die) und wegen unstillbaren Durstes den Arzt aufsuchen, wird der Verdacht eines Diabetes mellitus oder Diabetes insipidus rege.

Es erscheint uns wichtig, auf diese schweren Fehler in der Erkennung und Behandlung der Harnkranken immer wieder aufmerksam zu machen, da die unrichtige Diagnose zu den schwersten Kunstfehlern, die man auf diesem Gebiete begehen kann, gerechnet werden muß. Während die richtige Erkennung der Situation und eine sofort eingeleitete rationelle Behandlung zumeist zur vollständigen Heilung des Patienten zu führen pflegt, bedeutet die falsche Diagnose uneinbringlich den Verlust kostbarster Zeit und die unrichtige Behandlung dieser Zustände kann die allerschwersten Folgen zeitigen. Wenn man in Verkennung der Situation zum Katheter greift und eine solche seit längerer Zeit chronisch dilatierte Blase auf einmal vollständig entleert, so kann eine schwere Blutung („ex vacuo"), in den vorgeschrittensten Fällen ein plötzlicher schockartiger Tod („Coup foudroyant") die unmittelbare Folge sein.

Die richtige Behandlung solcher Fälle ist die unter den Kautelen allerstrengster Asepsis durchgeführte allmähliche Entleerung der hyperdistendierten Blase, was noch im Kapitel über die Prostatahypertrophie eingehend geschildert wird.

Über die Maßnahmen zur Behebung und Behandlung der Harnverhaltung siehe die Abschnitte Katheterismus, Asepsis, Anaesthesie.

Harninkontinenz

Dem Wortsinne nach versteht man unter Inkontinenz die Unfähigkeit, den Harn zurückzuhalten (non continere). Mit dieser Klage: „ich kann den Harn nicht zurückhalten" suchen uns viele Kranke auf und meinen mit diesem Ausdruck nur, daß sie sehr häufig Harndrang haben, daß sie den Urin nicht zurückhalten können. Diese Form bezeichnen wir als dysurische Inkontinenz („falsche" Inkontinenz). Als echte Inkontinenz bezeichnen wir das unwillkürliche und unbewußte Abgehen von Harn durch die Urethra. Es kann hiebei der Harn in permanentem Stillicidium abtropfen (Harnträufeln) oder in größeren Mengen und mit kräftigem Strahle unbewußt und unwillkürlich abgehen (Harndurchbruch, hypertonischer Harnstrahl). Wir können ferner unterscheiden: Inkontinenz bei leerer Blase (bei gewissen Formen der Sphinkterinsuffizienz kann permanent der Harn Tropfen für Tropfen abgehen, ohne daß sich in der Blase eine größere Harnmenge ansammelt); und Inkontinenz bei überfüllter Blase (die Blase enthält dauernd eine große Menge von Residualurin bis zu mehreren Litern). Diese letztere, das charakteristische Zeichen der

Prostatahypertrophie in ihrem dritten Stadium mit Hyperdistension der Blase, wird auch als „Incontinence par regorgement" als „Incontinentia paradoxa" bezeichnet.

Hieher gehört auch das Symptom der ausdrückbaren Blase, welches nach Wagner-Jauregg als ein geradezu sicheres Zeichen einer spinalen Spinkterinsuffizienz zu werten ist. Man kann durch Tasten von außen, durch Perkussion und eventuell durch bimanuelle Palpation eine Füllung der Blase mit einer gewissen Menge von Residualurin feststellen; durch den starken Druck der flachen Hand über der Symphyse, wobei man den eventuell fühlbaren Blasenkörper mit den Fingern der Hand umfaßt, kann man fast den ganzen Blaseninhalt im Strahle die Urethra passieren sehen, wenn ein spinales Leiden mit Sphinkterparese vorliegt.

Das Symptom der Ausdrückbarkeit der Blase gilt beinahe als pathognomonisches Symptom einer spinalen Erkrankung: Tabes, Taboparalyse, Myelitis, multiple Sklerose, Rückenmarksverletzung. Allerdings ist es nötig, zu wissen, daß auch lokale destruktive Prozesse im Bereich des Sphincter vesicae zu einer Kombination von Harnverhaltung und Ausdrückbarkeit der Blase führen können, wie ein Fall von tuberkulös-eitriger Prostatitis beweist, den Kapsammer beschrieben hat.

Die echte Inkontinenz ist fast immer ein Zeichen einer bestehenden Harnverhaltung; daß also diese zwei Symptome Harnträufeln und Harnverhaltung zusammen vorkommen, ist eben das Paradoxe, weshalb diese Form der Inkontinenz die Bezeichnung „Incontinentia paradoxa" erhielt.

Inkontinenz ohne Harnretention können wir in folgenden Formen beobachten:

1. Traumatische Inkontinenz,
2. mechanische Sphinkterinsuffizienz,
3. Inkontinenz der Frauen, relative Inkontinenz,
4. essentielle Enuresis infantum und adolescentium.

Krankhafte Prozesse in der Gegend des Sphincter vesicae internus können auf mannigfache Weise zu Harnträufeln führen. Namentlich in jenen Fällen, in welchen traumatisch eine über die Grenze der Elastizität gehende Dehnung des Sphinkters stattgefunden hat. So sehen wir häufig nach mechanischer Erweiterung der weiblichen Harnröhre zum Zwecke von Extraktion von Steinen und Fremdkörpern, ohne daß es zu Einrissen der Schleimhaut gekommen wäre, unmittelbar nach dem Eingriffe Harnträufeln auftreten, das allerdings meistens sehr rasch, sobald die Muskulatur ihre normale Kontraktionsfähigkeit wieder erlangt hat, zu verschwinden pflegt. Ähnliche Formen von traumatischer Inkontinenz werden nach Entbindungen und gynäkologischen Operationen beschrieben. In der männlichen Blase können traumatische Verletzungen gleichfalls zu Harnträufeln führen. So sieht man nach übermäßigen Dehnungen der Harnröhre bei der Sectio perinealis, der perinealen Prostatektomie und Sphinkterdehnung, ferner nach Ausstoßung von sehr

großen Steinen durch die Harnröhre für längere oder kürzere Zeit Harnträufeln auftreten.

Mechanische Schließunfähigkeit des Sphinkters mit einer
gewissen dysurischen Inkontinenz können wir dort sehen, wo Blasensteine
mit einem Fortsatz in das Orificium internum hineinragen oder lang-
gestielte Blasentumoren sich bei jeder Kontraktion der Blase im Orificium internum einklemmen.

Ein gewisser Grad von Inkontinenz bei Frauen — eine relative
Inkontinenz — ist ein häufiges Ereignis nach wiederholten Entbindungen,
die eine allgemeine Erschlaffung der Beckenweichteile hinterlassen.
Aber auch bei nulliparen und virginalen weiblichen Individuen
kann eine relative Inkontinenz bestehen. Es liegt hier eine gewisse
konstitutionelle Sphinkterschwäche vor, die selbst bei mäßig
gefüllter Blase, bei Erhöhung des intraabdominellen Druckes, beim
Husten, Niesen, Stiegenabwärtsgehen einen Strahl Harnes durchtreten
läßt.

Das Bettnässen der Kinder und der Adoleszenten

ist eine Neurose, der wir in vielen Fällen bei Individuen von ausgesprochen anaemisch-lymphatischem Habitus, bei neuropathischen Kindern
als Stigma der Degeneration begegnen. In sehr vielen Fällen sind noch
andere ganz charakteristische somatische, psychische und neurotische
Degenerationszeichen vorhanden. A. Fuchs und Mattauschek ver-
suchten das Krankheitsbild der Enurese von den übrigen Neurosen
loszulösen und den Nachweis zu erbringen, daß es sich hier um ein organi-
sches Leiden handle, basierend auf einer unzureichenden Entwicklung
der untersten Rückenmarksegmente (Myelodysplasie). Als Zeichen
dieser Mißbildung sehen die genannten Autoren Syndaktylien zwischen
den einzelnen Zehen, Steigerung der Patellarreflexe, Veränderungen
der Sensibilität, namentlich der Wärme- und Kälteempfindung, Naevi
in der Kreuzgegend und die Inkontinenz durch Enurese an. Diese Theorie
konnte sich jedoch nicht lange in Geltung erhalten, da man einsah, daß
ein Leiden, das (wie dies ja in der Regel der Fall ist) nach erfolgter
Pubertät oft ohne jede Behandlung verschwindet, nicht als organische
Erkrankung, sondern nur als funktionelle Neurose zu werten ist. Auch
haben statistische Untersuchungen, die unter anderem auch an unserer
Abteilung durchgeführt werden konnten, die Unrichtigkeit der Annahme
Fuchs' und Mattauscheks erwiesen, da ebenso oft die gleichen Degenerationszeichen ohne Inkontinenz beobachtet worden sind wie Inkonti-
nenzen ohne jedwede Degenerationszeichen.

Das Bettnässen der Kinder setzt sich oft von der Säuglingszeit
bis in die beginnende Pubertät fort. Manchmal beginnt die Neurose
mit dem Schulbeginn, in seltenen Fällen tritt sie erst viel später auf.
Die französische Schule Charcots nahm in Anerkennung der Theorie
von den degenerativen Neurosen an, daß in vielen Fällen (bei Erwachsenen
fast ausnahmslos) der nächtliche Harndurchbruch ein Äquivalent eines
epileptischen Anfalles sei. Nach unserer Meinung ist das Bettnässen

zurückzuführen teils auf die degenerative Konstitution, teils auf Erziehungsfehler. (Siehe auch S. 160.)

Wir unterscheiden in symptomatologischer Beziehung dreierlei Fälle:

1. Bei denen untertags keinerlei Reizerscheinungen bestehen (Analogie zu nächtlichen Pollutionen);

2. Kombination der Pollakisuria diurna mit nächtlicher Inkontinenz;

3. Enuresis diurna et nocturna.

Die Kriegsinkontinenz, die als wahre Epidemie während des Weltkrieges in allen Heeren auftrat, ist zumeist teils auf Simulation („der Wille zur Militärbefreiung war der Vater der Erkrankung"), zum Teil jedoch auch auf intensivste Durchnässung und Erkältung zurückzuführen.

Die hysterische Inkontinenz

beobachten wir in dreierlei Formen:

1. Inkontinenz als Ischuria paradoxa kann eine Begleiterscheinung einer hysterischen Harnverhaltung sein;

2. Enuresis während eines hysterischen Anfalles als „spastische" Inkontinenz, ähnlich wie während des epileptischen Anfalles;

3. die dritte Art der hysterischen Inkontinenz ist die automatische Miktion während des hysterischen Dauerschlafes.

Veränderungen der Harnmenge: Polyurie, Oligurie, Anurie

Polyurie

Wir bezeichnen mit dem Ausdruck Polyurie die Vermehrung der 24stündigen Harnmenge gegenüber der Norm; mit dem Ausdrucke Pollakisurie belegen wir im Gegensatz hiezu den Zustand, in welchem der Kranke gezwungen ist, seine Blase öfter als normal zu entleeren. Die vollständige Unterdrückung der Harnproduktion nennen wir Anurie, eine beträchtliche Verminderung der Harnmenge Oligurie. Alle diese Bezeichnungen sind Vergleichsnamen gegenüber den normalen Verhältnissen.

Normalerweise produziert der erwachsene gesunde Mann im Durchschnitt gegen 1500 ccm Harn innerhalb 24 Stunden. Die Menge variiert je nach der Flüssigkeitszufuhr einerseits und der Flüssigkeitsabgabe durch die Haut und Respiration anderseits. Wir nehmen im allgemeinen an, daß von der getrunkenen Flüssigkeitsmenge zwei Drittel im Harn erscheinen und ein Drittel den Weg durch die Haut oder Lungen nimmt (Perspiratio insensibilis). Auf plötzlich erhöhte Wasserzufuhr reagieren die Nieren mit einer rasch eintretenden Polyurie, welche das gesamte eben zugeführte Wasser quantitativ ausscheidet. Auf dieser Eigenschaft gesunder Nieren beruht die Funktionsprüfung vermittels der Probe der experimentellen Polyurie bzw. der Verdünnungsversuch (siehe S. 97). Für die Beurteilung der Nierentätigkeit aus der Menge des in 24 Stunden ausgeschiedenen Harnes ist es auch wichtig, zu wissen, daß Frauen in der Regel eine geringere

Harnmenge, ca. 1000 ccm, haben, daß Neugeborene im Durchschnitt 30 bis 50 ccm in 24 Stunden ausscheiden. Am Ende der ersten Woche beträgt die Harnmenge etwas über 200 ccm, am Ende des ersten Jahres gegen 400 und man berechnet weiters nach Ultzmann für jedes zurückgelegte Lebensjahr eine Steigerung der Harnmenge um 100 ccm, so daß ein fünfjähriger Knabe etwa 500, ein neunjähriger 900 ccm Harn produziert. Vom 15. Lebensjahre an, nach Erreichung der Pubertät, bleibt die Harnmenge ungefähr stabil und beträgt etwa 1500 ccm.

Es ist ohne weiteres klar, daß die Vermehrung der Harnmenge nach reichlich genossener Flüssigkeit (alimentäre Polyurie) kein krankhaftes Symptom darstellt, im Gegenteil, einen Beweis für die gute Funktion der Nieren; aber dauernde Vermehrung der Harnmenge, wobei ein gewisses Mißverhältnis zwischen der eingenommenen und ausgeschiedenen Wassermenge zu bestehen scheint, gewinnt die Bedeutung eines besonderen pathologischen Symptoms.

Wir unterscheiden neben der eben genannten alimentären Polyurie eine auf einer nervösen Störung beruhende Polyurie (essentielle idiopathische Polyurie, Diabetes insipidus), eine Polyurie bei Erkrankungen der Zirkulationsorgane, eine Polyurie bei Nierenkrankheiten und eine sogenannte „chirurgische Polyurie", welche mitunter ein wesentliches Zeichen ausgesprochener Niereninsuffizienz sein kann. Die idiopathische Polyurie und die Polyurie durch Nerveneinfluß hat ihre beweisende Analogie in dem Tierversuche Cl. Bernards, welcher durch einen Stich gegen den Boden des vierten Ventrikels eine schwere, nichtdiabetische Polyurie erzielte. An dieser Stelle lokalisierte herdförmige Krankheitsprozesse, Verletzungen, Gummen, Tumoren, Tuberkel usw. können in ganz analoger Weise als einziges Symptom eine mächtige Polyurie in der Form des Diabetes insipidus hervorrufen. Das die Polyurie begleitende Symptom, der quälende, übermäßige Durst, ist vielleicht in vielen Fällen nicht eine Folgeerscheinung der Polyurie, sondern deren Ursache.

Polyurie in Form von Anfällen (paroxysmale Polyurie) beobachten wir als Folgezustand von Neurosen, dem hysterischen und epileptischen Anfalle, der Migräne, der paroxysmalen Tachykardie und weiters ohne derartige anfallsweise auftretende Erkrankung als essentielle Polyurie (Diabetes insipidus). Dieselbe kann als familiäre Erkrankung, als Folgezustand nach akuten Infektionskrankheiten, Scharlach, Masern, Diphtherie, Malaria, als syphilitische Polyurie bei Hirnlues und nach Intoxikationen auftreten.

Eine große Bedeutung hat die Polyurie als Begleitsymptom der diabetischen Glykosurie, in vielen Fällen das erste Symptom der Zuckerkrankheit.

Was weiters die Polyurie bei Erkrankung der Zirkulationsorgane anlangt, sei auf das schon Gesagte über die paroxysmale Tachykardie hingewiesen, deren Anfälle meistens von einer hochgradigen Polyurie beendet werden, die man mit der Bezeichnung „Urina spastica", „Urina nervosa" charakterisiert.

Bei allen Erkrankungen, in welchen eine beträchtlichere und dauernde Erhöhung des Blutdruckes stattfindet, ist auch eine Vermehrung der Harnmenge die Regel. So führt die einfache Herzhypertrophie, ferner die akute Blutdrucksteigerung im Aortensystem durch Medikamente (Digitalis, Alkohol, Kaffee und Tee) zur Polyurie.

Sehr charakteristisch ist die bei inkompensierten Herzfehlern mit Oedemen, Ascites und Hydrothorax einhergehende Polyurie während der Nachtstunden, während untertags die Harnmenge das gewöhnliche Maß kaum übersteigt. Diese nächtliche Polyurie, auch „Nykturie" treffend bezeichnet, erklärte Quincke damit, daß, wenn mit dem Schlaf in den meisten inneren Organen Ruhe eintritt und viele äußere und innere Reize fortfallen, die Gelegenheit zur Ausscheidung des während der Tagesstunden angesammelten und angestauten Gewebswassers gegeben ist. So sehen wir die Polyurie in der Form der Nykturie im Symptomenbilde der allgemeinen Arteriosklerose mit großer Regelmäßigkeit.

Das Maß der Wasserausscheidung aus den Nieren hängt von der Durchblutung der Niere, weiters von Einflüssen des Nervensystems und endlich von der Zufuhr von Flüssigkeiten und harnfähigen Substanzen ab. Die Polyurie bei arteriellem Hochdruck gehört hieher, da in den meisten derartigen Fällen eine chronische Nierenläsion im Sinne einer beginnenden Nephrosklerose vorzuliegen pflegt (benigne Form der Nephrosklerose). Traube wies als erster darauf hin, daß wir in der Hypertrophie des linken Ventrikels einen kompensatorischen Vorgang gegenüber dem Ausfalle von sezernierendem Parenchym der Niere zu sehen haben. Die Herzhypertrophie aber bilde einen wichtigen Grund für eine Polyurie. Im Verlaufe akuter, subakuter und chronischer Nephritiden kann die Polyurie ein wesentliches Merkmal sein, während als Zeichen einer Nephrose (das ist eine degenerative Erkrankung) Oligurie, das ist verminderte Harnmenge, hohe Grade von Albuminurie, niederer Blutdruck gelten. Die akute und chronische Glomerulonephritis ist gerade durch den gegenteiligen Symptomenkomplex charakterisiert (Polyurie, geringe Albuminurie und hoher Blutdruck).

Die „chirurgische" Polyurie kann in zweierlei Form auftreten. Als Polyurie mit klarem Harn und als Polyurie mit infiziertem Harn. Als ein wichtiges Zeichen einer lokalen Störung der Nierenfunktion haben wir diejenige Form der Polyurie (eventuell auch einseitig) anzusehen, wenn ein Hindernis für den Abfluß des Harnes aus einer Niere besteht. Die Erhöhung des Innendruckes in dem durch Harn gestauten Nierenbecken führt zu einer besonderen Beeinflussung der Nierenpyramiden und des ganzen Nierenmarkes, wodurch es durch Verminderung der Rückresorption des Wassers zu der sogenannten hydronephrotischen Polyurie kommt. Eine einseitige Polyurie bei klarem Harn ist fast immer auf hydronephrotischen Druckschwund der einen Niere zurückzuführen.

Trüben Harn mit Polyurie kombiniert (Polyurie „limpide" der Franzosen) sehen wir als charakteristisches Zeichen der chronischen Pyelonephritis an.

Eine besondere Bedeutung kommt der Polyurie im Symptomenbilde der Prostatahypertrophie zu. Schon im ersten Stadium, zu einer Zeit, wo die Blase ihren Inhalt noch vollständig auszuscheiden imstande ist, besteht eine nächtliche Polyurie, die vielleicht eine direkte Folge des nächtlich gesteigerten Harndranges, der nächtlichen Pollakisurie, ist. Diese nächtliche Polyurie und Pollakisurie des Prostatikers im ersten Stadium der Erkrankung nimmt niemals beträchtliche Grade ein, es sei denn, daß sich zu der einfachen Prostatahypertrophie als nicht allzu seltene Komplikation eine chronische Nephritis oder ein Diabetes mellitus gesellt hat.

Im zweiten Stadium, aber ganz besonders im dritten Stadium der Prostatahypertrophie, bei welchem die Blase ihre Fähigkeit, sich zu entleeren, mehr oder minder völlig eingebüßt hat, besteht immer ein erhöhter Innendruck in der Blase und eine Fortsetzung der Stauung des Harnes gegen das Nierenbecken und die Nieren selbst, und hier ist die durchaus charakteristische Polyurie und Polydipsie die direkte Folge der Harnstauung in den Nieren. Es sei an dieser Stelle erwähnt, daß der Grad der Polyurie in den vorgeschrittenen Stadien der Hypertrophie als Gradmesser für die Ausbreitung der Nierenläsion gewertet werden kann.

Oligurie

Den Gegensatz zur Polyurie bildet die Verminderung der 24 stündigen Harnmenge, die Oligurie. Die totale Unterdrückung der Harnsekretion bezeichnen wir mit dem Ausdrucke Anurie. Die Anurie kann in einem wirklichen Aufhören der Nierensekretion begründet sein (Anurie im engeren Sinne, wahre Anurie) oder sie kann durch eine Unwegsamkeit der Harnleiter, durch eine Harnstauung im Nierenbecken vorgetäuscht sein (falsche Anurie). Das Charakteristikum für diese beiden Formen bildet das Symptom, daß die Blase in solchen Fällen dauernd leer gefunden wird.

Die Oligurie kann eine absolute und eine relative sein. Die Verminderung der 24 stündigen Harnmenge kann weitaus hinter der normalen Harnmenge von 1200 bis 1500 ccm zurückbleiben, in den schwersten Fällen 100 bis 500 ccm oder weniger betragen (absolute Oligurie); bei der relativen Oligurie können die Werte für die 24 stündige Harnmenge der Norm gleichkommen oder sogar die normale Harnmenge überschreiten, wenn das Individuum früher eine dauernde hochgradige Polyurie aufgewiesen hatte. Für einen Diabetiker oder einen Prostatiker, der dauernd 3 bis 4 l Urin pro Tag sezerniert hat, bedeutet das Heruntergehen der Diurese auf etwa 1500 ccm in 24 Stunden unter Umständen eine beträchtliche relative Oligurie.

Entsprechend den für die Nierensekretion geltenden Gesetzen der Filtrations- und Sekretionstheorie werden wir eine Oligurie dann erwarten, wenn der Blutdruck in der Arteria renalis gesunken ist. (Ursachen eines Sinkens des Blutdruckes in der Arteria renalis kommen zuweilen unter nervösen Einflüssen zustande.)

Die Oligurie, respektive Anurie auf hysterischer Basis, wird auf eine krampfartige Kontraktion der Nierenarterie zurückgeführt. Embolien und Thrombosen der Arteria renalis, die im Verlaufe von Endokarditiden hie und da beobachtet werden, führen unfehlbar zu einer Verminderung des Blutdruckes, eventuell zum vollständigen Aufhören der Zirkulation innerhalb der Niere und bewirken eine beträchtliche Herabsetzung der Harnmenge. Der mittlere Blutdruck in der Arteria renalis beträgt beim Tiere etwa 130 mm Quecksilber. Sinkt der Blutdruck durch Vagusreizung auf etwa 100 mm, so hat dies eine Verminderung der Harnmenge auf etwa ein Fünftel der Norm zur Folge; im oligurischen Stauungsharne finden wir gewöhnlich deutlich nachweisbare Mengen von Eiweiß. In der Kälte fällt ein uratisches Sediment, das Sedimentum lateritium, aus dem Stauungsharne aus.

Die Oligurie, die wir bei Herzmuskelinsuffizienz beobachten, kann vorübergehend und dauernd auftreten. Unter der Einwirkung herzstärkender Medikamente kann die Muskelinsuffizienz behoben werden, es tritt eine Steigerung des Blutdruckes im Aortensystem ein und die unmittelbare Folge pflegt eine reichliche Diurese, eine plötzliche Polyurie zu sein. Dadurch, daß die Herzinsuffizienz intermittierend auftritt, kann es zu ausgesprochener periodischer Oligurie kommen, die von Zeiten periodischer Polyurie abgelöst wird, begleitet vom Wechsel im Auftreten und Schwinden der Oedeme. Namentlich wenn es unter dem Einflusse der Herzschwäche zur Entwicklung allgemeiner Oedeme kommt, zu Ascites, Hydrothorax, Hydropericard und Anasarca, beobachtet man ausgesprochene Perioden von exzessiver Oligurie, die sich unter Umständen geradezu bis zur Anurie steigern können, und zwischendurch Perioden von hochgradiger Polyurie, wenn es zur Resorption der Oedeme kommt.

Bei den Herzkranken beobachtet man, gleichgültig, ob sie sich im Stadium der Kompensation oder der Kompensationsstörung befinden, eine relative Vermehrung des Nachtharnes gegenüber den in den Tagesstunden in wachem Zustande gelassenen Harnmengen. Anschließend an die Oligurie bei Herzerkrankungen wollen wir die Oligurie bei marantischen Greisen und bei kachektischen Individuen erwähnen.

Das vollständige oder nur partielle Sistieren der Harnsekretion während der allgemeinen Narkose ist wohl auf die geänderten Zirkulationsverhältnisse in der Niere unter dem Einflusse der Intoxikation der nervösen Zentralorgane zurückzuführen. Während des Schlafes besteht beim gesunden Menschen gleichfalls eine relative Oligurie.

Die genauen Untersuchungen, die von Suter und Meyer über die Harnsekretion während des Tages und der Nacht ausgeführt wurden, führten zu dem Ergebnis, daß beim gesunden Menschen etwa in der Zeit von 3 bis 6 Uhr morgens eine auffallende Oligurie eintritt, die in den folgenden Morgenstunden der „morgendlichen Harnflut" (Quincke) Platz macht. Unter den vielen Ursachen, die für dieses Minimum der Harnsekretion verantwortlich gemacht werden (Nahrungsaufnahme, Herztätigkeit usw.), spielen auch nervöse Einflüsse, die Ruhe und

Erschlaffung der die Nierensekretion anregenden Nerven während des Schlafes eine bedeutsame Rolle.

Wir können wie bei der Polyurie von einer medizinischen und chirurgischen Oligurie sprechen.

Bei der Stauungshyperaemie der Nieren bildet die verminderte Harnmenge den Ausdruck des gesunkenen Druckes im Aortensystem, zum Teile auch ist sie ein Resultat der Parenchymdegeneration der Nieren.

Zur Erklärung der Oligurie bei Nierenentzündungen sind verschiedene Umstände heranzuziehen. In der Regel handelt es sich um lokale Zirkulationshindernisse in der Niere. Durch die entzündliche Schwellung des ganzen Organes, das von einer straffen Kapsel eng umschlossen ist, kommt es schon durch die Steigerung des Kapselinnendruckes zu einer Kompression zahlreicher Malpighischer Körperchen, wodurch sowohl die Blutströmungsgeschwindigkeit als auch der Blutdruck in den Glomerulusschlingen vermindert wird. In den meisten Fällen läßt sich mit aller Deutlichkeit der Zusammenhang der verminderten Harnmenge mit der Ausbildung von Oedemen als Zeichen der renalen Harnretention nachweisen.

Es kann ferner dadurch eine Verminderung der Harnmenge entstehen, daß der Wasserreichtum der Gewebe und des Blutes herabgemindert wird. Die Wechselbeziehungen zwischen der Haut- und Nierentätigkeit dokumentieren sich auch dadurch, daß bei gesteigerter Flüssigkeitsabgabe durch die Haut, bei profusen Schweißen, die Harnmenge sinkt. Ebenso wie durch die Haut können auch durch den Darmkanal große Mengen Wassers abgegeben werden: bei profusen Diarrhoen, bei unstillbarem Erbrechen. In solchen Fällen ist mit großer Regelmäßigkeit eine Abnahme der Harnmenge zu konstatieren. Die dauernde Verminderung der Flüssigkeitszufuhr im protrahierten Durststadium hat naturgemäß auch eine Verminderung der Wasserausscheidung mit dem Harne zur Folge. Auch durch einen reichlichen Aderlaß sinkt die Harnmenge, da das in den Geweben angehäufte Wasser zum Ersatz der fehlenden Blutmenge herangezogen werden muß.

Beim Studium des Symptoms Oligurie haben wir, ähnlich wie bei der Polyurie, auf dieselben veranlassenden Ursachen Rücksicht zu nehmen, nämlich auf Störungen im Bereiche der Zirkulationsorgane, auf nervöse Störungen und auf Alteration der Nierenfunktion.

Die Oligurie bei niedrigem spezifischen Gewichte ist ein pathognomonisches Zeichen für Niereninsuffizienz und es kommt ihr deshalb eine wichtige prognostische Bedeutung zu. Von einer relativen Oligurie müssen wir auch dann sprechen, wenn die Harnausscheidung gegenüber der Flüssigkeitszufuhr unverhältnismäßig zurückbleibt. Eine solche relative Verminderung der Harnmenge ist ein charakteristisches Zeichen der Fieberdiurese.

Wir müssen, bevor wir die Besprechung der medizinischen Oligurien verlassen, noch einer Gruppe von Krankheiten Erwähnung tun, in welcher die Oligurie als toxisches Symptom auftritt. Im Verlaufe der chronischen Bleiintoxikation wird regelmäßig die Harnmenge vermindert gefunden. (Kontraktionszustände der zuführenden Blutgefäße.) Ebenso wird die Schwangerschaftsoligurie auf Krampfzustände in den Nierenarterien (Cohnheim) zurückgeführt; toxische Momente werden auch hier mit Recht für die angiospastischen Zustände verantwortlich gemacht.

Ebenso wie bei der medizinischen Polyurie (Nephritis, Amyloidniere usw.) sehen wir auch bei der chirurgischen Polyurie mitunter Abnahme der Harnmenge und es kommt dieser relativen Oligurie dann eine ähnliche semiologische Bedeutung zu wie der medizinischen Oligurie. Im wesentlichen trifft es auch hier zu, daß wir aus der Abnahme der Harnmenge auf eine Verminderung des Blutdruckes in der Arteria renalis schließen können oder auf eine stärker einsetzende Insuffizienz der Nieren, wenn nicht gleichzeitig mit dem Sinken der Harnquantität eine Steigerung des Eigengewichtes des Harnes auftritt.

Anurie

Wir haben eine wahre Anurie von einer falschen zu unterscheiden. Bei der wahren Anurie hat die Sekretion der Nieren vollständig aufgehört, bei der falschen Anurie ist nur der Abfluß des Harnes aus den Nieren in die Blase unmöglich geworden.

Die Anurie beobachten wir erstens beim vollkommenen Versiegen des arteriellen Zuflusses zu den Nieren und zweitens bei der vollständigen Verschließung der Wege, die für die Abfuhr des in den Glomerulis sezernierten Harnwassers bestimmt sind. Schon die physiologischen Tier-experimente lehren die Bedingungen, unter welchen ein Versiegen der Harnsekretion stattfindet. Eine erhebliche Verminderung des Blutdruckes in der Aorta (beim Tiere beträgt derselbe etwa 130 mm Quecksilber de norma) auf 40 mm hat eine absolute Anurie zur Folge. Ebenso wird die Harnsekretion unterdrückt, wenn die Arteria renalis zugeklemmt wird.

Auch in der menschlichen Pathologie finden sich zahlreiche Analoga zu diesen Versuchen. Eine erhebliche Verminderung des Aortendruckes hat auch beim Menschen Anurie zur Folge. Dieses Versiegen der Harnsekretion sehen wir immer in Fällen von schwerem Kollaps; unter der Einwirkung einer akuten hochgradigen Herzschwäche stellen die Nieren ihre Tätigkeit oft äußerst rapid ein. Tritt unter dem Zeichen der Herzschwäche der Tod eines Kranken ein, so fehlt fast nie das Symptom der Anurie sub finem vitae. Das graduelle Sinken der Diurese, der allmähliche Übergang in Oligurie und Anurie ist viel häufiger das Zeichen einer Niereninsuffizienz als einer Herzschwäche.

Der Verschluß der Nierenarterie, der im Tierexperiment zur sofortigen Anurie führt, kommt wohl in der menschlichen Pathologie nicht oft vor. Die Thrombose und Embolie der großen Nierenarterie ist ein äußerst seltenes Vorkommnis, im Verlaufe der Endocarditis und Myocarditis, ebenso die komplette Verstopfung der Arterie durch Geschwulstteilchen usw.

Eine wichtigere Rolle spielen die Krankheitszustände, bei denen es durch Krampf der Nierenarterien zur Einstellung der Harnsekretion kommt. Diese angiospastischen Zustände, die eine akute Anaemie der Nieren verursachen, sehen wir als Folge von direkter oder reflektorischer Reizung der vasomotorischen Zentren und Bahnen. Sie spielen für die Erzeugung der Oligurie respektive Anurie in der menschlichen Pathologie eine große Rolle; sie erzeugen die Beeinträchtigung der Harnsekretion im Fieber, bei Vergiftungen (Strychnin), bei Infektionskrankheiten (Cholera, zum Teil auch Scharlach), sie verursachen die Schwangerschaftsanurie, die hysterische Anurie und die in ihrem Wesen noch nicht ganz geklärte reflektorische Anurie einer Niere nach Verletzung oder Erkrankung ihres Schwesterorgans (sympathische Anurie).

Die zweite Bedingung, die zur Anurie Veranlassung geben kann, liegt in den Hindernissen im Abflusse des Harnes aus dem sezernierenden Parenchym. Diese Harnabflußbehinderung kann in der Substanz der Niere selbst gelegen sein, dadurch, daß die Lumina der Harnkanälchen entweder durch Ablagerungen in ihrem Innern verstopft werden oder daß durch die Ausbildung von Infiltrationen im interstitiellen Gewebe Kompressionen der Harnkanälchen zustande kommen; die Harnpassage kann ferner durch Unwegsamwerden des Nierenbeckens oder der Harnleiter behindert sein.

Fälle von hysterischer Anurie treten häufig als reflektorisches Symptom bei Unterleibskrankheiten hysterischer Frauen auf. Diesen auf reflektorischem Wege bei hysterischen Individuen ausgelösten Anurien reihen sich die Fälle an, in welchen das Sistieren der Harnsekretion reflektorisch nach irgendeinem Trauma auftritt. Nepveu stellte mehrere Fälle von Anurie nach Traumen zusammen, darunter einen, bei welchem eine Quetschung der einen Niere auf dem Wege des renorenalen Reflexes einen vasomotorischen Gefäßkrampf der anderen Niere auslöste; es trat komplette Anurie auf, die nach zwei Tagen einer äußerst spärlichen Diurese Platz machte, die bis zum Tode des Kranken anhielt. Nach chirurgischen Eingriffen gehören Oligurien gar nicht zu den Seltenheiten.

Im Verlaufe der diffusen medizinischen Nierenkrankheiten begegnen wir dem Symptom Anurie häufig zu Beginn der Erkrankung. Namentlich die akute Nephritis nach Infektionskrankheiten und hier vor allem die Scharlachniere beginnt häufig mit einer mehrtägigen kompletten Anurie. Hieher gehört auch die bei Vergiftungen mit Hg-Salzen (Sublimat usw.) beobachtete Oligurie und Anurie. Selbst im zarten Kindesalter sehen wir nicht selten im Anschlusse an eine fieberhafte Angina, an eine Pneumonie, Influenza, Typhus usw. Anurie auftreten.

Die akute Kongestionierung des entzündeten Organs bedingt eine Verlangsamung der Blutströmung und dazu kommen noch die vielfachen Okklusionen der Harnkanälchen durch Zylinder, so daß es zu Oligurie und endlich zur kompletten Anurie kommt. Ein durchaus charakteristisches Symptom ist das Versiegen der Harnsekretion im Verlaufe der Cholera.

Im Verlaufe der chronischen Nephritis ist die plötzlich einsetzende Anurie entweder das Zeichen eines perakuten Nachschubes des Entzündungsprozesses oder es deutet — sub finem vitae — das Aufhören der Nierensekretion auf eine akute Herzmuskelinsuffizienz hin. Bei akuten Vergiftungen wurde wiederholt ein Versiegen der Harnausscheidung beobachtet, hier ist die Anurie ein Zeichen der akuten parenchymatösen Nierendegeneration. Namentlich die Sublimat- und Kantharidenvergiftung führen häufig zu diesem Symptom.

Die sogenannte sympathische Anurie, das heißt das Sistieren der Harnausscheidung einer Niere bei Erkrankung oder Verletzung der anderen Niere, soll gemeinschaftlich mit der kalkulösen Anurie besprochen werden.

Anurie bei Verschluß eines oder beider Ureteren

Findet aus irgendeinem Grunde ein Verschluß beider Ureteren statt, so ist die natürliche Folge ein konstantes Leerbleiben der Blase, eine Anurie, die ihren Grund in der Unmöglichkeit des Harnabflusses aus der Niere in die Blase hat. Diese Form der Anurie bezeichnet Guyon mit dem Ausdrucke der „Anurie fausse", denn nicht der Ausfall der Sekretion der Nieren ist schuld an dem Ausbleiben der Harnproduktion, sondern die Unmöglichkeit des Abflusses des in den Nierenbecken angesammelten Harnes.

Unter den Begriff der falschen Anurie fallen daher die geschlossene Hydronephrose, wie sie nach Abknickung, Obliteration, Verletzung, Unterbindung des Ureters auftreten kann und der Verschluß der Harnleiter durch eingeklemmte Steine.

Die unmittelbare Folge der Unterbindung der Ureteren am Versuchstiere ist eine Erhöhung des Druckes, unter welchem der ins Nierenbecken sezernierte Harn steht. Es kommt zu einer Rückstauung des Harnes und zum Übergange desselben in das Gewebe der Niere und endlich ins Blut. Durch Stauung des Sekrets in den Lymphbahnen entsteht schon nach wenigen Stunden ein akutes Oedem und eine Kongestionierung der Niere; es findet eine Rückresorption des Wassers statt, später sinkt auch der Salzgehalt und weiters auch der Harnstoffgehalt des Sekrets (Herrmann, K. Ludwig). Es dauert nun nicht mehr lange und die Niere stellt ihre Funktion vollkommen ein, es entwickelt sich aus der „falschen" Anurie eine wirkliche Aufhebung der Sekretion. Trotz mehrtägiger Anurie findet man häufig, z. B. bei der Nephrotomie einer durch Steineinklemmung außer Funktion gesetzten Niere, nicht wie man a priori erwarten sollte, eine akute Hydronephrose, sondern es erscheint das Nierenbecken beinahe vollkommen leer und frei von Harnansammlung.

Der Verschluß eines Ureters kann dadurch zur kompletten Anurie führen, daß dieser Ureter den gemeinsamen Abflußkanal für beide Nieren bildet oder daß nur eine Solitärniere vorhanden ist. Die Anurie entsteht auch dann, wenn die verschlossene Niere die einzige funktionierende ist bei Erkrankung, Atrophie oder Destruktion der anderen Niere.

Das Versiegen der Harnausscheidung kann ferner dadurch zustande kommen, daß die Sekretionshemmung der okkludierten Niere auf reflektorischem Wege eine Anurie der anderen Niere hervorruft. Noch im Jahre 1895 stellte Legueu die These auf, daß eine kalkulöse Anurie sich nur bei Individuen zeigen könne, die nur mit einer Niere leben, und in der Tat sind zahlreiche Fälle von totaler Suppression der Harnausscheidung beobachtet worden, in denen die Autopsie lehrte, daß der Verschluß des Harnleiters einer Solitärniere die Anurie verursachte; in anderen Beobachtungen zeigte die Leichenschau, daß wohl zwei Nieren vorhanden waren, daß aber der einen Niere infolge pyonephrotischer Degeneration oder infolge von atrophischen Zuständen (lipomatöse Steinniere, Israel) eine harnsekretorische Funktion nicht mehr zugemutet werden konnte, während die andere mit funktionstüchtigem Parenchym durch Verschluß des Ureters (kalkulöse Anurie) die Harnbereitung nicht mehr leisten konnte.

Seither aber haben genau beobachtete Fälle teils durch die beweisende Kraft der modernen Untersuchungsmethoden, teils durch die Bestätigung der chirurgischen oder postmortalen Autopsie zu dem entscheidenden Resultate geführt, daß durch einen Reiz, der die eine Niere im Sinne der Sekretionsbehinderung betroffen hat, auch die andere Niere auf reflektorischem Wege ihre Funktion einstellen kann.

Diese reflektorische Anurie wurde bei Verletzungen der einen Niere (Nepveu u. a.) nach Nephrektomie, bei einseitiger Ureterabknickung (Pousson), bei einseitigen verstopfenden tuberkulösen Granulationen (Chevalier), in einem Falle Israels durch Druck eines Drainrohres auf den Nierenstiel nach der Exstirpation des Organes usw. beobachtet.

Der Symptomenkomplex, den wir in Fällen von Anurie beobachten können, ist je nach den veranlassenden Ursachen ein verschiedener. Wir können drei symptomatologische Hauptgruppen bei der Anurie unterscheiden.

1. Die eine Gruppe umfaßt die Fälle, in denen infolge einer diffusen Erkrankung beider Nieren (Nephritis) die Harnmenge allmählich abnimmt, eine Oligurie gradatim in Anurie übergeht.

Hier stehen in erster Linie die Zeichen der Niereninsuffizienz im Vordergrunde. Oedeme und Ergüsse in die serösen Höhlen — die Symptome der Uraemie — Benommenheit, furibunde Delirien (grande urémie), unstillbares Erbrechen, Kopfschmerzen, Nasenbluten beherrschen das Krankheitsbild. Das Nachlassen der Herzaktion ist gewöhnlich sehr rasch zu konstatieren und oft wenige Tage nach Beginn der Anurie gehen die Kranken komatös und uraemisch zugrunde.

2. Anders ist es mit den Kranken, bei denen die Anurie als hysterische Manifestation auftritt. Hier bieten die Patienten durchaus nicht das Bild der schweren Erkrankung und nur die Zeichen hochgradiger Erregung herrschen im Krankheitsbilde vor. Noch ehe es zu schweren somatischen Störungen kommt — wenn auch die Anurie, wie in einem Falle Charcots, elf Tage angedauert hat — löst sich der Gefäßkrampf in der Niere und die Kranken sind geheilt.

3. In die dritte Gruppe von Krankheitsfällen gehören die Anurien, die plötzlich und ganz akut durch einen Verschluß des Ureters auftreten.

In der ersten Zeit sind wohl die Nierenkoliken, die krampfhaften Ureterkontraktionen, immer stark ausgebildet, doch in dem Maße, als die Sekretion der verschlossenen Niere abnimmt, hören die schweren Koliken auf und ein solcher Kranker kann sich trotz kompletter Anurie durch viele Tage leidlich wohlfühlen. Das Aufhören der Koliken muß als ein Zeichen des „Absterbens" der Niere gewertet werden.

Erst später entwickeln sich die bedrohlichen Erscheinungen, die von der Retention der Harngifte im Blute herrühren. Übelkeit, Erbrechen, Appetitlosigkeit, quälender Singultus, Meteorismus (man könnte in solchen Fällen an eine akute Darmverschließung denken), Zyanose, Dyspnoe und endlich Benommenheit, Koma, Hautoedeme und das ganze klassische Bild der Uraemie — das ist in kurzen Zügen die Symptomatologie einer letal endigenden „chirurgischen Anurie".

Ultzmann schildert einen solchen Fall von kalkulöser Anurie von vierzehntägiger Dauer, bei welchen während der ersten zwei Tage typische Nierenkoliken bestanden, die dann vollständig aufhörten und einem relativen Wohlbefinden Platz machten. Noch zehn Tage nach dem Einsetzen der Anurie befand sich der Kranke relativ gut, er aß und trank mit Appetit und hatte mit Ausnahme der kompletten Anurie keinerlei Zeichen, die auf den Ernst der Situation hätten schließen lassen. Später stellten sich Diarrhöen, Singultus, Atemnot, Oedeme, Nasenbluten ein. Erst am 14. Tage der Anurie verfiel der Kranke in Sopor und am 15. Tage starb derselbe. Die Autopsie ergab einen Steinverschluß des linken Ureters; die rechte Niere war in eine gänseeigroße Cyste umgewandelt, ihr Ureter vollständig obliteriert. Whiteland beschreibt eine 25 Tage andauernde Anurie im Anschlusse an Scarlatina. Der Knabe soll sich dabei vollkommen wohl befunden haben und es trat nach dem Eingriff eine hinreichende Diurese ein. Bischoff berichtet über eine 23 tägige Anurie mit letalem Ausgang. Fälle von acht bis zehntägiger Anurie mit Ausgang in Heilung (namentlich nach chirurgischer Intervention) gehören nicht zu den Seltenheiten.

Von großer symptomatologischer Bedeutung ist die oft übermäßige Polyurie, die sowohl nach operativer Heilung des Steinverschlusses als auch nach spontan eintretender Wegsamkeit des Ureters einzutreten pflegt. Kommt die Diurese einmal in Gang, dann werden enorme Quantitäten Harnes ausgeschieden, denen die Aufgabe zufällt, die retinierten Harngifte möglichst rasch auszuschwemmen.

Pollakisurie

Die vermehrte Miktionsfrequenz kann im wesentlichen in zwei Formen auftreten, die präzis voneinander zu unterscheiden sind; einmal ist es die häufige Wiederholung des Harnbedürfnisses, das anderemal eine Steigerung des Harndranges, die den Kranken veranlassen, seine Blase häufiger zu entleeren, als es der Norm entspricht. Diese symptomatologische Unterscheidung erscheint durch die Berücksichtigung der physiologischen und pathologischen Vorgänge bei der Harnentleerung durchaus gerechtfertigt.

Die Blase dient als Reservoir für den rhythmisch aus den Nieren herabfließenden Harn; derselbe sammelt sich daselbst an, indem die Wände der Blase auseinandergedrängt werden und dies so lange, bis sich eine gewisse Menge Flüssigkeit angesammelt hat, die hinreicht, um ein bestimmtes Gefühl der Dehnung und Spannung hervorzurufen. Diesem vagen, unbequemen Gefühl im Unterleib entsprechen peristaltische Kontraktionen der Austreibungsmuskulatur (Detrusor), die uns als „Gefühl der vollen Blase", als „Harnbedürfnis" zum Bewußtsein kommen. Wir sind nun imstande, dieses Bedürfnis nach Wahl zu befriedigen, indem sich — halb unter dem Einflusse unseres Willens, halb unabhängig von demselben — eine ganze Reihe von Reflexvorgängen abspielt, bis es zur vollständigen Entleerung der Blase kommt. „Bei Gelegenheit zum Urinieren erfolgt Nachlassen des Tonus des Sphinkters, gleichzeitig damit wahrscheinlich auch der übrigen glatten Muskulatur der Harnröhre bis zum Bulbus urethrae, dann Austreiben der Flüssigkeit durch die Kontraktion des Detrusors. Die Bauchpresse wird später zur Beschleunigung des Ausflusses der letzten Tropfen verwendet; zum Austreiben der letzten Tropfen dienen quergestreifte Fasern des Sphincter urethrae membranaceae einschließlich des Sphincter vesicae externus." (v. Frankl-Hochwart.)

Dies ist der physiologische Ablauf der Miktion bei bestehendem Harnbedürfnis, das heißt, bei stark gefüllter Blase und bei vorhandener Gelegenheit zum Urinieren.

Anders ist es jedoch, wenn aus äußeren Gründen dieses Bedürfnis nicht befriedigt werden kann, das Harnreservoir durch neuzuströmenden Harn noch weiter gedehnt wird. Dann wird das Bedürfnis zum Drange. Dann fordert der Organismus gebieterisch die sofortige Entleerung der Blase.

Nach unserer Meinung wird das Harnbedürfnis von dem *Füllungszustande* der Blase bestimmt, der Harndrang tritt dann auf, wenn es bereits zu einer Kontraktion des Detrusors gekommen ist.

Bei anatomisch normaler und ordnungsgemäß innervierter Harnröhre und Blase kann eine Steigerung der Miktionsfrequenz dadurch entstehen, daß die gewöhnliche Kapazität der Blase von etwa 300 bis 400 ccm durch einen gesteigerten Harnabfluß aus den Nieren rascher erreicht wird als unter normalen Umständen, unter welchen diese Harnmenge in etwa drei bis vier Stunden produziert wird. Besteht aus irgendeinem Grunde eine dauernde Polyurie, so ist eine entsprechende Pollakisurie die naturgemäße Folge, das Harnbedürfnis tritt öfter auf.

So sehen wir bei allen möglichen Formen der Polyurie, bei der essentiellen, dem Diabetes insipidus, bei der nervösen (hysterischen), bei der diabetischen, bei der medikamentösen und digestiven Polyurie und bei der Polyurie infolge von Erkrankungen der Nieren oder des Herzens regelmäßig eine entsprechende Pollakisurie; die nokturne Polyurie der Herz- und Nierenkranken und der Arteriosklerotiker ist in der Regel mit einer nächtlichen Pollakisurie vergesellschaftet (siehe Nykturie S. 35).

Die Pollakisurie als natürliche Folge einer Polyurie beobachten wir auch am Gesunden in den Fällen, wo durch gesteigerte Flüssigkeitszufuhr, durch nervöse und reflektorische Einflüsse, ferner durch diuretische

Medikamente die sekretorische Tätigkeit der Nieren eine Anregung erfährt (s. Polyurie).

Die bis jetzt besprochenen Formen betreffen durchwegs das Symptom des häufigeren Harnbedürfnisses, eines durchaus physiologischen Vorganges der periodischen Entleerung der Blase bei einer bestimmten normalen Kapazität derselben. Das gesteigerte Harnbedürfnis trägt die Merkmale eines pathologischen Symptoms, wenn es dadurch häufiger ausgelöst wird, daß die Kapazität der Blase eine geringere geworden ist.

Das verminderte Fassungsvermögen der Blase ist eine überaus häufige Ursache der Pollakisurie. Die mangelhafte Blasenkapazität kann ihre Ursache in anatomischen Laesionen haben oder bloß funktionell begründet sein. Die anatomische Verminderung des Fassungsraumes der Blase, welche die Ansammlung der gewöhnlichen Harnmenge von etwa 300 bis 500 cm³ unmöglich macht, kann beobachtet werden, wenn von den die Blase umgebenden Organen ein beträchtlicher Druck oder Zug auf das Harnreservoir ausgeübt wird, der dasselbe an der Entfaltung seiner Wände hindert (chronische Obstipation, angeborene oder erworbene Uterusdislokationen, Tumoren (Myofibrome) des Uterus, große Ovarialgeschwülste und selbst der gravide Uterus).

Die Kapazität der Blase kann anderseits dadurch eine Einbuße erfahren, daß ihre Wände die Fähigkeit verlieren, sich ausgiebig zu entfalten Durch parenchymatöse chronische Infiltrate der Blase — als Folgen chronischer Cystitis — entsteht eine Verminderung der Elastizität der Blasenwände, wodurch der Fassungsraum derselben oft wesentlich eingeengt wird. In exzessiven Fällen resultieren durch derartige chronische parenchymatöse Entzündungen der Blase die Krankheitsbilder, die wir als „entzündliche Schrumpfblase" beschrieben haben; eine Affektion, bei welcher die Kapazität der Blase bis auf einige Kubikzentimeter Fassungsraum herabsinken kann. Das gleiche kann bei neoplasmatischer Infiltration der Blasenwand stattfinden. Die Verminderung der Kapazität kann auch, ganz unabhängig von anatomischen Veränderungen in der Blase oder in ihrer Umgebung, rein funktionell sein. Ganz gesunde Menschen weisen oft das Symptom der Pollakisurie auf, das sind jene Individuen, die schon seit ihrer frühen Jugend gewohnt waren, ihre Blase überaus häufig zu entleeren, wodurch das Fassungsvermögen der Blase immer für ein geringeres Harnvolumen eingerichtet bleibt.

Anatomische Veränderungen in der Blase und namentlich in den Nachbarpartien des Sphinkters, dem Trigonum Lieutaudii, sowie in der hinteren Harnröhre geben den Anlaß zu anders gearteten Störungen als den eben besprochenen; hier entsteht der Harndrang, die pathologische Steigerung des Harnbedürfnisses, das gebieterische Verlangen, die Blase sofort zu entleeren.

Der Kranke kann nicht warten und sich den Moment und die Gelegenheit zur Miktion nicht aussuchen. Der Harndrang kann nach längerer Miktionspause auftreten, so daß die entleerte Menge mehrere Hundert Kubikzentimeter betragen kann, in der Regel aber werden viel geringere Harnquantitäten produziert — oft genügen wenige Tropfen in der Blase angesammelten Harnes, um den gebieterischesten Drang zum Urinieren zu erzeugen — und der Kranke ist gezwungen, oftmals in jeder Viertelstunde zu harnen. Der Drang überfällt ihn oft so plötzlich, daß er nicht mehr Zeit hat, die nötigen Vorbereitungen zum Urinieren zu treffen, er beschmutzt seine Wäsche. Der Kranke kann „den Urin nicht halten". Das sind die Fälle, die Guyon als falsche Inkontinenz bezeichnet (dysurische Inkontinenz).

Der Harndrang ist zumeist auch mit schmerzhaften Empfindungen während der Miktion verbunden und er hinterläßt nicht wie das Harnbedürfnis das Gefühl der Befriedigung, die Blase entleert zu wissen, sondern es peristiert auch nach der schmerzhaften Miktion das unangenehme, oft quälende Gefühl des dauernden Harndranges. Seine Ursprungsstätte ist das Trigonum oder die hintere Harnröhre.

Die Ergebnisse klinischer Beobachtungen bestätigen diese Annahme. Schon der einfache taktile Reiz bei Einführung eines Instrumentes zeitigt, sobald das Instrument den prostatischen Teil der Harnröhre passiert, das Gefühl des Harndranges, selbst bei vollkommen entleerter Blase; dasselbe tritt ein, wenn man bei rektaler Palpation die Gegend des Sulcus der Prostata energisch drückt; das Vorbeistreichen härterer Stuhlmassen an der Prostata verursacht häufig dasselbe Gefühl.

Zu den charakteristischen Eigenschaften des Harndranges gehört auch der Umstand, daß er nicht, wie es beim Harnbedürfnis die Regel ist, in der Nacht vollständig schwindet. Im Gegenteil, er tritt auch während der Nachtruhe in annähernd den gleichen Zwischenräumen wie untertags auf und weckt den Kranken aus dem Schlafe. Da kommt es denn auch zuweilen vor, daß der Patient durch den imperiösen Harndrang plötzlich überfallen wird und im schlaftrunkenen Zustande sein Bett benäßt (Enuresis spastica).

Das Bestehen eines gehäuften nächtlichen Harndranges ist unter allen Umständen ein Symptom pathologischer Veränderungen in der Blase. Aber auch aus dem Verschwinden des Harndranges während der Nacht, wenn gleichzeitig während des Tages eine schmerzhafte Pollakisurie besteht, kann man bedeutsame diagnostische Schlüsse ziehen: Diurne Pollakisurie ohne nächtliche Miktionsstörung ist beinahe pathognomonisch für nervöse Pollakisurie.

Die pathologische Pollakisurie, die sich durch das Vorherrschen des Harndranges auszeichnet und welche wir zum Unterschiede von der einfachen Pollakisurie, von der wir bis jetzt sprachen, als dysurische Pollakisurie bezeichnen möchten, wird in erster Linie durch jede Irritation der hinteren Harnröhre oder des entwicklungsgeschichtlich zu ihr gehörigen Trigonum Lieutaudii verursacht. Bei der als „Irritable bladder" beschriebenen Affektion, die in dieselbe Gruppe wie die nervöse

Cystalgie oder Cystodynie gehört, wird das Symptomenbild von der dysurischen Pollakisurie beherrscht.

Die Umstände, die schon von Natur aus eine Blutüberfüllung der Harn- und Sexualorgane der Frau begünstigen — wie die Schwangerschaft oder die Menstrualzeit —, können an und für sich bei nervösen Frauen eine vorübergehende Pollakisurie im Gefolge haben; bei bestehender Irritabilität der Blase wird die Miktionsfrequenz und die Dysurie während dieser Zeiten der größeren Blutüberfüllung eine hochgradige Steigerung erfahren. Ja, selbst der Coitus kann die Reizbarkeit der Blase bis zu hohen Graden des quälenden Harndranges steigern, in vereinzelten Fällen sogar zu einer äußerst peinlichen Enuresis spastica führen.

Die dysurische Pollakisurie ist noch unter anderen Verhältnissen auf Zirkulationsveränderungen im „Blasenhalse", namentlich auf venöse Hyperaemie, zurückzuführen. So dürften die digestive Pollakisurie, die häufigen, wenig kopiösen Harnentleerungen unter heftigem Drange nach der Nahrungsaufnahme, als Teilerscheinungen einer allgemeinen Hyperaemie der Abdominalorgane (Magendarmkanal) während der Verdauung aufzufassen sein.

Die Pollakisurie der Haemorrhoidarier ist sicherlich auf Zirkulationsstörungen im Blasenhalse zurückzuführen. In älteren Lehrbüchern findet sich der Ausdruck „Cystitis haemorrhoidalis", womit der eben erwähnte Symptomenkomplex gemeint ist, nämlich außerordentlich häufiger und schmerzhafter Harndrang bei Leuten, die an Haemorrhoidalzuständen leiden, wobei aber von katarrhalischen Veränderungen in der Blase nichts gefunden wird und der Harn absolut klar zu sein pflegt.

Die Pollakisuria urica findet wohl auch in einer Hyperaemie der Blase und der hinteren Harnröhre ihre Erklärung. Teils chemische Reizung durch den stark sauren Harn, teils mechanische Beleidigung dieser empfindlichen Schleimhäute durch die in einzelnen Fällen massenhaft vorgefundenen Harnsäurekristalle sind für diese Form der dysurischen Pollakisurie verantwortlich zu machen.

Namentlich diese letzte Form des Harndranges, die Pollakisuria urica, imitiert häufig mit täuschender Genauigkeit das Symptomenbild des Blasensteines. Die Affektion wird häufig durch nierenkolikartige Schmerzen eingeleitet, der heftige Harndrang namentlich bei Bewegungen (Fahren), ein brennendes, stechendes Gefühl in der Eichelspitze, das Gefühl eines Fremdkörpers in der Blase führen Arzt und Patienten in erster Linie auf die Vermutung einer vesikalen Lithiasis.

Die schwersten Formen dysurischer Pollakisurie ohne jeglichen anatomischen Befund beobachtet man zuweilen als rein nervöse Affektionen im Laufe verschiedener Nervenkrankheiten. Die echte Blasenneuralgie als Teilerscheinung einer Polyneuritis kann eine derart quälende Pollakisurie provozieren, wie wir sie nur bei der Steinkrankheit der Blase beobachten. Ganz ähnliche Krankheitsbilder bieten sich im Verlaufe der Tabes dorsalis. Meist als praemonitorisches Symptom dieser Krankheit treten episodisch die bekannten „Crises vésicales" auf, eine der quälendsten Formen der dysurischen Pollakisurie. Auch dieses Krankheitsbild kann leicht zu Verwechslungen mit dem Symptomenkomplex der Steinkrankheit Anlaß geben. Von anderen Nervenkrankheiten kommen im gleichen Sinne noch die Paralyse, die multiple Sklerose, die Syringomyelie und die Myelitis luetica in Betracht. Daß im Bereiche der funktionellen Neurosen Zeichen von schmerzhafter Pollakisurie episodisch auftreten können, davon war schon wiederholt die Rede.

Das einzige pathologische Symptom, das wir an solchen Kranken ermitteln können, bei organischen Nervenkrankheiten sowie bei den funktionellen Neurosen, ist eine ausgesprochene Hyperaesthesie der Urethra posterior respektive des Blasenhalses. Die leiseste Berührung der prostatischen Harnröhre mit der Sonde löst krampfhafte Schmerzen aus.

Zu erwähnen wäre noch, daß die idiopathische Enuresis nocturna der Kinder in den schweren Fällen auch untertags als Zeichen der Urogenitalneurose eine besondere Irritabilität der Blase zeigt, einen permanenten, quälenden Harndrang, der in den schweren Fällen auch zur Enuresis diurna führen kann.

Häufiger als auf Grund neurotischer Affektionen begegnen wir dem Symptom des pathologischen Harndranges bei organischen Erkrankungen der Harnorgane.

Wie schon erwähnt wurde, ist es gerade der hintere Teil der Harnröhre und das Trigonum Lieutaudii, deren Erkrankung eine dysurische Pollakisurie verursacht.

Entzündliche Affektionen des Blasenhalses sind die häufigste Ursache des krankhaften Harndranges. Die akute Entzündung der hinteren Harnröhre, die so überaus häufige Komplikation der Gonorrhoe, dokumentiert sich sofort durch eine plötzliche Steigerung der Miktionsfrequenz.

Die tuberkulöse Cystitis, deren Lieblingslokalisation sich im Trigonum befindet, führt zu einer recht charakteristischen Form der dysurischen Pollakisurie. Zeiten relativen Wohlbefindens, in welchen wohl eine Steigerung der Miktionsfrequenz gegenüber der Norm vorhanden ist, wechseln mit Perioden von exzessivem, schmerzhaftem Harndrang. In diesen Zeiten der Crises vésicales sind die Kranken jede Viertelstunde und noch öfter von dem quälendsten Drange geplagt.

Die tuberkulöse Dysurie hat eine gewisse Ähnlichkeit mit dem bei Blasensteinen zu beobachtenden Harndrange. Auch sie bessert sich oft bei absoluter Ruhelage und wird bei Bewegungen und Erschütterungen des Körpers wesentlich gesteigert. Allerdings herrscht beim tuberkulösen Harndrang eine gewisse Spontanität der Erscheinungen vor (Guyon), es besteht keine absolute Abhängigkeit des Harndranges von Bewegungen und Ruhelage des Körpers.

In weit vorgeschrittenen Stadien der tuberkulösen Cystitis, wenn der größte Teil der Blaseninnenfläche in eine tuberkulöse Ulzerationsfläche umgewandelt ist, kann das Dehnungsvermögen der Harnblase vollkommen aufgehoben sein und fast jeder Tropfen Harn, der aus den Nieren gegen die Blase herabfließt, ruft schmerzhaften Tenesmus hervor;

so entstehen die als falsche Inkontinenz bezeichneten Formen der tuberkulösen Schrumpfblase.

Die Pollakisurie bei Blasensteinen bildet einen integrierenden
Bestandteil des charakteristischen Symptomenkomplexes der Lithiasis
vesicae. Die Ursache des Harndranges liegt in der Anwesenheit des
Fremdkörpers in der Blase, dessen mechanische Irritationen der Schleimhaut, namentlich des Trigonums, den Anlaß zur dysurischen Pollakisurie
geben. Das charakteristische Merkmal des Harndranges bei Vorhandensein eines Konkrementes in der Blase ist der Umstand, daß der Tenesmus mit der Sicherheit des Experimentes durch Erschütterungen des
Körpers beim Gehen, Springen, Reiten, Fahren sofort provoziert wird,
daß er durch ruhiges Verhalten des Kranken beinahe momentan zum
Verschwinden gebracht werden kann. In der Rückenlage sinkt der Stein
gegen die weniger empfindliche Hinterwand der Blase, bei vertikaler
Stellung fällt er auf das Trigonum und verursacht sofort Harndrang.
Der Blasensteintenesmus ist daher meist eine rein diurne Pollakisurie,
während der Drang sofort, wenn sich der Kranke ins Bett legt, beruhigt
erscheint. In diesem prompten Einfluß der Ruhe, respektive der Körperbewegungen, liegt ein wichtiges symptomatologisches Unterscheidungsmerkmal gegenüber der Blasentuberkulose. Der terminale Miktionsschmerz, eine Haematurie, vornehmlich am Schlusse der Miktion, und die
dysurische Pollakisurie, die durch Körperbewegungen prompt provoziert
werden kann, das sind die Kardinalsymptome des Blasensteinleidens.

Eine gesonderte Beachtung verdient die Pollakisurie bei der
Prostatahypertrophie und bei allen anderen pathologischen Zuständen, die eine chronische inkomplette Harnverhaltung zu erzeugen
imstande sind.

Das initiale Symptom einer beginnenden „Altershypertrophie" der
Vorsteherdrüse ist Pollakisurie; dieselbe kann einem gesteigerten Harnbedürfnis entspringen und sie kann unter dem Bilde des lebhaft gesteigerten Harndranges verlaufen. Von den ersten Anzeichen des
Leidens im praemonitorischen Stadium bis zu den Endstadien der Erkrankung bildet die Pollakisurie das dominierende Symptom der Hypertrophie. Allerdings entspringt die gesteigerte Miktionsfrequenz in den
verschiedenen Stadien verschiedenen Ursachen. Ganz ähnliche pathogenetische Ursachen erklären die Pollakisurie bei allen anderen Formen
der chronischen inkompletten Harnretention. Der Strikturkranke
hat so lange normale Harnpausen, als sich nicht unter der Einwirkung
der stets wachsenden Harnpassagehindernisse eine dauernde Dilatation
des Blasenkavums ausgebildet hat. Dann erst tritt Pollakisurie ein. Ebenso
ist es mit der chronischen Retention aus nervöser zentraler Ursache.

Wir müssen an dieser Stelle noch ein paar Bemerkungen über eine
eigentümliche Affektion, das von Guyon als Prostatismus vesicalis
bezeichnete Krankheitsbild, einflechten, welches in symptomatologischer
Beziehung durchaus dem Bilde der Prostatahypertrophie ähnelt, ohne
daß eine Vergrößerung der Drüse nachzuweisen wäre (Prostatisme sans
prostate).

Die nächtliche Pollakisurie, die Schwierigkeiten der Harnentleerung, der Mangel an Projektionskraft des Harnstrahles, all diese Symptome sind wohl als Ausdruck geänderter Zirkulationsverhältnisse in der Prostata aufzufassen. In einzelnen Fällen handelte es sich um eine Art von sklerosierender Degeneration der Prostata, die den Blasenhals zu einer nicht dehnungsfähigen Öffnung umgewandelt hat. Diese pathologischen Veränderungen begründen das Symptom der dysurischen Pollakisurie (Contracture of the neck of the bladder).

Die Symptome des Prostatisme sans prostate werden auch bei Frauen beobachtet. „Desnos fand unter 100 Pensionärinnen der Salpetrière im Alter von über 65 Jahren 48, welche jene Symptome zeigten, wie sie sich bei Männern im ersten Stadium der Hypertrophie einstellen; häufiges Urinieren während der Nacht, langsame und erschwerte Harnentleerung und häufig das Gefühl mangelhafter Befriedigung nach der Miction; konsequenterweise wurde dieser Zustand als Prostatismus bei der Frau bezeichnet." (v. Frisch.)

Zum Schlusse noch einige Worte über die Pollakisurie bei Nierenkrankheiten.

Der nokturnen Pollakisurie kommt im Anfangsstadium der Brightschen Krankheit eine gewisse symptomatologische Bedeutung zu (Dieulafoy). Die akute parenchymatöse Nephritis ruft offenbar durch reflektorische Reizung, namentlich im Anfangsstadium, trotz bestehender Oligurie einen äußerst heftigen Blasentenesmus hervor, der so hochgradig und quälend sein kann, daß man gezwungen ist, an einen Anfall von akuter Cystitis zu denken (Bartels). Am eklatantesten sind die Beziehungen der Nierentuberkulose und der Nephrolithiasis zur Pollakisuria dysurica. Sowohl als Initialsymptom der Nierentuberkulose als auch einen Nierensteinanfall ankündigend, können wir Anfälle von schmerzhaftem Harndrang sehen.

Modifikationen der Harnentleerung

Die ganze Dauer der Miktion kann verlängert sein, und zwar 1. dadurch, daß das Ausfließen des Harnes eine größere Zeit in Anspruch nimmt (verlangsamte Miktion), und 2. dadurch, daß die Zeit zwischen dem Impuls zur Miktion und dem Erscheinen der ersten Harntropfen verlängert ist (retardierte Miktion).

Verlangsamte Miktion: Die Dauer der Miktion ist 1. von der absoluten Menge der zu entleerenden Flüssigkeit und 2. von der Menge des in der Zeiteinheit den Meatus externus passierenden Urins abhängig. Es ist daher klar, daß bei überaus starker Füllung der Blase die Miktion länger dauern muß, ebenso wenn infolge einer Striktur oder eines anderen Hindernisses in der Urethra das Kaliber des Harnstrahles eine hochgradige Einbuße erlitten hat. Die Dauer der Miktion läßt sich dadurch abkürzen, daß man durch die Tätigkeit der Bauchpresse die Geschwindigkeit des ausfließenden Harnstrahles steigert. Eine besondere semiologische Bedeutung kommt der verlangsamten Miktion nicht zu; eine viel größere Rolle spielt die retardierte Miktion. Die Retardation des Harnstrahles pflegt eine der ersten Klagen des Prostatikers zu bilden. Die nokturne Retardation des Harnstrahles bei normaler oder annähernd normaler Miktion während des Tages ist pathognomonisch für das erste Stadium der Prostatahypertrophie.

Ähnlich ist die Retardation des Harnstrahles bei Strikturkranken zu erklären. Bei diesen ist die Dauer der Miktion teils durch die Retardation verlängert, teils durch den Umstand, daß der angesammelte Harn, da er eben in dünnem Strahle ausfließt, längere Zeit bis zur völligen Entleerung der Blase beansprucht.

Bei engen Strikturen kann der Miktionsakt oft exzessiv verlängert sein, die Kranken kommen häufig mit der recht charakteristischen Klage, daß der Harnstrahl bei ihnen noch lange nicht hervorgetreten sei, während die Leute, die gleichzeitig mit ihnen zu urinieren begonnen hatten, schon längst den Akt beendigt hätten. Die Patienten haben es gelernt, den Beginn der Miktion durch verschiedene, oft recht bizarre Manöver zu beschleunigen. Manche müssen sich in hockende, andere in kniende Stellung begeben, sie zerren und melken an ihrem Gliede, andere müssen die Wirkung ihrer Bauchpresse durch Anstemmen mit der Stirne an eine Mauer, durch festes Anhalten mit den Händen unterstützen und trotz all dieser Manöver dauert es selbst bei stark gefüllter Blase sehr lange, bis der Harnstrahl das Hindernis in der Urethra überwunden hat und am Orificium erscheint.

Die mechanischen Ausflußbedingungen sind auch dadurch wesentlich verschlechtert, daß das Urethralrohr aus einem elastischen, sich selbsttätig kontrahierenden Schlauch in einen rigiden, unnachgiebigen und noch dazu wesentlich verengten Kanal verwandelt ist.

Aber auch bei anatomisch gesunder Urethra finden wir nicht selten eine retardierte Miktion bei der großen Gruppe der „impressionablen" und neurasthenischen Kranken, die uns nicht selten mit der Klage aufsuchen, daß sie oft lange Zeit, mitunter bis zu einer Viertelstunde, warten müssen, bevor der Harnstrahl beginnt. Bekannt ist die Erscheinung, daß gewisse Menschen in Gegenwart anderer unter keinen Umständen urinieren können, selbst wenn das Harnbedürfnis die höchsten Grade erreicht hat.

Das größte Kontingent zu unseren Blasenneurasthenikern stellen die Leute, die in irgendeiner Weise Abusus sexalium betrieben haben. Die vielfachen Störungen ihres Sexuallebens, die Impotenz, Ejaculatio praecox, die gehäuften Pollutionen sind bei ihnen der Ausdruck einer Alteration des normalen Reflexablaufes in den sexuellen Funktionen, die häufig der exzessiven Onanie ihre Entstehung verdankt. Gerade so wie die Erektions- und Ejakulationsreflexe gehemmt sind oder ihr Ablauf beschleunigt ist, tritt als Ausdruck der Störung im Miktionsverlaufe die Retardation, seltener die Präzipitation der Miktion auf.

In einzelnen Fällen wieder kommt es als Ausdruck der Reflexstörung zu einer präzipitierten Harnentleerung (Mictio praecox); kaum daß dem Kranken das Gefühl der vollen Blase zum Bewußtsein gekommen ist, tritt schon ein äußerst gebieterischer Harndrang auf, der sofort befriedigt werden muß.

Die retardierte Miktion sehen wir auch regelmäßig in jenen Fällen, wo durch organische Erkrankungen der Blase und Harnröhre und deren Umgebung reflektorisch ein spastischer Zustand in den Sphinkteren veranlaßt wird. Selbst die Furcht vor den durch die Miktion verursachten Schmerzen ruft einen reflektorischen Sphinkterkrampf hervor, der oft eine beträchtliche Verzögerung des Harnstrahles im Gefolge hat. Kranke mit Blasensteinen, mit Prostatitis und chronischer Cystitis klagen häufig über das Symptom (Prostatitis chronica cystoparetica).

Modifikationen des Harnstrahles

Der Harnstrahl kann unter krankhaften Verhältnissen in seiner Richtung, in seiner Intensität, in seiner Dicke und Form und endlich in seiner Kontinuität mannigfache Modifikationen erleiden.

Die große Bedeutung, welche die Patienten der Erscheinung des veränderten Harnstrahles häufig beilegen, kommt diesem Symptome eigentlich nicht zu und es sind unter dem Publikum ganz unrichtige Vorstellungen über dessen Verwertbarkeit weit verbreitet. Gar oft beklagen sich Patienten über den Umstand, daß ihr Harnstrahl spiralig gewunden, geteilt, flacher oder dünner als der normale sei, und doch fördert die genaueste Untersuchung keinen pathologischen Befund zutage.

Diese geringfügigen Modifikationen des Strahles sind eben in der anatomischen Gestaltung, zum Teile auch in der Blutfüllung der Urethra oder in dem Verhalten des Präputiums begründet und eine symptomatologische Bedeutung kommt ihnen nicht zu. Nur die dauernde Kaliberverminderung, die regelmäßige Unterbrechung des Strahles, die mangelhafte Projektionskraft, die veränderte Richtung lassen diagnostisch verwertbare Schlüsse zu.

Die Richtung des Strahles wird durch die Form der äußeren Harnröhrenmündung bestimmt. Die häufigste angeborene Verlagerung des Orificium externum ist in einer Hypospadie der Urethra bedingt. Bei perinealer und skrotaler Harnröhrenausmündung ähnelt der ganze Miktionsakt der Art der Entleerung des Urins bei der Frau. Bei der Hypospadia glandis, wenn die Urethralmündung in der Gegend des Sulcus coronarius gefunden wird, zeigt in der Regel der Penis eine Verkrümmung im Sinne einer gegen das Skrotum gerichteten Konkavität. Bei diesen Kranken beobachtet man ein Abweichen der Richtung des Harnstrahles, der dem Bogen, den die gekrümmte Urethra beschreibt, entspricht. Die Kranken benetzen ihr Skrotum bei jeder Miktion, was zu Exkoriationen und Ekzemen daselbst führt. Die häufige Kombination der Hypospadie mit angeborener Harnröhrenstriktur äußert sich neben der Veränderung der Strahlrichtung auch durch eine Kaliberabnahme Um dem lästigen Benetzen der Kleider vorzubeugen, haben diese Kranken gelernt, den Penis bei der Miktion gerade zu strecken oder durch eine vor den Penis gehaltene Papierdüte den Harnstrahl in die gewünschte Richtung zu bringen.

Bei der Epispadia urethrae und bei den erworbenen Harnröhrenfisteln wird die Richtung des Strahles natürlich auch durch die Lage der Öffnung bestimmt; der Harnstrahl kann an weit entfernten Körperregionen, z. B. in der Gegend des Trochanter maior, in der Glutaealgegend usw. (Zuckerkandl) zutage treten.

Die Form der Flüssigkeitssäule hängt vielfach von ganz passageren Zuständen in der Urethra ab (Vorhandensein von Sekret in der Harnröhre, das Verklebtsein der äußeren Harnröhrenöffnung, momentane Blutfüllungsverhältnisse der hinteren Harnröhre und der Prostata, Form und Weite des Orificium externum). Es ist gewiß, daß bei vielen Fällen von Harnröhrenstrikturen gleichzeitig mit der Verminderung des Kalibers auch eine spiralige Windung des Harnstrahles beobachtet wird; aber nur die Koinzidenz beider Momente — Form- und Kaliberveränderung — läßt sich symptomatologisch verwerten. Ausgesprochene Torsionen des Strahles, Zwei- und Dreiteilungen desselben, ja selbst die Ausbildung eines Strahlenkegels kommen bei vollständig normalem Harnröhrenkaliber zur Beobachtung und es ist durchaus nicht gerechtfertigt, wenn unsere hypochondrischen Kranken aus dieser Formveränderung die weitestgehenden Schlüsse (Striktur, Blasenlähmung usw.) ziehen.

Von größerer Bedeutung ist die Berücksichtigung des Kalibers des Harnstrahles. Die Dicke desselben wird unter normalen Umständen von der Weite des Orificium externum bestimmt. Der Meatus urethrae externus ist bekanntlich unter normalen Verhältnissen der engste Teil der Harnröhre.

Findet sich unter pathologischen Umständen eine Verengerung des Lumens der Harnröhre, so nimmt der Harnstrahl an Dicke ab und es ist meistens möglich, aus dem Kaliber des Harnstrahles einen Schluß auf die Weite der verengten Stelle zu ziehen. Je weiter nach vorn gegen den Meatus zu die Verengerung ist, umso genauer läßt sich aus der Dicke des Harnstrahles das Lumen der Urethra bestimmen. Liegt das Hindernis für die Harnentleerung weit hinten, so kommt oft, selbst bei engen Strikturen, ein verhältnismäßig dicker Strahl zustande.

Der Harnstrahl kann manchesmal bloß in bezug auf seine Dicke eine Einbuße erleiden, in vielen Fällen ist jedoch das Dünnerwerden mit einem Mangel an Projektionskraft verbunden.

Die größten Einengungen des Kalibers des Strahles sehen wir bei Strikturen am Meatus externus oder bei hochgradigen Phimosen. Eine kaum für eine Nadel passierbare Öffnung in einem phimotischen Präputium bedingt oft einen fadendünnen Strahl, der in weitem, kräftigem Bogen entleert wird, ein Vorkommnis, dem wir bei angeborener Phimose bei kleinen Kindern recht häufig begegnen.

Nicht nur die organische Striktur der Harnröhre führt zu einer Verminderung des Strahlenkalibers, auch die sogenannten „spasmodischen" Verengerungen, die auf spastischen Zuständen im Compressor urethrae beruhen, zeigen ganz ähnliche Symptome.

Gar viele Kranke suchen uns mit der von ihnen selbst oder von einem Arzte nach oberflächlicher Untersuchung gestellten unrichtigen Diagnose einer Striktur auf, da ihr Harnstrahl fadendünn sei, ja oft die Miktion nur tropfenweise erfolge. Schon die einfache Betrachtung des Harnes, der auch in der ersten Portion keine Filamente enthält, wird uns den Gedanken einer „spasmodischen" Striktur nahelegen und durch die Einführung einer dicken Metallsonde werden wir die richtige Diagnose eines Sphinkterkrampfes stellen können.

Über die Veränderungen des Harnstrahles bei Strikturen gibt Dittel folgende Belehrung: Eine Striktur, die hinten sitzt und weit ist, gibt einen ziemlich dicken, aber ohne Bogen matt zu Boden fallenden Strahl. Ist sie eng, kommt der Urin in kleinen, voneinander getrennten Tropfen an. Die vorne gelegenen Strikturen bedingen eine größere Geschwindigkeit des Abflusses, und zwar ist die Striktur eng und kurz, wenn der Strahl zersplittert ist, mäßig lang, wenn er mit kurzem Bogen fließt. Das spontane Nachtropfen nach der Urinentleerung deutet auf eine Dilatation hinter der Striktur. Wenn nebstdem auch in der Zwischenzeit fortwährendes Harnträufeln besteht, so kann man nur schließen, daß der äußere muskuläre Verschlußapparat der Blase entweder in den Callus der Striktur aufgenommen und umgewandelt ist, oder daß er gelähmt ist, und das kommt bei nicht alten, im häutigen Teile sitzenden Strikturen vor. (Zitiert nach Albert, Chirurgische Diagnostik.)

Die Erkrankungen der Prostata, die zu einer Volumszunahme des Organes führen, bedingen eine Verengerung des Urethrallumens durch Zusammendrücken der prostatischen Harnröhre. Schon bei der beginnenden Hypertrophie stellt sich, namentlich während der nächtlichen kongestiven Hyperaemie der Drüse, eine erschwerte Miktion ein, die sich neben der Retardation in einer Kaliberverminderung des Harnstrahles dokumentiert. Solange die Muskulatur der Blase dem gesteigerten Widerstande in der Urethra noch gewachsen ist, fließt der Harn in vollem Bogen, jedoch in bedeutend vermindertem Umfange ab. Erst mit dem Einsetzen der Insuffizienz der Blase nimmt auch die Projektionskraft des Strahles rapid ab. Auch hier sehen wir recht häufig einen auffallenden Wechsel der Symptome in der Art, daß untertags der Harnstrahl unverändert, während der Nacht oft flachgedrückt, dünn und schwach erscheint. Die Projektion des Harnstrahles ist ein Ausdruck der Muskelkraft der Blase, sie entspricht dem hydrostatischen Druck, unter dem die Flüssigkeit während des Miktionsaktes in der Blase steht; allerdings einen freien Harnabfluß vorausgesetzt.

Unter den genannten Umständen kommt das Symptom der gesteigerten Projektionskraft des hypertonischen Strahles nicht nur beim Gesunden bei willkürlicher' Erhöhung des Druckes, sondern auch im Verlaufe spinaler Erkrankungen vor. Die Übererregbarkeit der motorischen Funktionen der Blase im Verlaufe der Tabes, Myelitis gibt sich zuweilen in der „Hypertonie der Blase" kund (v. Frankl-Hochwart). Auf die Einwirkung irgendwelcher äußerer Reize (Bestreichen der Haut, Druck aufs Abdomen) reagiert die Blase mit einer plötzlichen, überaus energischen Kontraktion, die den Harnstrahl hemmungslos in weitem Bogen herausspritzen läßt.

In Fällen von spinaler Blasenlähmung kann die Miktion überhaupt nur durch die Innervation der Bauchmuskeln erzielt werden und der

Effekt ist zumeist nur ein senkrechtes Herabfließen des Strahles (atonischer Harnstrahl).

Eine wichtige symptomatologische Bedeutung kommt den Störungen der Kontinuität des Harnstrahles zu. Wir haben hier vor allem zwischen wiederholter Miktion und unterbrochenem Harnstrahl eine Unterscheidung zu machen.

So sehen wir häufig bei erschwerter Miktion infolge von Prostatahypertrophie, daß der Kranke, der unter großen Schwierigkeiten zu urinieren begonnen hatte, seine Anstrengungen nach einiger Zeit, wenn nur ein kleiner Teil seines Blaseninhaltes entleert ist, willkürlich unterbricht, um nach Verlauf einiger Minuten, während welcher er sich von seinen Bemühungen zu erholen versucht, von neuem mit einer Miktion zu beginnen (repetierte Miktion). Unsere Prostatiker berichten uns häufig, daß sie namentlich des Morgens nach dem Aufstehen zur völligen Entleerung ihrer Blase drei- bis viermal in entsprechenden Zwischenräumen urinieren müssen.

Unter anderen Umständen kommt die unterbrochene Miktion zustande. Die häufigste Ursache einer solchen Unterbrechung des Harnstrahles ist ein plötzlicher Sphinkterkrampf, der mitten während des Urinierens den Kranken überfällt und die Miktion für einige Sekunden unmöglich macht. Dieses Spiel kann sich während eines Harnaktes mehreremale wiederholen. Diesen Zustand, den wiederholt unwillkürlich unterbrochenen Harnstrahl, bezeichnet man recht treffend mit dem Ausdrucke „Stottern oder Stammeln der Blase". Sowohl abnorme Innervationsverhältnisse als auch pathologische, entzündliche Prozesse in der Umgebung des Blasenhalses (Urethritis posterior, Prostatitis) können reflektorisch wiederholte Sphinkterspasmen auslösen und das Symptom des Blasenstotterns hervorrufen. Am häufigsten kommt es bei den Harnneurasthenikern zur Beobachtung, wobei Sphinkterspasmen die Ursache der plötzlichen Strahlunterbrechungen abgeben.

Die Unterbrechung des Harnstrahles wird in der älteren Literatur als charakteristisches Symptom der Steinkrankheit der Blase angeführt. Tatsächlich jedoch wird diese Erscheinung nur äußerst selten, bei ganz kleinen Steinen, die sich im Orificium urethrae internum einklemmen, beobachtet. Zu dem gleichen Symptom geben kleine Fremdkörper in der Harnblase, ferner gestielte Geschwülste, die sich während der Miktion ventilartig über die innere Harnröhrenöffnung lagern, Anlaß.

Eine Störung im normalen Rhythmus der Miktion kann auch dadurch eintreten, daß der „Coup de piston" ausbleibt, die energische Kontraktion der Perinealmuskulatur und vor allem der Musculi bulbo- und ischiocavernosi. Solche Kranke beklagen sich darüber, daß oft eine größere Menge Harnes nach der Miktion langsam aus der Urethra herabtropfe.

Diese „Tropfneurose" ist eine häufige Erscheinung im Symptomenkomplex der Harnneurasthenie.

Harnfieber

Es ist eine seit langer Zeit bekannte Tatsache, daß irgendein instrumenteller Eingriff in die Harnorgane von Fieber und Schüttelfrösten (nervöse Reaktion Dittel) gefolgt sein kann.

Außer diesem gutartigen Verlaufe der nervösen Reaktion ist ein als „Coup foudroyant" bezeichneter Symptomenkomplex von älteren Autoren beschrieben worden. Im unmittelbaren Anschluß an die Sondierung einer Striktur, eine brüske Einführung eines Instrumentes in die Blase, trat ein Schüttelfrost ein, der rasch in das Bild des schwersten Kollapses überging und mit dem Tode der Kranken endigte. Es ist dieses glücklicherweise nur äußerst selten beobachtete Ereignis als der schwerste Grad der nervösen Reaktion, als Schockwirkung aufzufassen und ist den foudroyanten plötzlichen Todesfällen nach irgendeinem geringfügigen chirurgischen Eingriff an die Seite zu stellen.

Den geringsten Grad dieser nervösen Reaktion des Organismus stellt der sogenannte „Urethrismus" dar, ein eigentümlicher Schüttelkrampf nach dem Urinieren, der bei vollkommen gesunden Menschen auftreten kann.

Zum Unterschiede von diesem auf rein reflektorischem Wege ausgelösten Schütteltremor, der sogar zumeist nicht mit einer Temperaturerhöhung einhergeht, bezeichnete Dittel als „morbide Reaktion", wenn unter dem Einfluß einer mikrobiellen Infektion durch einen instrumentellen Eingriff sich im Anschluß an denselben ein fieberhafter Zustand ausbildet. Die Bezeichnung „traumatische Reaktion" für die Fieberattacken nach Verletzungen der Urethra bei Sondierungsversuchen derselben deckt sich vollends mit der morbiden Reaktion. Die wesentliche und unerläßliche Vorbedingung bildet die Infektion mit pathogenen Keimen.

Das Harnfieber (Urethral- oder Katheterfieber) beobachten wir in der Regel in drei typischen Formen, die sich im wesentlichen nur durch die Gestalt der Fieberkurve unterscheiden.

Am häufigsten sehen wir den akuten Fieberanfall, der zumeist in folgender Weise abläuft: Nach einem instrumentellen Eingriff in die Blase oder Harnröhre tritt (mehrere Stunden nach demselben) plötzlich bei dem Kranken ein intensives Kältegefühl auf, das, von Minute zu Minute steigend, ein allgemeines schweres Unbehagen hervorruft. Unwillkürlich beginnen die Kranken am ganzen Leibe zu zittern, mit den Zähnen zu klappern. Das starke Kältegefühl veranlaßt sie möglichst rasch das Bett aufzusuchen, und hier dauert der Schüttelfrost noch geraume Zeit an, bis sich ganz allmählich der Körper zu erwärmen beginnt. Es stellt sich jedoch sehr bald ein übermäßiges Hitzegefühl ein, die Haut des Kranken wird brennend heiß, sein Atem fliegend, der Kranke wird unruhig, wälzt sich im Bette und entledigt sich der ihm unerträglichen Decken. Die Temperatur steigt in diesem Stadium meist ganz rapid bis zur exzessiven Höhe von 41 Grad und darüber. Das Hitzestadium dauert zumeist auch nicht sehr lange, denn die

Temperatur beginnt rasch zu fallen, während gleichzeitig ein profuser Schweißausbruch einsetzt. Nach Ablauf dieses typischen Harnfieberanfalles kehrt die Temperatur zur Norm zurück.

Von seiten der Harnorgane bestehen während des Anfalles, der zu seinem Ablauf etwa zwei bis drei Stunden braucht, nur geringfügige Veränderungen. Die Kranken beklagen sich über ein mehr oder minder heftiges Brennen beim Urinieren, ein schneidendes Gefühl in der Harnröhre vor, während und nach der Miktion. Der Harn selbst zeigt die Charaktere des Fieberharnes (dunkle Färbung, hohes spezifisches Gewicht, eventuell Uraturie). In vielen Fällen dokumentiert sich die rasch vorübergehende Infektion des Harntraktus in einer plötzlich auftretenden Trübung des Harnes durch Katarrhalsekret oder Bakterien (Bakteriurie).

Aber nicht immer hat es mit diesem einmaligen Fieberanfalle sein Bewenden. Namentlich wenn die Infektion des Blaseninhaltes einen etwas höheren Grad erreicht hat, kommt es am folgenden Tage zu einer neuerlichen Fieberattacke, wobei die Temperatur gewöhnlich nicht mehr eine so exzessive Höhe erreicht wie im ersten Anfalle. In der Zeit zwischen den beiden Anfällen kann die Temperatur vollkommen normal sein, ja selbst subnormale Werte zeigen und das Allgemeinbefinden ist dann in keiner Weise alteriert. Doch ist dies nicht die Regel. Dieser zweite Typus im Ablaufen des akuten Harnfiebers, das mit einer intermittierenden oder remittierenden Fieberkurve einhergeht, ist meist mit schweren Störungen des Allgemeinbefindens vergesellschaftet, die auch zu jenen Zeiten, in welchen sich die Temperatur in normalen oder nahezu normalen Grenzen bewegt, noch deutlich ausgesprochen sind. Andauernder Kopfschmerz, Müdigkeit, Abgeschlagenheit, vielfach sogar schwere Prostration, Appetitlosigkeit, andauerndes Frösteln, Obstipation, Singultus und gehäuftes Erbrechen charakterisieren die Alteration des Allgemeinzustandes.

Dieser zweite Typus des Harnfiebers bildet eigentlich nur eine Modifikation des akuten Urethralfiebers. Es handelt sich eben um eine mehrmalige Wiederholung des akuten Anfalles, und auch diese zweite Form bedeutet nicht mehr als eine akute Harninfektion.

Den dritten Typus stellt das chronische Harnfieber dar. Wenn wir die Fieberkurven dieses chronischen Harnfiebers studieren, so finden wir in einzelnen Fällen, daß sie aus einer Kombination vieler akuter Anfälle entstanden gedacht werden kann (intermittierende Fieberkurve). In anderen Fällen jedoch ähnelt die Kurve der Temperaturkurve bei allgemeiner Septikopyaemie. Dabei kann dieselbe einen remittierenden Charakter zeigen; es bestehen subfebrile Temperaturen, die häufig, namentlich in den Abendstunden, von hohem Fieberanstieg unterbrochen sind, oder es besteht ein hohes kontinuierliches Fieber, das eine große Ähnlichkeit mit der Kontinuakurve beim Abdominaltyphus hat. Dies ist fast immer ein Signum mali ominis — es deutet auf einen bevorstehenden raschen Kräfteverfall hin (Urosepsis).

Das Allgemeinbefinden des Kranken ist immer schwer gestört. Die Kranken liegen benommen und delirierend da, der Puls ist beschleunigt, die Atmung mühsam. Die Haut fühlt sich glühend heiß und trocken an. Recht charakteristische Veränderungen zeigt die Zunge, die anfangs dick graugelb belegt, später vollkommen trocken und mit fuliginösen Belägen bedeckt ist. Die ganze Mundschleimhaut ist trocken und es besteht ein äußerst unangenehmer Foetor ex ore. Die Kranken werden von quälendem Singultus, von unstillbarem Erbrechen geplagt. In vielen Fällen verursachen profuse Diarrhöen eine rasche Entkräftung des Organismus. Ein akuter septischer Milztumor vervollständigt die Ähnlichkeit des Bildes mit dem des Abdominaltyphus.

Die Veranlassung für alle drei Formen des Harnfiebers können die gleichen sein. Oft ganz unbedeutende instrumentelle Schleimhautläsionen oder die Verletzung der Uretermucosa beim Durchtritt eines Nierenkonkrements können in dem einen Falle ein akutes Harnfieber veranlassen, in dem anderen Falle die Bedingungen für eine schwere septische Invasion hochpathogener Keime schaffen.

Beim Zustandekommen des akuten Harnfieberanfalles kommen folgende Umstände in Betracht:

1. Die Intoxikation dadurch, daß Harnbestandteile durch die instrumentellen Läsionen der Urethralschleimhaut, die dem Fieber vorangegangen sind, in das Blut aufgenommen werden. Dies kann einerseits an den schon von Natur aus zur Resorption geeigneten Stellen des Harntraktes stattfinden (Nierenbecken, Ureter, Pars urethrae prostatica), anderseits können auch die Schleimhäute der übrigen Harnwege (Blase, Urethra) durch Läsionen des Epithels bei entsprechend erhöhtem Innendrucke zur Resorption geeignet gemacht werden.

2. Die Infektion. Die Aufnahme von Bakterien in die Blutbahn wurde während des akuten Harnfieberanfalles bereits in vielen Fällen mit Sicherheit durch bakteriologische Blutuntersuchungen nachgewiesen. Zumeist handelt es sich um das Bacterium coli commune oder um Strepto- oder Staphylokokken, die in den instrumentellen Schleimhautläsionen die Eingangspforte zur Aufnahme ins Blut gefunden haben.

Stellt sich jedoch der Harnfieberanfall unmittelbar im Anschluß an eine Sondierung ein, dann kann derselbe weder von einer Infektion noch von einer Intoxikation herrühren, sondern wir müssen andere Ursachen annehmen, und unter diesen spielen die nervösen Einflüsse die wichtigste Rolle.

Asepsis und Antisepsis in der Urologie

Es bedarf wohl kaum eines besonderen Hinweises, daß in der urologischen Tätigkeit, genau so wie bei jeder anderen chirurgischen Betätigung, die Vorschriften objektiver und subjektiver Asepsis und Antisepsis auf das genaueste eingehalten werden müssen. Dies bezieht sich

1. auf die Hand des Operateurs,

2. auf das Operationsgebiet, das ist die äußere Harnröhrenmündung, bzw. diejenigen Stellen, an welchen urologische Eingriffe unternommen werden. Eine besondere Sorgfalt muß der Sterilisation sämtlicher ver-

wendeter Instrumente und medikamentöser Hilfsmittel (Gleitmittel, Spülflüssigkeiten) zugewendet werden. Im einzelnen sei noch auf folgende Momente hingewiesen:

Der aseptische Katheterismus

Hat man bei Kranken mit einer akuten oder chronischen Harnverhaltung den Katheter einzuführen, so muß man sich unentwegt die Größe der Verantwortlichkeit vor Augen halten, die in dem Eingriffe selbst gelegen ist. Eine Blase, die ihren Inhalt vollständig zu entleeren imstande ist, kann man selbst willkürlich durch Einbringung von Bakterien in dieselbe nicht leicht infizieren. Eine Infektion tritt nur dann auf, wenn

1. die Blase ihren Inhalt nicht vollständig zu entleeren vermag, und

2. wenn man die Blasenschleimhaut durch unvorsichtige Behandlung des sie vor Infektion schützenden Epithels beraubt. Gerade in dieser Lage ist man, wenn man bei einer Harnverhaltung den Katheter einzuführen hat.

Es ist praktisch nicht möglich, die vordere Harnröhre des Mannes und die ganze Harnröhre der Frau durch irgendein Mittel vollständig keimfrei zu machen — denn die unterschiedlichsten Bakterien führen in der Harnröhre gesunder Menschen ein harmloses Dasein, können jedoch durch die Einführung des Katheters in die Blase daselbst unter den günstigsten Bedingungen zur Erzeugung einer akuten Infektion des Blaseninhaltes pathogene Wirkung entfalten.

Zur Vermeidung besonders gefährlicher Infektionen durch Einbringung neuer Bakterienarten ist die peinlichste Asepsis geboten. Der Operateur hat seine Hände durch sterilisierte Handschuhe zu schützen, die Glans penis wird durch sorgfältige Abreibung mittels Sublimattupfers gereinigt, ebenso die Urethralöffnung des Weibes; alle Instrumente, die durch die Harnröhre eingeführt werden, müssen durch Sterilisation in kochendem Wasser keimfrei gemacht sein. Dies gilt für sämtliche Instrumente und Apparate aus Metall, Glas, Gummi und Seidengespinnst, demnach für alle Arten von Kathetern, Sonden, Bougies und Cystoskopen.

Eine besondere Aufmerksamkeit verdient die Sterilisation der Gleitmittel, welche bei der Einführung der Instrumente verwendet werden. Es empfiehlt sich hiebei, auch auf die antiseptische Wirkung Rücksicht zu nehmen, welche diese Medikamente beim Bestreichen der keimhältigen Harnröhre entfalten. Die antiseptische Wirkung beruht in den gebräuchlichen Gleitmitteln in Tuben, wie Vegetalin und ähnlichen Präparaten, auf ihrem Gehalte an Hg-Oxycyanat.

Die früher verwendete Formalindesinfektion der in die Harnblase einzuführenden Instrumente hat sich aus mancherlei Gründen nicht vollständig bewährt. Es erfordert zunächst ein Verweilen der Instrumente durch mindestens 24 Stunden in der Formalinatmosphäre, so daß man bei etwas größeren Betrieben eine ganze Anzahl von Instrumenten vorrätig halten muß. Dazu kommt, daß das Formalin, das den Instrumenten außen anhaftet, auf die Schleimhäute mitunter stark reizend

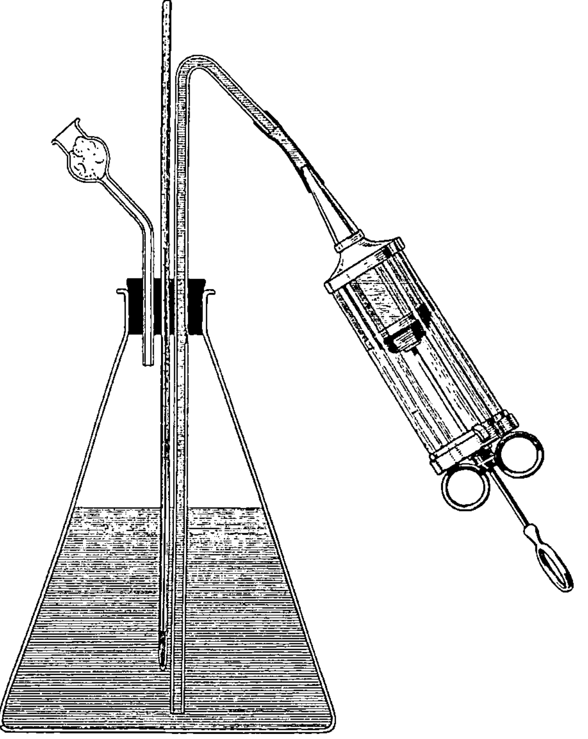

Abb. 5. Vorrichtung zur sterilen Entnahme von Spülflüssigkeiten

wirkt und daß endlich die Glätte der Metallinstrumente und der mit Lack überzogene Katheter durch die Formalinatmosphäre leidet.

Die Ureterkatheter, deren innere Lichtung durch Formalindämpfe überhaupt kaum zu desinfizieren ist, werden am besten in trockener Hitze, in strömendem Wasserdampf oder durch kurzes Auskochen keimfrei gemacht.

Die in die Blase oder Harnröhre einzubringenden Flüssigkeiten zum Zwecke der Spülung, der Anfüllung vor der Cystoskopie, der Anaesthesierung vor intravesikalen Eingriffen werden durch mehrmaliges Aufkochen sterilisiert. Eine einfache, jederzeit zu improvisierende Anordnung der sterilen Entnahme gekochter Spülflüssigkeit wird in Abb. 5 dargestellt, wie sie sich in unserer klinischen Praxis und im Hause des Patienten bestens bewährt hat. Eine geeignete Anordnung zur Desinfektion der Spülflüssigkeiten und Katheter in größeren Anstaltsbetrieben ist aus der Abb. 6 ohne weiteres ersichtlich.

Vor jeder Operation an der Blase, Niere, Harnröhre wird das Operationsgebiet nach den allgemein geltenden chirurgischen Regeln vorbereitet. Die Haut wird rasiert, mit Benzin, Alkohol und Jodtinktur zur Operation vorbereitet. Vor jeder Operation in der Blase suchen wir durch sorgfältige Spülung der Blase mittels Borlösung oder mittels verdünnter Preglscher Jodlösung die Schleimhautfläche möglichst keimarm zu machen.

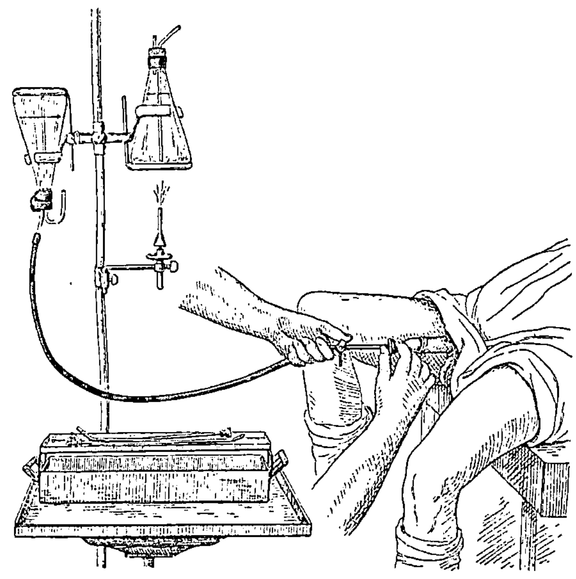

Abb. 6. Aseptische Blasenspülung vor der Cystoskopie

Anaesthesie in der Urologie

Zur Vornahme der urologischen Eingriffe in der Harnröhre, Blase, Niere und Prostata machen wir von allen Arten der Anaesthesierung Gebrauch.

Für Operationen an der Niere verwenden wir die Inhalationsnarkose, die womöglich nur mit Äther ausgeführt werden soll, da Chloroform nicht nur für das Herz, sondern auch für die Nieren von ausgesprochen schädlicher Wirkung ist. Stark geschwächte Patienten, ferner solche, bei denen man auch die geringste Schädigung des Nierenparenchyms durch die Narkose vermeiden will (Nephritis und Nephrose), deren Niere der Gegenstand chirurgischen Eingriffes ist, operieren wir in kombinierter Leitungs- und Infiltrationsanaesthesie nach den Vorschriften von Kappis und Laewen: Paravertebrale Injektionen von L 10 bis D 2.

Von dieser Methode der paravertebralen Anaesthesie haben wir wiederholt mit gutem Erfolge Gebrauch gemacht, wenn es sich darum gehandelt hat, akute und länger dauernde Schmerzanfälle in einer Niere zu bekämpfen (Nierensteinkolik und Nephralgie).

Die Operationen an der Prostata, die suprapubische Prostatektomie bei der Prostatahypertrophie vollführen wir grundsätzlich in reiner Infiltrationsanaesthesie, zu welcher wir ½% Novocain- oder ¼% Tutocainlösung verwenden. Das bei uns angewendete Verfahren besteht typischerweise aus einer rhombischen Umspritzung des subkutanen Gewebes über der Symphyse, intrakutaner Einspritzung der Inzisionslinie, Infiltration des Cavum praevesicale Retzii und nach Eröffnung der Blase der Infiltration des Prostataadenoms mittels geeigneter Spritzenkanülen. Lediglich bei der zweizeitigen Prostatektomie verwenden wir bei gutem Allgemeinbefinden des Kranken für den kurz dauernden Akt der Enukleation des Adenoms einen kurzen Ätherrausch.

Eine befriedigende Anaesthesie der Harnblasenschleimhaut bei größeren Operationen an der Blase und Prostata läßt sich durch die epidurale Injektion von 20 ccm 1% Novocainlösung erzielen.

Operationen am Hoden und Nebenhoden werden grundsätzlich in lokaler Anaesthesie ausgeführt. Durch Umspritzung des Samenstranges tritt eine Leitungsunterbrechung ein und mit Hilfe von lokalen Einspritzungen an den Nebenhoden läßt sich eine vollkommene Anaesthesie zur Vornahme der Epididymektomie oder Kastration erzielen.

Intravesikale Operationen, Lithotripsie, Tumoroperationen und Fremdkörperextraktionen sollen nicht in Allgemeinnarkose durchgeführt werden. Durch unsere Maßnahmen der lokalen Anaesthesie läßt sich eine hinreichende Schmerzbetäubung erzielen, ohne daß man vollständig auf eine gewisse Empfindlichkeit verzichten muß, die für gewisse Eingriffe in der Blase als Wegweiser bei der Lithotripsie eine bedeutsame Rolle spielt.

Vor der Lithotripsie setzen wir die Empfindlichkeit der Organe im kleinen Becken durch ein rektales Klysma von folgender Formel herab.

```
Rp.  Antipyrini          1—2,0
     Tct. Opii aq.          1,0
     Aq. fervidae         100,0
     DS.: lauwarm als Klysma
```

Dieses Klysma wird ½ Stunde vor dem Eingriff verabreicht. Dann füllen wir die vorher gereinigte Blase mit 100 ccm 1% Novocainlösung oder ½% Tutocainlösung und injizieren überdies etwa 5 ccm einer 2½% Tutocainlösung in die hintere Harnröhre, um diesen empfindlichsten Teil der Harnröhre möglichst unterempfindlich zu machen.

Auch zur Urethroskopie und der Sondierung der Harnröhre bei besonders empfindlichen Patienten verwenden wir diese Art der Anaesthesie mit 2½% Tutocainlösung. Sehr gut hat sich uns auch die Verwendung einer Lösung von 4 Gramm Tutocain in 100 ccm Glyzerin als anaesthesierendes Gleitmittel bewährt. Irgendeine Schädigung des Kranken haben wir bei vieltausendfältiger Anwendung des Tutocains niemals gesehen.

Die Cystoskopie besonders empfindlicher Schrumpfblasen führen wir in der Regel in epiduraler Anaesthesie (Technik s. später) durch.

Katheterismus

Im ganzen kennen wir vier Indikationsgruppen zur Einführung eines Instrumentes in die Harnröhre:

1. Einführung von Instrumenten zur Untersuchung der Harnröhre und Blase.

2. Einführung von Instrumenten zur Erweiterung der verengten Harnröhre. Strikturbehandlung.

3. Einführung von Instrumenten zur Entleerung des Harnes bei Harnverhaltung.

4. Einführung von Instrumenten in die Harnblase zur Entleerung der Blase und zur Ausschaltung der Harnröhre.

Die Regeln, welche bei diesen Eingriffen befolgt werden müssen, sind bei allen Gruppen die gleichen.

Es handelt sich um Vorschriften betreffs

Asepsis,

Anaesthesie,

Wahl des richtigen Instrumentes,

Technik der Einführung.

Die Asepsis und Anaesthesie haben wir in den vorhergehenden Abschnitten schon behandelt.

Die Instrumente, die wir zur Entleerung der Blase durch die Harnröhre in die Blase einführen, sind flexibel, starr oder halbstarr.

Man kann im allgemeinen sagen, daß nur solche Instrumente gebraucht werden dürfen, die sich vollkommen und sicher wiederholt und dauernd sterilisieren lassen.

Die weichen, flexiblen Instrumente (Gummikatheter, Nelaton, Tiemann) müssen einen hohen Grad von Biegsamkeit und doch eine solche Resistenz und Festigkeit besitzen, daß man sie leicht und sicher einführen kann.

Gummi (Kautschuk) wird hart und leicht gebrechlich, wenn er lange unbenützt liegen gelassen wird. Diese Härte und Starre geht wieder in einen weichen und flexiblen Zustand über, wenn man die Gummikatheter kocht. Trotzdem aber ein gekochter alter Gummikatheter die Eigenschaften eines guten Instrumentes scheinbar annimmt, darf man sich nicht verleiten lassen, einen solchen in die Harnröhre einzuführen, denn trotz einer gewissen Biegsamkeit und Schmiegsamkeit hat er nichts von seiner gefährlichen Gebrechlichkeit verloren.

Man hat sich also vor Einführung des Katheters zunächst von der intakten Beschaffenheit zu überzeugen, indem man durch In-die-Länge-ziehen die Elastizität, durch Umknicken, Umbiegen seine Festigkeit prüft. Besteht das Instrument diese Prüfung, dann ist der Gummikatheter das geeignetste und beste, ungefährlichste und schonendste

Instrument zur Entleerung der Blase. Natürlich hat man vor der Einführung durch Einfließen von Flüssigkeit sich von der Wegsamkeit des Katheters zu überzeugen.

Der Nelatonkatheter (s. Abb. 13) ist das geeignetste Instrument, wenn man ein normales Kaliber und normale Wandbeschaffenheit der Harnröhre anzunehmen berechtigt ist.

Die Einführungstechnik ist einfach. Es empfiehlt sich, den im kochenden Wasser durch 5 Minuten sterilisierten Katheter mit einer gekochten Pinzette etwa 10 cm von seinem Fenster (Auge) entfernt zu fassen, aus einer sterilen Tube das Gleitmittel auf die Spitze auftropfen zu lassen und dann mit der linken Hand den Penis zu ergreifen, durch Druck des Daumens und Zeigefingers die Labien zum Klaffen zu bringen und dann den Nelatonkatheter bis zur Pinzette einzuführen, dann weiter hinten nachzufassen und schrittweise so weit einzuführen, bis die ersten Tropfen Urin kommen. Ist dies der Fall, so schiebt man nicht weiter vor, sondern läßt den Harn in ein vorgehaltenes Gefäß abrinnen und vergesse niemals, sich über die Beschaffenheit des Harnes Rechenschaft zu geben. (Ist er klar oder trüb, blutig oder eitrig, enthält er Gerinnsel, ist er wässerig verdünnt oder konzentriert und dunkelbraun, fließt er in kräftigem Strahl aus oder langsam ohne Projektionskraft, spielen sich übermäßige Blasenkontraktionen ab, die den Katheter mit dem Harn herauszustoßen drohen ?)

Der Tiemann-Katheter (s. Abb. 14) ist ein Gummikatheter mit abgebogener, konisch zulaufender Spitze, ziemlich kräftig in der Wanddicke und mit engem Lumen.

Dies ist der geeignete Katheter, um in Fällen von Harnverhaltung bei prostatischen Hindernissen oder Strikturen und Retentionen unklarer Aetiologie die Blase am sichersten und schonendsten zu erreichen. Die abgebogene, lumenlose Spitze und die Festigkeit des Katheters ermöglichen eine sichere Führung, namentlich durch die Hindernisse einer durch ein Prostataadenom unregelmäßig gestalteten Harnröhre.

Der halbweiche Katheter (Seidenkatheter, Mercierscher Katheter, Coudé, s. Abb. 16). Ein innen und außen mit Lack überzogener, strumpfartiger Seidengespinstschlauch, dessen Ende abgebogen ist und ein Fenster trägt. Im kochenden Wasser zu sterilisieren. Verliert selbst nach oftmaligem Kochen nicht seine Festigkeit und die Glätte des Lacküberzuges. Seine Einführung ermöglicht den Katheterismus oft in Fällen, bei denen die Einführung eines weichen Kautschukkatheters nicht mehr gelingt. Die abgebogene Spitze wird auch Schnabel des Katheters genannt. Der Schnabel kann verschiedene Formen, Längen und Krümmungen haben. Bicoudé(olivaire)-Prostatakatheter mit großer Krümmung.

Der englische Mandrin-Katheter verwandelt einen halbweichen Seidengespinstkatheter in ein starres Instrument und hat dieselben Vorteile und Nachteile wie ein solches. Seine Einführung ist nur dann gestattet, wenn vorher weiche und halbweiche Katheter ohne Erfolg verwendet worden sind. Man muß die Technik der Einführung starrer Instrumente in die Blase vollkommen beherrschen, wenn man sich an diesen Eingriff wagt, der oft genug eine mehr oder minder grobe Laesion der Urethra zur Folge hat.

Katheterspanner (nach Collin) verwandelt den weichen Katheter oder den halbweichen Seidenkatheter gleichfalls in ein starres Instument.

Der Metallkatheter mit der Technik seiner Einführung ist an anderer Stelle erwähnt (siehe S. 211).

Dauerkatheter (Verweilkatheter)

In vielen Fällen ist es sehr zu empfehlen, die dauernde Entleerung der Blase durch einen permanent in der Harnröhre liegenden Katheter zu ermöglichen:

1. bei schwerem Wege durch die Harnröhre (Prostatahypertrophie, Striktur), bei dem jede Einführung eines selbst weichen Instrumentes mit lebhaften Schmerzen oder Blutung oder Fieber verbunden ist;

2. bei Verletzungen der Harnröhre (Kontusion, Zerreißung, Hieb, Stich, Fall), um die Ableitung des Harns aus der Blase unter Ausschaltung des Harnröhrenweges zu erreichen;

3. bei Harnverhaltung mit Harninfektion, um die Blase dauernd leer zu erhalten und den entzündlichen Produkten (Eiter, Schleim) dauernden Abfluß zu verschaffen;

4. als Vorbereitung von Operationen an den Harnorganen (Prostatektomie, Sectio alta, Lithotripsie usw.);

5. zur permanenten Dilatation verengter Harnröhren (Strikturbehandlung);

6. zur Tamponade bei Harnröhrenblutungen.

Man kann (mit Ausnahme der starren Instrumente) jeden Katheter als Dauerkatheter verwenden. Die eigens zu diesem Zwecke konstruierten Katheter nach Pezzer und Malecot finden als Dauerkatheter nur bei der weiblichen kurzen Harnröhre Verwendung, ferner beim männlichen Geschlecht zur Drainage bei suprapubischen Fisteln.

Der Pezzer- (Abb. 15) und der Malecotsche Katheter sind aus vulkanisiertem Kautschuk verfertigt, mit starken Wandungen. Sie halten spontan dadurch, daß sich das platte Köpfchen des Katheters, das die Öffnungen (Fenster, Augen) trägt, am Blasenhals festklemmt. Zur Einführung des Pezzer-Katheters durch die weibliche Harnröhre oder eine Blasenfistel muß man sich eines Mandrins bzw. Katheterspanners bedienen. Jede kräftige Sonde mit größerem Knopf ist hiezu geeignet. Man führt diese Knopfsonde durch ein Fenster des Katheters in den solideren zentralen Teil des Köpfchens ein und spannt dann durch kräftiges Anziehen derart, daß nunmehr eine fast völlig zylindrische Röhre entsteht, welche ohne Mühe, mit einem Gleitmittel betupft, durch die weibliche Harnröhre eingeführt werden kann. Sobald man mit dem Köpfchen des Katheters die Blasenhöhle erreicht hat, was man aus dem Abtropfen von Urin wahrnehmen kann, zieht man den Mandrin oder die Knopfsonde heraus und läßt den Katheter ruhig liegen, nachdem man sich durch eine Spülung mit geringen Mengen Flüssigkeit überzeugt hat, daß der Katheter richtig liegt.

Fixation des Verweilkatheters beim Manne. Sobald man sich nach Einführung des Gummi- oder Seidenkatheters von dessen richtigem Sitz überzeugt hat (er liegt zu tief in der Blase, wenn er Schmerzen verursacht und die eingespritzte Flüssigkeit nicht im Strahl herauskommt, er liegt zu wenig tief, wenn die eingespritzte Flüssigkeit nicht zurückläuft oder gar beim Orificium externum sogleich erscheint), muß man denselben an dieser richtigen Stelle richtig befestigen.

Ohne eine Kritik der verschiedenen Vorschläge für die Befestigung des Dauerkatheters geben zu wollen, seien die Verfahren genannt, die sich in unserer Erfahrung am besten bewährt haben: 1. Pflastermethode, 2. Bändchenbefestigung, 3. Mastisol-, Strumpfbefestigung (s. Seite 232).

Störungen bei der Anwendung des Dauerkatheters

Vorübergehende Harnröhrenentzündungen und Sekretionen haben keine große Bedeutung. Sie verschwinden rasch, wenn man den Katheter wieder entfernt. Tiefergreifende Entzündungen, wie z. B. Periurethritis, Cavernitis erheischen chirurgische Behandlung, Inzisionen und Drainage. Harnröhren, die schon kurze Zeit nach der Einführung des Dauerkatheters mit einer starken Sekretion und starker traumatischer Urethritis reagieren, müssen besonders sorgfältig überwacht werden. Jeden Tag soll man den Katheter für 1 bis 2 Stunden entfernen und während dieser Zeit ein paar Spülungen der Harnröhre mit Borsäurelösung (2%) oder sehr verdünnter Silbernitratlösung vornehmen (0,25:1000,0).

Die Anwendung des Dauerkatheters ist oft dadurch gestört, daß sich das Lumen des Katheters durch größere Blutgerinnsel oder Eiterpfröpfe verschließt. In solchen Fällen ist es unbedingt nötig, mehrmals im Tage, mindestens aber früh und abends, die Wegsamkeit des Katheters durch Spülungen der Blase zu erhalten. In sehr vielen Fällen, namentlich nach Operationen an der Blase, bei denen z. B. zum Schutze einer frischen Blasennaht eine dauernde Leerhaltung der Blase in kontrahiertem Zustande notwendig

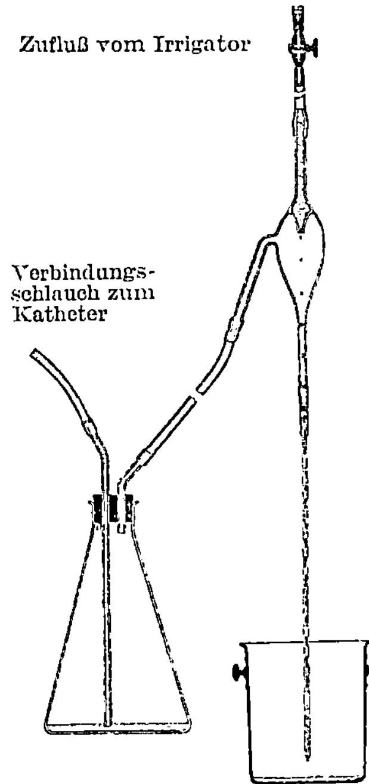

Abb. 7. Absaugvorrichtung nach Hartert (schematisch)

ist, machen wir von dem Verfahren nach Hartert Gebrauch, bei dem durch eine sinnreiche und sehr einfache Vorrichtung der Blaseninhalt permanent abgesaugt wird (s. Abb. 7).

Technik der Saugbehandlung. Aus dem neben dem Bette des Kranken in Kopfhöhe angebrachte Irrigator fließt Wasser dem Tropfapparat zu; sein Zuströmen kann durch einen Quetschhahn genau geregelt werden (s. Abb. 7). Das in die Glaskugel des Apparats tropfende Wasser fließt durch die Kapillare (Durchmesser der Lichtung 1,3 mm, Länge 70 bis 80 cm) ab und reißt dabei stets Luft mit, so daß im Apparat selbst eine Luftverdünnung entsteht, die sich durch den am seitlichen Glasrohr angebrachten Gummischlauch auf die am Boden stehende zum Sammeln des Harns bestimmte Glasflasche (mit doppelt durchbohrtem Gummistöpsel) mitteilt. Die Glasflasche ist mit dem Katheter oder dem suprapubischen Rohr in Verbindung, der Harn wird somit in die Glasflasche abgesaugt.

Der Wasserzufluß zum Tropfapparat muß derart geregelt werden, daß in langsamer Reihenfolge ein Tropfen nach dem anderen in die Kapillare abfließt, ohne daß sich das Wasser als kleiner See im untersten Teile des Tropfapparates ansammeln darf.

Steht man vor der Aufgabe, bei starker vesikaler oder renaler Haematurie einen Dauerkatheter in dauernd gutem Funktionieren zu erhalten, so wird man genötigt sein, zunächst die Blase von dem in ihr angesammelten Blutkuchen durch Aspirieren mit der Janetschen Spritze zu befreien. In diesen Fällen verwendet man als Spülungsmittel der blutenden Blase entweder sehr warme (bis zu 55° C) Borsäurelösungen, wenn dies nicht hilft, die Instillation von Adrenalin oder Suprareninlösung oder die Spülung der Blase mit $1^0/_{00}$ Stryphnonlösung oder eine 2% Tanninlösung.

Rp. Stryphnon-Tabl. Phiag
   für Blasenspülungen
   DS. 4 Tabl. auf 1 l Wasser
   ($1^0/_{00}$ Lösung)

Rp. Acidi tannici   20,0
   Aquae dest. 1000,0
   DS. Steril zu Blasenspülungen.

Wenn man in solchen Fällen durch Anziehen mit der Spritze die Gerinnsel nicht zutage fördern kann, wenn also der Blutkuchen so zähe ist, daß er durch das enge Lumen des Gummikatheters nicht durchgeht, so ist man in diesen schwersten Blutungsfällen gezwungen, einen dicken Metallkatheter einzuführen, durch den die Entleerung der Gerinnsel viel leichter vor sich geht, da man hiebei auch eine viel energischere Saugwirkung, eventuell Bigelows Saugpumpe anwenden kann.

Bei ammoniakalisch zersetztem Harn belegt sich der in die Blase eintauchende Teil des Katheters ungemein rasch mit Salzen und es kann vorkommen, daß schon nach 12 Stunden das Lumen des Katheters durch Versandung vollkommen verschwindet. Hier ist man gezwungen, den Katheter zu wechseln, als Spülungsflüssigkeit bewährt sich in diesen Fällen am besten eine Salzsäure- oder Schwefelsäurelösung.

Rp. Acidi mur. conc. puri 1—2,0
   Aquae dest.   1000,0
DS. Zur Blasenspülung bei ammoniakalischer Zersetzung des Harns.

Eine sehr häufige Komplikation der Dauerkatheterbehandlung ist die akute Nebenhodenentzündung.

Wir müssen uns vorstellen, daß die Anwesenheit des Dauerkatheters in der Harnröhre den Anlaß zu hartnäckiger und schwerer Urethritis gibt.

Diese akute Entzündung der Schleimhaut kann sich auf dem Wege der Antiperistaltik auf die Nebenhoden und manchmal auch auf die Prostata erstrecken. Akute Entzündungen dieser Organe, die bei Vorhandensein von Eiterkokken auch zu vollständiger Vereiterung der Drüsen führen können, bedürfen einer besonders sorgfältigen Beobachtung und Behandlung. Da man ja wegen des Grundleidens des Dauerkatheters nicht entraten kann, so muß man denselben täglich entfernen, die Harnröhre mit einer sehr verdünnten Lapislösung spülen und nach 1 bis 2 Stunden Ausruhen der Harnröhre führt man neuerdings einen Katheter ein. Man achte jedoch darauf, kein zu großes Kaliber des Katheters zu wählen, das das Abfließen des Harnröhrensekrets neben dem Katheter verhindern würde.

Es gibt Kranke, die den Dauerkatheter absolut nicht vertragen, bei denen man trotz bestehender Indikation auf die Anwendung dieses souveränen Heilmittels verzichten muß: Kranke, die auf jedes Einführen eines Instrumentes mit einem akuten Harnfieber reagieren, ferner solche Kranke, die bei entleerter Harnblase so heftige Blasenkrämpfe bekommen, daß man die Blase nicht dauernd in entleertem Zustand erhalten kann.

Während der ganzen Dauerkatheterbehandlung soll man dem Harn durch Verabreichung desinfizierender Medikamente eine bakterizide Eigenschaft verleihen, um der Harninfektion möglichst Herr werden zu können.

Untersuchungsmethoden

Wie bei jeder anderen Erkrankung, hat auch bei Erkrankungen des Harn- und Geschlechtsapparates die Untersuchung mit den allgemein üblichen Methoden der Inspektion, der Palpation und der Perkussion zu beginnen.

Inspektion

Der Patient liegt oder sitzt auf dem Untersuchungstisch bzw. Untersuchungsstuhl, die Kleider sind so weit abgelegt, daß man bequem zu allen Teilen des Urogenitaltraktes hinzukommen kann. Man wird nicht vergessen, zunächst das Gesicht des Patienten zu betrachten, um den Gesichtsausdruck, die Farbe, Fettpolster kennen zu lernen, und insbesondere die Lider auf Oedeme zu prüfen. Die Lippen und sichtbaren Schleimhäute werden auf Blutgehalt untersucht. Enge Pupillen erwecken den Verdacht auf spinale bzw. neurologische Erkrankungen und fordern zu genauer Reflexprüfung auf. An anderer Stelle wird wiederholt darauf hingewiesen, daß Nervenerkrankungen sich im Urogenitaltrakt stark auswirken und ihr Übersehen unheilvoll werden kann. Über die Bedeutung von Oedemen, von fahlem, blassem, gelblichem, hektischem Gesichtsausdruck ist kein Wort zu verlieren, sie sind aus der allgemeinen Medizin bekannt. Gehen wir auf die Bauchgegend über, so interessiert uns in erster Linie die Blasengegend. Vorwölbung in der Gegend der Symphyse läßt sofort den Gedanken an Harnretention aufkommen

(Abb. 4). Erweiterte Venen der Bauchhaut lassen an Tumoren denken. Bei Besichtigung des Penis hat man zu achten auf abnorme Größenverhältnisse, Oedem und Rötung der Haut, Lage des Orificium externum, paraurethrale Gänge. Am Skrotum wird man seine Aufmerksamkeit richten auf Asymmetrie, auf Stauungserscheinungen in der Haut (Oedem, erweiterte Venen). In der Regio suprapubica ist der Verlauf der Haargrenze zu berücksichtigen, um Schlüsse auf kontrasexuelle Merkmale zu ziehen; sind solche vorhanden oder wahrscheinlich, wird naturgemäß der ganze Habitus auf andere Degenerationszeichen untersucht.

Hat man Verdacht auf eine eitrige Erkrankung der Niere oder ihrer Umgebung, so läßt man den Patienten aufsitzen und achtet auf Asymmetrie der beiden Lendengegenden, insbesondere, ob eine Seite stärker vorgewölbt ist, die Haut glänzend, mehr gespannt, oedematös oder blutig suffundiert ist (Paranephritis, Apoplexie des Nierenlagers).

Palpation

Die Palpation der Nieren geschieht zumeist am liegenden Patienten. Wichtig ist dabei die Erschlaffung der Bauchmuskeln. Empfehlenswert ist Annäherung der Oberschenkel an den Bauch, Öffnen des Mundes und ruhiges Atmen. Die Palpation erfolgt bimanuell in der Weise, daß bei der Untersuchung der rechten Niere die linke Hand hinten, die rechte Hand vorne, bei der Untersuchung der linken Niere umgekehrt zu liegen kommt. Die hintere Hand legt die Finger in die Lumbalgegend, eine Handbreit ungefähr von der Mittellinie entfernt, in den Winkel zwischen Wirbelsäule und letzte Rippe, die vordere Hand legt

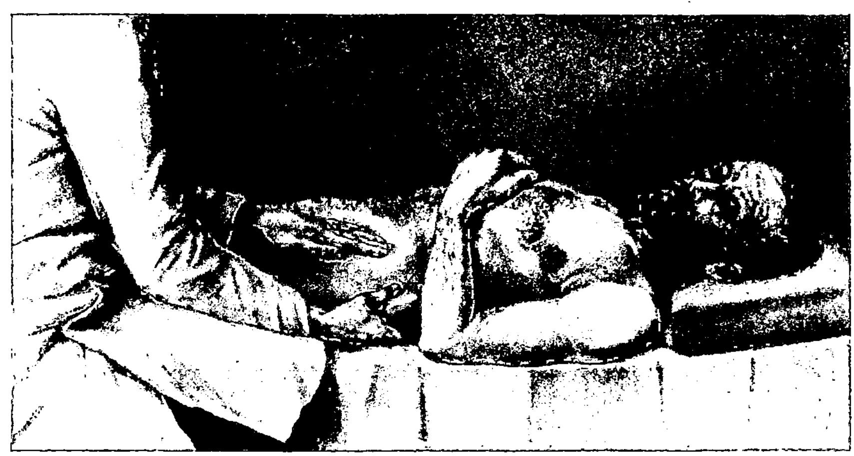

Abb. 8. Bimanuelle Nierenpalpation in einfacher Rückenlage

die nach oben gerichteten Finger in analoger Stellung über Nabelhöhe. Die beiden Hände drücken einander unter tiefen Atemzügen des Patienten entgegen. Wenn die Bauchdecken entspannt sind, kann man an mageren Personen bei tiefer Inspiration den unteren Pol der rechten Niere, die tiefer steht, fast stets tasten, die linke nur bei Senkung derselben. Die Niere macht die Atembewegungen mit. Bei der rechten Niere ist die Diagnose Senkung erst zu stellen, wenn sie bei tiefer Inspiration in ihrem ganzen Umfange deutlich zwischen die beiden Hände zu liegen kommt; wenn sie nur mit ihrem unteren Pol zu tasten ist, kann von einem abnormen Tiefstand noch nicht gesprochen werden. Ändert bei der Untersuchung die Niere deutlich ihre Lage, abgesehen von der respiratorischen Verschiebung, so spricht man von beweglicher Niere im strengen Sinne des Wortes. Die Beweglichkeit kann hohe Grade erreichen, die Niere kann bis ins Becken „fallen". Läßt sich die Niere über die Mittellinie oder ein Fortsatz derselben zur Mittellinie oder darüber hinaus in continuo verfolgen, ist der Verdacht auf **Hufeisenniere** berechtigt. Tastet man die Niere, so hat man auf **Form, Konsistenz, Oberfläche,** ob glatt oder höckerig, und Schmerzhaftigkeit zu achten.

Eine besondere Art der Nierenpalpation ist bei Verdacht auf Steine zu erwähnen. Das ist die Beklopfung bzw. die Ausführung von stoßartigen Bewegungen gegen die Nierengegend von hinten her, wobei der Patient auf Schmerzempfindungen zu achten hat (Succussio renalis, Klopfempfindlichkeit).

Manchmal ist es vorteilhaft, die Untersuchung in aufrechter Stellung vorzunehmen, weil da die Nieren bei mangelhaftem Aufhängeapparat an und für sich tiefer stehen und leichter tastbar werden.

Die Palpation der **Harnleiter** gelingt durch die Bauchdecken nur bei sehr mageren Personen, wenn sie krankhaft verdickt sind, z. B. bei Steinen, bei Periureteritis, Tuberkulose. Eher gelingt es, das untere verdickte Ureterende von der Scheide aus im oberen Scheidengewölbe, beim Manne vom Mastdarm aus zu tasten.

Die **Blase** ist unter Umständen bei Harnverhaltung mit einer Hand in der Regio suprapubica, bei geringeren Füllungsgraden durch bimanuelle Untersuchung zu tasten. Letztere geschieht in der Weise, daß in Rückenlage des Patienten die eine Hand über der Symphyse liegt, der Zeigefinger der anderen Hand vom Rektum aus tastet. Der Patient nimmt dabei die Rückenlage mit gespreizten Beinen an. Bei entleerter Blase sind auf diese Weise auch infiltrierende Tumoren, Steine, Fremdkörper, Paracystitiden, Adnextumoren zu fühlen.

Die Palpation der **Prostata** zu diagnostischen Zwecken wird ebenfalls am besten in der Rückenlage auf bimanuellem Wege durchgeführt. Der mit einem dünnen Gummifingerling bedeckte und mit einem Gleitmittel (Öl, Vaseline, Vegetalin) versehene Finger orientiert sich durch die Vorderwand des Mastdarmes über Form, Größe, Konsistenz und Empfindlichkeit der Prostata. Sie präsentiert sich im normalen Zustand als ein ungefähr kastaniengroßer, derbweicher Körper. Der Druck löst ein eigentümliches, individuell verschieden unangenehm empfundenes Gefühl hervor. Bei Druck auf den Sulcus, dem Verlauf der Harnröhre entsprechend, empfindet der Patient Harndrang und Brennen, das bis in die Eichelspitze ausstrahlt. Die Konsistenz der Prostata ist ebenfalls individuell verschieden und man muß viele normale Vorsteherdrüsen abgetastet haben, um das richtige Gefühl für die normalen Grenzen ihrer Konsistenz zu bekommen. Die normale Gestalt, wie sie sich vom Mastdarm aus darstellt, ist beiläufig eine Kartenherzform, mit der Basis nach oben und der Spitze nach unten, wobei Verschiedenheiten in den Verhältnissen der Breite zur Länge in weitem Ausmaße vorkommen. Für die Diagnose krankhafter Zustände sind besonders wichtig: abnorme Weichheit und Härte der ganzen Prostata, Konsistenzunterschiede zwischen den einzelnen Partien, Größenabweichungen nach beiden Richtungen, das heißt zu klein oder zu groß, Asymmetrien der beiden Lappen, die Beschaffenheit der Oberfläche (glatt, uneben, höckerig usw.) und Schmerzhaftigkeit einzelner Partien. Wie diese Befunde zu verwerten sind, wird in den einzelnen Abschnitten ausgeführt werden. Die therapeutische Palpation (Massage) geschieht meist in einer modifizierten Knieellbogenstellung.

Die Palpation der Samenblasen geschieht ebenfalls vom Rektum aus. Sie liegen kranialwärts der Prostata von deren oberem Pol divergierend, sind im normalen Zustande kaum fühlbar, höchstens bei praller Füllung als längliche weiche Wülste, besser bei gefüllter Harnblase. Die Untersuchung achtet auf Konsistenz, wobei vor allem Konsistenzzunahmen, also Verhärtungen, in Betracht kommen. Solche Verhärtungen, die mehr oder minder schmerzhaft sind, können die ganzen Organe oder nur Teile betreffen. Bei schweren Entzündungen der Prostata und der Samenblasen ist die Grenze zwischen beiden oft nicht zu finden. Mächtige Schwellungen, die Fluktuation aufweisen, sprechen für Empyem. Auf die Einzelheiten wird bei den einzelnen Krankheiten eingegangen werden.

Die Palpation der Cowperschen Drüsen geschieht ebenfalls vom Mastdarm aus. Sie liegen zwischen Prostata und Harnröhrenbulbus, sind im normalen Zustande nicht tastbar, im krankhaften Zustande als mehr oder minder schmerzhafte Infiltrate oder Knoten von verschiedener Größe tastbar. Von großem Werte ist es, wenn man den Daumen derselben Hand vom Perineum aus entgegendrückt, um die Drüse zwischen die beiden Finger zu bekommen.

Die Palpation der männlichen Harnröhre ist von außen natürlich nur in ihren vorderen Anteilen möglich. Sie geschieht in der Weise, daß man den Penis nach aufwärts legt und dann mit einem oder zwei Fingern der rechten Hand den Verlauf der Harnröhre abtastet. Die normale Harnröhre fühlt sich weich an. Knötchen von verschiedener Größe (hirsekorn- bis linsen- oder erbsengroß) sind als Drüsenentzündungen zu deuten, flache, schmerzhafte Schwellungen als Periurethritis. Harte, unregelmäßig geformte, schmerzlose Verdickungen deuten Strikturen an. Nicht zu vergessen ist die Abtastung des Orificium externum und der Gegend der Fossa navicularis, da hier luetische Primäraffekte vorkommen; sie äußern sich durch harte Infiltrate, die wenig schmerzhaft sind. Weiche, teigige Geschwülste, die sich mit Vorliebe an der Pars bulbosa finden, beim Betasten kleiner werden, beim Urinieren oder bei Einspritzungen sich vergrößern, sind Divertikel.

Die Palpation des Penis muß sich einerseits auf die Haut beziehen zur Entscheidung, ob sie sich allenthalben gut in Falten legen läßt oder mit der Unterlage verwachsen ist (Oedem, periurethrale Infiltrate), ob die Vorhaut gut verschieblich ist; bei Phimose trachtet man durch die Vorhaut hindurch über die Konsistenz der Eichel und besonders der Corona glandis Aufschluß zu bekommen (Ulcera, Praeputialsteine). Oft tastet man die entzündeten, geschwollenen Lymphstränge als gewundene, harte, runde Stränge durch; besonders charakteristisch und wichtig ist der in der Mitte des Penis längsverlaufende dorsale Lymphstrang, der sich bis zur Peniswurzel verfolgen läßt. In seinem Verlauf ist auf knotige Verdickungen und Abszesse zu achten, die sowohl bei Geschwüren im vorderen Anteil der Urethra oder des Penis als auch bei akuter Gonorrhoe vorkommen (Bubonuli). Zwischen den beiden Corpora cavernosa tastet man eventuell plattenförmige harte, schmerzlose, umschriebene Einlagerungen, die als Induratio penis plastica bezeichnet werden; sie sind häufig asymmetrisch und verursachen Knickungen des erigierten Penis in der einen oder anderen Richtung. Bei Betastung der Corp. cav. penis, die sich normalerweise als gleichmäßig runde Stränge mit glatter Oberfläche anfühlen, achtet man auf Verdickungen, Anschwellungen und Einkerbungen als Reste von abgelaufenen Cavernitiden. Akute Cavernitis zeigt schmerzhafte Schwellungen, die mit Oedem der Penishaut einhergehen.

Auch die Palpation der Perinealgegend gehört in den Bereich der urologischen Untersuchung. Freilich lenkt schon der Patient die Aufmerksamkeit wegen der Schmerzen dahin. Akute Cowperitiden, Periurethritiden, Harninfiltrationen, Fisteln machen hier Erscheinungen.

Perkussion

Die Perkussion spielt in der Urologie eine verhältnismäßig untergeordnete, wenn auch nicht zu vernachlässigende Rolle. Sie wird verwendet zur Abgrenzung der Nierenfelder, zur Differentialdiagnose von Nierentumoren und Darm, zur Abgrenzung der gefüllten Blase, zur Feststellung von Klopfempfindlichkeit und zur Differentialdiagnose von soliden Tumoren des Hodensackes gegenüber Darmhernien. Erwähnt soll noch werden das charakteristische Perkussionsgeräusch bei Echinokokkus (Hydatidenschwirren).

Harnuntersuchung

Die Harnuntersuchung ist eine makroskopische, chemische, physikalische und mikroskopische.

Die makroskopische Harnuntersuchung bezieht sich auf Farbe, Durchsichtigkeit und Art der eventuellen Trübung.

Die Farbe des normalen Harnes ist strohgelb und durch seinen Gehalt an Urochrom bedingt. Seine Ausscheidung bildet einen wichtigen Fingerzeig für den Funktionszustand der Nieren. Abweichung in der Richtung, daß der Urin hell, ja farblos wird, ist die Folge starker Verdünnung bei Polyurie mit oder ohne starke Flüssigkeitsaufnahme (Diabetes insipidus, mellitus) oder einer Nierenschädigung (Prostatahypertrophie, Schrumpfniere).

Dunkelgelb wird der Harn 1. ohne krankhafte Zustände bei Flüssigkeitsenthaltung, bei starken Flüssigkeitsabgaben ohne entsprechende Zufuhr, nach körperlichen, schweißerregenden Anstrengungen;

2. bei krankhaften Zuständen, in erster Linie bei Fieber, profusen Diarrhoen, Erbrechen.

Nicht selten wird der Harn so dunkel und hochgestellt, daß die Patienten die Angabe machen, sie hätten Blut im Harn.

Die Farbe wird ferner durch intern zugeführte Medikamente geändert. Karbolsäure, z. B. nach Salolgebrauch, färbt den Harn schmutzigviolett, Rheum und Senna macht den alkalischen Harn blutrot; vor Verwechslung mit Blutharn schützt der Zusatz von Essigsäure, wobei der Harn gelb wird. Santonin färbt rotgelb.

Unter den körpereigenen färbenden Stoffen kommen hauptsächlich Blut und Gallenfarbstoffe in Betracht. Blut färbt fleischwasserähnlich bis dunkelviolett, Haemoglobin dunkelbraun, Gallenfarbstoff dunkelbraunrot.

Eine Trübung des Harnes wird durch chemische und organische Bestandteile hervorgerufen.

Chemische Veränderungen: Phosphaturie, Karbonaturie ist die Folge des Ausfalles von Phosphaten und Karbonaten im amphoteren oder alkalischen Harn. Uraturie entsteht durch Ausfall von Uraten in starksaurem Harn, besonders in der Kälte, und führt zur Bildung des ziegelmehlfarbigen Sedimentum lateritium.

Organische Bestandteile, die Trübung verursachen, sind Blut, Eiter, Epithelien, Samenzellen, Prostatasekret, Bakterien, Fett. Wir sprechen von Haematurie, Pyurie, Spermaturie, Bakteriurie, Chylurie.

Eine Übersicht über den Nachweis dieser Trübungsursachen gibt das Ultzmannsche Schema (s. Seite 9).

Eine rasche Aufklärung über den Eitergehalt bekommt man mit der Donnéschen Eiterprobe. Sie besteht darin, daß man zu 5 bis 6 ccm Harn 1 bis 2 ccm 10% Kalilauge hinzugießt, das Ganze durchschüttelt. Die Mischung bildet dann eine gelatinöse Masse, in der bei Vorhandensein von Eiter die Luftblasen nur ganz langsam oder gar nicht aufsteigen.

Aber schon das Aussehen der Trübung gibt Anhaltspunkte für die Ursache derselben. Opaleszierende Trübungen geben Phosphate, Karbonate, Prostatasekret, Samen und Bakterien; für Bakterien ist weiterhin charakteristisch, daß beim Schütteln des Harnes sich die Trübung wolkenartig zusammenballt. Nichtopaleszierende Trübung rührt von Eiter oder Blut her. Natürlich gibt es verschiedene Kombinationen.

Chemische Untersuchung

Sie bezieht sich 1. auf die Reaktion. Die Prüfung derselben geschieht mit Lakmuspapier nach den bekannten Regeln. Eine genaue Prüfung macht einen Apparat zur Bestimmung der Wasserstoffionenkonzentration nötig.

2. Auf Eiweiß:

Die empfindlichste und rascheste Probe ist die mit 20%iger Lösung von Acid. sulfosalicylicum. Zusatz von einigen Tropfen gibt bei Eiweiß Trübung. Ein Nachteil ist höchstens eine gewisse Überempfindlichkeit, indem manchmal auch normale, insbesondere konzentrierte Harne eine minimale Trübung geben.

Die Essigsäure-Ferrocyankaliprobe: Zum Harne werden zuerst einige Tropfen Essigsäure und dann 10% Ferrocyankalilösung zugesetzt. Trübung beweist Eiweiß. Fehlerquellen bilden eventuell vorhandene Spuren von Zink- oder Mangansalzen, die ebenfalls Trübung geben. Auf die Bedeutung des bei Zusatz von Essigsäure allein ausfallenden sogenannten Essigsäurekörpers wurde im Abschnitt über Albuminurie (siehe S. 8) gesprochen.

Kochprobe, siehe Ultzmannsches Schema, Seite 9. Die Proben sind mit klarem Harn anzustellen. Bei trübem Harn wird zuerst die Trübung zum Schwinden gebracht. Phosphate, Karbonate schwinden bei Zusatz von Essigsäure, Urate lösen sich beim Erwärmen. Die organischen Bestandteile werden abfiltriert oder durch Zentrifugieren auf dem Boden der Eprouvette abgesetzt. Da wir ja bei jeder Trübung, die sich chemisch nicht beseitigen läßt, eine Sedimentuntersuchung vornehmen, so gestaltet sich der Vorgang folgendermaßen: Der Harn wird zentrifugiert, wobei sich im Zentrifugierröhrchen über dem Bodensatz eine klare Harnsäule bildet. Diese wird abgegossen und zur chemischen Untersuchung verwendet. Nicht sedimentierende Trübungen bestehen aus Bakterien oder Lecithinkörnchen oder Fett.

Quantitativ wird die Eiweißmenge mit dem Eßbachschen Albuminometer geprüft: Das Eßbachsche Röhrchen wird bis zur Marke U mit Harn und dann bis zur Marke R mit dem Eßbachschen Reagens beschickt. Die beiden Flüssigkeiten werden gut durcheinandergemischt und das Ganze 24 Stunden stehen gelassen. Hierauf erfolgt die Ablesung an der Skala. Im allgemeinen genügt diese Messung, feinere Auswertungen werden dem Laboratorium überlassen.

      Rp.   Acid. picrinici   1,0
            Acid. citric.   2,0
            Solve in Aqu. dest. fervid. 90,0
            Adde Aqu. dest. ad   100,0
            DS. Eßbach-Reagens.

3. Auf Blut:

Hellersche Probe: Man setzt zum Harn ein Viertel seines Volumens Kalilauge und kocht; die ausfallenden Erdphosphate reißen das Blut mit und färben sich rotbraun.

van Deensche Guajakprobe: Man setzt zum Harn je 2 ccm Guajaktinktur und altes Terpentinöl zu; bei kräftigem Schütteln wird die Mischung blau. Doch gibt auch Eiter einen positiven Ausfall.

Benzidinprobe: Eine kleine Messerspitze Benzidin wird in Eisessig aufgelöst und 15 Tropfen H_2O_2 zugesetzt. Das Gemisch wird mit Harn unterschichtet. An der Grenze entsteht dann ein grün-blauer Ring. Eiter gibt ebenfalls die Reaktion. Die mikroskopische Untersuchung ist jedoch weitaus überlegen.

4. Auf Zucker:

Die Nylandersche Probe:

```
Rp. Natr. tartar.            4,0
    Sol. Natr. caust. 10%  100,0
    Bismut. subnitr.         2,0
    Solve leni calore et filtra!
    DS. Nylander-Reagens.
```

Man setzt dem Harn ein Zehntel seiner Menge vom Reagens zu, mischt gut und kocht mehrere Minuten. Schwarzfärbung zeigt Zucker an.

Die Fehlingsche Probe: Fehling I und Fehling II werden zu gleichen Teilen gemischt und erhitzt. Dann wird die gleiche Menge erhitzten Harnes zugesetzt. Bei Anwesenheit von Zucker tritt ein gelblich-roter Niederschlag auf.

Bei beiden Proben ist darauf zu achten, daß auch Eiweiß, Eiter, Blut positiven Ausfall geben können. Deshalb ist bei Vorhandensein dieser Bestandteile der Harn zuerst zu filtrieren und durch Kochen nach Ansäuerung vom Eiweiß zu befreien.

5. Auf Gallenfarbstoffe:

Jodtinkturprobe nach Rosin: Der Harn wird mit verdünnter Jodtinktur (Tct. jodi 1,0, Spir. vini 10,0) überschüttet. Bei Anwesenheit von Gallenfarbstoff tritt an der Grenze zwischen den beiden Flüssigkeiten ein grüner Ring auf.

Salpetersäureprobe nach Gmelin:

Der Harn wird mit konzentrierter Salpetersäure, der zwei Tropfen rauchender Salpetersäure zugesetzt werden, unterschichtet; an der Grenze bildet sich ein Farbenring, der zuerst grün (Biliverdin), dann violett, rot, gelb und dunkel wird.

Physikalische Untersuchung

Das spezifische Gewicht wird mit dem Urometer bestimmt, der Gefrierpunkt mittels des Kryoskops. Auch der Farbstoffgehalt des Harnes hat eine gewisse symptomatologische Bedeutung (s. Seite 73).

Der Geruch weicht am häufigsten von der Norm ab durch ammoniakalische Zersetzung; ferner kommt ein fauliger Stuhlgeruch bei Verbindungen zwischen dem Harntrakt und Mastdarm vor.

Gewisse Speisen und Medikamente verleihen dem Harn einen eigentümlichen Geruch (Spargel, Knoblauch, Terpentin).

Mikroskopische Sedimentuntersuchung

Die mikroskopische Sedimentuntersuchung ist für urologische Zwecke äußerst wichtig, vielleicht der wichtigste Teil der Harnuntersuchung. Die Gewinnung des Sediments geschieht heutzutage fast ausnahmslos durch Zentrifugieren. Eine andere weniger zuverläßliche Art ist die, daß man den Harn im Spitzglase 24 Stunden stehen läßt, wobei man zur Vermeidung oder wenigstens zur Abschwächung der Zersetzung und Verunreinigung durch Bakterien einige Tropfen Chloroform zusetzt. Diesem Verfahren haftet eine Reihe von Nachteilen an: Vermehrung der Bakterien, Zersetzung des Harnes durch saure oder ammoniakalische Gärung, Ausfallen von Salzen, peptische Auflösung von zelligen Elementen des Sediments.

Mittels reiner Pipette wird der Bodensatz, sei es aus dem Zentrifugierröhrchen, sei es aus dem Spitzglase, abgehoben, ein Tropfen davon auf den Objektträger gebracht und der Untersuchung zugeführt. Diese geschieht im nativen oder gefärbten Präparat. Zur nativen Besichtigung wird der Tropfen mit einem Deckgläschen bedeckt und mit schwacher bzw. mittlerer Vergrößerung angesehen, wobei das Licht durch die Blende solange abgedämpft wird, bis die Konturen der zelligen Elemente deutlich werden. Die Flüssigkeitsschichte soll nicht zu dick sein, deshalb wird, wenn der Tropfen zu groß war, das Deckgläschen leicht niedergedrückt und die über den Rand des Deckgläschens überquellende Flüssigkeit mit Filtrierpapier abgesaugt. Über die diagnostische Bedeutung der einzelnen pathologischen Bestandteile der Sedimente wird bei den einzelnen Krankheitsformen berichtet. Hier sei nur erwähnt, daß wir uns der nativen Untersuchungsart besonders dann bedienen, wenn es sich darum handelt, zu konstatieren, ob Zylinder, Blut, mineralische Bestandteile (Urate, Phosphate, Karbonate, Oxalate, Cystin), Samenkörperchen, Fett, Tumorteilchen vorhanden sind, ob die Blutkörperchen die Form von Stechäpfeln haben oder rund und ausgelaugt sind, ob die vorhandenen Bakterien beweglich sind, ob Pflanzen oder Muskelfasern (aus dem Stuhl), ob Parasiteneier da sind usw.

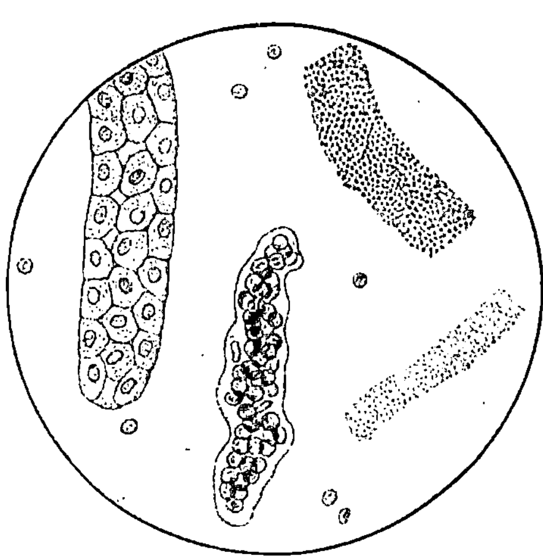

Abb. 9. Epithel-, Blutkörperchen-, grob- und feingranulierter Zylinder im Nativpräparat des Harnsedimentes

Von Zylindern unterscheiden wir mehrere Arten: hyaline, granulierte, fein- und grobgranulierte, Amyloidzylinder, Epithelzylinder, Blutkörperchenzylinder, Leukocytenzylinder (Abb. 9).

Die kristallinischen Sedimente sind verschieden je nach der Reaktion des Harnes. Im ammoniakalischen Harn finden sich: Phosphate, Karbonate (Abb. 10). In saurem Harn befinden sich Urate und Oxalate, Cystin (Abb. 11).

Die Färbung des Sedimentes gibt uns insbesondere Aufschluß über die Menge, Gestalt der Eiter- und Epithelzellen und über die Art der Bakterien. Das auf dem Objektträger ausgebreitete Sediment wird langsam über der Flamme getrocknet und fixiert. Zur allgemeinen Orientierung genügt die Färbung mit 1% wässeriger Methylenblaulösung durch ½ Minute. Für spezielle Zwecke zur Differenzierung der Bakterien dienen die Gramfärbung und die Ziehlsche Karbolfuchsinfärbung.

Die Gramsche Methode wird in folgender Weise durchgeführt: Das getrocknete und fixierte Präparat wird mit der käuflichen fertigen und eine bestimmte Zeit haltbaren Lösung von Karbolgentianaviolett Grübler bedeckt und eine Minute lang unter seiner Einwirkung belassen, dann läßt man die Farbe abfließen — ohne Wasserspülung! — und tropft Jod-Jodkalilösung

Rp. Jodi 1,0
    Kal. jod. 2,0
    Aqu. dest. 300,0
    DS. Jod-Jodkalilösung

darauf, bis das Präparat dunkelbraun geworden ist, läßt die Jodlösung noch eine Minute einwirken und spült mit konzentriertem 95- bis 96%igem Alkokol solange ab, bis kein violetter Farbstoff mehr abgeht; dann folgt Wasserspülung und kurzes, einige Sekunden dauerndes Nachfärben mit verdünntem Karbolfuchsin und Trocknen über der Flamme.

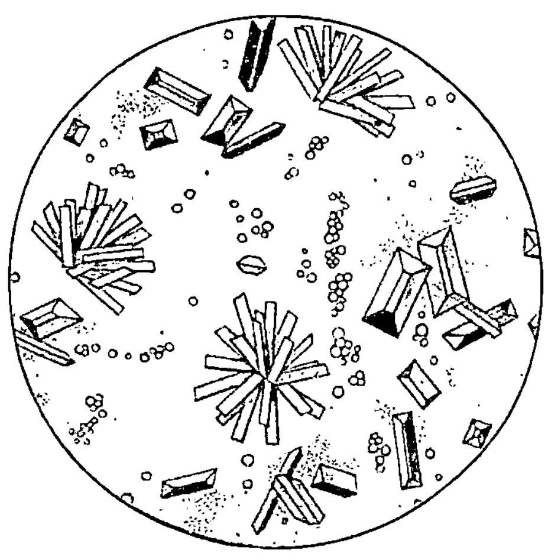

Abb. 10. Kristalle bei ammoniakalischer Harngährung: phosphorsaure Ammoniakmagnesia (Sargdeckel), kohlensaurer Kalk (amorphe Körnchen), phosphorsaurer Kalk (Kristalldrusen)

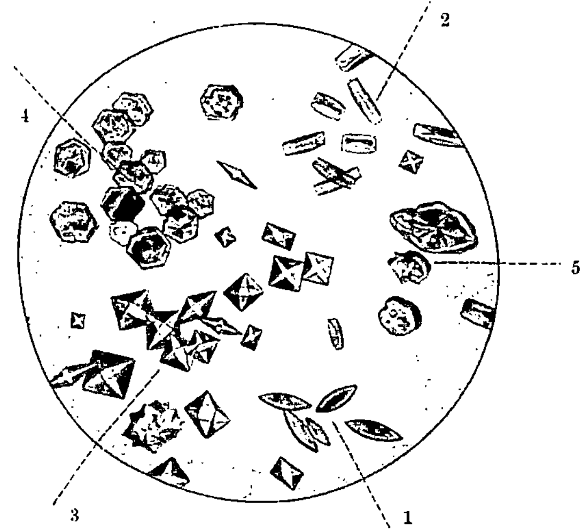

Abb. 11. Kristalle des sauren Harnes.
1. Harnsäure, Wetzsteinform. 2. Harnsäure, Tonnenform. 3. Oxalsäure, Oktaeder. 4. Cystin. 5. Harnsäure.

Von den uns interessierenden Bakterien sind Gonokokken, Coli, Typhusbazillen g r a m n e g a t i v , das heißt rot, Staphylokokken, Streptokokken,
Sarcine, Tuberkelbazillen, Smegmabazillen, Pneumokokken g r a m
p o s i t i v , das heißt dunkelviolett gefärbt. Als vorteilhaft erweist es
sich, die eine Hälfte des Präparates mit Methylenblau zu färben und,
falls sich Bakterien finden, deren Differenzierung nach Gram wünschenswert erscheint, insbesondere Staphylokokken bzw. Diplokokken (gegenüber Gonokokken) die andere Hälfte nach Gram zu färben.

Die Färbung zur Darstellung von Tuberkelbazillen wird folgendermaßen durchgeführt: Das getrocknete und fixierte Präparat wird mit
Z i e h l schem Karbolfuchsin überschüttet, über der Flamme bis zur
Dampfhitze erwärmt, mit Wasser abgespült, mit 3 % Salzsäurealkohol
entfärbt, solange roter Farbstoff abgeht, dann mit 1 % wässeriger oder
auch L ö f f l e r scher Methylenblaulösung nachgefärbt, getrocknet, mit
Zedernöl bedeckt und ohne Deckglas mit der Immersionslinse untersucht.

Rp. Fuchsin   1,0   Rp. Acid. hydrochlor.   3,0
    Spirit.   10,0   Spir. vin. dil. ad 100,0
    Ac. carbol.   5,0   DS. 3% Salzsäurealkohol.
    Aqu. dest.   100,0
    DS. Ziehlsches Karbolfuchsin.

Tuberkelbazillen erscheinen rot, alles andere blau. Zur Verhütung vor Verwechslung mit Smegmabazillen, die ebenfalls die rote
Farbe behalten, ist aseptische Entnahme des Harnes mit Katheter
nötig. Andere Bakterien kommen nicht in Frage. Für Tuberkelbazillen ist ferner die Gruppierung in zopfähnlicher Anordnung gegenüber
den Smegmabazillen charakteristisch (Abb. 35).

Sekretuntersuchung

Zur Untersuchung kommen beim Manne Sekrete der Harnröhre
und ihrer Drüsen, der paraurethralen Gänge, der Prostata, Samenblasen,
der Cowperschen Drüse, des Samens, bei der Frau solche der Harnröhre,
der Skeneschen Gänge, der Krypten des Vestibulum, der Bartholinischen Drüsen, des Cervicalkanals, des Cavum uteri und des Rektums.

Das S e k r e t a u s d e r v o r d e r e n H a r n r ö h r e wird in der Weise
gewonnen, daß man die Harnröhre von hinten nach vorne unter Druck
ausstreift, wenn nicht von selbst das Sekret aus dem Orificium externum
austritt. Mit einer ausgeglühten Platinöse wird ein Teil des an der Harnröhrenmündung erscheinenden Tropfens abgenommen, dünn auf einen
reinen Objektträger aufgestrichen, über der Flamme getrocknet und in
derselben Weise gefärbt, wie es vorher für das Harnsediment beschrieben
wurde. Handelt es sich um Flocken oder Fäden im Urin, so werden
sie mit einer ausgeglühten Platinöse, die man hakenförmig umbiegt,
herausgefischt und auf den Objektträger ausgebreitet. Über die Gewinnung des Prostata- und Samenblasensekrets sowie des Sekretes
der C o w p e r schen Drüsen wird bei den betreffenden Abschnitten der

speziellen Pathologie gesprochen werden, ebenso über die Art und Weise, wie man bei Mangel eines aus der männlichen Harnröhre ausdrückbaren Sekretes die Herkunft der Sekrete im Harne bestimmt. Das Sekret aus dem Rektum wird gewonnen, indem man mittels eines Katheters laues Wasser in dasselbe einspritzt — es genügen 100 ccm — und in ein Glas wieder abfließen läßt. Die eventuell im Wasser schwimmenden oder am Boden des Glases niederfallenden Eiterflocken werden wie Flocken im Harne behandelt.

Die Gewinnung von Sekreten aus den Bartholinischen Drüsen der Vagina, des Cervicalkanals, des Cavum uteri gehören streng genommen zwar nicht ins Gebiet der Urologie, doch besteht auch für den Urologen manchmal die Notwendigkeit, zur Feststellung der Diagnose „Gonorrhoe" die Sekrete der genannten Organe zu untersuchen. Das Sekret aus den Bartholinischen Drüsen wird gewonnen, indem man, wenn es sich um die linke Seite handelt, mit dem Zeigefinger der linken Hand in die Scheide eingeht, mit dem Daumen derselben Hand von außen das große Labium entgegendrückt und so trachtet, die Drüse und ihren Ausführungsgang zwischen die beiden Finger zu bekommen. Für die rechte Seite wird die rechte Hand verwendet. Ähnlich ist das Vorgehen für die Krypten des Vestibulum. Das Vaginalsekret kommt wohl nur bei kleinen Mädchen, Schwangeren und alten Frauen in Betracht, die Gewinnung ist einfach. Das Cervicalsekret wird mittels Platinöse abgeschabt, nachdem man sich im Vaginalspekulum den äußeren Muttermund eingestellt und die Umgebung desselben mit Jodtinktur bestrichen hat. Aus der Gebärmutterhöhle wird das Sekret mittels eines Guyon-Katheters mit kleinem Knopf angesaugt, nachdem man den Cervicalkanal mit 20 % Sodalösung und Jodtinktur ausgewischt hat, und dann auf den Objektträger durch raschen Spritzendruck herausgeschleudert.

Die kulturelle Untersuchung der Sekrete und Sedimente ist einem bakteriologischen Laboratorium zu überlassen, wenn man nicht selbst einwandfrei dafür eingerichtet ist, die Entnahme der Sekrete muß im Laboratorium selbst geschehen. Auch für die bakteriologische Harnuntersuchung ist dies das beste Vorgehen. Nur wenn dies nicht möglich ist, ist die Einsendung des steril entnommenen und verpackten Harnes auf dem raschesten Wege gestattet, doch sind dabei schon Fehlerquellen möglich.

Untersuchung des Samens

Der Samen oder das Sperma ist vom Hodensekret zu unterscheiden. Das letztere ist alleiniges Produkt der Hodentätigkeit und ist am Lebenden nur durch Punktion des Hodens zu gewinnen, während man unter Samen das Produkt der Ejakulation versteht, das außer dem Hodensekret die Sekrete der Samenbläschen, der Prostata, der Harnröhrendrüsen einschließlich der Cowperschen Drüsen enthält, und das nur, wenn der Weg für den Abfluß aus diesen Organen frei ist. Bei doppelseitiger

Epididymitis z. B. wird das Ejakulat gar kein Hodensekret enthalten, also Samen ohne Samenzellen (Azoospermie).

Der wesentliche Bestandteil des Hodensekretes sind die Spermatozoen (Abb. 46), der charakteristische Bestandteil, der Samenblasen sind sagokörnchenartige, glänzende Gebilde, die in einer farblosen, klebrigen, schweren Grundsubstanz eingebettet sind; das Sekret der Prostata ist gekennzeichnet durch sein opaleszierendes Aussehen, das es dem reichen Gehalt an Lipoidkörnchen verdankt; das Sekret der Cowperschen Drüsen stellt eine fadenziehende, klare Flüssigkeit dar, die sich oft bei sexuellen Aufregungen an der Harnröhrenmündung zeigt. Je nach dem Fehlen des einen oder anderen Bestandteiles wird daher der Samen verschieden aussehen.

Die Untersuchung des Samens geschieht makroskopisch und mikroskopisch.

Makroskopische Untersuchung des Samens

Sie bezieht sich auf Menge, Konsistenz und Farbe.

Die Menge des normalen Samens beträgt bei einer Ejakulation 6 bis 15 ccm, wechselt also schon normalerweise in bedeutenden Grenzen. Abnorme Verminderung wird Oligospermie, abnorme Vermehrung Polyspermie genannt. Die letztere hat nur geringe Bedeutung[1]), die erstere ist physiologisch bei jugendlichen Individuen, bei Greisen und nach wiederholtem Coitus, pathologisch im geschlechtstüchtigen Alter als Folge von Erkrankungen der Samenwege. Vollständiger Mangel des Ejakulats, Aspermie, ist entweder angeboren oder erworben. Er entsteht durch schwere Schädigungen im Urogenitaltrakt, die zur Folge haben, daß der Samen entweder gar nicht in die Harnröhre oder wenigstens nicht nach vorne gelangen kann, das sind Strikturen, Phimosen, Zerstörungen der Prostata und Samenblasen, Folgezustände nach Prostataoperationen usw. Je nach der Art des Leidens ist die Aspermie dauernd oder vorübergehend.

Die Konsistenz des normalen Samens ist dickflüssig, gelatinös. Das Prostatasekret allein ist dünnflüssig, das Samenblasensekret wirkt koagulierend.

Die normale Farbe ist grauweiß. Auf der Wäsche nimmt der Rand einen gelblichen Farbenton an. Durch Beimengung von Eiter (Pyospermie) wird er gelb bis grüngelb, durch Beimengung von Blut (Haemospermie) rot bis rotbraun (schokoladefarbig), je nachdem es sich um frischeres oder altes Blut handelt (Himbeergeleesperma).

---

[1]) v. Frisch erwähnte in seiner Vorlesung einen gerichtlichen Fall, bei dem es sich um die Feststellung handelte, ob die großen Mengen des in die Vagina einer Prostituierten entleerten Ejakulats von einem Samenerguß oder einer Miktion herrührten. Der Begutachter entschied für Polyspermie.

Mikroskopische Untersuchung des Samens

Sie wird am nativen oder gefärbten Präparat ausgeführt.

Die Untersuchung am nativen Präparat klärt uns auf über das Vorhandensein oder Fehlen von Spermatozoen, ihre Menge, ihre Gestalt, ihre Beweglichkeit, über den Gehalt an Eiterzellen, Epithelien und Blut. Ein Tropfen des Samens wird auf einen Objektträger gebracht, mit einem Deckglas bedeckt und mit mittlerer Vergrößerung untersucht. Das Bild des normalen Samens wird beherrscht von der Unzahl der in lebhafter Bewegung sich tummelnden Spermatozoen. Daneben sieht man einzelne Epithelien verschiedener Art, Spermatoblasten, Prostatabestandteile, hie und da einen Leukocyten und Detritus. Läßt man das Präparat eintrocknen, so bilden sich nadel- oder wetzsteinförmige Kristalle, die Böttcherschen Kristalle. Ihre Bildung wird gefördert durch Hinzutun eines Tropfens von 1 % phosphorsaurer Ammoniaklösung. Sie entstammen dem Prostatasekret und sind die Träger des charakteristischen Samengeruches (Schreinersche Base).

Oligozoospermie äußert sich in Abnahme der Zahl der Spermatozoen, manchmal bis zu einem Grade, daß wir nur einige wenige Exemplare im Gesichtsfeld finden oder in mehreren Gesichtsfeldern nur eines. Wir sehen sie bei Hodenerkrankungen, die zu einer Herabsetzung der Generationstätigkeit geführt haben (das sind: Hypoplasie, Atrophie, Entzündungen, Tumoren) sowie bei Erkrankungen der ableitenden Samenwege, in erster Linie Epididymitis, Deferentitis.

Vollständiges Fehlen, Azoospermie, bewirkt unbedingt Sterilität. Sie kommt vor bei angeborenen Hodenanomalien, wie Anorchismus, manchmal auch bei Kryptorchismus[1]), bei erworbenen Hodenerkrankungen, die zur vollständigen Einstellung der Hodenfunktion (seltenes Vorkommnis) geführt haben, sowie bei völligem Mangel oder Verschluß der ableitenden Organe. Der letztere wird in der überwiegenden Zahl der Fälle durch entzündliche Erkrankungen herbeigeführt, am häufigsten durch doppelseitige Epididymitis, in zweiter Linie durch Krankheiten der Prostata und hinteren Harnröhre, besonders durch narbige Ausheilung von Abszessen in der Umgebung der Ductus ejaculatorii, die dadurch zum Verschluß gebracht werden. Doppelseitige Epididymitis führt jedoch nicht immer zu dauernder Azoospermie. Ferner bei konstitutionellen Krankheiten, wie Syphilis, Tuberkulose, aber nur selten und vorübergehend. Nach längerdauernder Röntgenbestrahlung des Hodens tritt ein vollständiger Stillstand der Spermatogenese ein (Röntgenkastration).

Wenn Spermatozoen wohl vorhanden, aber unbeweglich sind, sprechen wir von Nekrozoospermie. Sie kann bei Pyospermie vorkommen, besonders jedoch bei Prostataerkrankungen.

---

[1]) Die Untersuchung kryptorcher Hoden zeigt zumeist ein vollkommenes Fehlen der Spermatogenese. Dies ist in vielen Fällen von größter Wichtigkeit. Bei beiderseitigem Kryptorchismus besteht Azoospermie bei gut erhaltener Potentia coeundi und wohlausgebildeten sekundären Geschlechtscharakteren.

Pathologische Bestandteile der Samenflüssigkeit sind Eiter und Blut.

Die Beimengung von Eiter (Pyospermie) äußert sich bei geringen Graden in der Weise, daß man mehrere Eiterzellen in einem Gesichtsfelde findet, bei höheren Graden ist das ganze Gesichtsfeld übersät mit Eiterzellen, die dann oft auch in Klümpchen beisammen liegen. Woher die Eiterzellen stammen, läßt sich mikroskopisch nicht erkennen. Die Ursache der Pyospermie kann in allen Organen liegen, die der Samen und seine Bestandteile passieren, also Nebenhoden, Samenstrang, Samenblasen, Ductus ejaculatorii, Prostata, Urethra und Cowperschen Drüsen. Ja, auch bei Entzündungen der oberen Harnwege können dem Ejakulat Eiterzellen beigemengt sein, die, aus dem eiterhältigen Harn stammend, auf der Oberfläche der Schleimhaut liegen geblieben sind.

Ähnliches gilt für die Haemospermie. Wir sehen sie bei Erkrankungen des Nebenhodens, der Prostata, hier abgesehen von der Prostatitis als Frühsymptom bei Carcinom analog der blutenden Mamma, der Samenblasen, der Harnröhre, hier außer bei Entzündungen auch bei Polypen und Papillomen, Varicen, Angiomen und Geschwüren.

Für die native Untersuchung ist es wichtig, daß der Samen möglichst frisch gewonnen ist, am besten am Orte der Untersuchung produziert und in einem reinen, sterilen Schälchen aufgefangen wird. Wenn er in einem Kondom gebracht wird, soll er warm transportiert werden und nicht über zwei Stunden alt sein. Doch ist im letzteren Falle Unbeweglichkeit der Spermatozoen kein absolut sicheres Zeichen von Nekrozoospermie[1]).

Gefärbte Präparate.

Die Färbung geschieht nach denselben Regeln wie die der anderen Sekrete. Sie geschieht in erster Linie zu bakteriologischen Zwecken. Finden sich Bakterien, z. B. Gonokokken im Sperma, so ist über ihre Herkunft ebensowenig zu sagen, wie über die Herkunft der Eiterzellen. Dies entscheidet die übrige klinisch-endoskopische Untersuchung des Urogenitaltraktes.

Für die kulturelle Untersuchung des Spermas gilt dasselbe wie für die des Harnes.

Untersuchungsmethoden der Harnröhre

Die männliche Harnröhre wird aus didaktischen und klinischen Gründen in eine Pars anterior und eine Pars posterior eingeteilt.

Die Pars anterior reicht vom Meatus urethrae bis zum Sphincter externus und entspricht anatomisch der Pars cavernosa und bulbosa, die Urethra posterior liegt zwischen den beiden Sphinkteren und entspricht

---

[1]) Bei Paternitätsfragen empfahl v. Frisch dem Begutachter, sein Untersuchungsergebnis stets mit den Worten einzuleiten: „Das mir zur Untersuchung von Herrn ... überbrachte Ejakulat" (nicht „das Ejakulat des Herrn ...").

der Pars membranacea und prostatica (s. Abb. 29). Das Kaliber wird nach der Charrièreschen Skala angegeben (Abb. 12). Eine Nummer derselben bedeutet 1/3 mm Durchmesser. Das Kaliber, richtiger die Dehnungsfähigkeit der normalen Harnröhre, ist an verschiedenen Stellen verschieden. Sie beträgt in der Pars prostatica 40 bis 45 Charr., in der Pars membranacea 35 bis 40, in der Pars bulbosa 35 bis 60, in der Pars cavernosa 30 bis 35 Charr. Das Orificium externum hat eine Durchschnittsweite von 24 Charr., ist daher die engste Stelle. Eine relativ enge Stelle bildet ferner häufig die hintere Begrenzung der Fossa navicularis. Die besonders dehnungsfähige Pars bulbosa spricht man auch als Excavatio bulbi an.

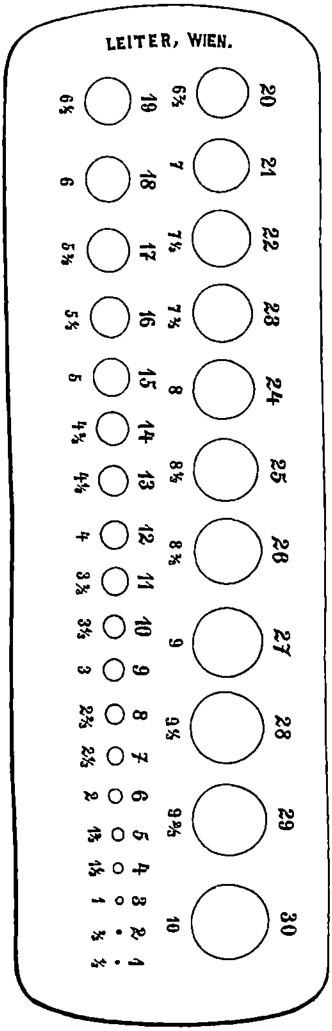

Die hintere Harnröhre ist trotz ihrer Kürze vielgestaltiger, wenigstens soweit die untere Wand in Betracht kommt. Hier erhebt sich der Samenhügel (Colliculus seminalis), der blasenwärts steil zur Fossula prostatica abfällt und Längsleisten aussendet (Cristae posteriores colliculi), distalwärts als Crista anterior langsam zur Pars membranacea abfällt. Zu beiden Seiten bildet der Colliculus seminalis mit den Seitenwänden Längsfurchen, die als Sulci laterales bezeichnet werden. Den Abschluß gegen die Blase bildet der Rand des Sphincter internus. Die Harnröhre zeigt bei schlaffem Penis zwei ausgesprochene Krümmungen. Der erste nach unten konkave Bogen entspricht der Anheftungsstelle der Lig. suspensorium und ist ohne Gewalt ausgleichbar, während der zweite der Pars bulbosa und dem Übergang in die Pars membranacea entspricht und nur mit gewisser Gewalt ausgleichbar ist. Die Länge der Urethra ist sehr schwankend zwischen 15 und 24 cm, wobei auf den hinteren Teil 3 bis 4 cm entfallen.

Hier soll die Untersuchung der Harnröhre mittels eingeführter Instrumente besprochen werden; was sich ohne diese an der Harnröhre konstatieren läßt, wurde im Abschnitte über Palpation und Inspektion behandelt. Zur Einführung gelangen Sonden und Katheter. Streng

Abb. 12. Kathetermaß, vom 1/3 mm bis 10 mm Durchmesser, je um 1/3 mm steigend, französische Skala (Charrière)

aseptisches Vorgehen ist dabei nötig. (Siehe darüber den Abschnitt „Asepsis".)

Wir sprechen von w e i c h e n, h a l b w e i c h e n bzw. h a l b s t a r r e n und s t a r r e n Instrumenten. Die weichen bestehen aus vulkanisiertem

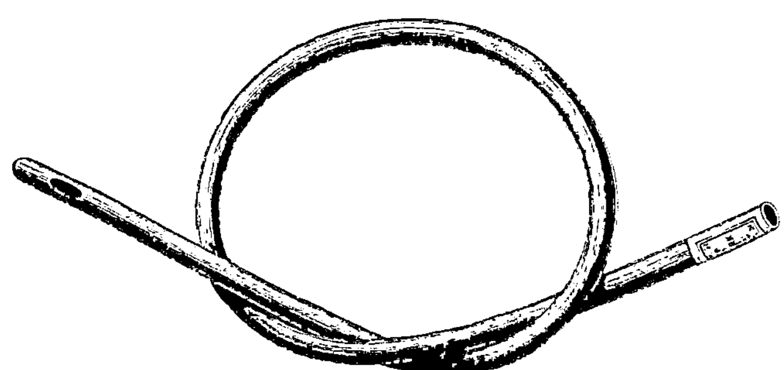

Abb. 13. Nelatonkatheter

Abb. 14. Tiemannkatheter

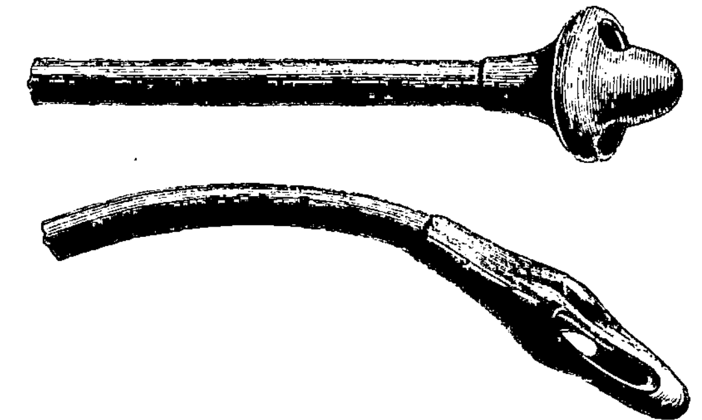

Abb. 15. Pezzerkatheter (nicht gespannt und gespannt)

Abb. 16. Halbsteifer Seidenkatheter mit M e r c i erscher Krümmung

Kautschuk, die halbstarren aus einem Seidengespinst, das mit einem Lack überzogen ist, die starren aus Metall, das gut vernickelt ist. Glas- und Hartgummiinstrumente sind zu verwerfen.

Von Bedeutung ist ferner die Form des einzuführenden Endes des Instrumentes. Wir unterscheiden da eine stumpfe zylindrische und eine zugespitzte konische Gestalt, ferner ein geknöpftes Ende nach vorhergegangener Verjüngung des Schaftes (Abb. 17) und schließlich gerade und abgebogene Enden. Durch Kombination dieser Formen kommt eine große Zahl verschiedener Instrumente zustande, deren jedes von verschiedenen Autoren für bestimmte Zwecke angegeben wurde. Wir wollen hier nur die gebräuchlichsten und zweckmäßigsten

Abb. 17 Halbsteifer Seidenkatheter, geknöpft (Strikturenkatheter)

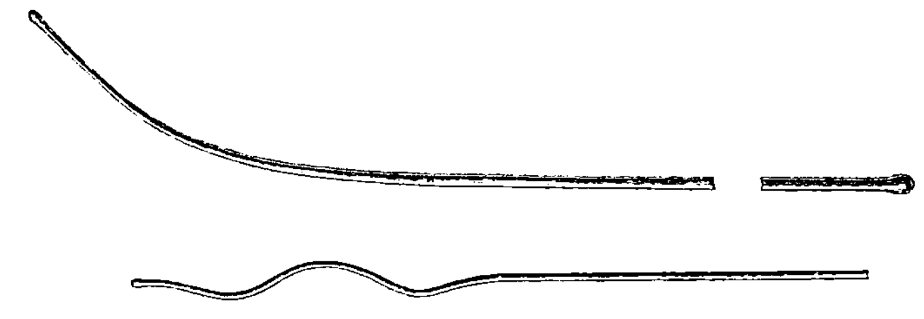

Abb. 18. Filiforme Bougies

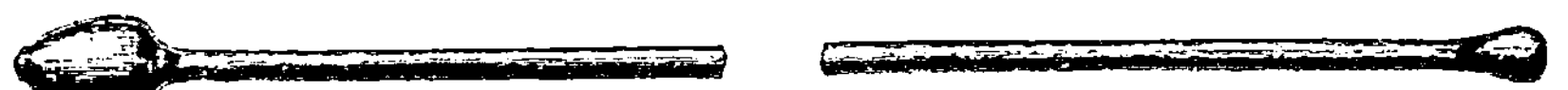

Abb. 19. Bougie à boule, elastisch, Knopf in verschiedener Dicke

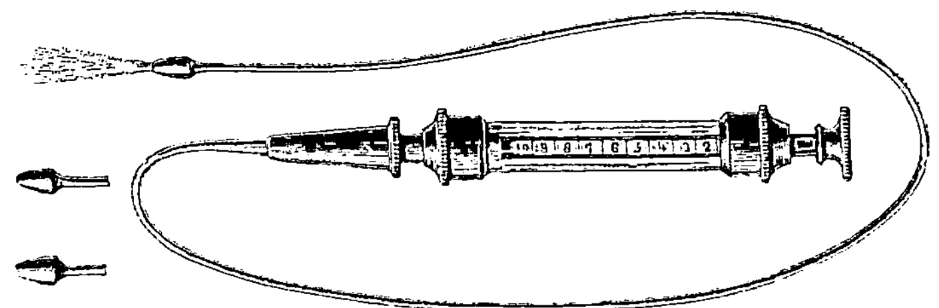

Abb. 20. Guyonscher Kapillarkatheter mit Spritze

anführen. Von ganz weichen Kathetern seien empfohlen: Nelatonkatheter (Abb. 13), die ein stumpfes Ende mit seitlicher Öffnung haben, und Tiemann-Katheter, besonders für die Prostatahypertrophie; sie sind geknöpft und gekrümmt, ferner Pezzer- und Malecot-Katheter (Abb. 14 und 15).

Von den halbstarren Instrumenten werden sowohl Katheter als auch Sonden bzw. Bougies hergestellt. Unter den Kathetern sind am gebräuchlichsten die mit Mercierscher Krümmung und zylindrischem Ende (Abb. 16) und ein oder zwei seitlichen Öffnungen, ferner gerade geknöpfte Katheter (Abb. 17), die sich besonders für Strikturenbehandlung eignen; auch geknöpfte mit Tiemannscher Krümmung werden in den Handel gebracht. Von halbsteifen Bougies sind zu erwähnen die ganz dünnen Charrière 1 bis 4, die als filiforme Bougies bekannt sind und sowohl

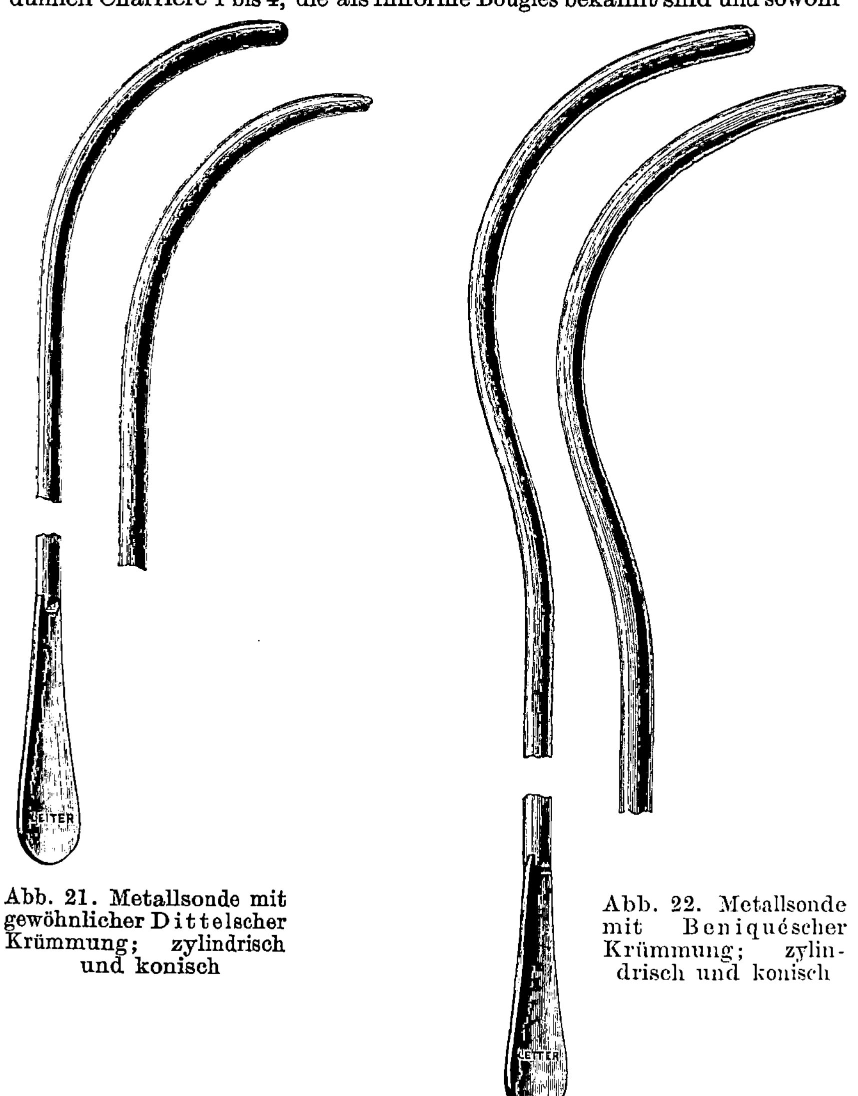

Abb. 21. Metallsonde mit
gewöhnlicher Dittelscher
Krümmung;   zylindrisch
und konisch

Abb. 22. Metallsonde
mit   Beniquéscher
Krümmung;   zylin-
drisch und konisch

geknöpft als auch ungeknöpft hergestellt werden (Abb. 18), ferner gerade geknöpfte Bougies mit einem Bleikerne zur Strikturenbehandlung.

Zu den halbsteifen Sonden gehört auch die Bougie exploratrice à boule (Abb. 19), die an einem gleichmäßig dicken Schaft einen olivenförmigen Knopf trägt, dessen Dicke ebenfalls nach Charrièrescher Skala abgestuft wird. Ausgehöhlt bilden sie den Guyonschen Kapillarkatheter (Abb. 20), der zur tropfenweisen Benetzung der Harnröhre und Blasenschleimhaut dient.

Es sei hier gleich das Notwendige über die Konservierung dieser Instrumente gesagt. Sie halten sich lange und gut in Glyzerin, in dem sie sich auch durch Kochen sterilisieren und dann steril aufbewahren lassen; es geschieht dies in einer entsprechend langen und weiten Eprouvette mit Gummiverschluß und Ventil (Freundsche Sterilisiereprouvette).

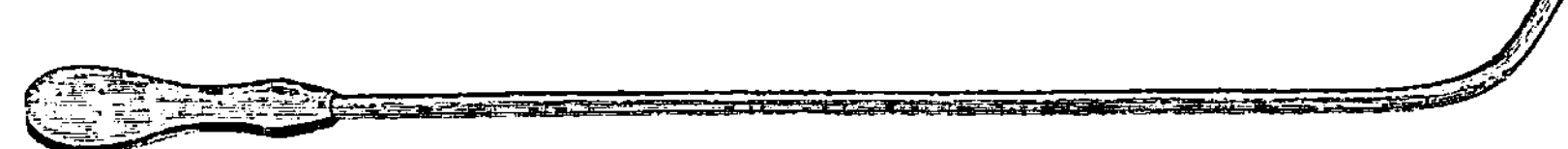

Abb. 23. Steinsonde

Die metallenen geraden Sonden werden mit zylindrischen oder konischen Enden hergestellt und sind nur für die Pars anterior urethrae bestimmt. Die gebogenen werden als Katheter und Sonden geliefert. Die zweckmäßigste Krümmung ist die gewöhnliche Dittelsche Krümmung (Abb. 21), für gewisse Zwecke eignet sich die Beniquésche Krümmung (Abb. 22). Zur Untersuchung der Blase nach Steinen verwendet man kurzschnabelige, zylindrische Sonden, deren Ende sich gut und frei in der Blase bewegen läßt (Abb. 23).

Es wurden in diesem Abschnitte Sonden und Katheter beschrieben, gleichgültig, ob sie der Untersuchung oder Behandlung dienen, um Wiederholungen zu vermeiden. Übrigens wird ein und dasselbe Instrument einmal zur Untersuchung, das andere Mal zur Behandlung verwendet. Der Katheter z. B. wird nicht nur zur Entleerung der Blase bei Harnretentionen oder zu Blasenspülungen, sondern auch zur Prüfung der Kapazität der Blase verwendet. Zur Konstatierung einer Harnröhrenverengerung kann man die Bougie à boule verwenden, ebenso zur Prüfung der Empfindlichkeit der Harnröhre. Sie findet ferner Anwendung zur Expression von Sekreten aus den Harnröhrendrüsen oder Lakunen mittels des Crippaschen Handgriffes. Dieser besteht darin, daß die Sonde bis in den Bulbus eingeführt, dann der Penis mit der flachen Hand auf die Bauchdecken niedergedrückt und der Sondenknopf herausgezogen wird. Dabei werden die sekrethältigen Drüsen und Lakunen ausgequetscht und das Sekret bleibt an dem Knopf haften. Die Technik des Katheterismus wird in einem eigenen Kapitel, die Technik der Sondierung im Abschnitt über die Strikturen der Harnröhre behandelt.

Für die weibliche Harnröhre kann man natürlich dieselben Instrumente verwenden wie beim Manne. Als Verweilkatheter dient der Pezzer-Katheter, ein weicher Gummikatheter, dessen Ende kugelig (Abb. 15) aufgetrieben ist. Die Öffnungen liegen an der distalen Seite der Kugel. Die Einführung geschieht in der Weise, daß durch einen Metallstift, der nach Art einer Uterussonde gebaut ist, der Katheter gespannt wird (Katheterspanner), bis die Kugel ausgeglichen ist; in diesem gespannten

Zustande wird dann der Katheter durch die Harnröhre vorgeschoben (siehe auch S. 65). Ähnlich gebaut ist der denselben Zwecken dienende Malecot-Katheter.

Urethroskopie

Die Urethroskopie ist die Besichtigung der Harnröhrenwand. Es ist klar, daß dazu grundsätzlich zwei Bedingungen erfüllt werden müssen: 1. muß die Wand der Besichtigung zugänglich gemacht werden, 2. muß für entsprechende Beleuchtung gesorgt werden.

Ad 1. dienen Metallrohre von verschiedenem Kaliber und Form, Harnröhrentuben genannt, ad 2. dienen elektrische Lämpchen in zweckmäßiger Verbindung mit den Harnröhrentuben. Es gibt eine große Zahl von Instrumentarien für die Urethroskopie[1]). Die Handhabung erfordert spezielle Schulung und Übung. Es soll hier nur in kurzen Worten dargelegt werden, was sie leisten kann und daß sie zu einer raschen und zielbewußten Behandlung der Harnröhrenerkrankungen ebenso unerläßlich ist wie die Cystoskopie für die Blasen- und Nierenerkrankungen. Man kann die Harnröhre „trocken" und unter Spülung besichtigen. Unter der trockenen Methode verstehen wir diejenige Untersuchungsart, bei der zwischen dem Auge und der zu besichtigenden Schleimhaut nur Luft, höchstens eventuell ein Vergrößerungsapparat liegt. Bei der Spülmethode wird die Harnröhre durch den Druck einer durchsichtigen, klaren, farblosen, sterilen Flüssigkeit ausgedehnt und in diesem entfalteten Zustande mittels eines optischen Systems besichtigt.

Die Endoskopie der vorderen Harnröhre

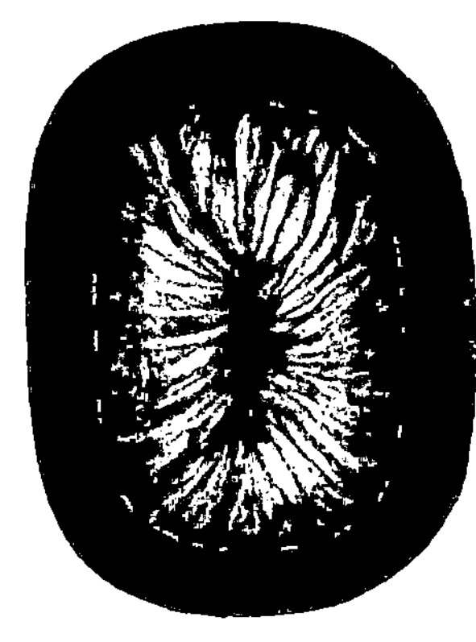

Abb. 24. Normales Schleimhautbild der vorderen Harnröhre bei trockener Urethroskopie

Bei der trockenen Methode sehen wir ein kleines Gesichtsfeld, der Öffnung der Tube entsprechend; es stellt sich die Harnröhrenwand in Form eines Trichters ein, dessen tiefster Punkt Zentralfigur genannt wird (Abb. 24). Bei normaler Schleimhaut sieht man auf einem bald mehr weißen, bald mehr gelblichen Hintergrund radiär verlaufende rote Streifen von der Zentralfigur zur Peripherie ziehend. Das sind die sichtbaren Schleimhautgefäße, die in der Harnröhre einen longitudinalen Verlauf haben; Abweichungen von diesem Bilde sind pathologisch. Sie bewegen sich im allgemeinen in zwei Richtungen.

An Stelle der normalen, deutlichen und gleichmäßigen Gefäßzeichnung tritt eine hellere oder dunklere Rötung infolge aktiver

---

[1]) Wir bedienen uns auf unserer Station des von Glingar angegebenen, von Leiter (Wien) konstruierten Universalinstrumentariums. Siehe Glingar: Die Endoskopie der männlichen Harnröhre. Verlag J. Springer, Wien.

Hyperaemie als Ausdruck einer akuten Entzündung der Mucosa: Urethritis erythematosa oder entzündliches Erythem. Natürlich ist die Entzündung auch mit Schwellung der Schleimhaut verbunden. Diese ist manchmal ungleichmäßig und führt zu Niveaudifferenzen, so daß die Schleimhaut das Aussehen einer granulierenden Wunde bekommt (Granulationen).

Die akute Entzündung geht entweder in Restitutio ad integrum über oder macht Wandlungen durch, wie sie aus der pathologischen Anatomie für den Übergang in den chronischen Zustand bekannt sind, das heißt, auf dem Umwege über ein Granulationsgewebe kommt es zur Bildung von Bindegewebe, das einerseits hyperplastische, anderseits schrumpfende Tendenz zeigt. Das Gewebe wird blutärmer, blässer und starrer, die Folge ist Undeutlichkeit der Gefäßzeichnung und Blässe: Urethritis indurativa oder besser Induration genannt. Den stärksten Grad dieser Veränderung bildet die Striktur.

Wichtige Aufschlüsse gibt ferner die Urethroskopie über den Zustand der Lakunen und Drüsen. Man sieht nicht nur, ob sie erkrankt sind, man sieht ihre Umwandlung in Cystchen oder Abszeßchen und erfährt auf diese Weise die Ursache des hartnäckigen Verlaufes einer Gonorrhoe und den Weg für eine rationelle Behandlung. Ebenso unentbehrlich ist die trockene Urethroskopie für die Erkennung der Epithelveränderungen, insbe-
sondere der Leukoplakie, die oft die Ursache
hartnäckiger Bakteriorrhoe ist, ferner für
die Erkennung der nichtgonorrhoischen Veränderungen, wie der sogenannten Urethritis
non gonorrhoica (Urethritis simplex), der
Ulcera mollia, Tuberkulose, Lues, des Carcinoms, der Varicen oder Angiome der Harnröhre, der Ursachen geheimnisvoller Ure-
throrrhagien.

Die Spülurethroskopie gibt uns wertvolle Aufschlüsse über die Veränderungen,
die das Lumen der Harnröhre betreffen.
Wir sehen in ausgezeichneter Weise Aussackungen der Wand, sei es daß es sich

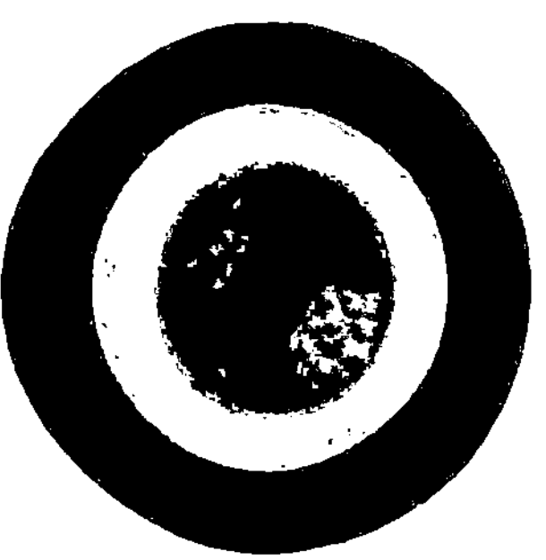

Abb. 25. Papillome der
vorderen Harnröhre.
Irrigationsurethroskopie

um besonders große Lakunen oder um echte Divertikel handelt, um Polypen oder Papillome (Abb. 25) oder um Hindernisse für das Abfließen des Harns und für einzuführende Instrumente oder um den Bau von Strikturen und angeborene Gewebsbrücken.

Endoskopie der hinteren Harnröhre

Hier verwenden wir als Methode der Wahl die Spülmethode, weil die Nähe der Blase der trockenen Methode Schwierigkeiten bereitet. Übrigens handelt es sich in der hinteren Harnröhre weitaus am meisten um Veränderungen, die mit Niveaudifferenzen einhergehen, das sind proliferative Prozesse als Folge von chronischer Entzündung, Polypen,

Papillome, Divertikel, angeborene Bänder und Brücken, und für diese
eignet sich an und für sich am besten die Spülurethroskopie. Die trockene
Endoskopie kommt praktisch nur bis einschließlich den Colliculus sem.
in Betracht.

Urethroskopie und Behandlung

Die Urethroskopie leistet aber nicht nur in diagnostischer Hinsicht,
sondern auch in therapeutischer Hinsicht Unersetzliches. Sie ermöglicht
einerseits die rationelle Behandlung der
krankhaften Veränderungen unter Leitung des
Auges — Pinselung des entzündlichen Ery-
thems, Kauterisation der erkrankten Lakunen
und Drüsen, Excochleation von Leukoplakien,
Entfernung von Polypen und Papillomen
(Abb. 26), Behandlung von Divertikeln,
Taschen und Abszessen, von Varicositäten
oder Angiomen, von endourethralen Mißbildungen, die Entrierung von Strikturen,
die lokale Behandlung von Geschwüren;
anderseits lenkt sie auch die sonstige Behandlung in die Richtung der endoskopisch
als krank erkannten Gegenden und ermöglicht so die lokalisierte Herdbehandlung.

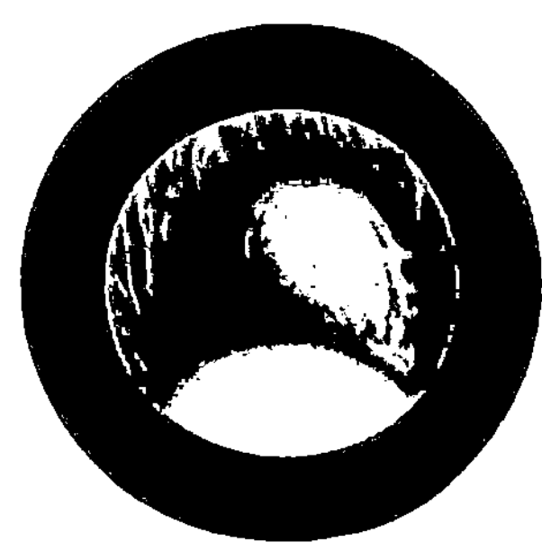

Abb. 26. Polyp am Colli-
culus seminalis, kauteri-
siert. Irrigationsurethroskopie

Indikationen und Kontraindikationen

Indiziert ist die Urethroskopie immer, wenn keine Kontraindikationen
bestehen; diese sind bedingte und unbedingte.

Bedingte Kontraindikationen sind gegeben durch solche Zustände, bei denen von vornherein eine entsprechende Beantwortung der
durch die Endoskopie zu lösenden Fragen nicht zu erwarten ist. Das gilt
für die vordere Harnröhre im Stadium starker Eiterung, gleichgültig,
ob dieselbe eine Folge frischer Infektion oder einer Exacerbation (Rezidiv)
einer alten Erkrankung ist. Wir finden da, dem klinischen Befund
entsprechend, eine diffuse akute Entzündung der Harnröhre mit starker
Schwellung der Schleimhaut, Undeutlichkeit der Drüsenöffnungen. Die
Ursache der Rezidive ist endoskopisch bei einem solchen Zustande fast
nie mit Sicherheit zu eruieren, auch wenn sie in der Harnröhre und nicht
in einer Adnexerkrankung liegt. Es ist daher besser, das akute Stadium
der Rezidive durch chemische Behandlung, wie Spritzungen und Spülungen
zu überwinden, was ja zumeist in einigen Tagen möglich ist und dann erst
zu endoskopieren; dann sieht man die Erkrankung lokalisiert und richtet
sein therapeutisches Verhalten nach dem erhobenen Befunde ein, soweit
es sich um die Harnröhre handelt; die Adnexe erfordern natürlich ihre
eigene Behandlung.

Dementsprechend läßt sich auch die Frage leicht beantworten,
wann man bei einer normal ablaufenden Urethritis gon.
endoskopieren darf und soll. Der Zeitpunkt wird dann gegeben

sein, wenn die Sekretion so weit zurückgegangen ist, daß sich nur noch geringes Sekret aus dem Orificium ext. ausdrücken läßt, der Harn bereits klar ist und nur noch Flocken enthält. Dieser Zeitpunkt wird bei den verschiedenen Fällen verschieden sein. Maßgebend ist der klinische Befund, wenn er erwarten läßt, daß der diffuse entzündliche Prozeß zurückgegangen ist und einer herdweisen Lokalisation Platz gemacht hat.

Außerdem gibt es frische Fälle von Gonorrhoe, die sich bei ihrem Beginn durch die Geringfügigkeit der Sekretion und der sonstigen Erscheinungen auszeichnen; es besteht wohl eine eitrige Ausscheidung mit Gonokokken, jedoch nur in geringem Maße, der Urin ist klar, enthält eitrige Flocken, subjektive Beschwerden sind nur in geringem Grade vorhanden oder fehlen. Man spricht von einer von vorneherein chronisch auftretenden Gonorrhoe. Diese Fälle können sofort endoskopiert werden, wenn auch, oder vielleicht besser gesagt, gerade weil der Zustand schon einige Tage gleichmäßig anhält. Es zeigt sich da manchmal, daß nur eine Lakune oder Drüse infiziert ist und die Entzündung nur ein kleines Gebiet in der Umgebung derselben befallen hat. Die Behandlung solcher Fälle besteht in Instillation zuerst von $H_2 O_2$ in die Öffnung durch das Instillationsrohr, dann von 10 % Höllensteinlösung oder Einführung einer Lapisperle, die an die Sonde angeschmolzen wird, und in Bepinseln der Umgebung ebenfalls mit 10 % Höllensteinlösung. Man kann auf diese Weise Abortivheilungen erzielen. Ein Schaden kann dabei nicht angerichtet werden, nur empfiehlt es sich, die Untersuchung von vorne nach hinten durchzuführen. Es sind diese Fälle jenen gleichzustellen, bei denen lange Zeit eine isolierte Infektion eines paraurethralen Ganges bestehen kann, ohne daß die Harnröhre selbst ergriffen wird.

Unbedingte Kontraindikationen sind begreiflicherweise solche Zustände, bei denen die Gefahr einer Verschlimmerung des Leidens besteht. Hieher gehören vor allem die akuten Komplikationen, wie akute Epididymitis, Prostatitis usw.

Die Irrigationsendoskopie der hinteren Harnröhre ist eigentlich nur kontraindiziert, wenn die Einführung eines Instruments in die hintere Harnröhre oder Blase überhaupt kontraindiziert ist, sonst unbedenklich, also auch bei Bakteriurie gestattet. Freilich wird sie wohl nur bei chronischen Fällen in Anwendung kommen, da bei diesen erst Veränderungen zu erwarten sind, die endoskopische Bedeutung haben.

Cystoskopie und Ureterenkatheterismus

Was für die Erkrankungen der Harnröhre die Urethroskopie, bedeutet für die Erkrankungen der Blase und der Nieren die Cystoskopie. Sie ist nicht eine diagnostische Ergänzung der klinischen Untersuchung, sondern ein unersetzliches Hilfsmittel für die Diagnose und Therapie eines großen Teiles der urogenitalen Erkrankungen. Die Technik ist jetzt ausschließlich auf der von Nitze angegebenen Methode der Besichtigung in der mit einer durchsichtigen, klaren Flüssigkeit gefüllten Blase aufgebaut. Die sogenannte direkte Cystoskopie nach Art der trockenen Urethroskopie ist nahezu allgemein verlassen. Die wesentlichen Bestandteile eines Cystoskops sind ein Beleuchtungsapparat, der aus einem kleinen elektrischen Glühlämpchen und der dazugehörigen Leitung besteht, und das optische System, das die Besichtigung des Blaseninnern gestattet, beide sind in ein Metallrohr eingebaut, so daß die Einführung durch die Harnröhre wie die einer Sonde möglich ist. Die Bilder, die die neueren Cystoskope liefern, sind aufrecht und seitenrichtig, das heißt, man sieht die Gegenstände entsprechend ihrer natürlichen Lage. Man sieht auf einmal natürlich nur Ausschnitte des Blaseninnern, jedoch durch Drehungen und Vor- und Rückwärtsbewegungen des Blasenspiegels läßt sich nach und nach in kurzer Zeit die ganze Blase besichtigen.

Durch Beobachtung der Blauausscheidung aus den Uretermündungen nach Injektion von Indigokarmin — Chromocystoskopie — gewinnen wir ein Urteil über die Nierenfunktion (siehe S. 95).

Das Ureterencystoskop ermöglicht infolge passender Anbringung eines Kanals das Einführen eines dünnen Katheters (Ureterkatheter), den man mittels eines am Blasenende des Kanals angebrachten Hebels die Richtung zum Vorschieben in die Uretermündung geben kann. Auf diese Weise gelingt es uns, den Harn einer bzw. beider Nieren getrennt aufzufangen und der chemischen und mikroskopischen Untersuchung zuzuführen. Darüber hinaus aber orientiert uns der Harnleiterkatheterismus auch über die Länge, Weite und Durchgängigkeit des Ureters; führen wir den Katheter bis in das Nierenbecken vor, so können wir aus der Menge des abtropfenden Harnes wichtige Schlüsse über die Größe des Nierenbeckens ziehen, durch Injektion von Flüssigkeit eine „Eichung" desselben bzw. die Pyelographie vornehmen (siehe später). Der Ureterenkatheterismus dient aber nicht nur unserer Diagnostik; durch Vorschieben des Katheters über ein Hindernis im Harnleiter hinaus und der damit verbundenen Evakuation des gestauten Harnes ist man imstande, bei schwersten Schmerzzuständen eine momentane Abhilfe zu schaffen; von den übrigen zahlreichen therapeutischen Anwendungsmöglichkeiten sei nur einer der häufigsten, der Nierenbeckenspülung, noch gedacht.

An Stelle des Ureterkatheters kann man auch biegsame Instrumente, wie Kauteren, Schlingenapparate (Blum), kleine Zangen, Messer usw. einführen; wir haben dann das Operationscystoskop für endovesikale Eingriffe vor uns.

Was die Cystoskopie leistet, wird in den einzelnen Abschnitten bei der Besprechung der Blasen- und Nierenkrankheiten dargelegt werden. Denn es gibt fast keinen krankhaften Prozeß in den Harnwegen, zu dessen Aufklärung oder Behandlung die Blasenspiegelung nicht nötig wäre, sei es, daß es sich um Albuminurie, Pyurie, Haematurie, um entzündliche oder neoplasmatische oder funktionelle Symptome handelt. Freilich erfordert ihre Handhabung viel Sachkenntnis und Übung. Es werden im speziellen Teile bei Besprechung der einzelnen Erkrankungen immer wieder die Bedeutung und die Ergebnisse der Cystoskopie betont werden, so daß es sich erübrigt, an dieser Stelle auf Einzelheiten einzugehen.

Funktionelle Nierendiagnostik

In den Anfängen der Nierenchirurgie wurde über gar manche Nieren-
operation berichtet, welche dadurch unglücklich ausfiel, daß sich heraus-
stellte, daß die Operation an einer Solitärniere ausgeführt wurde, oder
es handelte sich um die Entfernung einer Niere bei vollkommener
Zerstörung ihres Schwesterorgans. Die großen Fortschritte der
Nierenchirurgie wurden durch folgende Umstände begründet:

1. Die Verbesserung unserer Diagnostik, die namentlich auf dem
Wege der Cystoskopie (Ureter-Meatoskopie) zu einer raschen Erkenntnis
mancher Nierenkrankheiten geführt hat. Dazu kam, daß durch die
Einführung des Ureterenkatheterismus und die getrennte Auf-
fangung des Urins beider Nieren die Feststellung des Vorhandenseins
beider Organe ermöglicht wurde und weiters die einseitige Erkrankung
durch die Untersuchung der getrennt aufgefangenen Nierenharne diagnostiziert werden konnte.

2. Weitere Fortschritte in der Nierenchirurgie ergeben sich aus
den Fortschritten der chirurgischen Technik.

3. Die Röntgenuntersuchung der Nieren erschloß ein großes
Gebiet der Nierenkrankheiten der chirurgischen Behandlung, die Nierensteinkrankheit.

4. Endlich war es die Einführung der funktionellen Nierendiagnostik, welche einen weitaus schärferen Einblick in die Arbeits-
leistung der Nieren und deren Störungen ermöglichte.

Die Fragen, welche durch die Einführung der funktionellen Nierendiagnostik einer Lösung zugeführt werden sollten, waren die folgenden:

Wenn auch durch den Ureterenkatheterismus die Einseitigkeit
einer chirurgischen Nierenerkrankung (Tuberkulose, Tumor, Stein) mit
aller Sicherheit feststellbar war, wenn auch die Untersuchung des
Gesamtorganismus eine schwere Funktionsstörung der Nieren, eine allgemeine Niereninsuffizienz mit beginnender Uraemie ausschließen ließ,
so blieb dennoch noch eine Reihe von Problemen zur Beantwortung.
Hier besteht zunächst die Frage, ob bei einer einseitigen Nierenerkrankung
die Berechtigung zur Nephrektomie vorliegt, das heißt, ob man mit einem
großen Grade von Sicherheit schon vor der Operation darauf rechnen
kann, daß die zurückzulassende Niere nach der Entfernung ihres Schwesterorgans imstande sein werde, alle Arbeit für den Organismus allein zu leisten.

In anderen Fällen wieder wird es sich um die Beantwortung der
Frage handeln, ob bei einer ein- oder doppelseitigen Nierenerkrankung
eine konservative Operation durchgeführt werden soll oder ob anzunehmen ist, daß die Erkrankung mit einer so irreparablen Störung der
Nierenleistung verbunden ist, daß die Erhaltung der Niere nicht einmal
wünschenswert erscheint. Die Antwort auf diese Fragen gibt nicht die
einfache Untersuchung des getrennt aufgefangenen Harnes der beiden
Nieren, wir wissen genau, daß manche Formen der chronischen Nephritis
selbst in vorgeschrittenen Stadien der Erkrankung fast ohne Eiweiß-
und Zylinderausscheidung lange Zeit bestehen können.

Um diese Fragen zu beantworten, bedarf es bestimmter Proben, Belastungsproben der Niere, um zu sehen, wie das Organ mit einer bestimmten, ihm experimentell zugewiesenen Mehrarbeit fertig wird. Den Komplex dieser Proben bezeichnen wir als funktionelle Nierendiagnostik.

Bevor wir auf die einzelnen Funktionsprüfungen der Niere eingehen, wollen wir mit wenigen Worten den Begriff der Nierenfunktion festlegen. Die Aufgabe der Niere ist die Harnbereitung. Der Harn ist eine wässerige Lösung verschiedener Salze, die als Stoffwechselschlacken für den Aufbau des Körpers unwichtig oder schädlich sind, deren restlose Ausscheidung aus dem Organismus eine unabweisliche Forderung ist, soll nicht durch die Anhäufung dieser Stoffwechselschlacken im Blute eine schwere Störung des Allgemeinbefindens (Uraemie) entstehen. Das Blut muß dauernd in einem bestimmten Konzentrationszustand erhalten werden, es muß ferner von allen schädlichen Stoffen, Salzen, Bakterien, Giften möglichst rasch und vollständig befreit werden. Wir haben also an der Funktion der Nieren neben deren sekretorischen Leistungen, der Wasser- und Salzausscheidung, noch die osmoregulatorische und die purgative Funktion zu unterscheiden. Alle diese Detailfragen bilden Teile der Nierenfunktionsprüfung.

Die Wasserausscheidung wird vermittels der Probe der experimentellen Polyurie (Albarran) oder des Verdünnungsversuches geprüft. Die Salzausscheidung prüfen wir mittels der Konzentrationsprobe und durch die Beobachtung der Ausscheidung intravenös oder intramuskulär eingeführter Farbstoffe, also körperfremder, daher rasch zu eliminierender salzhältiger Lösungen, deren Ausscheidung uns ein Bild von der purgativen Funktion der Niere gibt. Die osmoregulatorische Funktion der Niere prüfen wir durch die physikalisch-chemische Untersuchung des Blutes, die Bestimmung des Gefrierpunktes, Kryoskopie, die Stickstoffbestimmung und die Messung des spezifischen Gewichtes des Blutes. Ohne die theoretischen Auseinandersetzungen noch weiterführen zu wollen, sei in den folgenden Zeilen die Art und Weise dargestellt, wie sich in unserer praktischen Tätigkeit die Nierenfunktionsprüfung abspielt.

I. Nierenfunktionsprüfung in der Nierenchirurgie

Mehr aus didaktischen Gründen, um einen Überblick über die funktionelle Nierendiagnostik in der klinischen Tätigkeit zu werfen, haben wir die Gesamtheit der in der urologischen Klinik zu begutachtenden Fälle in fünf Gruppen eingeteilt, und die für jede Gruppe notwendige Funktionsprüfung sei in schematischer Weise erörtert.

a) Ideale Fälle.

Es sind dies jene recht häufigen Fälle, bei welchen sowohl durch die Palpation als auch durch den beiderseitigen Ureterenkatheterismus eine einseitige Nierenerkrankung festzustellen ist, z. B. eine einseitige Tuberkulose der Niere, eine einseitige Pyonephrose, ein Nierentumor, während bei all diesen Fällen die Untersuchung des Harnes der anderen Niere vollkommen normale Verhältnisse zeigt, u. zw. Fehlen von Eiweiß, Blut und pathologischem Sediment, gute Konzentration und normale Harnfarbe und Durchsichtigkeit. Es ist in diesen idealen Fällen kaum viel mehr als eine einfache Formalität, wenn man die schon feststehende Diagnose und Indikation noch durch eine Funktionsprüfung der Niere ergänzt. Man wird sich auf jeden Fall in diesen Fällen mit der einfachsten und expeditivsten Methode begnügen: Die intravenöse Indigokarmininjektion (Cystochrom nach Necker; enthält 0,02 Indigokarmin und 3 ccm einer 2% Urotropinlösung in fertigen Ampullen). Bei intramuskulärer Injektion (0,08 Indigokarmin in 20 ccm Wasser) bedient man sich am zweckmäßigsten der von Grübler hergestellten Pastillen nach Voelcker-Joseph; die Lösung soll jedesmal frisch bereitet werden.

Die normal funktionierende Niere beginnt die Ausscheidung in 3 bis 5 Minuten nach der intravenösen, in 6 bis 8 Minuten nach der intramuskulären Injektion des Farbstoffes. Die Ausscheidung nimmt in wenigen Minuten an Intensität außerordentlich zu. Als Zeichen verminderter Funktionsfähigkeit hat man 1. Verzögerung im Beginner der Ausscheidung und 2. Verminderung der Intensität der Ausscheidung anzusehen.

Auch ein verfrühtes Auftreten der Farbstoffausscheidung hat eine gewisse pathognomonische Bedeutung. Dieselbe ist entweder auf eine kompensatorische Hypertrophie der Niere oder aber, wenn gleichzeitig eine beträchtliche Albuminurie besteht, auf eine parenchymatöse Nephritis bzw. degenerative Nephrose zurückzuführen.

b) Zweifelhafte Fälle.

In den Fällen der ersten Gruppe ist die Indikationsstellung eine vollständig klare und einfache. Man wird sich mit voller Beruhigung zur Exstirpation des schwer erkrankten Organs entschließen können, da man an der vollständigen Funktionsfähigkeit der anderen Niere nicht zu zweifeln hat. Ganz anders diejenigen Fälle, bei denen die Untersuchung der getrennt aufgefangenen Harne ergibt, daß die eine Niere wegen einer nachgewiesenen Erkrankung (Tumorbildung, Tuberkulose, Vereiterung) exstirpiert werden soll, während die Untersuchung der anderen Niere zeigt, daß auch diese der Sitz einer Erkrankung ist. So gehört es beinahe zur Regel, in Fällen vorgeschrittener Nierentuberkulose die eine Niere vollständig zerstört zu finden, während der Harn der anderen Niere Eiweiß und Zylinder enthält, also die Zeichen einer toxischen Nephritis (Nephrose).

In anderen Fällen wieder ergibt der Ureterenkatheterismus eine beiderseitige Tuberkulose, jedoch in ungleichem Maße auf beide Seiten verteilt; auf der einen Seite eine tuberkulöse Pyonephrose, auf der anderen Seite eine leichte Albuminurie, Eiter- und Tuberkelbazillen im Sediment. In diesen und ähnlichen Fällen ist die Frage zu entscheiden, ob die zurückzulassende Niere imstande sein wird, sämtliche sekretorischen und regulatorischen Funktionen zu übernehmen oder ob die Zerstörung in der anderen Niere eine so hochgradige ist, daß man mit einer günstigen

Prognose der Nephrektomie nicht rechnen kann. Hier wird es notwendig sein, sämtliche Teilfunktionen der Niere gesondert zu prüfen.

Wir werden zur Untersuchung der Wasserausscheidungsfähigkeit die Probe der experimentellen Polyurie als Belastungsprobe durchführen. Wir lassen die Kranken bei liegendem Ureterenkatheter ½ l Flüssigkeit trinken und werden bei hinreichender Nierenfunktion trotz bestehender toxischer Nephritis oder beiderseitiger Nierentuberkulose schon eine Viertelstunde nach dem Trinken das Auftreten einer mächtigen Harnflut beobachten. Zur Prüfung der Salzausscheidung verwenden wir die Indigokarminprobe wie früher. Wir werden es aber nicht versäumen, in diesen Fällen auch eine Blutuntersuchung vorzunehmen und als Zeichen einer hinreichenden Nierenfunktion einen normalen Blutgefrierpunkt ($\delta = -\,0{,}56$), einen Reststickstoff im Blute von unter 40 mg% werten.

Die Nephrektomie in einem solchen Falle ist nur dann erlaubt, wenn der Farbstoff in den ersten zehn Minuten nach der intravenösen Injektion eintritt, wenn die experimentelle Polyurie ordnungsmäßig eintritt und wenn der Reststickstoff nicht über 50 mg% steigt, der Blutgefrierpunkt nicht unter $-\,0{,}60$ sinkt.

c) Bei der Nierensteinkrankheit kommen für die funktionelle Nierendiagnostik folgende Fragen zur Beantwortung, die wir nur in Form von Schlußsätzen hier erörtern.

Bei einseitigen oder doppelseitigen aseptischen Nierensteinen ist die Pyelotomie zur Entfernung des Steines die Operation der Wahl. Bei infizierter Nephrolithiasis ist es am richtigsten, durch Nephrotomie den Stein zu entfernen und das Nierenbecken durch längere Zeit drainiert zu halten. Bei einseitigen Steinpyonephrosen, das sind jene Fälle, in denen das gesamte Nierenparenchym durch die Harn- und Eiterstauung im Nierenbecken zugrunde gegangen ist, ist die Nephrektomie indiziert. Bei beiderseitigen Nierensteinen ist die Frage zu entscheiden, welche Niere man zuerst operieren soll bzw. ob man beide Nieren in einer Operation von ihren Steinen befreien soll. In all den genannten Fällen ist die Indikationsstellung nur nach einer sorgfältigen Nierenfunktionsprüfung möglich, die sich in folgenden Sätzen resumieren läßt:

Bei tadelloser Nierenfunktion kommt zur Entfernung des Steines immer nur die Pyelotomie in Betracht.

Bei beträchtlich gestörter Nierenfunktion wird Nephrotomie und Drainage des Nierenbeckens indiziert sein (Nephrostomie).

Die Nephrektomie ist nur bei vollständiger Zerstörung der Niere und sichergestellter Einseitigkeit der Steinerkrankung indiziert.

Bei beiderseitigen Steinnieren ist zuerst die schlechter funktionierende bzw. jene Niere zu operieren, die die kleineren Steine enthält.

d) Fälle von Anurie.

Die Kranken, die mit einer vollständigen Unterdrückung der Harnsekretion (Anurie) eingeliefert werden, sind für die Indikationsstellung besonders schwer zu lösende Rätsel. Die Nierenfunktionsprüfung ist ja in diesen Fällen lediglich auf die Untersuchung des Blutes angewiesen und die Indikationsstellung ergibt sich aus den Ergebnissen der Röntgenuntersuchung und der Blutuntersuchung.

e) Nierenfunktionsprüfung bei der Nephritis und Nephrose, soweit sie für die Nierenchirurgie in Betracht kommt.

II. Nierenfunktionsprüfung in Fragen der Prostata- und Blasenchirurgie

Zur Entscheidung der Operabilität bzw. zur Bestimmung der Prognose in Fällen von beabsichtigter Prostatektomie, Divertikeloperation, Resektion von Blasentumoren ist es immer von größter und ausschlaggebender Wichtigkeit, sich über den Funktionszustand der Nieren zu orientieren. Zu diesem Zwecke bedienen wir uns in der klinischen Praxis folgender Methoden:

Bestimmung von Blutdruck, Reststickstoff im Blute, Gefrierpunkt des Blutes, Verdünnungs- und Konzentrationsfähigkeit, Indigokarminprobe oder Phenolsulfonphthaleinprobe.

Die Bestimmung des Blutdruckes läßt insofern einen Schluß auf die Nierenfunktion zu, als wir in den hohen Hypertoniegraden ein Zeichen vorgeschrittener Nephrosklerose sehen.

Die Rest-N-Bestimmung zeigt die Retention von Stoffwechselschlacken im Blute an: Werte bis 40 mg% bezeichnen wir als normal, 40 bis 80 als beträchtlich erhöht, 80 bis 160 deutliche Niereninsuffizienz, über 160 drohende oder ausgesprochene Uraemie.

Verdünnungs- und Konzentrationsversuch:

Der Nachtharn des Kranken wird gesammelt und des Morgens das Körpergewicht genau bestimmt, darauf trinkt Patient 1500 ccm Mineralwasser oder Tee und der in den nächsten vier Stunden sezernierte Harn wird in vier Stundenportionen gesondert gesammelt und Menge und spezifisches Gewicht bestimmt. Während der ganzen Dauer des Verdünnungs- und Konzentrationsversuches muß strenge Trockenkost eingehalten werden.

Nach vier Stunden neuerdings Messen des Körpergewichts; die Nachmittagsharnportionen werden in zweistündigen Pausen gesammelt und untersucht.

Bei normaler Nierenfunktion werden die $1^1/_2$ l Flüssigkeit in vier Stunden vollständig ausgeschieden, das Körpergewicht vor und nach dem Versuche bleibt unverändert, das spezifische Gewicht des Harnes sinkt von etwa 1025 (Nachtharn) auf 1001 und steigt im „Trockenversuche" wieder auf 1025 bis 1030.

Stauungs- und sklerotische Nieren zeigen zunächst nur eine Abnahme der Konzentrationsfähigkeit. Die Spannung zwischen größter Verdünnung und höchster Konzentration beträgt nicht mehr 25 bis 30 wie beim Normalen, sondern nur 1004 bis 1020, also etwa 16. Bei fortschreitender Gefäßerkrankung der Niere zeigt sich die Funktionsstörung der Nieren in einer Isosthenurie (Torpor renalis). Trotz großer Mengen getrunkener Flüssigkeiten („Wasserstoß") ändert sich die

Ausscheidung des Harnes und sein spezifisches Gewicht ebensowenig wie während der Trockenperiode: der Nachtharn, der Wasserstoßharn und der Konzentrationsharn hat immer die gleiche Dichte (1009 bis 1012). Entsprechend diesem Mangel an Anpassungsfähigkeit der Niere an die Belastung zeigt sich die Retention der Flüssigkeit in den Geweben an einer beträchtlichen Erhöhung des Körpergewichtes um 1000 bis 1250 g in den vier Stunden nach dem Trinkversuche.

Funktionsprüfung des Nierenbeckens und des Ureters

Auch für diese Organe, deren Aufgabe es ist, den von der Niere produzierten Harn durch Muskelaktion in die Blase zu befördern, führt die Kenntnis der normalen Funktion und die Kenntnis der Störungen derselben zu einer Funktionsprüfung, die wir mittels des Ureterenkatheterismus und mittels der Röntgenuntersuchung durchführen. Wir wissen, daß das normale Nierenbecken ein Fassungsvermögen von höchstens 5—6 ccm Flüssigkeit hat. Injiziert man diese Menge oder versucht man eine größere Flüssigkeitsmenge einzuspritzen, so tritt ein typischer krampfhafter Nierenschmerz ein und wir sind durch diese subjektive Methode der Schmerzprüfung in der Lage, die Kapazität des Nierenbeckens mit Genauigkeit einzuschätzen. Verwenden wir als Füllungsflüssigkeit eine schattengebende Halogensalzlösung — wir verwenden eine 20% Bromnatriumlösung — und nimmt nun eine Röntgendurchleuchtung (Röntgen-Pyeloskopie) oder eine Aufnahme vor (Pyelographie), so gelingt auf diese Weise eine Funktionsprüfung des Nierenbeckens dadurch, daß man zunächst die Dehnungsfähigkeit desselben, das ist seine Kapazität, und seine Austreibungsfähigkeit, das ist die motorische Funktion durch die Röntgenaufnahme, feststellen kann.

Die Dehnung des Nierenbeckens von der einfachen Pyelektasie bis zu den ausgesprochenen Formen von Hydronephrose macht sich außer im Röntgenbilde des kontrastgefüllten Nierenbeckens und der meßbaren Vermehrung der Dehnungsfähigkeit des Nierenbeckens (Kalibration, Eichung) noch in dem Grade der Funktionsstörung des Nierenparenchyms selbst geltend.

Das Drüsengewebe der Niere reagiert auf eine Erhöhung des Druckes im Nierenbecken, wie es bei jeder Hydronephrose der Fall ist, mit einer deutlichen Störung der Funktion in dem Sinne, daß die im Nierenbecken gestaute Harnmenge sich durch die Sammelröhrchen auf das sezernierende Nierenparenchym fortsetzt und bei längerer Dauer zu einem hydronephrotischen Druckschwund des Nierenparenchyms führt. Praktisch genommen, kann man sagen, daß eine Restharnmenge im Nierenbecken von 5 bis 10 ccm keinen nennenswerten Ausfall der Nierenfunktionswerte bringt, während Restharnmengen von 10 bis 50 ccm sich in einer deutlichen Verzögerung und Verminderung der Indigokarminausscheidung dokumentieren, und Restharnmengen von über 100 ccm sind in der Mehrzahl der Fälle mit schwerer oder schwerster Störung der Funktion dieser Niere verbunden.

Anatomische und physiologische Vorbemerkungen

Es kann nicht die Aufgabe der folgenden Zeilen sein, ein erschöpfendes Bild der Anatomie und Physiologie der urogenitalen Organe zu entwerfen, es seien lediglich einzelne wenige Tatsachen aus diesen Gebieten ins Gedächtnis zurückgerufen, damit das Verständnis und die Orientierung in der Diagnostik der Harnorgane erleichtert werde.

Die Niere

Ein paariges Organ, beiderseits neben der Wirbelsäule im Retroperitonealraum gelegen. Die rechte Niere steht tiefer als die linke Niere und reicht etwa zwei Querfinger unter dem Rippenbogen hervor, während die linke Niere gerade bis zum Rippenbogen projiziert wird. Die Vorderfläche der Nieren ist vom Bauchfell überzogen. Das Organ ist in ein eigentümliches System von Kapseln eingeschlossen; dem Parenchym direkt anliegend die Capsula fibrosa, darüber die aus lockerem Fettgewebe gebildete Fettkapsel, weiters eine fibröse aus Fascienblättern gebildete lamellenartige Kapsel, die Fascia retrorenalis und lumbodorsalis. Die Eintrittsstelle der Gefäße und die Austrittsstelle der harnableitenden Wege nennen wir Hilus der Niere. Von vorne nach hinten und oben nach unten ist die Topographie der Hilusgebilde die folgende: die Vene, die Arterie, der Ureter (Abb. 27).

Die linksseitigen spermatischen Gefäße entspringen bzw. vereinigen sich mit der linken Art. und V. renalis. Die rechten spermatischen Gefäße stammen aus den großen abdominellen Gefäßen, Cava und Aorta.

Die mikroskopische Anatomie der Niere, deren Kenntnis zum Verständnis der Physiologie der Niere unerläßlich ist, erhellt aus der Abb. 28. Sie zeigt, wie sich die feinsten arteriellen Gefäße der Niere als Vasa afferentia in einen Wunderknäuel, den Glomerulus, auflösen, aus dem die engen Vasa efferentia das Blut den Venen zuführen. Der Wunderknäuel (I) ist von einer Kapsel umschlossen, der Bowmanschen Kapsel, in die das aus dem Blute stammende Harnwasser, welches unter hohem Filterdrucke diffundiert, gesammelt wird. Das Harnwasser fließt in die gewundenen Harnkanälchen, Tubuli contorti (II), von hier in die überaus lange Henlesche Schleife (III), und von da durch Vermittlung eines kurzen Schaltstückes (Tubuli contorti zweiter Ordnung, V) in die Sammelröhrchen. Eine gewisse Anzahl von Sammelröhrchen mündet siebartig in eine Papillenspitze und hier erscheint der definitive Harn tropfenweise und wird im Nierenbecken bis zu 2 bis 3 ccm angesammelt.

Das Nierenbecken hat die Aufgabe, den in ihm angesammelten Harn durch kräftige Muskelaktionen, die in rhythmischer Peristaltik erfolgen, durch die langen Ureteren in die Blase zu befördern.

Die Harnleiter (Ureteren) sind dünne Muskelschläuche von 26 bis 30 cm Länge, an welchen man drei physiologische Engen unterscheiden kann. Die oberste am Abgang des Nierenbeckens, dem soge-

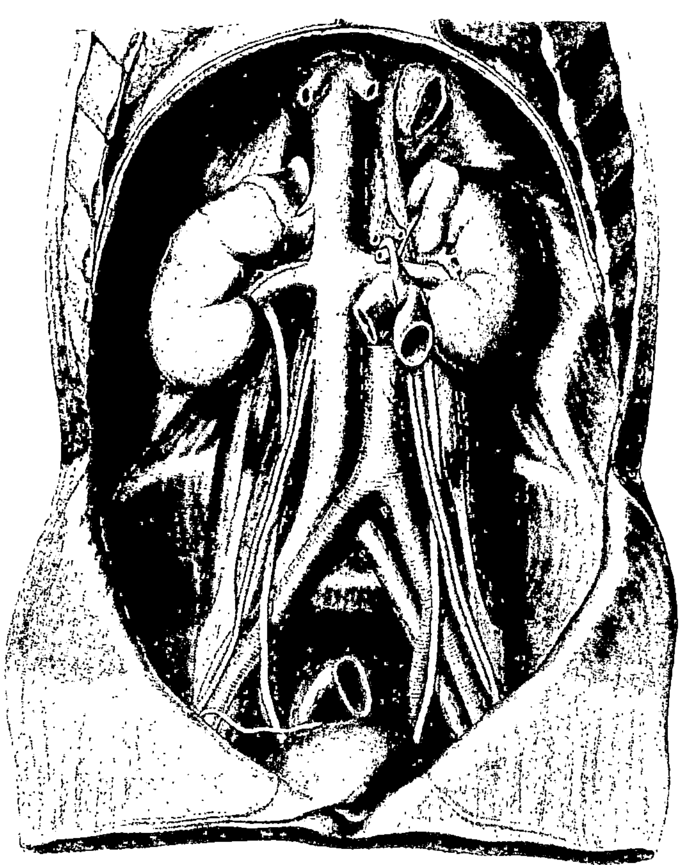

Abb. 27. Topographie der Nieren und des Retroperitonealraumes
(Nach E. Zuckerkandl)

nannten Ureterhalse, eine mittlere Enge an der Kreuzungsstelle des Ureters mit den Vasa iliaca, eine dritte untere Enge an der Mündungsstelle der Harnleiter in die Blase. Zwischen diesen Engen liegen geringgradige physiologische Erweiterungen, die abdominelle und die pelvine Spindel.

Die Schleimhaut des Nierenbeckens, der Ureteren, der Blase und der Harnröhre zeigt einen in allen ihren Teilen fast vollständig gleichmäßigen Aufbau der epithelialen Schichten. Es handelt sich hier um das sogenannte Übergangsepithel, eine Formation, die gewissermaßen zwischen den zwei Hauptformen der epithelialen Bekleidung im menschlichen Körper steht: Zwischen dem Zylinderepithel des Verdauungs- und Atmungstraktes einerseits und dem Plattenepithel, das für die äußere Bedeckung der Haut charakteristisch ist, anderseits.

Die Harnblase

In die Harnblase bringen die Harnleiter in rhythmischen Intervallen den Urin. Ihre Mündung liegt an den beiden Enden eines Muskelbandes, das man in der Blase hinter dem sogenannten Blasenmund (Orificium internum) als hintere Begrenzung des Blasendreiecks (Trigonum Lieutaudii) sehen kann. Die Blasenwand wird von einem Muskel, Detrusor, gebildet, dessen Kontraktion die Austreibung des in der Blase angesammelten Harnes in die Harnröhre zur Aufgabe hat. Seiner Wirkung entgegengesetzt ist die Funktion des Musculus sphincter vesicae, der ringförmig den Blasenmund umgibt. Die physiologische Funktion der Blase besteht in zwei Phasen:

1. Die Blase dient als Sammelgefäß für den aus den Nieren kommenden Harn; der Austreibungsmuskel (Detrusor) ist hiebei erschlafft, der Schließmuskel geschlossen (diastolische Phase). 2. Der Blase obliegt die Austreibung des Harnes. Der Austreibungsmuskel kontrahiert sich, der Schließmuskel erschlafft (systolische Phase).

Blasendreieck und Blasenmund liegen im Blasenboden (Fundus vesicae), ihm gegenüber liegt der höchste Punkt der Blase, der Scheitel (vertex, die Stelle, wo der Urachus inseriert). Der obere Teil der Blase, das Blasendach, ist vom Bauchfell überzogen, die vordere Fläche der Blase liegt der vorderen Bauchwand

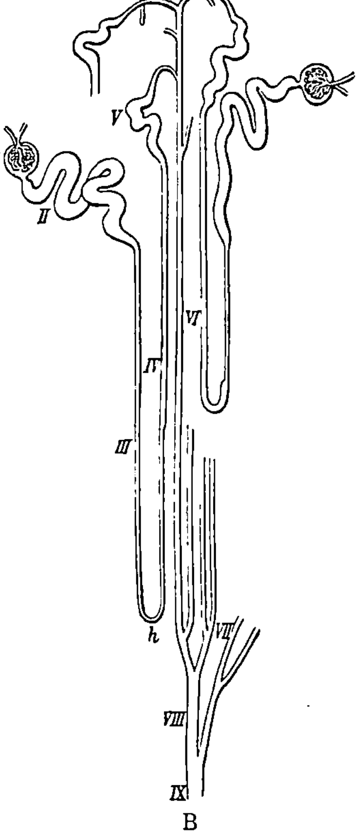

Abb. 28. Schema des Kanälchensystems in der Niere
(Nach Gegenbaur)

und der Symphyse an. Die hintere Fläche liegt beim Manne dem Mastdarm, beim Weibe den Genitalorganen an. Die schematische Skizze, Abb. 29, zeigt einen Sagittalschnitt der Blase in halbgefülltem schlaffen Zustande.

Die Harnröhre des Mannes

Die männliche Harnröhre reicht vom Blasenmund bis zur äußeren Harnröhrenmündung. Wir unterscheiden an ihr folgende Abteilungen: Zunächst teilen wir aus rein didaktischen Gründen die Harnröhre in einen vorderen und in einen hinteren Teil. Die hintere Harnröhre, Urethra posterior, reicht vom Blasenmund bis zum sogenannten äußeren Schließmuskel, dem Musc. sphincter externus. Dieser letztere Muskel, ein Teil des Diaphragma urogenitale, führt auch den Namen Compressor urethrae.

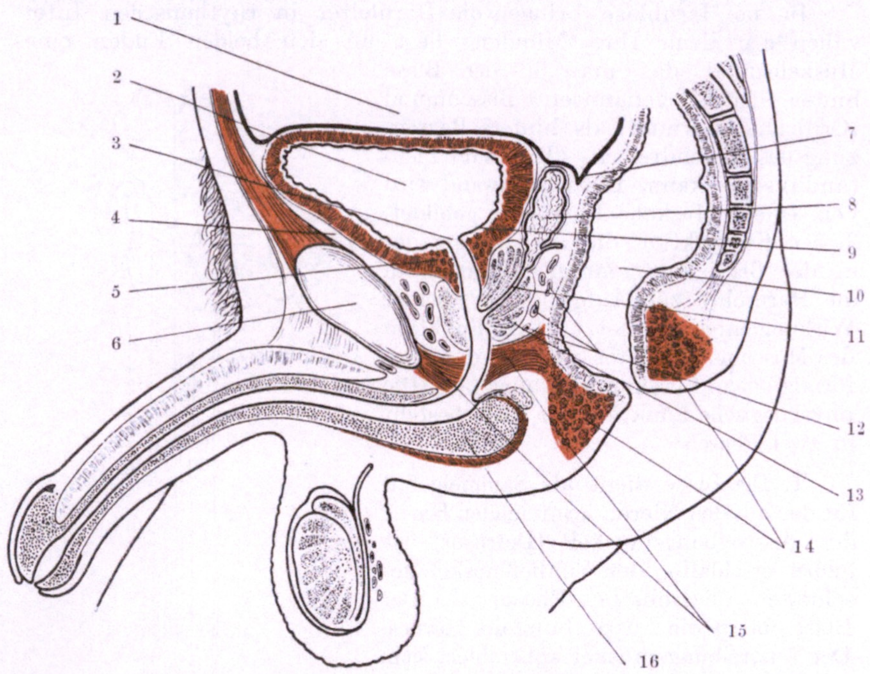

Abb. 29. Halbschematischer Sagittalschnitt durch das männliche Becken

1 Cavum peritoneale	9 Trigonum
2 Cavum vesicae	10 Rektum
3 Orificium vesicae	11 Duct. ejacul.
4 Cavum praevesicale Retzii	12 Plex. prostaticus
5 Sphinct. vesicae int.	13 Prostata-Drüsengewebe
6 Symphyse	14 Sphincter ani
7 Excavatio rectovesicalis	15 Sphinct. vesicae ext.
8 Samenblase	16 Bulbus urethrae

Von hier bis zum Orificium externum reicht die vordere Harnröhre, Urethra anterior. An der vorderen Harnröhre unterscheiden wir: Den Meatus externus, die Fossa navicularis, die Pars pendula, die Pars bulbosa und die Fossa bulbi. Die hintere Harnröhre besteht aus der prostatischen Harnröhre und der membranösen Harnröhre. Etwa in der Mitte der prostatischen Harnröhre, an ihrer hinteren Wand, befindet sich der

Samenhügel, Colliculus seminalis. Hier münden zu beiden Seiten desselben die Ausführungsgänge der Samenblasen, die Ductus ejaculatorii
(Abb. 29). Über den feineren Bau der einzelnen Abschnitte der Harnröhre wird in späteren Kapiteln ausführlich berichtet werden.

Die Prostata

Die Vorsteherdrüse ist eine tubuläre Drüse, die ringförmig die
hintere Harnröhre umgibt. Man unterscheidet an ihr einen vorderen
Anteil und einen dem Rektum zugekehrten hinteren Anteil. Vom Mastdarm aus tastet man die Prostata als kastaniengroßes, etwa kartenherzförmiges (die Basis nach oben, die Spitze nach unten gerichtet) Gebilde (Abb. 30). Man unterscheidet einen rechten und linken vom Mastdarm aus tastbaren Seitenlappen, die miteinander durch eine als Sulcus prostatae bezeichnete dellenartige Furche verbunden sind. Der hintere Anteil der Prostata wird von den Ductus ejaculatorii durchbohrt, welche die Sekrete der Hoden und Samenblasen in die Harnröhre bringen. Die Ausführungsgänge der eigentlichen Prostatadrüsen, etwa 15 bis 30 tubulo-acinöse Drüsen, liegen zu beiden Seiten des Samenhügels, dessen Aufgabe es ist, die beim

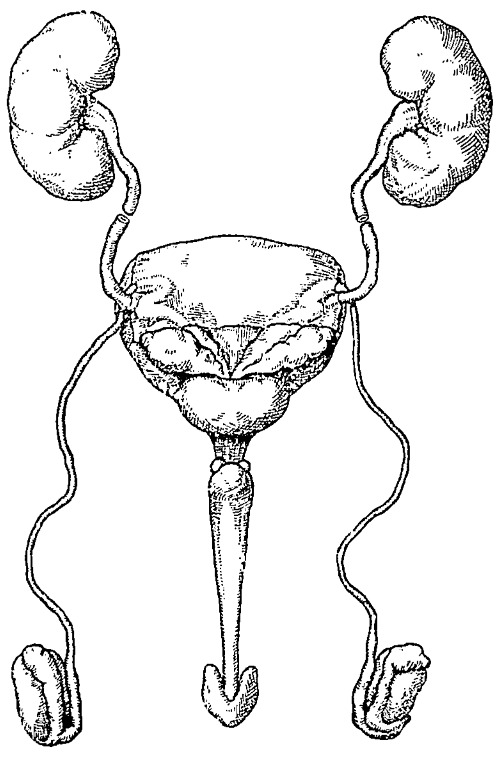

Abb. 30. Schematische Skizze der männlichen
Urogenitalorgane
(Rückseite)

Samenergusse aus den verschiedenen Kanälen zufließenden Drüsensekrete sorgfältig und energisch zu mischen. Hier ist der Ort, wo
die aus dem Nebenhoden unbeweglich zufließenden Samenfäden durch
die Beimengung des Prostatasekretes zu lebhafter Beweglichkeit angefacht werden.

Am oberen Pol der beiden Prostatalappen befinden sich die Samenblasen, Systeme vielfach verzweigter Drüsenschläuche, deren Sekret
eine gelatinöse Beschaffenheit hat und, dem Samen beigemengt, demselben eine zähflüssige Beschaffenheit verleiht.

Erkrankungen der Niere, des Nierenbeckens und des Harnleiters

Verletzungen der Niere

Subkutane Verletzungen

Sie können entstehen durch ein Trauma, das die Niere 1. direkt betrifft (z. B.: Fußtritt, Stoß einer Wagendeichsel), 2. indirekt einwirkt (Aufschlag des Körpers bei Fall, Fall von großer Höhe auf die Füße, Zusammendrücken des Thorax, aber auch plötzliche heftige Muskelkontraktionen).

Die Verletzungen können bestehen in Zerreißung und Blutungen in die Nierenkapsel, in Einriß in das Nierenparenchym ohne und mit Eröffnung der Nierenkelche bzw. des Nierenbeckens, in Abriß einzelner oder aller Nierengefäße und des Harnleiters.

Symptome: Schock, Schmerzen, Haematurie, Blutung in die Umgebung der Niere, Hautsuffusionen, Schwellung in der Nierengegend.

Der Schock, bestehend in tiefer Bewußtlosigkeit, kleinem, fliegendem Puls, Blässe, kaltem Schweiß und Erbrechen, fehlt häufig; ist er vorhanden, so dauert er selten länger als wenige Stunden. Schmerzen können sofort auftreten oder entwickeln sich, hervorgerufen durch das sich vergrößernde Haematom oder durch Harnleiterkoliken, erst nach einigen Stunden. Die Haematurie ist wohl das konstanteste Symptom, sie findet sich entweder nur als mikroskopische Blutbeimengung, als deutliche Rotfärbung des Harnes oder die Blutung ist eine so vehemente, daß Koagula entleert werden, ja es kann dadurch sogar zur Bluttamponade des Nierenbeckens (Haematonephrose) oder der Blase kommen. In Fällen, wo die Risse das Nierenparenchym nur oberflächlich betroffen haben, ferner dann, wenn der Ureter oder sämtliche Nierengefäße abgerissen sind, kann die Haematurie auch ganz fehlen. Die Blutung aus der zerrissenen Niere führt zu einer Schwellung in der Nierengegend, die deutlich zu fühlen ist, wenn die durch den Unfall hervorgerufene Spannung der Lenden- und Bauchdeckenmuskulatur nachgelassen hat. Die Blutung in die Umgebung der Niere wie auch die Haematurie kann zu Anaemie und zum Verblutungstode führen. Ist durch das Trauma gleichzeitig auch das Bauchfell eröffnet worden, so kann das perirenale Haematom fehlen, dagegen ist dann das Auftreten von freier Flüssigkeit in der Bauchhöhle nachweisbar. Stets bestehen, wenn das Haematom sich weiter ausbreitet, Reizerscheinungen von seiten des Peritoneums (Bauchdeckenspannung, Behinderung des Wind- und Stuhlabganges).

Kommt es durch Eröffnung der Nierenkelche gleichzeitig zu einem Austritt von Harn in das umliegende Gewebe, so ist die Gefahr der Harninfiltration gegeben und die Gefahr der Infektion naheliegend. Diese ist besonders groß, wenn durch Abriß der ganzen Niere oder einzelner Nierenteile eine Nekrose derselben eintritt.

Diagnose aus den geschilderten Symptomen. Cystoskopie und Ureterkatheterismus soll bei frischen Verletzungen nur mit größter Vorsicht angewendet werden.

Therapie. Unmittelbar nach der Verletzung Rückenlage mit tiefgelagertem Körper; keine Koffein-, Kampferinjektionen wegen der Gefahr stärkerer Blutung durch Erhöhung des Blutdruckes.

Schwere, ja tödliche Blutverluste kommen vor allem durch die Blutung in die Umgebung der Niere zustande. Daher achte man besonders auf das Anwachsen der Schwellung der Nierengegend, die aber trotz heftigster Blutung bei Verletzungen des Peritoneums fehlen kann, unter ständiger Kontrolle des Pulses und der Färbung der sichtbaren Schleimhaut des Patienten. Ruhige Rückenlage, Eisblase auf die verletzte Gegend, Styptika (Clauden, Gelatine; Koagulen oder Calcium — Afenil — intravenös), Harnantiseptika, milde, flüssige Diät und sorgfältige Stuhlregelung soll die Blutung zum Stehen bringen und das Eintreten einer Infektion verhüten. Nimmt die Schwellung in der Nierengegend oder die Blässe des Patienten zu, besteht der Verdacht auf Verletzung eines intraperitonealen Organs, so zögere man nicht mit der Freilegung der Niere, ebenso wenn eine starke Haematurie nach einigen Tagen noch nicht aufgehört hat.

Ist die Haematurie ganz oder größtenteils verschwunden, dann soll die Chromocystoskopie ausgeführt werden, um über die Funktion der verletzten Niere ein Urteil bilden zu können; denn die Haematurie kann auch deshalb aufgehört haben, weil es zu einer Nekrose der Niere gekommen ist.

Bis zu völligem Verschwinden von Eiweiß und Blut aus dem Harn soll unbedingt Bettruhe gehalten werden, am besten noch einige Tage darüber hinaus.

Offene Nierenwunden

Fließt bei Hieb-, Stich- oder Schußverletzung in der Nierengegend neben Blut auch Harn aus der Wunde, so deutet dies mit Sicherheit auf eine Nierenverletzung. Hier ist die Gefahr der Infektion des Haematoms und der Niere eine viel größere als bei den subkutanen Verletzungen, eine frühzeitige operative Freilegung daher anzuraten.

Massenblutung ins Nierenlager (Apoplexie des Nierenlagers)

Stärkste Blutung zumeist in die Fettkapsel, selten zwischen die Schichten der fibrösen Kapsel. Ursachen: Arteriosklerotische Gefäßruptur, Nephritis, Nierenabszesse u. a. m.

Symptome. Heftiger Anfangsschmerz, schnell zunehmende Anaemie, schnell wachsende retroperitoneale Geschwulst der Nierengegend.

Tritt die Massenblutung ins Nierenlager spontan auf, wobei es zu plötzlichem Kollaps kommt und weitgehende Hautsuffusionen sich ausbilden können, so muß man immer an ein kleines, in der Nierenrinde befindliches Hypernephrom denken, dessen Neigung zu Blutungen ja besonders groß ist.

Blutungen ins Nierenlager im Verlauf akuter Infektionskrankheiten als Teilerscheinung einer allgemeinen haemorrhagischen Diathese geben eine überaus ungünstige Prognose.

Therapie. Frühzeitige operative Freilegung, da konservative Therapie sehr schlechte Resultate ergeben hat, eventuell ·Nephrektomie.

Angeborene Mißbildungen der Niere, des Nierenbeckens und des Harnleiters

Fehlen einer Niere (Aplasie)

Die gegenüber der Norm vergrößerte Einzelniere ist — eine allgemeine Regel für alle Nierenmißbildungen überhaupt — Erkrankungen leichter ausgesetzt als eine normale Niere. Am häufigsten kommen dabei Erweiterungen des Nierenbeckens und Steinbildungen zur Beobachtung.

Diagnose. Bei der äußeren Untersuchung achte man auf sonstige Entwicklungsstörungen, insbesondere im Bereich des Urogenitalapparates (z. B. Hypo-, Epispadie, Kryptorchismus, Fehlen eines Hodens, des Uterus usw.). Cystoskopisch Asymmetrie des Trigonums, Fehlen der Uretermündung, das stets durch die Chromocystoskopie zu kontrollieren ist. Die Röntgenuntersuchung ergibt Fehlen des Nierenschattens der einen Seite, besondere Größe des vorhandenen Nierenschattens der anderen Seite. Bei Fehlen einer Uretermündung im cystoskopischen Bild denke man an abnorme Ausmündung des Harnleiters der betreffenden Seite (siehe später).

Nierenverschmelzung

Die Parenchyme beider Nieren hängen miteinander zusammen. Bei der Langniere und bei der Pilzniere liegen beide Nieren auf einer Körperseite, bei der Kuchenniere hat die mehr median liegende Nierenverschmelzung eine unregelmäßige, rundliche Form, bei der Hufeisenniere sind die beiderseits der Wirbelsäule liegenden Nieren durch eine Brücke von Nierenparenchym miteinander verbunden. Durch den Druck dieser Verbindungsbrücke auf die großen Blutgefäße und auf den die Aorta umgebenden Nervenplexus entstehen Schmerzen, die, ungefähr in Nabelhöhe beginnend, nach einer oder beiden Lenden ausstrahlen, ständig bestehen oder anfallsweise auftreten. Insbesondere treten die Schmerzen bei Hintenüberneigen, also bei einer Überstreckung der Lendenwirbelsäule, auf. Verdauungsbeschwerden sind stets vorhanden. Andere Beschwerden, die von Hufeisennieren herrühren, sind auf deren Neigung zu Pyelektasien und Steinbildung zurückzuführen. In letzterem Falle kann am seitlichen Röntgenogramm der Steinschatten auch vor den Wirbelkörpern liegen (siehe S. 306). Die Diagnose ist aus dem Palpationsbefund, der Röntgenaufnahme und vor allem aus der Pyelographie zu stellen. Die Therapie besteht in der chirurgischen Durchtrennung der Verbindungsbrücke.

Angeborene Verlagerung (Dystopie) der Niere. Beckenniere

Zumeist nur einseitig. Sie ist von der Wanderniere dadurch zu trennen, daß sie auf der ·Darmbeinschaufel oder im kleinen Becken

fixiert ist. Schon durch ihre Lage allein kann sie Beschwerden verursachen (Darmstenose, Kreuzschmerzen, Geburtshindernis). Diagnose
durch Palpation, Messung der Länge des Harnleiters mittels Ureterkatheters, Röntgenaufnahme und Pyelographie.

Gekreuzte Dystopie

Die abnorm tief und fixiert liegende Niere befindet sich auf der
gleichen Körperseite wie die normale Niere. Die Uretermündung in der
Blase dagegen liegt an normaler Stelle und auf der richtigen Körperseite.

Verdoppelung des Nierenbeckens

Relativ häufig ist das sogenannte zweigeteilte Nierenbecken (ein-
oder doppelseitig), wo von einem gemeinsamen Nierenbecken aus zwei getrennte Calyces majores ausgehen. Sind zwei Nierenbecken auf einer Seite
vorhanden, so können die daraus entspringenden beiden Harnleiter getrennt
bis zur Blase verlaufen — vollständige Harnleiterverdoppelung — oder
aber sie vereinigen sich noch vor der Blase und haben dann nur eine
gemeinsame Uretermündung in der Blase — unvollständige Ureter-
verdoppelung (Bifidie des Harnleiters). Findet man zwei Uretermündungen einer Seite in der Blase, so entspricht hiebei stets die
medial und kaudal liegende Öffnung der oberen Nierenhälfte, bzw. dem
oberen Nierenbecken. Bei vollständig verdoppeltem Harnleiter kann
ferner eine der beiden Mündungen auch am Blasenhalse, in der Harnröhre, im Ductus ejaculatorius oder in der Samenblase, im Vestibulum
vaginae oder in der Vagina endigen.

Bei Verdoppelung des Nierenbeckens erkrankt häufig nur die eine
Hälfte der Niere, während die andere völlig gesund bleiben kann.
Das Übersehen der Erkrankung einer solchen Nierenhälfte kann, wenn
bei vollständiger Verdoppelung des Harnleiters bei der Chromocystoskopie auf der gleichen Körperseite ein normal funktionierender Ureter
gefunden wird, zu folgenschweren Fehldiagnosen Anlaß geben. Noch
schwieriger kann die Auflösung eines Krankheitsbildes bei unvollständiger
Harnleiterverdoppelung werden, wenn ein Verschluß der erkrankten
Nierenhälfte vorliegt, da dann die Indigoausscheidung dieser Seite
entsprechend der vorhandenen gesunden Nierenhälfte eine völlig normale
sein kann; ebenso wenn beim Ureterenkatheterismus der Katheter zufällig in die normale Nierenhälfte hineingelangt und von hier normaler
Harn zum Vorschein kommt. Von einer Divergenz der Befunde bei
wiederholter Untersuchung, vor allem aber von der Einlegung schattengebender Katheter und von der Pyelographie ist eine Klärung solcher
oft überaus komplizierter Krankheitsbilder zu erwarten (siehe auch S. 302).

Cystische blasige Erweiterung des vesikalen Ureterostiums
(„Phimose des Ureters")

Durch kongenital oder traumatisch (Narben nach Steindurchtritt)
entstandene Stenosen der Uretermündung kann es bei langem

submukösen Harnleiterverlauf in der Blase zur Ausbildung einer mit Harn gefüllten, in das Blaseninnere vorragenden kugeligen Cyste kommen. Die Stenose des Ureterostiums hat stets auch eine mehr oder minder hochgradige Erweiterung des Nierenbeckens zur Folge (Hydronephrose, häufig kombiniert mit Steinen).

Das Krankheitsbild ist wechselnd; hie und da lediglich als Zufallsbefund bei einer Cystoskopie gefunden, macht die cystische Erweiterung in anderen Fällen wieder vermehrten Harndrang oder Miktionsstörungen, insbesondere, wenn die Cyste so groß ist, daß sie sich vor das Orificium der Blase legt. Zuweilen sind es die Erscheinungen der Hydronephrose oder der Nierensteine, die zur Blasenuntersuchung und damit zur Diagnose führen.

Bei kleinen Mädchen kann die Cyste durch die Harnröhre noch außen prolabieren, wo sie dann als Geschwulst, aus der Harn abträufelt, imponiert.

Die Diagnose ist bei der Cystoskopie leicht zu stellen. Die Gegend einer, selten beider Uretermündungen ist eingenommen von einer bläulich durchscheinenden, von normaler Schleimhaut überzogenen Cyste, die zumeist entsprechend den rhythmischen Harnleiterkontraktionen Größenschwankungen erkennen läßt. Die Mündung des Ureters ist häufig nicht sichtbar, sie liegt nicht auf der höchsten Kuppe, sondern mehr oder minder verborgen am Abhang der Cyste.

Die Differentialdiagnose gegenüber den in diesen Teil der Blase seltenen Geschwülsten ist leicht zu stellen (Transparenz der Geschwulst, Größenschwankungen, die Gegend des Ureterostiums ist von der Geschwulst eingenommen).

Therapie. Kaustische, intravesikale Eröffnung der Cystenwand, am besten mittels des Kaltkauters (Elektrokoagulation). Nach einigen Tagen stößt sich dann der Schorf ab, die Cyste fällt zusammen und der gestaute Harn (Hydroureter, Pyelektasie oder Hydronephrose) entleert sich, wobei eventuell vorhandene kleinere Steine ausgeschwemmt werden können. Auch heftige Nierenschmerzen werden in der ersten Zeit nach Eröffnung der Cyste zuweilen beobachtet, indem der bei Blasenkontraktionen erhöhte Druck in der Harnblase sich durch die zunächst noch weit offenstehende Uretermündung bis ins Nierenbecken fortpflanzt.

Eine blutige Operation zur Eröffnung und Entfernung der Cyste ist zu widerraten.

Cystenniere (Polycystische Degeneration der Niere)

Durch Störungen in der Entwicklung der Nieren kann es zur Ausbildung multipler Cysten der Nieren kommen, in ausgebildeten Fällen besteht dann die oft mächtig vergrößerte Niere aus einem Konglomerat von kleinen und großen Cysten, zwischen denen intaktes Nierenparenchym nahezu nirgends mehr vorhanden ist. (Abb. 31). Entsprechend der kongenitalen Genese (der Streit, ob bei der Cystenbildung pathogenetisch

Retentionscysten bei foetaler Störung des Harnabflusses in den Harnkanälchen oder ein multilokuläres Cystadenom vorliegt, ist noch nicht endgültig entschieden), findet sich die cystische Degeneration zumeist in beiden Nieren, selten nur ist sie einseitig; freilich kann das Ausmaß der Cystenbildung in den beiden Nieren ein so ungleichartiges sein, daß die Funktion der einen Seite nahezu noch intakt, die der anderen Seite aber schon aufs schwerste geschädigt ist. Außer in den Nieren finden sich bei solchen Kranken Cysten auch häufig in anderen Organen, hauptsächlich in Leber, Pankreas, Nebenhoden und Eierstock.

Krankheitsbild. Der Harn wird in vermehrter Menge ausgeschieden, ist klar, stark verdünnt, enthält Eiweiß in geringer Menge, im Sediment zumeist Erythrocyten; eine Haematurie, die durch Bildung von Blutgerinnsel zu Koliken Anlaß geben kann, kommt nicht allzu selten, vermutlich durch Platzen von Verbindungswänden zwischen einzelnen Cysten, vor, auch Komplikationen entzündlicher Natur, Pyelitis oder Vereiterung einzelner Cysten, sind hie und da zu beobachten. Die Herzdämpfung ist

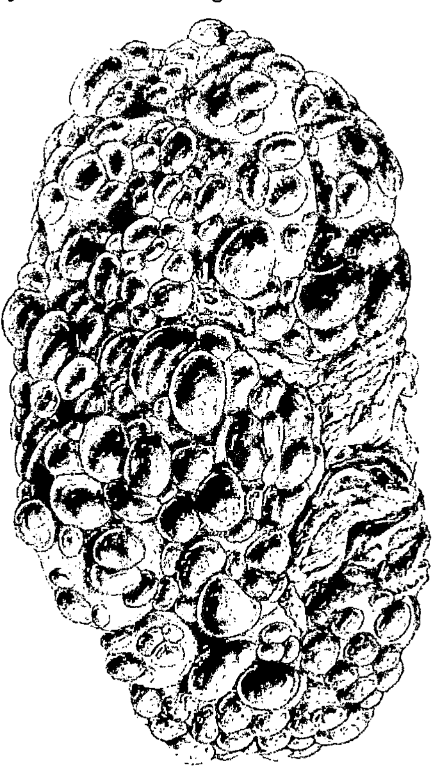

Abb. 31. Kongenitale Cystenniere. Konvexität
(¹/₂ der natürl. Größe)

verbreitert, der Blutdruck erhöht, dabei können Herzklopfen und Beklemmungserscheinungen vorhanden sein. Die Einschränkung der Nierenfunktion macht sich allerdings oft erst nach vielen Jahrzehnten geltend, die sich zunächst in suburaemischen Zuständen (Müdigkeitsgefühl, Abgeschlagenheit, Kopfschmerz) äußert. Schließlich führt dann die wahre Uraemie oder andere Komplikationen das Ende herbei.

Die Diagnose ist leicht, wenn man einseitig oder doppelseitig einen harten Nierentumor tastet, der die Form einer vergrößerten Niere und eine gleichmäßig fein- oder grobhöckerige Oberfläche aufweist (Traubenniere); wenn dabei der Harn ein niedriges spezifisches Gewicht hat, das auch im Konzentrationsversuch nur mäßig ansteigt, und wenn eine Vergrößerung des Herzens und ein erhöhter Blutdruck nachzuweisen ist, also das klinische Bild einer chronischen Nephritis vorliegt. Die Cystoskopie ergibt eine normale Blase, die Indigokarminausscheidung ist, wenn nicht auf beiden Seiten schlecht, so zumindest auch auf der

„gesunden" Seite deutlich herabgesetzt. Die Röntgenuntersuchung und die Pyelographie ebenso wie der Nachweis von Cysten in anderen Organen können die Diagnose unterstützen.

Differentialdiagnostisch schützt vor einer Verwechslung mit der Schrumpfniere das Vorhandensein eines Nierentumors. Schwieriger, oft unmöglich ist das Auseinanderhalten der Cystenniere und eines malignen Nierentumors, besonders wenn es zu Blutungen mit Gerinnsel- bildungen gekommen war. Eine intakte Blauausscheidung auf der gesunden Seite spricht ebenso wie das Vorhandensein einer auch im Liegen persistierenden Varicocele für ein Hypernephrom (siehe auch S. 142).

Therapie. Die Exstirpation einer Cystenniere ist kontraindiziert, da ja ein doppelseitiger Prozeß vorliegt. Berichte über Heilungen nach vor 10 bis 20 Jahren ausgeführten Nephrektomien sind deshalb für die Indikationsstellung nicht maßgebend, da man ja niemals im vorhinein wissen kann, welche Progredienz der Degenerationsprozeß der zweiten Seite machen wird. Falls eine chirurgische Intervention notwendig wird, vor allem wegen Blutungen, seltener wegen Vereiterung einzelner Cysten, so kann diese nur in der Eröffnung möglichst zahlreicher Cysten mittels des Glüheisens bei freigelegter Niere bestehen (Ignipunktur), ein Vorgehen, das ausgezeichnete Resultate ergibt.

Die übrige Therapie muß sich auf eine geregelte Lebensführung bei Vermeidung allzu großer körperlicher Anstrengung und auf eine Regelung der Diät beschränken, wobei man zweckgemäß Alkohol und Gewürze verbieten und die Eiweiß- und Salzzufuhr möglichst verringern muß.

Solitärcysten der Niere

Einzelne kleinere Cysten der Nierenoberfläche sind nicht seltene, praktisch bedeutungslose Nebenbefunde bei Autopsien (chronische Nephritis).

Selten ist die Solitärcyste der Niere, die bis kindskopfgroß werden kann. Der zumeist zufällig gefundene Nierentumor ist dann wegen des Verdachtes auf Hypernephrom die Ursache der Operation, wobei die Entscheidung, ob es sich um eine einfache Nierencyste oder um ein erweichtes Hypernephrom handelt, nicht immer gelingt. Im ersteren Falle kommt die Resektion, im zweiten natürlich nur die Entfernung der Niere in Betracht.

Die abnorm bewegliche Niere (Wanderniere, Ren mobilis)

Die Nieren sind schon normalerweise respiratorisch verschieblich. Da die rechte Niere tiefer als die linke steht, so kann man bei tiefer Inspiration den unteren Pol der rechten Niere leicht, den der linken Niere schwerer tasten. Wenn man aber bei tiefer Inspiration auch den oberen Rand einer Niere mit den Fingern umgreifen kann, dann muß man schon von einem abnormen Tiefstand der Niere sprechen, ins- besondere dann, wenn diese Niere nicht von selbst in ihre Nische zurückschlüpft. Tiefstehende, aber in dieser Stellung fixierte Nieren rechnen wir zu den dystopen Nieren (Beckenniere).

Als Ursache der Wanderniere müssen wir kongenital-konstitutionelle Momente ansehen (oft kommt als Ausdruck dieser auch eine Senkung des Magens und anderer Eingeweideteile vor; Nephroptose, Enteroptose); ob eine rasche, beträchtliche Abmagerung, eine rasche Verminderung des im Bauchraum herrschenden Druckes (nach rasch aufeinanderfolgenden Entbindungen oder nach Entfernung großer Bauchtumoren) oder ob das Heben schwerer Lasten, ein Fall von größerer Höhe auf die Füße von entscheidender Bedeutung für die Entstehung einer Wanderniere ist, ist schwer zu entscheiden; höchstens als unterstützende Ursache darf man diese Vorkommnisse gelten lassen.

Durch den Tiefstand der Niere kann es zu scharfen Krümmungen oder zu Abknickungen des Harnleiters und dadurch zu einer Harnstauung und (anfallsweiser) Erweiterung des Nierenbeckens kommen. Aber auch wenn wir auf den Pyelogrammen eine solche Abknickung nicht nachweisen können, so müssen wir uns dennoch vorstellen, daß durch Herausbringen des Harnleiters aus seiner normalen Lage eine Behinderung des freien Harnabflusses stattfinden kann.

Wir möchten daher, abgesehen von den später noch zu besprechenden Schmerzen,

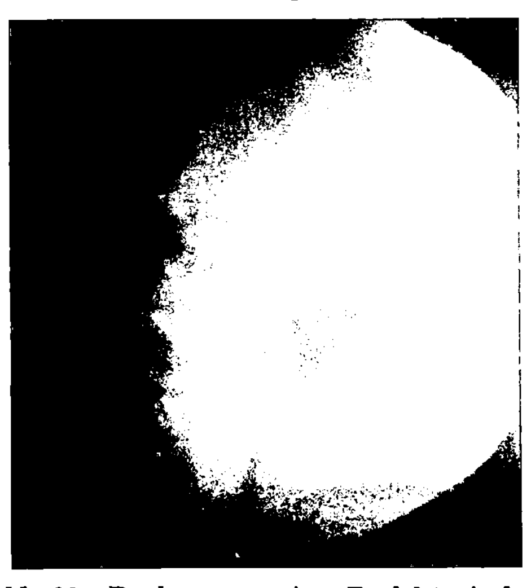

Abb. 32. Pyelogramm einer Pyelektasie bei Wanderniere und Ureterknickung
(Fall der Klinik Eiselsberg)

als objektiv charakteristisches Merkmal einer Wanderniere neben der abnormen Beweglichkeit den Nachweis einer Erweiterung des Nierenbeckens (Pyelektasie) setzen. (Abb. 32.)

Symptome. Wenn man bei der Allgemeinuntersuchung niemals eine Nierenpalpation verabsäumt, so wird man sehr häufig, insbesondere bei Frauen, abnorm bewegliche Nieren ohne jegliche subjektive Beschwerden seitens der Patienten vorfinden; man darf daher nicht ohne weiteres bei vagen Schmerzen im Oberbauch oder auch in den Nierengegenden und bei gleichzeitigem Vorhandensein einer mehr als normal beweglichen Niere auf einen kausalen Zusammenhang schließen.

Die akuten Schmerzanfälle treten völlig analog den Nierenkoliken auf (siehe S. 129) und beruhen auf einem plötzlichen Verschluß des Harnleiters und der damit verbundenen Drucksteigerung im Nierenbecken. Die Niere ist dabei zumeist als geschwollen zu palpieren. Gehäufter Harndrang kann vorhanden sein, die Harnmenge ist zumeist vermindert, der Harn konzentriert und enthält Albumen und Erythrocyten. Nach dem Anfalle kommt es zumeist zu einer Polyurie bei stark verdünntem Harn. Das Krankheitsbild kann in vorgeschrittenen Fällen in das der intermittierenden Hydronephrose übergehen.

Die chronischen Erscheinungen der Wanderniere bestehen in einem Gefühle der Schwere oder des Druckes in der Lendengegend, zuweilen in neuralgiformen, in den Unterleib ausstrahlenden Beschwerden, die insbesondere bei längerem Stehen oder bei Körperanstrengungen stärker auftreten, durch Rückenlage oder Lage auf der betreffenden Körperseite günstig beeinflußt werden. Zu den entfernten Symptomen rechnet man Verdauungsstörungen und allgemeine Neurasthenie.

Die Diagnose einer Wanderniere ist dann zu stellen, wenn wir bei tiefer Inspiration den oberen Pol der Niere umgreifen können und wenn es bereits öfter zu akuten Schmerzanfällen gekommen ist. Der Nachweis von Restharn im Nierenbecken bzw. eines erweiterten Nierenbeckens bei der Pyelographie (bei stärker dilatierten Nierenbecken auch einer Einschränkung der Nierenfunktion) muß neben dem Palpationsbefund bei mehr unbestimmten chronischen Erscheinungen gefordert werden, ehe man sich bei der Diagnose einer Wanderniere zu deren operativer Behandlung entschließen soll.

Die Differentialdiagnose muß zunächst andere Erkrankungen der Niere mittels der gebräuchlichen urologischen Untersuchungsmethoden mit Sicherheit ausschließen. Von anderen Organen kommt differentialdiagnostisch in Betracht: Schnürlappen der Leber, eine große und bewegliche Gallenblase, Geschwülste des Colons und des Mesenteriums. Charakteristisch für eine Wanderniere ist vor allem die Richtung ihrer Verschieblichkeit und die Möglichkeit, sie in die Nierennische hinaufgleiten zu lassen. Bezüglich der anderen vorhererwähnten, in einer Nierengegend palpablen Geschwülste siehe S. 256.

Als Therapie kommt die operative (Nephropexie) nur für jene nicht häufigen Fälle in Betracht, bei denen eine Erweiterung des Nierenbeckens einwandfrei nachzuweisen ist und bei denen durch die Fixierung, die Anheftung der Niere an ihrer richtigen Stelle, ein ungehemmter Abfluß des Harns gewährleistet erscheint. Für alle anderen Fälle leistet die konservative Therapie die gleichen Dienste, ohne das Gefahrenmoment eines chirurgischen Eingriffes mit sich zu bringen. Der häufigen Vergesellschaftung von Nierensenkung und neurasthenischen bzw. hysterischen Erkrankungen wegen trachte man, den Patienten die Ungefährlichkeit der Erkrankung möglichst einleuchtend zu machen und sie von einer allzu ängstlichen Selbstbeobachtung abzubringen. Neben einer auf Fettansatz abzielenden und insbesondere die Bauchmuskulatur kräftigenden Lebensweise kann man in manchen Fällen das Tragen einer festen, am besten aus Gummistoff bestehenden Leibbinde anraten, die aber nicht erst im Stehen, sondern schon vor dem Aufstehen noch im Liegen angelegt werden muß. Vor irgendwelchen daran befestigten Pelotten, die die Niere in ihrer Lage fixieren sollen, ist kein Vorteil zu sehen. Ebensowenig von der Massagebehandlung der Niere (Zittermassage nach Thure-Brandt).

Pyelitis (Pyelonephritis), Nierenbeckenentzündung

Eine Entzündung des Nierenbeckens kann durch Bakterien entstehen, die auf dem Blut- oder Lymphwege oder aber durch Aszendenz von der Blase aus ins Nierenbecken gelangt sind und daselbst Fuß fassen konnten. Da die Entzündung stets auch auf die Nierenpapillen und damit auf die untersten Teile der Nierenkanälchen (Sammelröhrchen) übergreift, so ist anatomisch der Unterschied zwischen Pyelitis und Pyelonephritis nur ein gradueller, klinisch sprechen wir von einer Pyelonephritis, wenn das sezernierende Parenchym der Niere miterkrankt und dadurch in seiner Funktion geschädigt ist.

Symptome. Eitrig getrübter Harn, Albuminurie, Schmerzen der Nierengegend, oft auch Nierenschwellung; im akuten Stadium Fieber (auch Schüttelfröste) mit schwerer Alteration des Allgemeinbefindens.

Diagnose. Im Harnsediment finden sich Leukocyten (mit, selten ohne Bakterien) als Zeichen einer Entzündung im Harntrakt; ein typisches Merkmal für eine Miterkrankung des Nierenbeckens gibt es nicht, nur Leukocytenhäufchen und -Pfröpfe im Nativpräparat können in diesem Sinne verwertet werden (Abb. 2). Über „Nierenbeckenepithelien" siehe S. 11. Bestehen gleichzeitig Fieber, Schmerzen einer Nierengegend auf Druck, eventuell reflektorische Muskelspannung daselbst, dann kann man eine akute Pyelitis mit großer Wahrscheinlichkeit vermuten. Sicherheit aber gibt nur die Cystoskopie in Verbindung mit dem Ureterenkatheterismus. Cystoksopisch beobachten wir oft eine starke Rötung oder Schwellung der Uretermündung der erkrankten Seite oder können den getrübten Harn aus der Uretermündung austreten sehen. Aber erst der Nachweis von Leukocyten im getrennt aufgefangenen Nierenharn gestattet eine einwandfreie Diagnose. Die Ausscheidung von Indigokarmin ergibt bei Pyelitis normale Verhältnisse, bei Miterkrankung des Nierenparenchyms ist sie verzögert.

Von großer Wichtigkeit ist die Nachforschung nach der Aetiologie der Erkrankung, insbesondere in chronischen Fällen (Erweiterungen des Nierenbeckens durch Harnleiterverengerung, Knickungen; Steine im Nierenbecken; akute oder chronische Entzündungen der Blase oder Harnröhre; chronische Obstipation oder chronische Entzündungen des Darmes, Fissuren usw.). Niemals verabsäume man eine rektale Untersuchung der Prostata und Samenblasen bzw. die vaginale Palpation zwecks Feststellung daselbst lokalisierter Erkrankungen.

Gang der Untersuchung bei Verdacht auf Pyelitis

Wann ist die Cystoskopie und der Ureterenkatheterismus auszuführen? Bestehen akute Erscheinungen typischer Art, also

Fieber, Schmerzen einer Nierengegend und eitrig getrübter Harn, dann nehme man zunächst eine genaue mikroskopische Harnuntersuchung vor, um die Natur der Erreger festzustellen. Die Blasenspiegelung soll erst ausgeführt werden, wenn die akuten Erscheinungen nach wenigen Tagen unter entsprechender Therapie abgeklungen sind, auch der Ureterenkatheterismus ist erst in diesem Zeitpunkte auszuführen; dies gilt insbesondere von der Colipyelitis.

Anders hingegen, wenn ein Verdacht auf Verschluß des Nierenbeckens durch Steine (vorausgegangene Steinkoliken oder Steinabgang) oder aus anderen Gründen (heftige Schmerzen, palpable Nierenschwellung) besteht. In solchen Fällen ist die Cystoskopie mit dem Ureterencystokop sofort vorzunehmen und zunächst Indigokarmin intravenös zu injizieren. Ergibt sich hiebei aus dem Fehlen der Blauausscheidung ein Verschluß einer Niere, dann muß zur Behebung des Verschlusses und Entleerung des gestauten infizierten Harns der Ureterkatheter bis ins Nierenbecken vorgeschoben und als Dauerkatheter befestigt werden.

Ist das Fieber hingegen nach wenigen Tagen zurückgegangen, dann führe man in j e d e m Falle die Chromocystoskopie und den doppelseitigen Ureterenkatheterismus (zuerst auf der vermeintlich gesunden Seite) aus und schließe auf der erkrankten Seite gleichzeitig eine Nierenbecken-Harnleiterspülung an. (Spülmittel siehe später.)

Kommt der Kranke im c h r o n i s c h e n S t a d i u m, also mit einer schon längere Zeit bestehenden, vielleicht schon mit Blasenspülungen vergeblich behandelten Pyurie in Beobachtung, dann ist sogleich die vollständige Nierenuntersuchung (Chromocystoskopie, Ureterenkatheterismus, Röntgen) indiziert.

D i f f e r e n t i a l d i a g n o s e:

C h o l e c y s t i t i s. Fehlen von Eiter im Harn, Ikterus. Die Schmerzen strahlen in die Schulter aus, der Druckschmerz ist mehr medial gelegen; Fehlen der Schmerzhaftigkeit bei Beklopfen der Nierengegend vom Rücken aus.

A p p e n d i c i t i s. Genaue Harnuntersuchung. Doch ist zu bedenken, daß ein nahe dem Ureter gelegener appendikulärer Abszeß durch Übergreifen der Entzündung auf die Ureterwand oder zumindest durch kollaterale Hyperaemie daselbst die Ursache für das Auftreten pathologischer Harnbestandteile abgeben kann. Vorschieben des Ureterkatheters bis ins Nierenbecken und Untersuchung des Nierenharns. Siehe auch Differentialdiagnose des Uretersteins gegenüber Appendicitis (siehe S. 133).

I n f i z i e r t e H y d r o n e p h r o s e oder eine P y o n e p h r o s e sind durch den Ureterenkatheterismus von der einfachen Pyelitis unschwer abzutrennen. (Nachweis der Erweiterung durch Abfließen von Restharn bzw. durch die Pyelographie; Chromocystoskopie.)

N i e r e n k a r b u n k e l. Der Harn ist zumeist unverändert, enthält oft nur wenige Bakterien und einzelne Leukocyten und Zylinder. (Genaueres siehe S. 117.)

Therapie der Pyelitis im allgemeinen

Bettruhe, laktovegetabilische Diät ohne Gewürze und Alkohol. Auflegen heißer Kompressen auf die Nierengegend gegen die Schmerzen, Dunstumschlag. Antipyretika, am besten aus der Salizylreihe. Von großer Wichtigkeit ist die Auffindung und Beeinflussung des der Infektion zugrunde liegenden Erkrankungsherdes bzw. der Eintrittspforte der Infektion (Angina, Tonsillitis, Zahncaries, rezidivierende Appendicitis, Obstipation, Harnstauung, Nierenstein).

Die m e d i k a m e n t ö s e Therapie ebenso wie die Menge der erlaubten Flüssigkeitszufuhr richtet sich nach der Art der die Infektion verursachenden Bakterienart. Also bei Coliinfektion: Drei Dursttage mit Urotropin (Cylotropin) und Harnsäuerung, dann drei Tage mit reichlichster Flüssigkeitszufuhr und Bikarbonat. Bei Kokkeninfektion: Spirocid, Neosalvarsan in Kombination mit Cylotropin zunächst unter Flüssigkeitsbeschränkung, dann weiterhin ebenso wie bei Coliinfektion. (Genaue Durchführung siehe S. 148.)

Ist der Moment der Ausführung des therapeutischen Ureterkatheterismus gekommen, so achte man vor allem darauf, ob eine Erweiterung des Nierenbeckens vorliegt. In diesen Fällen muß der Ureterkatheter für 24 bis 48 Stunden zur Dauerdrainage des Nierenbeckens liegen gelassen werden. Die Erweiterung des Nierenbeckens erkennt man aus dem ununterbrochenen Abtropfen von mehr als 8 bis 10 ccm Harn und aus der Beschleunigung des Abtropfens bei bimanuellem Druck auf die Niere. Bei liegendem Ureterkatheter sollen alle acht Stunden Spülungen des Nierenbeckens vorgenommen werden.

Liegt keine Erweiterung des Nierenbeckens vor, so mache man eine Spülung des Nierenbeckens und entferne den Katheter unter ständiger Spülung (Harnleiterspülung). Als Spülflüssigkeit nehme man am besten zunächst eine Arg. nitr.-Lösung 1:1000, injiziere so viel, als der Patient, ohne ein Druckgefühl in der Nierengegend zu empfinden, verträgt (2 bis 3 ccm), lasse die Flüssigkeit abfließen und wiederhole diese Prozedur dreimal. Muß man den Ureterenkatheterismus öfters wiederholen, dann kann man mit Vorteil Instillationen von 5 ccm ¼% bis 1% Arg. nitr.-Lösung ins Nierenbecken vornehmen. Andere Spülflüssigkeiten haben sich als entbehrlich erwiesen.

Blasenspülungen allein können begreiflicherweise eine Pyelitis nicht zur Ausheilung bringen, in Kombination mit der übrigen Therapie stellen sie jedoch ein wertvolles Hilfsmittel dar.

Von der Injektion polyvalenter Vaccine darf man ebensowenig wie von den eher noch bevorzugenswerten Autovaccinen einen spezifischen Erfolg erwarten.

Besondere Formen der Pyelitis (Pyelonephritis)

Pyelitis infantum,
Pyelitis deflorationis (Wildbolz),
Pyelitis gravidarum.

Die Pyelitis der Kinder (siehe auch S. 280) entsteht vorzugsweise in den ersten Lebensjahren, und zwar besonders häufig bei Mädchen. Sie setzt dann entweder unter stürmischen Erscheinungen mit hohem Fieber, schweren Allgemeinsymptomen ein; Schmerz der Nierengegend und Reizerscheinungen von seiten der Blase können auch fehlen; oder aber die Pyelitis tritt chronisch, schleichend unter dem Bilde einer Anaemie mit Cachexie und Darmstörungen auf. Außer den geringen, nur zeitweise zu beobachtenden Temperatursteigerungen fällt vor allem das schlechte Aussehen und die schlechte Laune des Kindes auf. Die Infektion des Nierenbeckens entsteht entweder durch Aszendenz der Bakterien von der Blase aus oder aber metastatisch von einer Infektionskrankheit her: Pneumonie, Angina, Enteritis usw. Zur Harnuntersuchung bei Mädchen ist es unbedingt notwendig, zunächst die Vulva sorgfältig zu reinigen. Das Aussehen des Harnes ebenso wie das Ergebnis der Sedimentuntersuchung steht durch den geringen Grad der pathologischen Beimengung häufig in scheinbarem Widerspruch zur Schwere der Erkrankung. Unklare, fieberhafte Zustände im Kindesalter finden ihre Erklärung oft in einer Infektion des Nierenbeckens.

Therapie. Bettruhe, Laxantien, namentlich Phenolphtalein. Intern Urotropin 1,5 bis 2 g. Nach drei Tagen Aussetzen des Desinfiziens dafür Natr. bicarb. Bei Kokkeninfektion Spirocid (siehe S. 150). Versuch mit Vaccinen ist gerechtfertigt. Nur bei länger dauernden Reizerscheinungen von seiten der Blase Spülungen. Gut bewähren sich Ausspülungen der Vulva und Vagina mit einer sehr verdünnten Lösung von essigsaurer Tonerde (Voelcker).

Deflorationspyelitis. Wenige Tage nach dem ersten Geschlechtsverkehr entsteht zuweilen unter heftigem Fieber und schweren Allgemeinerscheinungen eine Entzündung des Nierenbeckens. Die Infektion geht wahrscheinlich von den Hymenalrissen aus, die Erreger sind nahezu stets Colibazillen. Die Blasensymptome sind oft recht wenig ausgeprägt. Therapie in früher geschilderter Weise, gerade hier ist eine Ausheilung — kontrolliert durch kulturelle Untersuchung des Harnes — unbedingt anzustreben wegen Gefahr einer späteren Schwangerschaftspyelitis.

Die Schwangerschaftspyelitis tritt zumeist erst in der zweiten Schwangerschaftshälfte auf. Allgemeine Erscheinungen sind vor den lokalen Beschwerden vorherrschend. Prädisponierend ist eine Harnstauung durch Kompression eines (namentlich des rechten) oder beider Ureteren durch den schwangeren Uterus oder eine als pathologische Schwangerschaftsreaktion aufzufassende Atonie der Ureteren. Fieber, in schweren Fällen auch Schüttelfröste, Schmerzen einer, zumeist der rechten, oder aber beider Nierengegenden, trüber Harn, gehäufter Harndrang. Therapie: Bettruhe, Seitenlage auf der gesunden Seite (um eine eventuell vorhandene Kompression des Harnleiters der erkrankten Seite durch den schwangeren Uterus zu verhindern). Bekämpfung der Infektion zunächst auf internem Wege in gewohnter Weise. Ändert sich nach wenigen Tagen der Befund nicht, dann Ureterenkatheterismus, der Katheter bleibt am besten etwa 24 Stunden liegen. Auch hier ist die Lagerung auf die gesunde Seite von besonderer Wichtigkeit. Die Pyelitis gravidarum gibt nur selten eine Indikation für eine künstliche Unterbrechung der Schwangerschaft ab, doch ist, abgesehen von der Möglichkeit einer Sepsis, das Eintreten einer Frühgeburt zu befürchten. Ante partum ist eine Ausheilung kaum zu erzielen, man muß sich zufriedengeben, die akuten Erscheinungen so weit zu mildern, daß das normale Schwangerschaftsende abgewartet werden kann. Nach erfolgter Entbindung schwinden die schweren Erscheinungen der Pyelitis schnell, die tatsächliche Ausheilung ist aber oft erst durch entsprechende, stets durchzuführende Weiterbehandlung zu erreichen. (Bakteriologische Kontrolle der Heilung wichtig!)

Eitrige Nierenentzündungen

Wenn Bakterien auf dem Blutwege (h a e m a t o g e n e I n f e k t i o n) oder aszendierend von der Blase bzw. vom Nierenbecken (u r o g e n e I n f e k t i o n) in die Niere gelangen und daselbst Fuß fassen, so kommt es zur Bildung von Abszessen, und zwar kann entweder ein größerer Eiterherd, ein Nierenkarbunkel oder ein einzelner größerer Abszeß entstehen oder aber die Niere ist von einer großen Anzahl kleiner Eiterherde durchsetzt (multiple Bakterienembolien, miliare Abszesse, Nephritis apostematosa suppurativa, surgical kidney).

Selten nur erfolgt die Infektion von der Umgebung aus.

Der N i e r e n k a r b u n k e l oder N i e r e n f u r u n k e l entsteht stets metastatisch nach einer Angina oder einem Furunkel der Haut; die miliaren Abszesse bilden sich hauptsächlich in der Nierenrinde durch Bakterienembolien bei Staphylomykosen (haematogene eitrige Nephritis); in Mark und Papillen sitzende, zumeist in der Mehrzahl vorhandene Abszesse kommen durch Fortschreiten der Infektion vom Nierenbecken aus zustande (aszendierende Pyelonephritis).

K r a n k h e i t s b i l d. Haematogene und urogene Infektionen führen das gleiche Krankheitsbild herbei; erstere setzen bei klarem Harn akut ein, bei letzteren bestand schon vorher Harntrübung; wenn auch diese oft akut einsetzen, so zeigen sie dennoch mehr Tendenz zu chronischem Verlauf und zu Rezidiven. Schwerkrankes Aussehen, hohes Fieber, Beginn zuweilen mit Schüttelfrost. Spontanschmerzen können, müssen aber nicht vorhanden sein. Verminderung der Harnmenge bei einseitigen Prozessen, die bei Erkrankungen beider Nieren in eine völlige Anurie übergehen kann.

D i a g n o s e. Plötzlicher Beginn der Erkrankung (zuweilen mit plötzlich einsetzendem Nierenschmerz), hohes Fieber mit Druckschmerzhaftigkeit einer Nierengegend, in der Anamnese ein eitriger, an anderer Körperstelle lokalisierter Prozeß (siehe oben) machen eine h a e m a t o g e n e eitrige Nierenerkrankung wahrscheinlich; Trübungen des Harnes fehlen bei diesen Niereneiterungen (Nierenkarbunkel, Nephritis apostematosa) zumeist vollständig, es sind höchstens neben Eiweiß in Spuren vereinzelte Erythrocyten, Leukocyten und Zylinder vorhanden. Im Blut findet sich eine mehr oder minder hochgradige neutrophile Leukocytose.

Greift·der Prozeß auf die Nierenhüllen über, so kommt es zu Oedem im Bereiche der Nierengegend (siehe S. 119) oder zu pleuralen Ergüssen (als Zeichen des collateralen Oedems).

Urogene Infektion: Bestand vorher schon eine eitrige Erkrankung der Blase oder des Nierenbeckens (eitrig getrübter Harn), so deutet erneut ansteigendes hohes Fieber (Schüttelfröste) mit ausgesprochener Druckschmerzhaftigkeit einer Seite und septische Allgemeinerscheinungen auf das Fortschreiten der Infektion von den Papillen auf das Nierenparenchym, auf eine Ausbildung von Abszessen daselbst: aszendierende Pyelonephritis.

Die Harnuntersuchung ergibt die gleichen Befunde wie bei Pyelitis, ebenso die Cystoskopie, es sei denn, daß es bei langem Bestehen der Krankheit zu chronischen entzündlichen Veränderungen der Blasenschleimhaut gekommen ist. Die Nierenfunktionsprüfung mit Indigokarmin läßt auf der erkrankten Seite eine verspätete und schwächere Blauausscheidung erkennen; ebenso ist der Harnstoffgehalt wie das spezifische Gewicht des von der kranken Niere gewonnenen Harnes gegenüber der gesunden Seite (im Konzentrationsversuch) herabgesetzt.

Bei doppelseitigen Prozessen besteht Hypo- bis Isosthenurie (pyelonephritische Schrumpfniere).

Therapie. Akutes Stadium. Zunächst Versuch einer konservativen Therapie. Bettruhe, Wickel, Antipyretika, Harndesinfizientia. Besteht infizierter Restharn in der Blase, so ist der Dauerkatheter angezeigt. Lassen die akuten Erscheinungen nicht nach, ist ein deutliches Absinken der Temperatur nach wenigen Tagen nicht zu beobachten, so zögere man nicht mit der Freilegung der Niere. Ebenso wenn septische Allgemeinerscheinungen bestehen, wenn Oligurie oder gar Anurie eintritt. Kommt es nach Abklingen des hohen Fiebers zu neuerlichen Temperaturschüben, bestehen stets Schmerzen der einen Seite trotz Entfieberung, so ist die operative Behandlung nicht zu umgehen. Die Art der operativen Maßnahmen hängt von dem autoptisch feststellbaren Befund ab (Eröffnung eines Rindenabszesses, Dekapsulation, Nephrotomie, Resektion eines Nierenkarbunkels, Nephrektomie).

Chronisches Stadium. Bei einseitigen Prozessen ist, falls die andere Niere gut funktioniert, die Operation anzuraten. Bei doppelseitigen Prozessen muß eine interne Behandlung eingeschlagen werden; diese besteht in Besserung der Blaseninfektion (Spülungen, bei Restharn Dauerkatheter oder Blasenfistel) und Versuch der Beeinflussung der Infektion des Nierenbeckens durch Nierenbeckenspülungen mit Argentum nitricum.

Im übrigen verordne man Nierenschonungsdiät: Keine Gewürze, kein Alkohol; laktovegetabilische Nahrung mit Beschränkung (nicht mit Verbot) von Kochsalz. Die Flüssigkeitsmenge sei dem Durst entsprechend (keine Durchspülungstherapie durch zu lange Zeiten).

Parenterale Eiweißtherapie (Injektion von Milch, Aolan, Novoprotin, Caseosan, Yatren-Casein), Blutegel in der Nierengegend.

Entzündliche Erkrankungen der Nierenhüllen

Die Nomenklatur Peri-, Epi-, Paranephritis ist vom praktischen Standpunkte aus mehr oder minder bedeutungslos.

Bei der nichteitrigen Form kommt es zu einer Umwandlung des die Niere umhüllenden Fettgewebes in eine derbe, sulzig infiltrierte Masse (Schwartenbildung), Perinephritis sclerolipomatosa, am häufigsten im Anschluß an heftige, in der Niere sich abspielende chronische Entzündungsprozesse, so bei Pyonephrosen, infizierten Steinnieren, Nephritis apostematosa, Nierentuberkulose.

Bei den eitrigen Entzündungen der Nierenhüllen kommt es zu einer eitrigen Einschmelzung des perirenalen Gewebes, zum perinephritischen Abszeß. Dieser kann entstehen haematogen (metastatisch) im Anschlusse an Furunkeln, Angina, Grippe, Typhus, Scharlach usw., insbesondere in Kombination mit Traumen der Niere, oder durch direkte Fortsetzung der Infektion von der Niere aus, nach Nierenrindenabszessen, Nierenkarbunkel, Pyonephrose.

Krankheitsbild. Während die nichteitrigen Entzündungen in der Nierenkapsel selten ausgesprochene, niemals akute Erscheinungen machen, trifft für die eitrigen das Gegenteil zu: Entweder akuter Beginn mit hohem Fieber, Schüttelfrösten, eventuell Erbrechen, wobei, wenn keine Schmerzen einer Flankengegend vorliegen, eine Verwechslung mit anderen Erkrankungen leicht vorkommt; oder schleichendes Einsetzen mit subfebrilen Temperaturen. Spontane Schmerzen stellen sich gewöhnlich früher oder später ein, die auch nach abwärts ausstrahlen können. Zuweilen besteht nur ein Druckgefühl in der erkrankten Seite.

Ist es zur Ausbildung eines Abszesses gekommen, so kann dieser entweder nach außen, und zwar in der Gegend des Trigonum Petiti oder sich längs des Ileopsoas hinabsenkend in der Gegend des Lig. Pouparti, oder aber in die Pleura durchbrechen (diagnostische Bedeutung einer eitrigen Pleuritis!).

Diagnose. Bedeutung eitriger Prozesse an anderer Körperstelle in der Anamnese. Fieber, Druckschmerzhaftigkeit und Défense musculaire einer Nierengegend bei klarem Harn (Differentialdiagnose gegen Pyelitis!), im Anfangsstadium palpiert man eine nur wenig vergrößerte Niere, die respiratorisch schlecht verschieblich ist, später kann sich dann das Unterhautzellgewebe in der Lumbalgegend infiltriert, oedematös, pastös anfühlen (Vergleich der Dicke einer zwischen zwei Fingern aufgehobenen Hautfalte beider Seiten); ist das Oedem ausgesprochener, so sieht man schon bei Betrachtung des sitzenden Patienten von rückwärts her bei guter Beleuchtung eine Vorwölbung bzw. eine Rötung der erkrankten Seite.

Falls sich bereits eine größere Eiteransammlung gebildet hat, kann in der Lumbalgegend ein derber, schmerzhafter, unverschieblicher Tumor gefunden werden, dem die Haut unverschieblich aufsitzt.

Der Harn ist, wenn die Niere selbst am Eiterprozeß nicht beteiligt ist, unverändert; klarer, eiweißfreier Harn spricht daher nicht gegen die Diagnose Perinephritis. Da die Perinephritis jedoch oft von eitrigen

Nierenprozessen ihren Ausgang nimmt, kann der Harn dann die für diese Erkrankungen charakteristischen Veränderungen aufweisen.

Bei Prüfung der Druckschmerzhaftigkeit der Nierengegend ist die Differentialdiagnose gegen rheumatische Erkrankungen der Muskeln und Nerven wichtig. Prüfung der Druckschmerzhaftigkeit des M. erector trunci und der Bauchmuskel durch Quetschen dieser zwischen zwei Fingern; Druckschmerzhaftigkeit im Verlaufe der Nerven (insbesondere der Interkostalnerven).

Therapie. Falls das Fieber nicht in wenigen Tagen absinkt, Freilegung und Eröffnung des Abszesses und Drainage. Auch in späterem Verlauf stets wieder auftretende, wenn auch nur geringe Fieberanfälle geben die Indikation zur Freilegung der Niere ab, insbesondere wenn die Kranken immer über Schmerzen in der Lendengegend klagen.

Lange Zeit andauernde, mit Fistelbildung einhergehende Niereneiterungen machen die Nephrektomie notwendig.

Pyelektasie und Hydronephrose

Ist die Erweiterung des Nierenbeckens eine geringfügige und auf dieses allein beschränkt, so spricht man von Pyelektasie; ist dagegen das Nierenbecken stark dilatiert und ist es zu einem Schwund des Parenchyms gekommen, dann sprechen wir von einer Sackniere (Hydronephrose, Uronephrose, Abb. 33 u. 34).

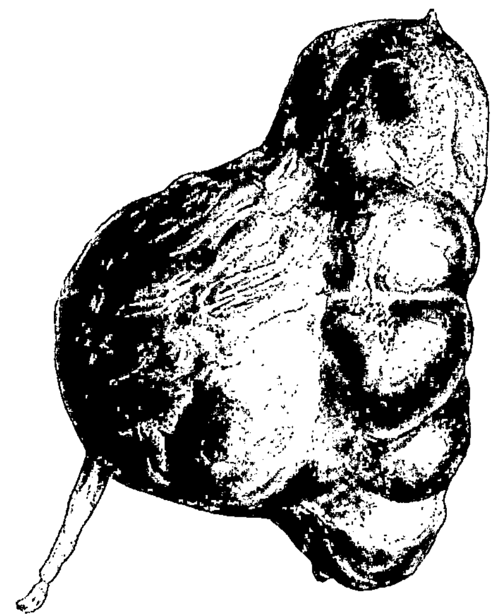

Abb. 33. Hydronephrose durch Ureterstenose
(Operat. gew. Präp.)

Ursache der Hydronephrose ist ein angeborenes oder erworbenes Abflußhindernis peripher vom Nierenbecken. (Angeboren: überzähliges Nierengefäß, Phimose, enges Orificium urethrae, Klappenbildung in der

Harnröhre, Atonie der Harnleitermuskulatur. Erworben: Knickungen durch abnorm bewegliche Niere, durch entzündliche Stränge, Strikturen des Harnleiters, Steine, Tumoren im Harnleiter oder Nierenbecken, Kompression des Harnleiters von außen, am häufigsten durch Tumoren des weiblichen Genitales, Traumen des Harnleiters, Innervationsstörungen der Harnleitermuskulatur bei Rückenmarkskrankheiten, periphere Harnabflußhindernisse, wie Prostatahypertrophie, Strikturen u. a. m.).

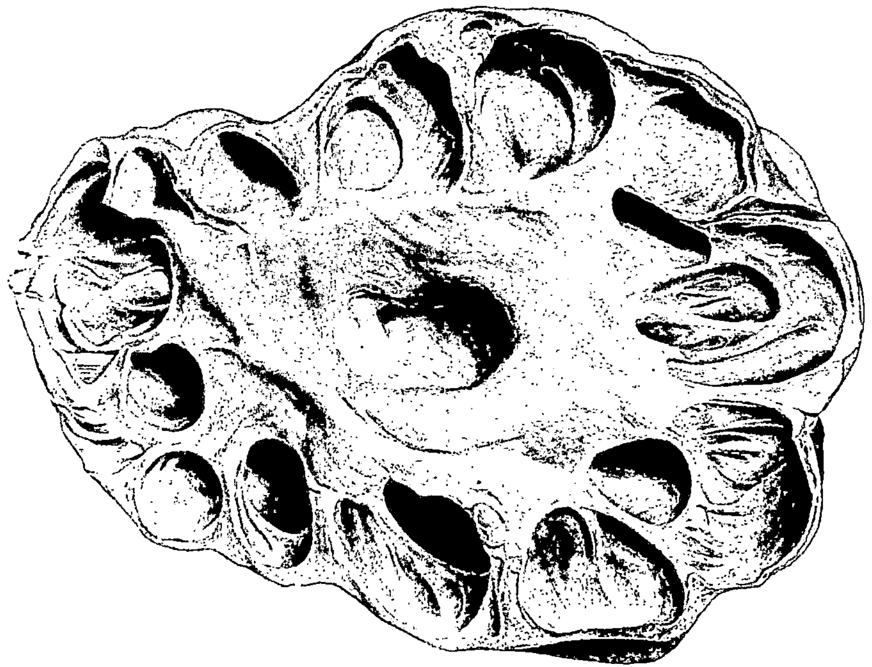

Abb. 34. Hydronephrose aufgeklappt
(Eigener Fall)

Krankheitsbild. Eine nicht infizierte Sackniere, deren Füllungszustand stets gleich ist und deren Abfluß nicht starken Schwankungen unterliegt, verläuft oft völlig symptomlos. Kommt es dagegen bei einer Hydronephrose zu plötzlichem völligen Verschluß des Harnleiters (etwa durch hindurchtretende Steine oder durch Abknickungen), so entstehen durch die Druckerhöhung im Nierenbecken heftige Schmerzen und Koliken; in diesen Fällen kann man auch während des Anfalles eine Schwellung der betreffenden Seite oder eine Vergrößerung eines bereits früher vorhanden gewesenen Tumors palpieren. Nach Schwinden des Anfalles setzt zumeist eine reichliche Harnflut ein (intermittierende Hydronephrose). Die plötzliche Druckentlastung im erweiterten Nierenbecken kann die Ursache einer Haematurie abgeben, die jedoch selten höhere Grade annimmt und niemals zur Bildung von Blutgerinnseln führt. Zumeist stellt sich früher oder später die Infektion des in der Sackniere gestauten Harnes ein: akute schwerste Erscheinungen mit Schüttelfrösten oder chronische, allmählich einsetzende Harntrübung, cystitische Beschwerden, mäßige Temperatursteigerungen. Während die nicht infizierte Hydronephrose nur einer Körperseite, abgesehen von etwa vorhandenen Beschwerden, keine unmittelbare Gefahr für ihre Träger bedeutet, ist bei doppelseitigen Hydronephrosen die Funktionseinschränkung der Nieren von suburaemischen und uraemischen Symptomen gefolgt. Rupturen großer Sacknieren sind überaus selten.

Diagnose. Fühlbarer fluktuierender Tumor der Nierengegend, eingeschränkte oder fehlende Indigokarminausscheidung bei der Chromocystoskopie, Nachweis der Harnstauung im Nierenbecken durch Ureterkatheterismus oder Darstellung des erweiterten Nierenbeckens durch die Pyelographie (Abb. 32).

Differentialdiagnose. Ein palpabler Nierentumor, dessen Größe zu verschiedenen Zeiten verschieden ist, kommt außer bei der einfachen Hydronephrose noch bei Haematonephrose z. B. infolge eines Papilloms des Nierenbeckens vor. Beim Nierenbeckenpapillom fehlt jedoch niemals Blutung mit Bildung von Gerinnseln. Bei Tumoren, ausgehend von der Gallenblase, Milz, Pankreas oder Ovarium, ist die Indigokarminausscheidung nicht verändert. Die kongenitale Cystenniere ergibt wohl auch einen Funktionsausfall der Niere, der aber zumeist doppelseitig (wenn auch in verschieden hohem Grade) ist. (Genaueres siehe S. 108.) Hypernephrome machen Blutung mit Gerinnselbildung, die Nierenfunktion ist zumeist mehr oder minder gut erhalten.

Therapie. Besteht eine nur geringgradige Vergrößerung des Nierenbeckens, daran kenntlich, daß die Indigokarminausscheidung nur wenig verändert ist und die Messung (Eichung) des Nierenbeckeninhaltes nicht über 10 bis 15 ccm ergibt, dann kann man, wenn der Beschwerden des Patienten wegen eine Abhilfe nötig ist, versuchen, die Ursache der Harnstauung aufzufinden und zu beseitigen. Fixation einer abnorm beweglichen Niere, Entfernung eines Uretersteines, Lösung von periureteralen Entzündungssträngen, Dilatation einer Ureterstriktur (eventuell durch Ureterdauerkatheter), Durchtrennung eines abnormen Gefäßes.

Sonst ist die rationelle Therapie nur die Nephrektomie, falls die Funktion der zweiten Niere eine normale ist. Versuche, durch Neuimplantation des Ureters im Nierenbecken oder andere plastische Operationen günstige Abflußverhältnisse zu schaffen, haben bisher nur selten günstige Resultate ergeben.

Bei infizierter geringgradiger Hydronephrose mit nur wenig eingeschränkter Funktion ist zunächst der Versuch der Bekämpfung der Infektion in der früher geschilderten Weise zu machen. Hier sind vom Neosalvarsan (intravenös) oft die überraschendsten Erfolge zu beobachten. Zur Beseitigung der Ursache für die Harnstauung ist auch das Einlegen eines Ureterkatheters für mehrere Tage anzuraten.

Handelt es sich um eine infizierte Hydronephrose, deren Infektion durch die interne Therapie nicht zum völligen Schwinden zu bringen ist,

dann Nephrektomie. Plastische Operationen am Nierenbecken kommen
bei infiziertem Harn selten in Frage. Ist auch die zweite Niere
nicht mehr voll funktionstüchtig, so kann, wenn die Harninfektion eine
Abhilfe dringend erheischt, die Nephrostomie, die Anlegung einer dauernden Nierenfistel, oft noch von günstigem Einfluß sein. Bei sehr großen
Sacknieren, bei denen vielleicht eine Nephrektomie untunlich erscheint,
kann man sich einen Erfolg von einer Anastomose zwischen Harnblase
und Nierenbecken versprechen (Pyelocystoanastomose).

Pyonephrose

Der Unterschied der Pyonephrose gegenüber der infizierten
Hydronephrose ist kein sehr scharfer: bei dieser ist zunächst das
Nierenbecken erweitert und das Nierenparenchym durch Druck zu
einer mehr oder minder dünnen Gewebsschichte komprimiert und erst
dann tritt die Infektion hinzu (sekundäre Pyonephrose); bei der
„primären" Pyonephrose dagegen entsteht die Erweiterung vor allem
auf Kosten des Nierenparenchyms durch eitrige Einschmelzung desselben; Übergänge beider Formen kommen häufig vor. Während
bei der infizierten Hydronephrose der Inhalt der Sackniere einem
diluierten, eitrig getrübten Harn entspricht, ist er bei der primären
Pyonephrose zumeist ein dicker, rahmiger Eiter, oft von mörtelähnlicher,
halbflüssiger Konsistenz. Die infizierte Hydronephrose zeigt nur selten,
die Pyonephrose dagegen oft Abszesse im Nierenparenchym und an
der Oberfläche der Niere.

Ursache. Harnstauung im Nierenbecken bei infiziertem Harn,
in den meisten Fällen bei Anwesenheit von Steinen; tuberkulöse
Pyonephrose bei tbc. Strikturen des Ureters.

Symptome. Im Vordergrunde stehen die Erscheinungen hervorgerufen durch die Infektion. Fieber, schwere Allgemeinerscheinungen,
cystitische Beschwerden.

Diagnose. Schwer eitriger Harn, der beim Stehen schnell ein
grünlich-gelbes, rahmiges Sediment abscheidet. Die Cystoskopie ergibt
eine auffallende Veränderung der Uretermündung der erkrankten Seite
(Klaffen oder Verengerung und Retraktion der Uretermündung, chronisch
entzündliche Veränderungen der Blasenschleimhaut rund um die Uretermündung); bei Druck auf die Nierengegend sieht man in vielen Fällen
den eitrigen Harn aus der Mündung hervorsickern oder aber der Eiter
entleert sich wurstförmig aus der Uretermündung wie eine Zahnpaste
aus der Tube. Die Indigokarminausscheidung fehlt zumeist vollkommen.

Therapie. Hier kommt wegen der Gefahr der Sepsis sowie der
ungünstigen Beeinflussung der zweiten Niere nur eine baldige Nephrektomie in Frage; ist auch die zweite Niere in ihrer Funktion bereits
geschädigt, so ist die Nephrostomie zwecks Drainage der Niere angezeigt.

Ist ein Stein als Ursache einer Pyonephrose erkannt worden, dann
kann, wenn die Zerstörung der Niere noch nicht weit vorgeschritten ist
oder wenn die Nephrektomie aus anderen Gründen (zweite Niere!) nicht

erlaubt ist, der Stein mittels Nephrolithotomie entfernt werden, aber auch
hier ist die Drainage der Niere für einige Zeit anzuraten.

Nierentuberkulose

Die tuberkulöse Infektion des Harntraktes entsteht nahezu stets
haematogen, in der überwiegenden Mehrzahl der Fälle zunächst nur
in der Niere einer Seite, nur ganz ausnahmsweise, praktisch genommen nie, ist die Blase das zuerst erkrankte Organ im uropoetischen
System.

Der primäre Herd im Organismus, der „Primäraffekt", liegt zumeist in einer Bronchialdrüse oder Tonsille, von dort aus kommt es
zu einem Einbruch von Tuberkelbazillen in die Blutbahn, zu einer
Tuberkulosebakteriaemie. Es scheint bestimmte Stämme von Tuberkelbazillen zu geben, die mit Vorliebe nur die Urogenitalorgane und die
serösen Häute (Meningen, Pleura, Peritoneum, Synovia) befallen.

Von der Niere aus breitet sich die Erkrankung dann auf Nierenbecken, Harnleiter und Blase aus (Ausscheidungstuberkulose). Die
zweite Niere kann ebenfalls auf haematogenem Wege, aber auch durch
Aszendenz des Prozesses von der Blase aus erkranken (urogene
Infektion).

Eine Blasentuberkulose weist demnach stets auf eine
tuberkulöse Erkrankung einer oder beider Nieren hin.

Symptomatologie. Die tuberkulöse Erkrankung der Niere selbst
macht in den ersten Stadien kaum Beschwerden, es sei denn, daß es zu
einer Haematurie mit Bildung von Blutgerinnsel und damit zu Harnleiterkoliken kommt (Massenblutungen bei tuberkulöser Zerstörung
einer Papillenspitze mit Arrosion eines größeren Gefäßes). Nur selten
ist die „schmerzhafte Form der Nierentuberkulose" mit frühzeitig auftretenden schweren Schmerzattacken oder dauernder Schmerzhaftigkeit in der erkrankten Niere zu beobachten; es handelt sich hier
um rindenständige Tuberkelknötchen mit Infiltration der Nierenkapsel.

Zumeist treten bei der Nierentuberkulose die ersten Beschwerden
erst dann auf, wenn die Blase miterkrankt ist: cystitische Erscheinungen,
die in den ersten Stadien außerordentlich geringfügig sein können und
nur in etwas vermehrter Miktionsfrequenz bestehen. Fast nie beginnt
die tuberkulöse Blasenerkrankung als akute Cystitis, schließt sich aber
zuweilen an andersartige Blasenerkrankungen, die unter stürmischen
Erscheinungen begonnen hatten, an.

Die vorgeschrittene Cystitis tuberculosa ulcerosa dagegen ist ein
äußerst qualvolles Leiden: schwerste, außerordentlich schmerzhafte
Blasentenesmen, die sich nach wenigen Minuten wiederholen, so daß
dadurch das Bild einer Inkontinenz vorgetäuscht werden kann (tuberkulöse Schrumpfblase).

Geringe abendliche Temperatursteigerungen sowie Nachtschweiße
kommen oft frühzeitig zur Beobachtung, hochgradiges Fieber dagegen
weist auf eine Mischinfektion hin.

Diagnose. Jede Cystitis, für die wir keine andere
Ursache auffinden können, insbesondere aber, wenn im Methylen-
blaupräparate keine Bakterien nachzuweisen sind, erfordert dringendst
eine genaue Untersuchung auf Tuberkulose. Dies gilt vor allem für
jene fälschlicherweise als chronische Cystitiden bezeichneten Blasenerkrankungen bei jüngeren Frauen und Mädchen und für jene, die
sich an eine Urethritis gonorrh. des Mannes anschließen und keine
Besserung trotz Spülbehandlung zeigen.

1. Der Harn bei Nierentuberkulose ist zumeist sauer, Eiweiß ist stets,
jedoch — außer bei Haematurie — nur in geringen Mengen vorhanden.
Zylinder finden sich höchstens vereinzelt, Leukocyten fehlen niemals.

Eine seltene Ausnahme sind
jene Fälle, wo bei völligem
Verschluß der tuberkulös erkrankten Niere der Harn frei
von pathologischen Beimen-
gungen sein kann (geschlossene
tbc. Pyonephrose). Die Anwesenheit von Tuberkelbazillen
im Harn ohne Leukocyten
charakterisiert das recht seltene
Vorkommen von „Tuberkelba-
zillenträgern“: tbc. Bakteriurie.

2. Der Nachweis von Tu-
berkelbazillen im Harn (Abb. 35)
geschieht durch Färbung des
durch Zentrifugieren gewonnenen Sediments mittels Karbolfuchsin nach Ziehl (siehe S. 78).

Falls Tuberkelbazillen im
gefärbtem Sediment nicht auf-
gefunden werden können und

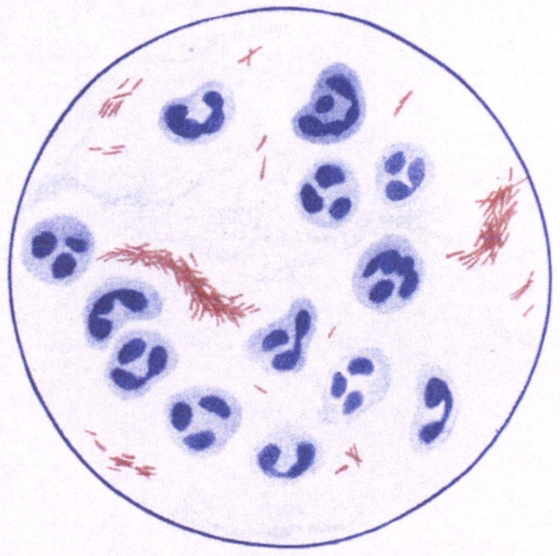

Abb. 35. Harnsediment bei Nierentuberkulose, Ziehlsche Färbung. Charakteristische Anordnung der Tuberkelbazillen
in Zöpfen.

die übrigen Untersuchungsergebnisse keine so eindeutigen sind, daß schon
aus ihnen allein eine sichere Diagnose gestellt werden könnte, empfiehlt
es sich, zwecks Nachweis von Tuberkelbazillen entweder eine Meerschweinchenimpfung oder aber eine kulturelle Untersuchung nach
Loewenstein in einem entsprechend eingerichteten Laboratorium vornehmen zu lassen. Der für eine Meerschweinchenimpfung bestimmte Harn
muß keimfrei entnommen und aufgefangen werden; die intraperitoneale
Impfung des Harnsedimentes erfordert eine fünfwöchige Beobachtung
des Tieres, Bloch's intramuskuläre Injektion mit Quetschung der
inguinalen Lymphdrüsen nur 10 bis 14 Tage. Dem Tierversuch vor-
zuziehen ist die kulturelle Untersuchung nach Loewenstein, da es nur
durch sie gelingt, gewisse Formen von Tuberkelbazillen nachzuweisen,
die wohl für den Menschen, nicht aber für das Meerschweinchen pathogen
sind. Liegt eine Infektion mit einem derartigen Tuberkelbazillenstamm
vor, dann muß demnach der Tierversuch negativ ausfallen.

Zur kulturellen Untersuchung nach Loewenstein verwendet man am besten den während einer Nacht ausgeschiedenen Harn, eine keimfreie Entnahme ist hiebei nicht nötig. Ein Ergebnis der Züchtung ist erst nach 2 bis 3 Wochen zu erwarten.

3. Cystoskopie und Nierenfunktionsprüfung mit Indigokarmin (Chromocystoskopie): Ein nahe einer Uretermündung liegendes Ulcus

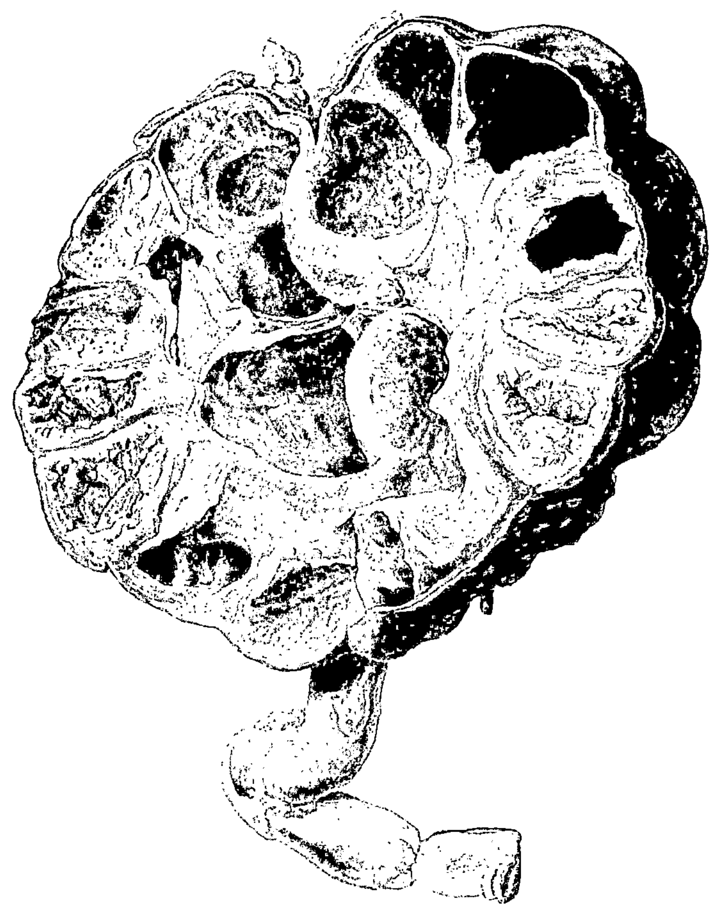

Abb. 36.   Vorgeschrittene Zerstörung der Niere durch käsig-kavernöse Tuberkulose
(Eigene Beobachtung)

oder Knötchen bei verspäteter Blauausscheidung dieser Seite und normaler Funktion der anderen Niere macht eine einseitige Nierentuberkulose sicher, auch wenn sich Tuberkelbazillen im Karbolfuchsinpräparat nicht nachweisen ließen. In solchen Fällen ist ein Ureterenkatheterismus der „gesunden" Seite besser zu unterlassen. Finden sich zahlreiche

Ulcera oder Knötchen in der Blase, so ist dennoch fast stets eine Blasenhälfte als stärker erkrankt zu erkennen. Hier hilft wieder das Ergebnis
der Indigokarminausscheidung, eventuell ist ein doppelseitiger Ureterenkatheterismus nötig.

4. Doppelseitiger Ureterenkatheterismus. Er ist nur durchzuführen,
wenn die Diagnose der erkrankten Niere sonst nicht zu stellen ist,
dabei können sich folgende Befunde ergeben:

a) Klarer Harn einer Seite, eiter- und bazillenhältiger der anderen
Seite: einseitige Nierentuberkulose.

b) Leicht getrübter, Eiweiß in deutlicher Menge und wenige
Leukocyten enthaltender Harn einer Seite, ungestörte Funktion; eiter-
und bazillenhältiger Harn der anderen Seite mit gestörter Funktion: einseitige Nierentuberkulose mit Schädigung nichttuberkulöser Natur der
„gesunden" Seite (toxische Nephrose).

c) Beide Harne enthalten Eiter und Tuberkelbazillen, die eine Seite
zeigt ungestörte, die andere fehlende Blauausscheidung: doppelseitige
Nierentuberkulose, eine Niere im Beginn der Erkrankung, die zweite
völlig zerstört.

a) bis c) ergeben die Indikation zur Nephrektomie.

d) Beide Harne führen Eiter und Tuberkelbazillen, beiderseits
gleichmäßig eingeschränkte oder fehlende Blauausscheidung: doppelseitige, gleichweit vorgeschrittene Nierentuberkulose, bei der eine
Nephrektomie nicht indiziert ist.

5. Nierenpalpation. Eine gleichmäßig vergrößerte, spontan und
auf Druck leicht schmerzhafte Niere findet sich zuweilen auf der gesunden
Seite als kompensatorische Hypertrophie bei Zerstörung der zweiten
Niere. Der Nachweis einer grobhöckerigen Nierenschwellung dagegen
kann bei feststehender Diagnose einer Tuberkulose die Seitenlokalisation
erleichtern (Nierentuberkulose und Perinephritis).

6. Vaginale bzw. (bei Männern) rektale Palpation. Seltener bei
Männern, weit häufiger bei Frauen kann hiebei der unterste Anteil des
Ureters der erkrankten Seite als derber, schmerzhafter, runder Strang
gefühlt werden, wenn es bereits zu einer periureteritischen Entzündung
gekommen ist.

7. Die Röntgenuntersuchung ergibt nur bei Kalkherden in
tuberkulösen Nieren (Mörtel- oder Kittniere) für die Diagnose verwertbare
Anhaltspunkte. Die Pyelographie soll nur in zweifelhaften Fällen, in
denen die Diagnose auf andere Weise nicht zu stellen ist, gemacht werden.

8. Tuberkulöse Manifestationen am Genitalapparat (siehe S. 218)
machen die tuberkulöse Natur einer entzündlichen Nierenblasenerkrankung
wahrscheinlich.

Differentialdiagnostisch kommt vor allem die Unterscheidung
zwischen der sogenannten „chronischen" Cystitis und einer tuberkulösen
Cystitis vor. Wenn man an Tuberkulose „denkt", wird die Differentialdiagnose selten allzu schwer fallen. Schwieriger kann die Entscheidung bei

ulcerösen Cystitidén aus anderen Ursachen sich gestalten (siehe hierüber S. 153).

Therapie. Als einzig rationelle Therapie kommt nur die Nephrektomie, und zwar so frühzeitig wie möglich, in Frage; eine Tuberkulinkur ist bei Einseitigkeit des Prozesses absolut kontraindiziert. Nur wenn der tuberkulöse Prozeß beide Nieren in gleicher oder nahezu gleicher Ausdehnung ergriffen hat, dann darf eine Tuberkulinkur mit Alttuberkulin oder mit Autotuberkelvaccine durchgeführt werden. Daneben entsprechende Allgemeinbehandlung (Diät, Liegekuren, Heliotherapie).

Die tuberkulöse Cystitis kann nur dann lokal mit Erfolg behandelt werden, wenn der Tuberkuloseherd — die erkrankte Niere — entfernt wurde. In doppelseitigen Fällen kann durch die Lokalbehandlung eine geringe Milderung der Beschwerden in manchen Fällen erreicht werden, in anderen wieder ruft sie erst recht starke Reizungen hervor, wird dann besser unterlassen. Nur in wenigen Fällen kommt die Cystostomie der Schrumpfblase oder eine Ureterimplantation in den Darm oder die Haut zwecks Ableitung des Harns und Ruhigstellung der Blase in Frage.

Harndesinfizientien sind nur bei Mischinfektionen, und auch da nur mit großer Vorsicht zu gebrauchen, da sie, speziell Urotropin, die Reizerscheinungen oft stark steigern.

Lokaltherapie. Spülungen mit größeren Flüssigkeitsmengen sind zu vermeiden, da schmerzhaft. Instillationen von Karbol oder Sublimat sind außerordentlich schmerzhaft, nutzlos und gefährlich für die andere Niere. Ebenso Jod per os und Kalomelinstillation in die Blase. Auch Lapisspülungen werden sehr schlecht vertragen (differentialdiagnostisch zu verwerten).

Empfehlenswert dagegen sind Instillationen in die Blase von 10 ccm Anaesthesin-Novojodinöl
 Collargolöl (siehe S. 151)
 Gomenolöl 5—10%
 Methylenblau 1%
 1% Novocain- oder ½% Tutocainlösungen.

Vorheriges Reinspülen der Blase mit kleinen, auf 40° erwärmten Flüssigkeitsmengen ist empfehlenswert, wenn es ohne Schmerzen durchführbar ist und wenn dabei keine Blutungen auftreten.

Rp. Gomenoli	2,5	Rp. Methylenblau cryst. puriss. 1—2,0
Ol. olivarum	50,0	Aquae dest. 100,0
DS. 5% Gomenolöl		Nach der Lösung erkalten lassen, filtrieren, dann erst sterilisieren.

Zur Linderung der Tenesmen: Bettruhe, Wärme, geringe Flüssigkeitszufuhr. Versuch mit Alkalisierung des Harns. Dauerkatheter wird schlecht vertragen.

Medikamentös: Zäpfchen oder Injektionen von Morphium kombiniert mit Atropin und Papaverin. Chloroformwasser intern eßlöffelweise.

Nieren- und Harnleiterkoliken

Das Wesen der Nieren- (Harnleiter-) Kolik besteht in heftigen, krampfhaften Kontraktionen der (glatten) Muskulatur des Nierenbeckens und Harnleiters, die Niere selbst ist demnach an der „Nieren"kolik nicht beteiligt. Die Ursache einer Nierenkolik ist eine plötzliche Druckerhöhung im Nierenbecken bzw. im Harnleiter; sie tritt also dann ein, wenn der freie Harnabfluß aus diesen Gebilden plötzlich unterbrochen wird; dies kann dadurch geschehen, daß beispielsweise ein im Nierenbecken liegender Stein oder Zotten eines Nierenbeckentumors sich vor den Nierenbeckenausgang legen und ihn ventilartig verschließen; in gleicher Weise kann ein Stein, ein Blutkoagulum, ein Eiterpfropf das Ureterlumen verstopfen, worauf reflektorisch heftige Kontraktionen der Muskulatur des Ureters einsetzen, um diese Fremdkörper blasenwärts zu befördern. Eine Abknickung des Harnleiters (bewegliche Nieren, Hydronephrosen), eine Anschwellung der Harnleiterschleimhaut bei Harnleiterverengerungen sind weitere Ursachen eines plötzlichen Verschlusses. Auch der mechanische Reiz eines spitzen Steines oder Steinfragments kann die Ursache für krampfhafte Harnleiterkontraktionen abgeben.

Symptome. Zumeist sehr heftige Schmerzanfälle einer Seite, in der Lendengegend beginnend und nach abwärts ins Skrotum (Labien) oder in die Außenseite des Oberschenkels ausstrahlend. Aufstoßen oder Erbrechen, aufgetriebenes Abdomen, Darmparese, häufig Reizerscheinungen von seiten der Blase, Dysurie, Harndrang, Oligurie, Haematurie.

Dieses typische Bild der akuten Nierenkolik erfährt aber oft Änderungen. So kann der Schmerz ausnahmsweise in die Schulter ausstrahlen oder es besteht eine diffuse Schmerzhaftigkeit des ganzen Bauches.

Diagnose. Neben den geschilderten Erscheinungen findet sich objektiv eine Druckschmerzhaftigkeit einer Nierengegend mit reflektorischer Muskelspannung daselbst, „défense musculaire", oder das ganze Abdomen ist gespannt, schmerzhaft und aufgetrieben. Besonders zu achten ist auf eine Schmerzhaftigkeit bei stoßweise ausgeführter Palpation im Angulus costovertebralis. (Succussio renalis.) Bei infiziertem Harn muß man außer an Steine noch an eine infizierte Hydronephrose oder eine Pyonephrose oder an Nierentuberkulose denken. Im Harn findet sich makroskopisch, oft aber nur bei mikroskopischer Untersuchung Blut. Bei vollständigem Verschluß des Ureters können aber Erythrocyten auch fehlen.

Differentialdiagnose der Nieren- (Harnleiter-) Koliken gegenüber Erkrankungen, die nicht vom uropoetischen System ausgehen.

Gallensteinkoliken werden mehr der vorderen Bauchwand entsprechend empfunden, ihre charakteristische Ausstrahlung ist gegen das rechte Schulterblatt gerichtet. Bei diesen besteht fast immer ikterische Hautverfärbung und Gallenfarbstoff im Urin.

Darmkoliken infolge von erhöhter, schmerzhafter Darmperistaltik bei Passagehindernis im Darm. Adhaesionen an der Flexura coli hepatica oder lienalis können das Bild der Nierenkolik in allen Zügen vollkommen vortäuschen (Kein Blut im Harnsediment, normaler Befund bei Cystoskopie und Ureterenkatheterismus.)

Pankreaskoliken verlaufen zumeist unter dem Bilde des linksseitigen Nierensteinanfalles. Differentialdiagnose: Zucker im Harn, kein Blut im Harnsediment, normaler Befund bei Cystoskopie und Ureterenkatheterismus.

Appendikularkoliken, unter dem Bilde eines rechtsseitigen Uretersteinanfalles verlaufend, geben überaus häufig zu Verwechslungen Anlaß. Man versäume in zweifelhaften Fällen nie, den Harn genau zu untersuchen; so können manche Fehloperationen einer fraglichen Appendicitis vermieden werden. Fieber kann sowohl bei Appendicitis wie im Uretersteinanfall vorhanden sein, ebenso Darmparese und Druckpunkte am Mac Burneyschen Punkte (siehe S. 133).

Die Therapie der Nieren- und Harnleiterkoliken kann nach dreifacher Richtung hin sich bewegen. Beeinflussung der Schmerzen durch Morphin, Lösung des Krampfes bzw. der krampfhaften Kontraktionen der Muskulatur von Nierenbecken oder Harnleiter durch Atropin und Papaverin und schließlich Wiederherstellung des Harnabflusses aus der Niere (Beseitigung der Harnstauung) durch Einführung eines Ureterkatheters über die Verschlußstelle hinauf.

Schmerzstillende Medikamente (subkutane Injektionen von Morphin hydrochl. 0,02 bis 0,03 oder Pantopon) sind häufig nicht zu entbehren. Wir empfehlen, dieselben mit einer einmaligen Injektion von Atropin[1]) 1 mg und Papaverin 0,06 zu kombinieren. Weiterhin wird man dann Papaverin (0,04) kombiniert mit Atropin (0,0005) als Injektion 2- bis 3mal des Tages wiederholen, um Nierenbecken- und Harnleitermuskulatur in erschlafftem Zustande zu erhalten, bzw. falls kein Erbrechen besteht, per os verordnen:

Rp. Papaverini hydrochl. 0,04
   in Ampullen

Rp. Troparin pro injectione
  1 Schachtel zu 6 Ampullen
(1 Ampulle enthält Papaverin 0,04 +
   Novatropin 0,0015)
  S. 2 bis 3 Ampullen täglich.

Rp. Papaverini hydrochl. 0,05—0,08
  Atropini sulf.   0,0005
  (oder Extr. Belladonnae 0,02)
  Sacch. alb.   0,3
  Mf. Pulv. S. 3 Pulv. täglich.

Rp. Papaverini hydrochl. 0,05—0,08
  Atropini sulf.   0,0005
  (oder Extr. Belladonnae 0,02)
  Butyri Cacao q. s. f. supp.
  S. 2 bis 3 Zäpfchen täglich.

Hat die bisher geschilderte Therapie nur die Schmerzempfindung ausgeschaltet oder die krampfhaften Kontraktionen der Muskulatur gemindert oder zum Schwinden gebracht, so wird durch das Einführen eines Ureterkatheters bis ins Nierenbecken die Harnstauung und damit

---

[1]) An Stelle von Atropin kann man das weniger giftige Novatropin in doppelter Dosis verordnen.

die Ursache für weitere Schmerzanfälle momentan beseitigt. Es empfiehlt sich, den Ureterkatheter im Nierenbecken liegen zu lassen; dadurch wird nicht nur der freie Harnabfluß gewährleistet und damit ein Wieder-eintreten von Koliken durch die Dauerdrainage unmöglich gemacht, sondern der Harnleiter wird dadurch auch so weit gedehnt, daß ein eventuell dort befindlicher Stein nach Entfernen des Katheters leicht zum Abgehen gebracht wird. Außerdem wird durch den Dauerureter-katheterismus eine übermäßige Dilatation des Nierenbeckens und damit seine Atonie vermieden. Der Katheter kann 1- bis 2- bis 3 mal 24 Stunden liegen gelassen werden.

Nierensteinkrankheit

Krankheitsbild. Kolikschmerzen in der Nierengegend und längs des Harnleiterverlaufes, Blutungen und Abgang von Steinen sind die Merkmale der Nierensteinkrankheit.

Die Schmerzen treten seltener als dumpfes Druckgefühl in der Lendengegend auf (ein äußerst uncharakteristisches Symptom, das in

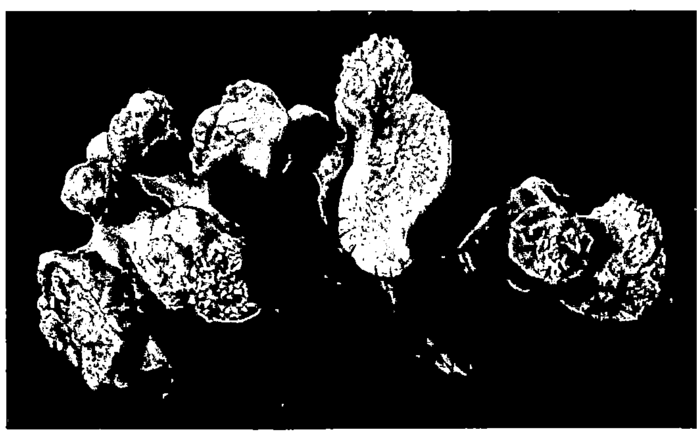

Abb. 37. Korallenstein (Phosphat), das zweigeteilte Nieren-becken und die Nierenkelche vollständig ausfüllend. Dieser operativ gewonnene Stein wurde (nachgewiesenermaßen) jahrzehntelang beschwerdefrei getragen; erst die Harn-infektion machte die Nephrektomie notwendig.
(Eigene Beobachtung)

der Mehrzahl der Fälle überhaupt nichts mit der Niere zu tun hat, wenn nicht noch andere auf eine Erkrankung der Nieren hinweisende Be-schwerden bzw. Befunde — Harntrübung, Albumen, Haematurie usw. — vorliegen), häufiger treten die Schmerzen als Nierenkoliken auf (siehe dort). Die Haematurie kann entweder schon makroskopisch an der Färbung des Harns, oft aber, besonders im anfallsfreien Intervall, nur mikroskopisch im zentrifugierten Harnsediment erkannt werden.

Große, das Nierenbecken fast völlig ausfüllende und daher nahezu unverschieblich fixierte Steine machen geringe Beschwerden (Abb. 37 u. 38); sie können ein dumpfes Druckgefühl, ein Gefühl der Schwere in einer Lendengegend verursachen, dagegen keine Koliken; ebensowenig kleine Steine, die in einem Nierenkelch gleichsam gefangen liegen. Kleinere, im Nierenbecken frei bewegliche „wandernde" Steine dagegen sind die Ursache von Koliken, wenn sie den Abfluß des Nierenbeckens verlegen oder in den Harnleiter eintreten. Körperliche Bewegungen (Turnen, Tanzen, Reiten, Eisenbahn- oder Automobilfahrten, auch der Coitus) können bei solchen Steinen Koliken und Blutung hervorrufen.

Diagnose. Nierenkoliken mit Haematurie ohne Gerinnselbildung sind zumeist durch Steine verursacht, insbesondere können wir einen „unkomplizierten Stein" dann annehmen, wenn kein großer Tumor in der Nierengegend der erkrankten Seite zu palpieren ist und wenn Leukocyten im Harn fehlen.

Nierensteine können ohne weitere Schädigung des Nierenbeckens bzw. des Nierenparenchyms vorkommen. Sind sie jedoch längere Zeit hindurch ein Hindernis für den Harnabfluß, so bildet sich eine Erweiterung des Nierenbeckens (Pyelektasie, Hydronephrose) aus. Ist eine Harninfektion hinzugetreten, so haben wir das Bild einer Pyelitis, die durch

Abb. 38. Großer, Nierenbecken und Nierenkelche völlig ausfüllender Stein
(Fall der Klinik Eiselsberg)

keinerlei interne oder lokale Therapie zu bessern ist bzw. einer Pyelonephritis oder das einer Pyonephrose vor uns. Auch an die Kombination von Stein und Cystenniere oder von Stein und Nierenbeckentumor ist zu denken.

Der Palpationsbefund des Ureters ergibt selten mehr als eine Druckschmerzhaftigkeit an umschriebener Stelle, den Stein selbst kann man nur in ganz besonderen Ausnahmsfällen direkt tasten. Anders, wenn bei Frauen ein Stein im untersten Ureteranteil sich befindet, hier kann es gelingen, ihn bei leerer Blase von der Vagina aus zu fühlen.

Die Cystoskopie sichert die Diagnose, wenn man einen Stein in der Blase vorfindet oder in der Harnleitermündung stecken sieht oder wenn diese vorgewölbt, oedematös oder von submukösen Blutungen umgeben ist. In diesem Falle befindet sich der Stein bereits im untersten Anteile des Harnleiters. Die Nierenfunktionsprüfung (kein Harnabfluß aus dem Ureter infolge Verschlusses, langsames „Absickern" des Harns aus der Uretermündung, oder geschädigte Blauausscheidung), der Ureterenkatheterismus (Hindernis für das Vorschieben des Ureterkatheters bzw. Harnstauung oberhalb des Hindernisses), oft auch noch die Röntgenuntersuchung (siehe S. 305) müssen zur sicheren Diagnose einzeln oder insgesamt herangezogen werden.

Differentialdiagnose zwischen Appendicitis und Stein. Sowohl die akute Steinkolik wie auch ein längere Zeit bereits im Harnleiter liegender Stein kann einerseits eine akute Appendicitis, anderseits eine chronische Entzündung des Wurmfortsatzes oder, nach einer Appendektomie, „Adhaesionsbeschwerden" vortäuschen. Der Differenzierung dieser beiden Krankheitsbilder ist daher besondere Aufmerksamkeit zu widmen.

Für Uretersteine ist charakteristisch:

In den Hoden ausstrahlende Schmerzen; gut brauchbar erweist sich in manchen Fällen die Untersuchung der Empfindlichkeit der Hoden auf einen leichten Druck, der, in gleicher Intensität ausgeübt, auf der gesunden Seite nur unangenehm, auf der Seite der Kolik dagegen als Schmerz empfunden wird; weiters eine ganz besondere, plötzlich einsetzende Heftigkeit der Schmerzanfälle und ein zu den stürmischen Erscheinungen in Widerspruch stehendes Fehlen einer reflektorischen Bauchdeckenspannung (wenn auch eine Druckschmerzhaftigkeit der Gegend des Mac Burney schen Punktes vorhanden sein kann). Weiters fehlt ein bei Appendicitis nahezu konstantes Symptom: Schmerzen in der rechten Unterbauchgegend bei plötzlichem Nachlassen eines an einer anderen Stelle des Bauches ausgeübten Druckes bei der Palpation.

Die Harnuntersuchung bei Appendicitis ergibt in der überwiegenden Mehrzahl der Fälle ein normales Ergebnis; doch können ausnahmsweise, falls sich der von der Appendicitis ausgehende entzündliche Prozeß nahe der Blasen- oder Ureterwand befindet, im Harn Erythrocyten als Zeichen einer entzündlichen Hyperaemie der Ureterwand vorfinden.

Eine rektal vorgenommene Untersuchung kann auch bei einem im untersten Drittel des Ureters stecken gebliebenen Stein eine umschriebene Druckschmerzhaftigkeit ebenso wie bei Appendicitis ergeben. Falls bei einer durch einen Ureterstein hervorgerufenen Harnstauung gleichzeitig eine Harninfektion besteht, findet man eine mäßige Erhöhung der Leukocytenzahl im Blute; eine stärkere Leukocytose dagegen spricht für Appendicitis.

Therapie bei Nieren- und Harnleitersteinen

Von großer Wichtigkeit für die einzuschlagende Behandlung ist die Feststellung der Lage, der Größe, der chemischen Beschaffenheit des Steines sowie der Zustand der Harnwege (Infektion, Dilatation).

Große, beschwerdelos getragene Nierensteine ohne Infektion der Harnwege (Abb. 37 u. 38) erfordern nicht unbedingt einen operativen Eingriff; bei infizierter Steinniere dagegen darf die Nephrektomie, eine gute Funktion der zweiten Niere vorausgesetzt, nicht aufgeschoben werden, da die Steinniere dabei völlig oder nahezu völlig zerstört zu sein pflegt und überdies dadurch der anderen Niere Gefahr droht.

Kleinere (bewegliche) Steine in Nierenkelchen oder Nierenbecken (Röntgenlokalisation mittels Ureterkatheter oder Pyelographie, siehe S. 305), die die Ursache für Haematurie oder für Koliken abgeben, sind zu operieren (Pyelo- oder Nephrotomie), wenn man ihrer Größe oder ihrer Lage wegen einen spontanen Abgang nicht annehmen kann. (Zu beachten ist, daß Steine auf der Röntgenplatte größer erscheinen, als sie tatsächlich sind, und zwar umso größer, je weiter entfernt sie sich von der Röntgenplatte befinden.) Bei infiziertem Harn ist die Operation dringlich (Pyelo- oder Nephrotomie, Nephrektomie), vor allem, wenn ein teilweiser oder völliger Verschluß des Nierenbeckens vorliegt.

Bei Harnleitersteinen ist zunächst zu versuchen, einen spontanen Abgang zu erzielen (siehe später). Liegt aber ein Verschluß eines Harnleiters vor, so muß so bald wie möglich daran gegangen werden, durch Vorschieben eines Ureterkatheters über den Stein hinaus die das Nierenparenchym schädigende Harnstauung zu beheben.

Diese Maßnahme wird dringlich bei infiziertem Harn, da eine Stauung im Nierenbecken bei gleichzeitig bestehender Infektion eine‘ rasche Zerstörung der Niere (Pyelonephritis, multiple Nierenabszesse, Pyonephrose) zur Folge hat. Ist bei infiziertem Harn das Vorschieben des Ureterkatheters über das Hindernis hinaus nicht gelungen oder ist trotz der Druckentlastung und Dauerdrainage eines Nierenbeckens durch den Ureterkatheter das Fieber nicht zu beeinflussen, so ist eine Operation indiziert. Ebenso wenn nach Entfieberung der Stein nicht abgeht oder gar das Fieber sich wieder einstellt oder die Niere bereits schwer geschädigt ist.

Die Art des Eingriffes bei Nierensteinen hängt ab von der Funktion, dem Infektionszustand der Niere, der Lage und der Größe des Steines, sowie dem Nachweis der Ein- oder Doppelseitigkeit der Erkrankung. Die Operation der Wahl ist die Extraktion des Steines nach Eröffnung des Nierenbeckens (Pyelolithotomie). Liegt der Stein aber vollständig innerhalb des Nierenparenchyms oder ragt ein im Nierenbecken liegender Stein mit zahlreichen Fortsätzen in die Nierenkelche, dann muß die Nephrotomie (mit temporärer Drainage des Nierenbeckens) ausgeführt werden. Bei großen Steinen (insbesondere bei infiziertem Harn) und bei guter Funktion der zweiten Niere ist die Nephrektomie angezeigt. Ist diese kontraindiziert, dann muß man sich mit der Nephrostomie (Nierenfistel) begnügen (um dem gestauten, infizierten Harn einen freien Abfluß zu verschaffen) und gleichzeitig den Stein mitzuentfernen.

Bei **Harnleitersteinen** ist bei nichtinfiziertem Harn ein operativer Eingriff dann notwendig, wenn der im Harnleiter steckende Stein sehr groß ist, wenn er durch keine der zu schildernden Maßnahmen zum Abgehen gebracht werden kann, ferner wenn eine Schädigung des Nierenparenchyms (Pyelektasie, Hydronephrose) durch den Stein sich nachweisen läßt. Hier kommt vor allem in Betracht die Ureterolithotomie (Pyelotomie bei hoher Lage des Steines) sowie die Nephrektomie (große Hydro-Pyonephrose bei intakter zweiter Niere).

Konservative Maßnahmen. Um den spontanen Abgang von Harnleitersteinen zu erzielen, verordne man, wenn nicht die obgenannten Kontraindikationen vorliegen, eine reichliche Flüssigkeitszufuhr (über 2 l täglich; Wasser, Limonaden, Blasentee) und ein Diuretikum (Diuretin, Euphyllin)

> Rp. Theobromini natr.-salicyl. (Diuretin) 0,5—1,0
> DS. 2 bis 3 Pulver täglich.

> Rp. Theacylon (Merck) 0,5
> DS. 3 Tabletten täglich.

> Rp. Euphyllin Suppos. (zu 0,36)
> DS. 2 bis 3 Zäpfchen täglich
> oder Euphyllin Amp. (a 0,24)
> DS. 2 Ampullen intramuskulär zu injizieren (schmerzhaft!).

um durch den Wasserstoß den Stein gleichsam vorzutreiben. Durch das gleichzeitig verabreichte Atropin wird Schwitzen vermieden, weshalb die große Flüssigkeitsmenge den Körper durch die Niere verlassen muß. Sehr beliebt und oft erfolgreich ist die Glyzerinlimonade (Wirkungsweise unbekannt); sie soll jedoch nicht länger als zwei Wochen angewendet werden.

> Rp. Glycerini purissimi 250,
> DS. 2 Eßlöffel Glyzerin mit 2 Eßlöffel frischem Zitronensaft auf ¼ l Wasser morgens zu nehmen.

Um ferner den Abgang des Steines zu erleichtern, stehen uns zwei entgegengesetzt angreifende Medikationen zur Verfügung. Die eine (Papaverin und Atropin, besser Novatropin) will den Krampf der Harnleitermuskulatur lösen, um den krampfhaft festgehaltenen inkarzerierten Stein freizumachen und durch die künstlich erzeugte Harnflut gleichsam auszuschwemmen (Verordnung siehe S. 130).

Die zweite Medikation erzeugt durch subkutane Injektion von Hypophysenextrakt kräftige Kontraktionen des Ureters, die unter dem Bilde der typischen Steinkolik verlaufen

Durchführung: Der erste spontane Anfall wird durch Morphin, eventuell in Kombination mit Atropin-Papaverin, zum Abklingen gebracht. Am nächsten Tag erhält der Patient zweimal täglich je 2 ccm

Pituitrin subkutan, 15 bis 20 Minuten später setzt dann der Anfall ein. Um dem Patienten nach Abklingen des Anfalles Ruhe und Schmerzfreiheit zu verschaffen, gebe man Morphin. Atropin ist besser zu vermeiden, da es den Eintritt neuer heftiger Kontraktionen, die am nächsten Tage durch neuerliche Zufuhr von 2 ccm Pituitrin erzielt werden sollen, hinderlich sein dürfte. Kontraindikationen: Zu große Steine, stärkere Infektion des Harns mit Fieber, Herzschwäche.

Mit Rücksicht auf die durch die Injektionen des Pituitrins künstlich hervorgerufenen, oft starken Schmerzanfälle empfiehlt es sich, diese Therapie nur in Anstaltspflege durchzuführen, da dort eine schnelle Beendigung allzu schmerzhafter Koliken durch Atropingaben jederzeit leicht durchzuführen ist. In geeigneten Fällen dürfte diese Therapie eines Versuches wert sein.

Keinesfalls darf die interne Therapie im Anschluß an einen Nierenkolikanfall länger als drei bis vier Tage fortgesetzt werden (stets n u r bei sterilem Harn!), dann ist eine cystoskopische Untersuchung mit Prüfung der Nierenfunktion unerläßlich. Aber auch wenn durch diese Behandlung ein Steinabgang erzielt werden konnte, ist die Chromocystoskopie nicht zu entbehren, da der abgegangene Stein ja nicht der einzige gewesen sein muß und da zuweilen auch nur Steinbröckel eines größeren Steines abgehen.

Cystoskopische Untersuchung Bei der Cystoskopie können sich folgende Befunde ergeben:

1. Vollständig normale Blasenschleimhaut und Uretermündung bei ungestörter Blauausscheidung in kräftigem Strahle: Der Stein ist bereits abgegangen (vom Patienten, besonders von Frauen, unbemerkt ausuriniert; oder er liegt noch in der Blase), oder ist wieder ins Nierenbecken hinaufgestiegen, „Retromigration". Nachkontrolle durch Vorschieben eines Ureterkatheters und Röntgen.

2. Vollständig normale Blasenschleimhaut und Uretermündung, Blauausscheidung verzögert: Schädigung des Nierenparenchyms (irreparabel oder reparabel). Über das Vorhandensein eines Steines ist erst durch Ureterkatheterismus und Röntgen etwas auszusagen.

3. Die Uretermündung ist geschwollen, vorgewölbt, in ihrer Umgebung finden sich oft bis in die Mitte des Trigonums reichende Schleimhautblutungen: Der Stein steckt im Harnleiter nahe der Blase oder aber ist vor kurzem abgegangen. In diesem Falle sieht die Uretermündung zumeist wie zerfetzt, zerrissen, lazeriert aus. Ein Zurückbleiben der Blauausscheidung gegenüber der anderen Seite pflegt in einem solchen Falle nicht eine bleibende Schädigung darzustellen.

4. Aus der geschwollenen Uretermündung, die von Blutungen umgeben ist, ragt entweder ein Teil des Steines heraus oder er ist nur im Moment einer Harnleiterkontraktion in der Uretermündung sichtbar.

Cystoskopische Behandlung: Bleibt der Ureterkatheter an einer Stelle stecken, so ist durch Zurückziehen und Drehen des Katheters zu versuchen, am Widerstand vorbeizukommen, eventuell ein dünnerer Katheter zu verwenden. Ist dies gelungen, so läßt man zunächst den gestauten Harn abfließen und injiziert hernach wenige Kubikzentimeter sterilen Öls oder Glyzerins oberhalb des Steines und während des Zurückziehens des Katheters. Vor der Öl- (Glyzerin-) Injektion kann man auch 1 bis 2 mg Atropin in den Harnleiter instillieren, um auf diese Weise die krampfhafte Kontraktion der Uretermuskulatur zu lösen. Die gleichen Maßnahmen sind zu versuchen, falls man mit dem Ureterkatheter am Stein nicht vorbeikommt.

Nimmt man den Ureterkatheterismus in einer Anstalt vor, so läßt man den Ureterkatheter, falls er den Stein passiert hat, mit Vorteil als Dauerkatheter im Ureter liegen, um die Harnleitermuskulatur ruhig zu stellen und die Harnleiterlichtung zu erweitern. Die Schmerzfreiheit während dieser Zeit ist eine absolute. Die geschilderten Instillationen nehme man dann erst vor Entfernen des Katheters am nächsten Tage vor, nachdem man eine Stunde vorher dem Kranken reichlich Flüssigkeit zu trinken gegeben sowie subkutan Troparin injiziert hat. Man wird dann oft die Freude erleben, daß der Patient den Stein spontan ausuriniert. Eine Dilatation des Ureters mittels eigener hiefür gebauter Instrumente gehört nur in die Hand von Fachärzten, da sie derzeit wohl keineswegs ganz gefahrlos genannt werden kann.

Ist bei der Cystoskopie der Stein bereits im Orificium sichtbar, so kann man bei Frauen versuchen, durch streichende Bewegungen von der Vagina aus das Konkrement „auszumassieren". Gelingt es nicht, den Stein durch interne Maßnahmen zum Austreten zu bringen, dann versuche man die Dilatation der Uretermündung durch Einschieben mehrerer Ureterkatheter nebeneinander oder mittels eines auf einem Ureterkatheter montierten Laminariastiftes (Blum) zu erreichen. Auch die Thermokoagulation oder Inzision der Uretermündung vom Uretercystoskop aus kann zum Ziele führen.

Nachbehandlung bei Steinkrankheit

Uratsteine

Die Bildung von harnsauren Steinen hat mit der Gicht (gichtischer Diathese) nicht viel zu tun; bei der Gicht handelt es sich um eine Störung (Verminderung) der Harnsäureausscheidung aus dem Organismus und Anhäufung in den Geweben, während die harnsauren Steine durch das Ausfallen von Uraten im Harn entstehen. Als das Primäre für die Bildung von harnsauren Steinen wird entweder das organische Gerüst, an das die steinbildenden Kristalle ansintern, oder das Ausfallen der kristallbildenden Substanzen (der Salze) angenommen, wobei dann der Kristall sich aus den Eiweißsubstanzen des Harnes erst sekundär sein Eiweißgerüst baut. Die Harnsäure ist im Harn in Form einer übersättigten Lösung enthalten, das heißt in weitaus größerer Menge gelöst vorhanden, als ihrer chemischen Löslichkeit entspricht (dies ist bedingt durch die kolloidalen Eigenschaften bzw. durch die sogenannten Schutzkolloide des Harnes).

Das Ausfallen von Harnsäurekristallen (Abb. 11) im Harn wird umso leichter vor sich gehen, je mehr Harnsäure in den Harn ausgeschieden wird (daher kein Atophan!) und je stärker sauer die Harnreaktion ist.

Die Therapie muß demnach vor allem folgende drei Punkte berücksichtigen.

1. **Absolute Verminderung** der Harnsäure im Harn durch verringerte Zufuhr harnsäurebildender Nahrungsmittel;

2. **relative Verminderung** des Harnsäuregehaltes im Harn durch Verdünnung der Harnsäure im Harn mittels Zufuhr größerer Flüssigkeitsmengen;

3. Erzielung einer amphoteren oder schwach alkalischen Harnreaktion, wodurch der **Ausfall** von Harnsäure verhindert wird.

ad 1. Verminderung der Fleischnahrung (harnsäurevermehrend und azidität ssteigernd), vor allem der Innereien. Purinfreies Eiweiß ist Milch, Eier, Käse.

ad 2 und 3. Preblauer, Gießhübler, Biliner, Klösterle, Wildungen, Fachinger, Vichy, Célestin oder Einnehmen von Natrium bicarbonicum (in Wasser gelöst) täglich zweimal 2,5 g, und zwar 2 Stunden vor und 5 Stunden nach dem Mittagmahl oder

Rp. Natr. citrici
Natr. bicarbon.
Magn. carbon. aa 50,0
DS. 2 mal täglich ½ Kaffeelöffel voll.

Ebenso, jedoch nicht besser, wirken die Lithiumsalze, sowie Uricedin, Piperazin, Lysidin. Abführkuren sind, da dabei der Harn konzentriert wird, schädlich.

Die **Diätvorschrift** für Kranke, die an Uratsteinen leiden oder gelitten haben, wird demnach folgendermaßen lauten müssen:

Verboten: Innereien: Bries (Thymus oder Pankreas), Leber, Niere, Hirn, gebackenes, gebratenes oder geselchtes Fleisch, gepökelte Fische, insbesondere Sardinen, Sardellen, Hering. Fleischsuppen. Alkoholische Getränke und Gewürze nur bei entzündlichen Komplikationen des Harntraktes.

Widerraten (in nur geringen Mengen gestattet): Gekochtes Fleisch, bzw. Fisch; Krebse, Austern, Hummern. Eier, Milch, Käse, Kaviar sind praktisch frei von Purinstoffen, sollen aber nicht zu reichlich genossen werden, da sie die Azidität des Harns erhöhen; eventuell Kombination mit Alkaligaben; von Hülsenfrüchten Linsen und Erbsen.

Gestattet: Brot, Fett, Butter; Kaffee in mäßiger Menge; viel grünes Gemüse und Obst.

Oxalsaure Steine

Die oxalsauren Steine (Abb. 41) bestehen aus dem an sich unlöslichen oxalsauren Kalk. Dafür, daß Calciumoxalat dennoch im Harn in Lösung gehalten wird, gibt es eine zweifache Erklärung: Kolloidschutz oder Vorhandensein von Magnesiasalzen, die im Harn den oxalsauren Kalk in Lösung halten sollen. Nach **Klemperer** und **Tritschler** ist jene

Harnzusammensetzung für die Lösung der Oxalate die optimale, die „neben einem hohen Gehalt von sauren Phosphaten verhältnismäßig viel Magnesia und wenig Kalk enthält, womöglich so, daß in 100 ccm Harn mehr als 20 mg Magnesia und weniger als 20 mg Kalk enthalten sind" (Umber).

Die Therapie muß vor allem folgende drei Punkte berücksichtigen:

1. Verminderung der Oxalsäurezufuhr,

2. Erschwerung der Resorption der Oxalate vom Magen aus,

3. Erzielung einer Harnzusammensetzung und Harnreaktion, die das Ausfallen des oxalsauren Kalks möglichst erschwert.

Die Resorption der Oxalate im Magen wird begünstigt durch die Salzsäure des Magens (im alkalischen Dünndarm wird die Oxalsäure als unlösliches Calciumsalz nicht resorbiert). Es ist daher geboten, durch Alkalizufuhr, besonders knapp nach den Mahlzeiten (insbesondere bei Hyperazidität) den Säuregehalt des Mageninhalts zu neutralisieren. Eine verminderte Salzsäuresekretion in den Magen (und dadurch Erhöhung der Harnazidität) läßt sich durch eine intermittierende Verordnung von Atropin sulf. 0,5 mg erreichen (Verordnung siehe S. 141).

Da für die Löslichkeit der Oxalate im Harn eine saure Reaktion, ein hoher Gehalt an sauren Phosphaten (primäres Salz) und an Magnesia sowie eine möglichst geringe Kalkmenge die günstigsten Bedingungen abgeben, so ist eine reichliche Fleisch-Eiweißnahrung, die den Harn sauer macht, erwünscht; Milch, Eier und frische Gemüse dagegen sind wegen ihres Kalkgehaltes zu beschränken. Nach den Mahlzeiten ist Magnesia usta oder carbon. zu geben.

Rp. Natr. bicarbon.
Magn. carbon. (oder ustae) aa 50,0

DS. Ein gestrichener Kaffeelöffel nach den Hauptmahlzeiten.

Hinsichtlich der Diät gelten die folgenden Vorschriften:

Verboten: Tee, Kakao, Schokolade; Spinat, rote Rüben, Rhabarber, Sauerampfer, getrocknete Feigen; Spargel, Rettich, Tomaten, Pilze.

Widerraten: Aspik, Milch, Eier, Kartoffeln, grüne Bohnen, Sellerie, Karfiol, Pflaumen, Stachelbeeren, Erdbeeren.

Gestattet: Fleisch, Fette, Kohlehydrate, Kaffee.

Gemüse und Obst (Erbsen, Linsen, Gurken, Zwiebeln, Birnen, Aprikosen, Pfirsiche, Weintrauben, Melonen) enthalten wohl keine oder praktisch genommen keine Oxalsäure, sollen aber nicht in zu großer Menge genossen werden, da sie den Harn alkalisch machen.

Phosphat- (Karbonat-) Steine

Phosphaturie

Vorangesetzt sei noch kurz die Besprechung der Phosphaturie, (siehe S. 24), da die dabei einzuschlagenden therapeutischen Maßnahmen sich mit den Vorschriften decken, die wir Patienten, die an Phosphatsteinen gelitten haben, mitgeben.

Die Phosphaturie wird physiologischerweise oft nach Mahl-zeiten beobachtet, ebenso nach Erbrechen und Magenspülungen und bei Hyperazidität (da hiedurch Salzsäure dem Organismus entzogen wird); als pathologisches Vorkommnis kann sie der Ausdruck einer besonderen Neigung zum Ausfall von phosphorsauren Salzen im Harne (Mangel an Schutzkolloiden) sein.

Je mehr Phosphorsäure im Harn enthalten ist, umso mehr über-wiegen die zweifachsauren (2 H enthaltenden, „primären") Salze (z. B. NaH_2PO_4). Die Na- und K-Salze sind leicht wasserlöslich, treten daher nie als Niederschlag auf. Von den Mg- und Ca-Salzen dagegen sind nur die zweifachsauren Phosphate löslich, die „sekundären" (1 H-Atom ent-haltenden) und tertiären (kein H enthaltenden) Salze dagegen unlöslich. Ist daher zu wenig Phosphorsäure bzw. eine zu geringe Azidität und gleichzeitig zuviel Mg oder Ca vorhanden, so bilden sich die unlöslichen (alkalischen) sekundären und tertiären Mg- und Ca-Salze.

Schuldtragend am Eintreten der Phosphattrübung im Harn ist demnach nicht die zu hohe Menge an Phosphorsäure, sondern der im Verhältnis zur Phosphorsäure zu hohe Gehalt an Erdalkalien (Ca, Mg) sowie eine zu geringe Azidität.

Die Therapie der Phosphaturie muß demnach trachten, die Azidität des Harnes zu erhöhen. Dies kann erreicht werden zunächst durch die Diät (bei gleichzeitiger Beschränkung der Kalkzufuhr).

Widerraten: Kalkreiche Nahrungsmittel: Milch, Eier, frische Gemüse (auch Kartoffel) und Obst, da sie die Alkaleszenz des Harnes erhöhen.

Gestattet: Eine die Azidität des Harnes erhöhende Diät; vor allem also Fleisch und Käse, Brot und Hülsenfrüchte.

Die Flüssigkeitsaufnahme soll sich in normalen Grenzen halten (eher reichlicher als knapp); gewöhnliches (kalkarmes!) Quellwasser oder Säuerlinge (Selters, Apollinaris), keine alkalischen Mineralwässer!

Anzuraten ist ferner reichliche Muskelarbeit (Erhöhung der Harn-azidität).

Medikamentöse Beeinflussung. Zur Erhöhung der Azidität stehen uns zur Verfügung die Phosphorsäure (Verordnung siehe S. 148) oder die Recresalpastillen, die das primäre Phosphat enthalten. Eine besondere Beeinflussung der Harnreaktion ist aber davon nicht zu er-warten; verdünnte Salzsäure ist zu widerraten, da diese die Löslichkeit und damit die Resorption der unlöslichen Ca-Salze der Nahrung fördert. Einen ausgezeichneten Erfolg hinsichtlich der Säuerung erzielt man mit Amon. chloratum (Verordnung siehe S. 148). Hier wird man mit kleineren Dosen auskommen, die dann längere Zeit hindurch genommen werden können.

Zu erwähnen ist ferner die Atropinkur nach Umber, die bei Personen mit normaler oder gesteigerter Magensaftsekretion die Harnazidität erhöht (Verminderung der Magensaftausscheidung, verringerte Kalkresorption; bei Hypazidität des Magens unwirksam). Beginn mit kleinen Dosen: 0,5 mg pro Tag (wegen etwaiger Atropinüberempfindlichkeit), dann innerhalb weniger Tage ansteigen auf 3 bis 4 mg pro die, jedesmal 1 mg nach der Mahlzeit.

Rp. Atropini sulf. 0,01
Aquae dest. 10, 0
(20 Tropfen = 1 mg Atropin)
oder Atropini sulf. 0,015
Extr. et Pulv. liquiritiae q. s. f. massa ex qua form.
pil. XXX (Pillen à 0,5 mg)

14 Tage lang wird die erreichte höchste Dosis festgehalten, dann wieder allmähliches Zurückgehen. Dauer der Kur drei bis vier Wochen.

Phosphat-(Karbonat-) Steine

Da diese Steine nahezu stets in infiziertem Harn vorkommen, so ist, um ein Neuentstehen zu vermeiden, vor allem die Infektion zu bekämpfen. Die Wichtigkeit einer Drainage gestauten Harnes ist nicht nur hinsichtlich Besserung der Infektion, sondern auch zur Hintanhaltung einer Steinbildung eine große.

Die diätetische Behandlung ist analog der Phosphaturie.

Cystinsteine

Cystin (Abb. 11) ist ein Abbauprodukt des Eiweißes, das sich normalerweise nicht einmal in Spuren im Harn findet,. sondern nur dann auftritt, wenn im normalen Eiweißabbau Störungen auftreten; die Cystinurie ist eine seltene, konstitutionell bedingte, oft familiär auftretende Stoffwechselanomalie.

Therapie. Beschränkung der Zufuhr sämtlicher Eiweißkörper. Erhöhung der Harnalkaleszenz (siehe bei Uratsteinen).

Neubildungen der Niere und des Nierenbeckens

Gutartige Tumoren der Niere sind überaus selten und klinisch zumeist nicht von Bedeutung; anders die des Nierenbeckens, die Papillome.

Von den malignen Tumoren der Niere sind die weitaus häufigsten die Hypernephrome (Grawitz-Tumoren), selten Carcinome; im Nierenbecken sind die Zottenkrebse (papilläre Carcinome) häufiger als die soliden Carcinome.

Im Kindesalter werden sehr rasch wachsende sarkomatöse Mischgeschwülste beobachtet; da sie selten zu Blutungen in das Nierenbecken führen, wird die Diagnose zumeist dadurch gestellt, daß ein Tumor bei Betasten des Bauches zufällig gefühlt wird, wenn er nicht schon durch die dünnen Bauchdecken des Kindes hindurch als Vorwölbung sichtbar wird (siehe S. 282). Prognose nur bei Frühoperation günstig.

Nierentumoren

Symptome. 1) Haematurie: Sie verläuft zumeist mit Gerinnselbildung (die einen Ausguß des Beckens bilden können, Abb. 1), wodurch Koliken entstehen, oft aber auch ganz schmerzlos; nach wenigen Tagen kann die Blutung sistieren und dann monatelang ausbleiben. (Daraus ergibt sich die Wichtigkeit einer genauesten urologischen Untersuchung selbst bei einer nur einmaligen Haematurie!) Abmagerung. Auftreibung des Bauches durch die Größe der Geschwulst. Mäßige Temperatursteigerungen (ohne Infektion des Harns). Keine Blasenerscheinungen. 2) Schmerzen und fühlbarer Tumor in der Nierengegend (siehe Differentialdiagnose, S. 256).

Diagnose. Haematurie mit Abgang von Blutgerinnsel mit oder ohne Koliken in der Anamnese oder noch anhaltend, die keine deutliche Beeinflussung durch Ruhe oder Bewegung erkennen läßt. Palpabler Tumor einer Seite, respiratorisch gut verschieblich (erst im Spätstadium festsitzend), glatt oder grobhöckerig, sein Aufsitzen auf der Niere ist zuweilen gut fühlbar. In der Bauchhaut können dilatierte Venen sichtbar sein. Cystoskopisch normaler Blasenbefund. Wird die Untersuchung während der Blutung gemacht, so sieht man aus einem Ureter Blut oder rötlich gefärbten Harn hervorschießen oder ein Blutkoagulum aus der Uretermündung vorragen. Die Indigokarminausscheidung fehlt auf der erkrankten Seite selten vollkommen, sie ist sogar zumeist nur wenig verspätet und schwächer, da der Tumor nur ausnahmsweise mehr als ein Drittel bis zwei Drittel der Niere zerstört hat.

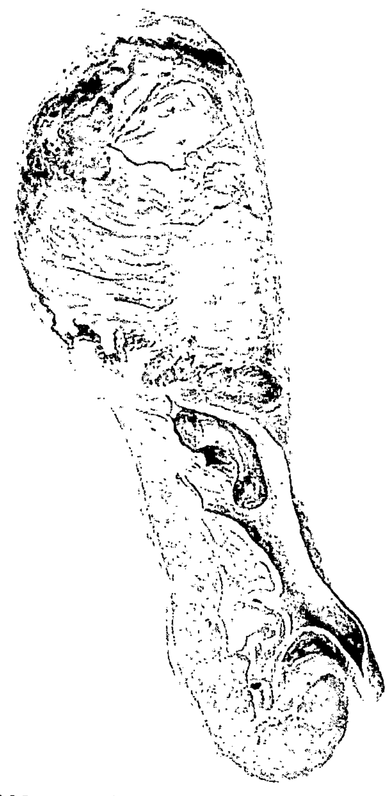

Abb. 39. Grawitz-Tumor. (Hypernephrom), vom oberen Nierenpol ausgehend, mit Durchbruch ins Nierenbecken. 1/3 der nat. Größe. (Eigene Beobachtung)

Entsprechend der Wachstumsrichtung des Hypernephroms (Abb. 39) wechseln die vorhandenen Befunde. Das Hypernephrom wächst entweder ins Nierenbecken — Haematurie — oder durchbricht die Nierenkapsel — Schmerzen, grobhöckerige Tumoren bei der Palpation — oder wächst in die Vena renalis — Metastasen, Stauungserscheinungen; die Metastasen sind oft Solitärmetastasen und bevorzugen die Knorpel und das Knochensystem, die Lunge und die Lymphdrüsen. Der durch den Geschwulstverschluß der Vena renalis behinderte Blutabfluß führt schon frühzeitig zu einer auch im Liegen nicht verschwindenden Varicocele (Hocheneggsches Symptom).

Eine Blutdrucksteigerung ist zumeist zu beobachten. Auf Pigmentanomalien (Naevi pigmentosi, Vitiligoflecken), insbesondere solche der Bauchhaut, ist zu achten.

Im Harn finden sich nahezu stets Erythrocyten, selten nur wird man aus dem Vorhandensein von fettig degenerierten epitheloiden Tumorzellen auf einen Grawitz-Tumor schließen können.

In zweifelhaften Fällen (einmalige Haematurie, die zur Zeit der Untersuchung fehlt, normale Nierenfunktion, kein deutlicher Palpationsbefund) hilft die Pyelographie (schlechte oder fehlende Füllung einzelner Kelche, deformiertes und komprimiertes Nierenbecken).

Differentialdiagnose. Palpabler Nierentumor, Cystenniere: Ihre Oberfläche läßt zahlreiche kleine Höcker fühlen, oft auch an der zweiten Niere der gleiche Palpationsbefund zu erheben. Indigokarmin wird von beiden Seiten verzögert ausgeschieden (siehe S. 108).

Hydro-, Pyonephrose. Haematurie fehlt in der Anamnese, war sie vorhanden, dann ohne Gerinnsel. Pyelographie gibt ebenso wie vorher Aufklärung.

Nierencyste. Ungestörte Funktion. Keine Haematurie.

Die übrigen differentialdiagnostischen Möglichkeiten bei Tumoren der Oberbauchgegend siehe S. 256.

Therapie. Nephrektomie, auch wenn Solitärmetastasen vorhanden sind. Nachträgliche Röntgenbestrahlung ist erforderlich.

Nierenbeckentumoren

Symptome. Eine Haematurie kommt ebenso wie bei den Nierentumoren vor; ein Druckgefühl in der Nierengegend findet sich häufig, da es durch die Abflußbehinderung des Harnes aus dem Nierenbecken durch Tumorzotten zur allmählichen Ausbildung einer Hydro- (Haemato-) Nephrose kommen kann; Schmerzen sind dann vorhanden, wenn der überaus blutgefäßreiche Tumor durch eine Blutstase anschwillt, Koliken sowohl bei Durchtritt von Blutgerinnsel durch den Harnleiter wie auch bei plötzlichem Nierenbeckenverschluß.

Diagnose. Haematurie. Die Cystoskopie ergibt eine normale Harnleitermündung, die Indigokarminausscheidung ist zumeist gestört. Eine Blutung kann zuweilen mechanisch provoziert werden durch Palpation des Nierenbeckens oder des Ureters oder bei Vorschieben des Ureterkatheters bis ins Nierenbecken. Bei Vorhandensein eines Papilloms nahe einer Uretermündung soll stets auch an die Möglichkeit eines Papilloms im Ureter oder Nierenbecken gedacht werden; ein aus der Uretermündung hervorschauendes Papillom macht die Diagnose Ureter- oder Nierenbeckenpapillom sicher.

Eine Vergrößerung der Niere ist dann zu palpieren, wenn es zur Ausbildung einer Hydro- (Haemato-) Nephrose gekommen ist; selten nur gelingt es, das erweiterte, schwammartig weiche Nierenbecken zu verschiedenen Zeiten in verschiedener Größe gesondert von der Niere zu fühlen.

Therapie. Ein Papillom des Nierenbeckens ist selten nur auf dieses allein beschränkt, nahezu stets bestehen bereits im Ureter oder in der Blase Tochtergeschwülste. Die Operation darf sich nicht nur auf die Nephrektomie beschränken, sondern muß auch den Ureter bis zur Blase, eventuell unter Einschluß der Uretermündung, mitentfernen. Bezüglich der Behandlung der Tochtergeschwülste in der Blase siehe S. 157.

Erkrankungen der Harnblase

Verletzungen und Rupturen der Blase

Die Verletzungen der Blase können bestehen in:

1. offenen Verletzungen: Schuß, Stich, Pfählung. Ungewollte operative Verletzungen;

2. subkutanen Verletzungen: a) von außen aus einwirkende Kräfte. Anspießen der Blase bei Beckenbrüchen. Rupturen der gefüllten Blase bei Verschüttetwerden, Sturz; Traumen, die den Unterbauch treffen (bei Alkoholisierten); b) vom Blaseninneren aus. Verletzungen bei der Lithotripsie (Mitfassen der Blasenwand, brüskes Hantieren mit der Evakuationspumpe); bei geschädigter Blase durch zu starke Füllung (z. B. bei Rückenmarkserkrankungen).

Krankheitsbild. Trotz Harndrang kein oder nur geringer Harnabgang. Dabei Fehlen der Blasendämpfung (differentialdiagnostisches Zeichen gegenüber Zerreißung der Urethra, wo auch Unmöglichkeit besteht, die Blase zu entleeren, die aber prall gefüllt oberhalb der Symphyse zu palpieren bzw. zu perkutieren ist. Später Auftreten einer paravesikalen Harninfiltration oder einer intraperitonealen Harnansammlung mit Peritonitis und uraemischen Erscheinungen.

Die Therapie kann nur in der suprapubischen Blaseneröffnung und Naht der Rupturstelle bestehen. Ein vorheriger Katheterismus soll wegen der Infektionsgefahr womöglich vermieden werden, ist allerdings aus diagnostischen Gründen nicht immer zu umgehen.

Fremdkörper der Blase

1. Durch die Blasenwand eingewanderte Fremdkörper, z. B. Knochensequester bei Caries des Beckens, Ligaturen aus infizierten Operationswunden nahe der Blase (Bassini, gynaekologische Operationen).

2. Nach Verletzungen: Knochen- oder Holzsplitter, Geschosse.

3. Durch die Urethra eingeführte Fremdkörper (Onanie): Bei Frauen zumeist Haarnadeln, Manikürinstrumente, Kerzenstücke. Aber auch Gräser, Halme usw., ferner abgebrochene Glas- bzw. Gummikatheter u. a. m.

Krankheitsbild. Die meisten in die Blase gelangten Fremdkörper geben die Ursache für Haematurie, Schmerz, Pollakisurie, später Cystitis ab. Bleiben sie längere Zeit liegen, so kommt es zu Salzablagerungen um die Fremdkörper (Inkrustationen), besonders wenn eine Infektion hinzutritt, bzw. Restharn besteht. (Eine Ausnahme machen blanke Metalle [Blum].)

Besonders zu fürchten ist eine Kommunikation des Blasenlumens mit dem perivesikalen Gewebe oder dem Peritonealraum, entstanden entweder im Momente der Verletzung von außen oder erst später, durch Perforation eines spitzen Fremdkörpers von der Blaseninnenfläche aus. Die Harnentleerung per urethram sistiert dann oft völlig trotz bestehenden Harndrangs, zuweilen ist sie nur vermindert oder aber scheinbar ungestört. Gefahr der Harninfiltration bzw. Harnphlegmone, falls das Peritoneum nicht verletzt wurde, der Harnresorption (Uraemie) bzw. Peritonitis bei Mitverletzung des Peritoneums.

Diagnose. Anamnese, äußere Inspektion, Beobachtung der Art (Haematurie) und Menge des entleerten Harns. Cystoskopie, Röntgen.

Therapie. ad 1. Extraktion durch endovesikale Maßnahmen: Lithotriptor, Evakuationspumpe, durch das Uretercystoskop eingeführte Instrumente, wie Blumsche Schlinge, Häkchen, Faßzange. Gelingt die Extraktion auf diese Weise nicht, so operative Eröffnung der Blase.

ad 2. Möglichst baldige Sectio alta mit Verschluß der Blasenverletzung und eventueller suprapubischer Drainage der Blase oder Dauerkatheter (je nach Lage, Größe und Art der Blasenverletzung).

ad 3, wie bei 1, je nach der Art des Fremdkörpers und der sekundär in der Blase entstandenen Veränderungen. Bei Haarnadeln kann nach cystoskopischer Feststellung der Lage versucht werden, sie unter Leitung des Auges entweder mit einer Schlinge oder einem Häkchen zu fassen und mit ihrer Umbiegungsstelle voraus durch die Urethra zu entfernen. Hat sich die Spitze gegen die untere Blasenwand verspießt, so ist es vorteilhaft, sie gegen die Vagina durchzustoßen und so zu extrahieren.

Wachs- oder Paraffinstücke, ebenso durch oftmaligen Gebrauch von wasserunlöslichen Gleitmitteln beim Kathetereinführen (Vaselin) entstandene, in der Blasenfüllungsflüssigkeit schwimmende Fremdkörper werden durch in die Blase eingebrachtes Benzin (30 bis 50 ccm) gelöst und hernach ausgespült.

Nachbehandlung: Harndesinfizientia per os. Blasenspülungen nur bei starker Cystitis, Dauerkatheter, wenn es zu kleinen perforierenden Wandverletzungen gekommen ist, z. B. nach der Extraktion einer Haarnadel von der Vagina aus.

Mißbildungen der Harnblase

Abgesehen von der äußerst seltenen totalen oder partiellen Verdoppelung der Harnblase sei hier vor allem die Ectopia vesicae, die angeborene Blasenspalte kurz angeführt. Mit oder ohne Spaltung der Symphyse wölbt sich durch einen Defekt in der Bauchwand die Blasenschleimhaut als samtartiger, rötlicher Wulst nach außen hin vor, aus den beiden freiliegenden Uretermündungen sickert der Harn in regelmäßigen Intervallen ab.

Die Behandlung dieses traurigen Zustandes kann nur eine Operation sein und besteht in der Implantation des Trigonums in den Dickdarm bei gleichzeitiger Exstirpation der übrigen Blasenschleimhaut und Verschluß der Bauchdecke.

Normalerweise obliteriert der Allantoisgang und bildet sich zum Lig. umbilicovesicale med. um. In pathologischen Fällen kann diese Obliteration ausbleiben, es besteht eine sogenannte Urachusfistel. Häufig ist ein kongenitales Harnabflußhindernis (z. B. eine Phimose) die Ursache für die Entstehung einer Urachusfistel, die durch Beseitigung des Hindernisses zur Ausheilung gebracht werden kann.

Auch die oft als Zufallsbefunde entdeckten Divertikelbildungen oder Ausweitungen im Scheitel der Blase verdanken zum Teil ihre Entstehung einer ausgebliebenen Verödung des untersten Anteils des Urachus (Urachusdivertikel).

Kongenitales, primäres Blasendivertikel

An drei Stellen der Blase, und zwar am Scheitel der Blase, wo der Urachus inseriert und beiderseits in der Umgebung der Harnleitermündungen, kommen angeborene Taschenbildungen vor, die sich dadurch von den sekundären Divertikeln unterscheiden, daß ihre Wand aus allen Schichten der Blasenwand besteht. (Die sekundären Divertikel dagegen sind einfache Schleimhautausstülpungen zwischen den auseinandergewichenen Muskelbündeln der Blase, Abb. 51.)

Krankheitsbild. Solange der Harnabfluß aus der Blase nicht behindert ist oder solange keine Infektion des Harnes vorliegt, machen die angeborenen primären Divertikel nahezu nie Symptome. Tritt dagegen ein Hindernis für den freien Harnabfluß auf (Prostatahypertrophie, Striktur der Harnröhre, Prostataabszeß), so wird durch den in der Blase herrschenden erhöhten Druck während der Miktion ein Teil des Harns in das Divertikel hineingepreßt und weitet es aus. Nach Beendigung der Miktion strömt der im Divertikel befindliche Harn wieder in die Blase zurück und es tritt sofort oder bald danach wieder Harndrang auf (sogenannte Miktion in zwei Zeiten).

Kommt es bei einem bisher symptomlosen Blasendivertikel zu einer Infektion des Harns, so gelingt es nicht, der Infektion Herr zu werden, da im Divertikel eine ständige, nicht entleerbare Harnmenge sich vorfindet. Besonders schwere Symptome aber treten dann auf, wenn ein Harnabflußhindernis gemeinsam mit infiziertem Harn vorkommt; die große infizierte Restharnmenge führt zu schweren Eiterprozessen in der Blase und im Divertikel, der dort stagnierende Eiterharn kann zu einer Propagation des Entzündungsprozesses auf die Divertikelwand und über diese hinaus auch auf das das Divertikel umgebende Gewebe führen (Peridiverticulitis). Da das kongenitale Blasendivertikel zur Gänze oder zum Teile wenigstens vom Peritoneum bedeckt ist, so kann eine Peritonitis die weitere Folge sein.

Infolge der Harnstagnation im Blasendivertikel kommt es dort auch leicht zur Bildung von Konkrementen, Tumoren entstehen nicht

so selten auf der durch die chronische Entzündung veränderten Divertikel-
schleimhaut (Papillome, Carcinome, Angiome).

Diagnose. Ein schwer eitriger Restharn muß immer den Verdacht
auf ein Blasendivertikel, bzw. auf ein durch ein Blasendivertikel kompli-
ziertes anderes Krankheitsbild wachrufen, insbesondere dann, wenn bei
der Blasenspülung die bereits klar gewordene Spülflüssigkeit plötzlich
wieder stark eitrig getrübt abläuft (Entleerung des im Divertikel befindlichen Eiters in die Blase). Die sichere Diagnose ist nur durch Cystoskopie,
bzw. Cystoskopie und Röntgenuntersuchung (siehe dort; Abb. 55 u. 56)
zu stellen.

Cystoskopisch sieht man an den erwähnten Stellen der Blase ein
kreisrundes Loch (Divertikeleingang), in das die Schleimhautfalten
radiär einstrahlen und das zumeist von einem leicht vorspringenden
Muskelwulst umgeben ist (Divertikelsphinkter). Ein Übersehen eines
Divertikels ist dann möglich, wenn der Divertikelsphinkter, wie dies
zuweilen vorkommt, im Momente der Cystoskopie geschlossen ist. Die
Unterscheidung des primären und sekundären Divertikels bei der Cystoskopie beruht darauf, daß der Eingang des primären Divertikels kreisrund,
der der sekundären Divertikel dagegen unregelmäßig geformt, eckig
ist und hier außerdem eine Sphinkterbildung fehlt. Ein Urteil über
die Größe des Divertikels ist lediglich durch die Röntgenuntersuchung
zu erlangen (siehe dort).

In seltenen Fällen kann man bei einem sehr großen Divertikelsack
diesen bei rektaler bimanueller Palpation tasten.

Therapie. Beseitigung des Harnabflußhindernisses und (extra-
peritoneale) Exstirpation des Blasendivertikels. Nur selten gelingt es,
durch Beseitigung des Harnabflußhindernisses allein eine Beschwerde-
freiheit des Patienten zu erzielen. Im Falle einer Harnröhrenstriktur,
bzw. eines Prostataabszesses wird man ohnehin zunächst diese Krankheit
zu behandeln haben. Bei einer Prostatahypertrophie dagegen ist es
günstig, sowohl die Enukleation des Adenoms wie auch die Exstirpation
des Divertikels in einem Akt vorzunehmen (bzw. bei der zweizeitigen
Prostatektomie im zweiten Akt). Die Radikaloperation des primären
Harnblasendivertikels hat eine außerordentlich niedrige Mortalität und
ausgezeichnete funktionelle Resultate. (Blum.)

Harninfektion

Die Harninfektion (siehe auch S. 13) kann auftreten in Form einer
Bakteriurie (Fehlen einer Schleimhautentzündung), einer Cystitis, einer
Cystopyelitis und schließlich in Form der eitrigen Nierenerkrankungen.
Erreger sind am häufigsten die Colibakterien, an zweiter Stelle Staphylo-
und Streptokokken. Gesondert zu nennen ist die Tuberkulose, da diese
nicht als Erkrankung der Blase und des Nierenbeckens, sondern als
primäre Erkrankung einer oder beider Nieren anzusehen ist. Auch die
als Purpura der Harnwege, zumeist allerdings nur der Blase, bezeichnete
entzündliche Erkrankung soll, da ihre Aetiologie noch nicht völlig ge-
klärt ist, gesondert besprochen werden.

10*

Bakteriurie

Sie kommt vor als primäre Bakteriurie: Die Bakterien dringen von der Niere (z. B. bei Typhus), vom Blut- oder Lymphwege in den Harn ein, eine eigentliche Erkrankung im uropoetischen System liegt nicht vor; oder als sekundäre Bakteriurie: es besteht in irgendeinem Organe des Urogenitaltraktes ein entzündlicher Herd, von dem aus die Bakteriurie unterhalten wird.

Diagnose. Opaleszierend wolkiger, meist saurer Harn, der auch beim Stehen kein Sediment abscheidet. Im zentrifugierten Sediment fehlen die Leukocyten völlig oder nahezu völlig.

Therapie. Stets ist zu trachten, den Krankheitsherd aufzufinden, der in jedem Organ des Urogenitalapparates, aber auch außerhalb dieses gelegen sein kann. Vor allem Lokalbehandlung dieses (z. B. Prostata- und Samenblasenmassage, Entleerung eines Restharns der Blase oder des Nierenbeckens, Entfernung eines Nierensteins usw., Beeinflussung der Darmflora; Behandlung der Eintrittspforten der Infektion: Appendektomie, Tonsillektomie usw.); außerdem sind alle jene Medikamente anzuwenden, die, per os oder intravenös zugeführt, dem Harn eine bakterizide Kraft verleihen bzw. den Organismus in den Stand setzen, der Infektion Herr zu werden.

Zu den die Widerstandskraft des Organismus in seinem Kampfe gegen die Infektion steigernden Mitteln, sind zu rechnen die parenteral einverleibten Eiweißpräparate sowie die Vaccine. Ihr nicht hoch zu veranschlagender Nutzen dürfte hauptsächlich in der Beeinflussung des Infektionsherdes (diagnostisch und therapeutisch) gelegen sein.

Zu den Medikamenten, die dem Harn eine bakterizide Eigenschaft verleihen sollen, gehört vor allem das Hexamethylentetramin (Urotropin), das in saurem Harn Formaldehyd abspaltet. Da es in neutralem bzw. alkalischem Harn wenig wirksam ist, muß man trachten, die Reaktion des Harns in diesem Sinne zu verändern. Diesem Bestreben verdanken die zahllosen Kombinationspräparate des Hexamethylentetramins ihre Entstehung (siehe S. 19).

Wollen wir unabhängig von diesen Kombinationspräparaten den Harn „ansäuern", so steht uns zur Verfügung:

       Rp. Acid. mur. dil.
           2- bis 3 mal täglich 15 Tropfen.

       Rp. Acid. phosphor. 1,0
           Aquae dest.   20,0
           DS. 3 mal täglich 25 Tropfen.

Eine stärkere Säuerung ist jedoch damit nicht zu erreichen. Hiezu ist weitaus besser brauchbar:

       Rp. Ammon. chlorati 3,0
           D. tal. dos. N. VII.

S. Am ersten und zweiten Tage je 2, am dritten Tage 3 Pulver in Wasser gelöst.

Besser noch wegen des zuweilen zu Brechreiz führenden schlechten Geschmacks verordne man das Ammoniumchlorid allein oder in Kombination mit Urotropin in Kapseln:

Rp. Ammon. chlorati 1,0
in caps. amyl.
D. tal. dos. N. XX.
S. Am ersten und zweiten Tage je 6, am dritten Tage 8 Kapseln.

Rp. Urotropin. (od. Hexamethylentetramin.) 0,2
Ammon. chlorati 0,6
D. tal. dos. N. XXXV.
S. Am ersten und zweiten Tage je 10, am dritten Tage 15 Kapseln.

Länger als drei Tage soll das Ammoniumchlorid nicht gegeben werden, da sonst Nierenreizungen auftreten können. Nach jedem Turnus ist eine drei- bis fünftägige Pause einzuschalten.

Salol 0,5 (bis zu zehn Pulver im Tage) wirkt durch Abspaltung von Karbol. Gut bewährt sich seine Kombination mit Hexamethylentetramin.

Rp. Hexamethylentetramin. (Urotropin.) 10,0
Salol. 5,0
M. f. pulv. Div. in dos. N. XXX
DS. 3 bis 5 Pulver täglich.

Intravenös geben wir eine 40%ige Urotropinlösung (Schering), 5 ccm oder besser Cylotropin (siehe S. 20).

Unbekannt ist das wirksame Agens von Neosalvarsan (intravenöse Injektion von Dosis I [0,15]), das sich als ausgezeichnet wirksam bei Kokkeninfektionen erwiesen hat (vor allem bei Pyelitiden und infizierten Hydronephrosen), ebenso die des Spirocids (siehe später).

Eine wahllose Anwendung der aufgezählten Mittel führt selten zum Ziele. Stets ist die der Infektion zugrunde liegende Bakterienart zu berücksichtigen.

Therapie bei Infektion mit Colibakterien

Prinzip der Behandlung. Verschlechterung des Nährbodens durch Erzeugung von möglichst stark saurem, bzw. stark alkalischem Harn, schnell hintereinander abwechselnd.

Durchführung. Beginn mit der zur vorgefundenen entgegengesetzten Harnreaktion. Alkalisieren: Natr. bicarb. drei Kaffeelöffel täglich oder Natr. bicarb., Natr. citrici, Magn. ustae aa in gleicher Dosis. Kein Urotropin, da es in alkalischem Harn unwirksam ist. Reichliche Flüssigkeitsmengen, eventuell alkalische Mineralwässer. Diät: Gemüse und Obst, kein Fleisch (wenig Eier und Käse). Dauer drei Tage, dann folgt die Säuerung: Trockenkost, keine Suppe, eiweißreiche, gemüse-(kartoffel-)arme Kost. Intern Ammon. chlor. (siehe früher), gleichzeitig mit Urotropin per os oder täglich eine Cylotropininjektion.

Therapie bei Infektion mit Staphylo-Streptokokken

Gute Wirkung des Neosalvarsans. Wenn drei intravenöse Injektionen (0,15, 0,15, 0,3) mit Intervall von je zwei injektionsfreien Tagen keinen Erfolg hatten, dann ist die weitere Anwendung nutzlos. In den Zwischentagen kann Cylotropin gegeben werden.

Sehr günstige Resultate ergab in neuester Zeit das Spirocid (Sternbach), eine Vorstufe des Neosalvarsans.

Rp. Spirocid (Höchst) 0,25
1 Originalfläschchen (30 Stück).

Es werden zwei Tabletten täglich eine Stunde vor dem Frühstück auf nüchternen Magen, eine weitere zwei Stunden vor dem Nachtessen gegeben.

Außerdem kommen, wenn die geschilderte Therapie keinen Erfolg hatte, noch die früher angegebenen Urotropinpräparate oder Urotropin-Salol in Betracht.

Cystitis
(mit Ausschluß der Tuberkulose)

Symptome. Im akuten Stadium gehäufter, schmerzhafter Harndrang, Blasenkrämpfe, eventuell totale oder terminale Haematurie (je nach Intensität und Lokalisation der Entzündung). Fieber ist bei unkomplizierter Cystitis nahezu niemals vorhanden, sein Vorkommen ist zumeist auf eine Miterkrankung des Nierenbeckens oder der Prostata zu beziehen.

Diagnose. Trübung beider Harnportionen bei der Zweigläserprobe, bzw. des Katheterharnes. Bei Frauen ist nur Katheterharn zur Diagnose verwertbar!

Die mikroskopische Untersuchung des Sedimentes im Nativpräparat auf Leukocyten, Zylinder, Erythrocyten und Bakterien ist unerläßlich. Leukocytenklümpchen (siehe S. 11 und Abb. 2) sprechen für Pyelitis (Pyelonephritis). Weiters muß ein gefärbtes Präparat (Methylenblau oder Gram) zur Feststellung der Bakterienart angefertigt werden. Bei Fehlen von Bakterien besteht Verdacht auf Tuberkulose. Stets ist der Ursache der Cystitis nachzuforschen: Erkrankung der Niere oder des Nierenbeckens, Stein oder Tumor der Blase, Restharn (Prostatahypertrophie, Striktur der Harnröhre); Urethrocystitis. Adnexerkrankungen: Spermatocystitis, Prostatitis, Salpingitis.

Von größter Wichtigkeit ist es, bei Trübungen des Harns die cystoskopische Untersuchung vorzunehmen. Erst diese im Verein mit der Sedimentuntersuchung ergibt uns eine klare Diagnose, die Voraussetzung für eine zielbewußte Therapie. Nichts ist verfehlter, als bei trübem Harn in schematischer Weise der Reihenfolge noch Blasentee, Urotropin und schließlich Blasenspülungen zu verordnen.

Die Cystoskopie ist kontraindiziert bei akuter Cystitis in den ersten Tagen ihres Bestehens, da die Blasenkapazität dann oft 10 bis 20 ccm nicht übersteigt (überflüssig und schädlich ist sie bei einer akuten gonorrhoischen Urethrocystitis). Haben die Reizerscheinungen der Blase nach wenigen Tagen aber nachgelassen, da zögere man nicht, die Blasenspiegelung vorzunehmen, da eine zielbewußte Behandlung erst nach genauer topischer und aetiologischer Diagnosenstellung möglich ist.

Therapie der Cystitis

a) Akutes Stadium

Allgemeine Maßnahmen. Bettruhe, Wärmezufuhr (heiße Sitzbäder, Thermophor, Dunstumschläge), blande Diät (kein Fleisch, keine Gewürze), kein Alkohol, keine vermehrte Flüssigkeitszufuhr. Sorge für tägliche Stuhlentleerung, am besten heiße Irrigationen, Laxantia (zu vermeiden sind die phenolphthalein- und aloehältigen Abführmittel).

Linderung des schmerzhaften Harndranges. Narkotika, Antispasmodika, am besten in Form von Suppositorien.

Rp. Extr. belladonnae
    Morph. mur.   aa 0,02
    Butyri Cacao q. s.
    f. Supp. anal.

Rp. Antipyrini 0,5
    Pyramidoni 0,3
    Butyri Cacao q. s.
    f. Supp.

Falls Suppositorien sich als wirkungslos erweisen, Injektion von Morphin 0,01—0,02 + Atropin 0,0005 + Papaverin 0,05 (siehe S. 130).

Lokale Behandlung. In den ersten Tagen wird das Einführen eines Katheters schlecht vertragen, nur bei terminaler Haematurie kann eine Instillation weniger Tropfen einer $^1/_2$%igen Arg. nitric.-Lösung aufs Trigonum mittels Guyon-Katheters versucht werden. Später bewährt sich die Instillation von 5 bis 10 ccm sterilen Olivenöles mit Zusätzen mittels dünner, weicher Gummikatheter, wodurch der schmerzhafte Harndrang und gleichzeitig auch die Infektion bekämpft wird.

Rp. Anaesthesini
    Novojodini   aa 1,0
    Ol. amygdal. ster. 50,0

Rp. 20% wässerige Collargollös. 10,0—20,0
    Ol. oliv. steril.   50,0
    DS. Vor Gebrauch kräftig durchschütteln.

Rp. Agoleum Amp.
    Instillation eines Ampullen-
    inhalts in die Blase.

Auch 4% Silberchloridmetem (10 ccm nach kräftigem Umschütteln instilliert) hat guten schmerzstillenden Effekt.

Per os. Wahl des Harndesinfiziens je nach Art der Infektion (siehe früher). Blasentee erst, bis die stärksten Reizerscheinungen geschwunden sind, da die Ausdehnung der Blase durch die vermehrte Diurese schlecht vertragen wird.

Rp. Folia uvae ursi
    Herba eqiseti
    Herba herniar.
    Fol. menthae. pip. aa 20,0

DS. 1 gehäuft. Kaffeelöffel auf eine Tasse (einige Minuten kochen lassen).

b) Chronisches Stadium

Allgemeine Therapie. Vermeidung von Gewürzen und Alkohol in der Diät, die sich im übrigen nach der Art der medikamentösen Therapie richtet (siehe früher). Das gleiche gilt von der zu verordnenden Flüssigkeitsmenge. Größere Flüssigkeitsmengen, insbesondere Mineralwässer, verändern die Harnreaktion nach der alkalischen Seite hin.

Medikamentöse Therapie. Bekämpfung der Infektion (siehe früher). Stuhlregelung. Keine dickdarmreizenden Mittel. Bei Coliinfektionen eventuell Calomel durch mehrere Tage, auch Versuch mit Yoghurt-, Kefirkur. Blasentee siehe oben.

Lokale Therapie. Blasenspülungen; bei Männern verwende man einen weichen Gummikatheter mittlerer Stärke (Nelaton- oder besser Tiemann-Katheter Nr. 17). Wenn Restharn besteht, ist dieser womöglich täglich zu entleeren oder ein Dauerkatheter anzulegen.

Spülflüssigkeiten: Gekochtes Wasser mit oder ohne Kochsalzzusatz (1%). 3% Borwasser, Preglsche Jodlösung (beginnend mit 1:3 Teile Wasser, später ansteigend), Rivanollösungen ca. 1:5000 (stets frisch zu bereiten), Argent. nitr. 1:4000 bis 1:2000. Nicht zu verwenden ist Hydrargyrum oxycyanatum.

Instillationen: Anaesthesin-, Novojodin-, Kollargolöl, 4% Silberchloridmetem.

Durchführung der Blasenspülungen. Selten jeden, zumeist jeden zweiten oder dritten Tag Einführen eines frisch ausgekochten Katheters. Spülung mit viermal je 50 ccm Kochsalz- oder Borwasser, nachher 100 ccm Arg. nitric.; oder Spülung mit den anderen oben genannten Flüssigkeiten oder Reinspülung der Blase mit (Bor-Kochsalz-) Wasser, hernach Instillation eines Öles oder Metems, das dann in der Blase belassen wird. Der Patient soll sich bemühen, die Instillation möglichst lange in der Blase zu halten.

Die Spülflüssigkeiten sollen stets auf ca. 40° C erwärmt sein, da die Spülung dann besser vertragen wird. Falls die Blase 50 ccm nicht verträgt, so spritze man weniger ein. Die Einspritzung soll stets ganz langsam vorgenommen werden, niemals soll dabei Harndrang auftreten.

Purpura vesicae

Die Purpura vesicae (Blum) beschränkt sich zumeist nur auf die Blase, es können aber auch Nierenbecken und Harnleiter mitbefallen sein. Wir fassen sie als Erkältungskrankheit auf, die am häufigsten im Frühling und Herbst zu beobachten ist; doch schließt sie sich auch an Grippe, Influenza, Angina, Zahnkaries an. Es ist daher bei der Purpura vesicae stets auf ein Vorhandensein eines Infektionsherdes zu achten.

Krankheitsbild. Plötzlicher Beginn; gehäufter, schmerzhafter Harndrang, zuweilen terminale Haematurie. Sind auch die oberen Harnwege ergriffen, dann Beginn mit hohem Fieber, oft Schüttelfrost; Druckschmerzhaftigkeit einer oder beider Nierengegenden; kolikartige Schmerzen längs der Harnleiter nach abwärts ausstrahlend, Haematurie stärker ausgeprägt. Schwerkrankes Aussehen des Patienten.

Diagnose. Harn leicht getrübt, enthält weiße oder zum Teil auch leicht blutig gefärbte kleine Membranen (in der zweiten Harnportion). Im Sediment Erythrocyten, Leukocyten, Bakterienbefund wechselnd: entweder fehlen Bakterien überhaupt oder es finden sich Kokken oder Stäbchen. Die sichere Diagnose ist nur aus der Cystoskopie, da allerdings mit großer Leichtigkeit zu stellen. Das typische cystoskopische Bild der Purpura vesicae zeigt subepitheliale Blutungen, bei im übrigen völlig normaler, nicht geröteter Blasenschleimhaut. Es bestehen oft nur wenige, blutspritzerähnliche, kleine Flecken, oft wieder sind kronenstückgroße Blutplaques zu sehen. Besteht die Krankheit bereits einige Tage, so ist auch die übrige Blasenschleimhaut leicht injiziert (vermehrte Gefäßzeichnung). Später dann fällt das über den Blutungen liegende Epithel der Nekrose anheim (Epitheldefekte, Ulcera).

Differentialdiagnostisch kommen bei der Cystoskopie in Betracht die Cystitis haemorrhagica ulcerosa und die Cystitis tuberculosa. Gegen erstere spricht der plötzliche Beginn der Krankheit mit den starken Reizerscheinungen, wobei, abgesehen von den Blutungen, die Blasenschleimhaut normale oder nur mäßig vermehrte Gefäßzeichnung zeigt. Bei der Cystitis haemorrhagica, bei der die Blasenkapazität eingeschränkt zu sein pflegt, findet sich eine düsterrote, geschwollene Blasenschleimhaut. Die Differentialdiagnose gegen die Tuberkulose ist bei länger bestehender Purpura, wobei es bereits zur Ausbildung von Ulcera gekommen ist, nicht immer mit Leichtigkeit zu stellen. Das Vorhandensein von subepithelialen Blutungen neben den Ulcera, die völlig regellose Verteilung der seichten Ulzerationen über die ganze Blase, das Fehlen von Knötchen, die ungestörte Indigokarminausscheidung beider Nieren ergeben jedoch in der Mehrzahl der Fälle genügend einwandfrei feststellbare Kriterien.

Therapie. Allgemeinbehandlung analog einer akuten Cystitis. Das wichtigste Postulat jedoch ist es, den Harn alkalisch zu machen. In vielen Fällen gelingt es allein durch diese Maßnahmen, die Beschwerden der Kranken fast plötzlich zu beheben. Man gibt Natriumbikarbonat, drei gehäufte Kaffeelöffel täglich, oder eine Kombination von Natrium bicarbon., citricum und Magnes. carbon. aa. in gleicher Dosis. Kein Urotropin (das ja in alkalischem Harn wirkungslos ist). Bleibt der Harn durch längere Zeit trüb (nicht zu vergessen ist ein Zusatz von Essigsäure bei der Harnuntersuchung, um die medikamentös herbeigeführte Phosphattrübung, die übrigens ein gutes Kriterium für genügende Alkalinisation des Harnes abgibt, zum Schwinden zu bringen), dann setze man mit Spülungen ein. Falls noch starke Beschwerden bestehen, Instillation von Ölen oder Metem (siehe S. 151); falls diese nur mehr gering sind, Spülung mit Argentum nitric. 1:4000 bis 1:2000, und zwar insbesondere dann, wenn es bereits zu Epitheldefekten in der Blasenschleimhaut gekommen ist. Die Alkalitherapie muß durch längere Zeit fortgesetzt werden, da auch nach raschem Schwinden der Beschwerden und klarem Harn der Schleimhautprozeß noch fortdauert; ein Aussetzen der Alkaligaben kann dann zu einem Neuaufflackern des Prozesses führen.

10a

Blasensteine

Die im Harntrakt vorkommenden Steine können sein

Steine des sauren Harnes: Urat- (Harnsäure-) Steine, Oxalatsteine, Cystin- und Xanthinsteine (selten).

Steine des alkalischen Harnes: Phosphatsteine, Karbonatsteine.

Gemischte Steine: Abwechselnd Urat- (Oxalat-) und Phosphat-
schichten oder ein Phosphatmantel um einen Urat- (Oxalat-) Stein.

Unter den Blasensteinen unterscheidet man primäre Steine, die
sich in keimfreiem Harn in der Blase bilden oder dorthin von der Niere
herabgelangen (Urat-, Oxalat- und Cystinsteine; primäre Phosphatsteine
der Blase sind selten; sie dürften wohl nur in der Niere zur Ausbildung
kommen und von dort in die Blase gelangen); ferner sekundäre
Steine (stets nur Phosphat- oder Karbonatsteine), die sich in infiziertem
alkalischem Harn um einen Fremdkörper herum (Urat- oder Oxalatstein,

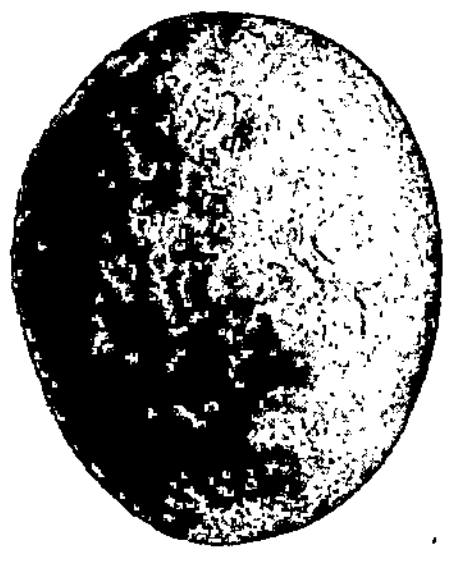

Gewebsfetzen, Bakterienhaufen, Parasiteneier, Kathe-
terstücke, Haarnadeln usw.) bilden und mit großer
Schnelligkeit wachsen können.

Die harnsauren Steine bestehen nie aus reiner
Harnsäure, sondern zumeist aus einem Gemisch
von harnsaurem Ammoniak, harnsaurem Kalk,
Kalium oder Natrium. Ihre Farbe ist ein helles
Braun, ihre Form eine rundliche oder eiförmige,
ihre Oberfläche ziemlich glatt (Abb. 40). Im Röntgenbilde geben sie einen nur schwachen Schatten.

Die Oxalatsteine bestehen aus oxalsaurem
Kalk und oxalsaurem Ammonium. Sie sind zumeist
kugelig, schwarzbraun, haben eine unregelmäßige,
stachelige Oberfläche (Maulbeer- oder Morgensternform) und eine große
Härte. (Abb. 41.) Am Röntgenbilde sind sie gut sichtbar.

Abb. 40. Uratstein
(Eigene Beobachtung)

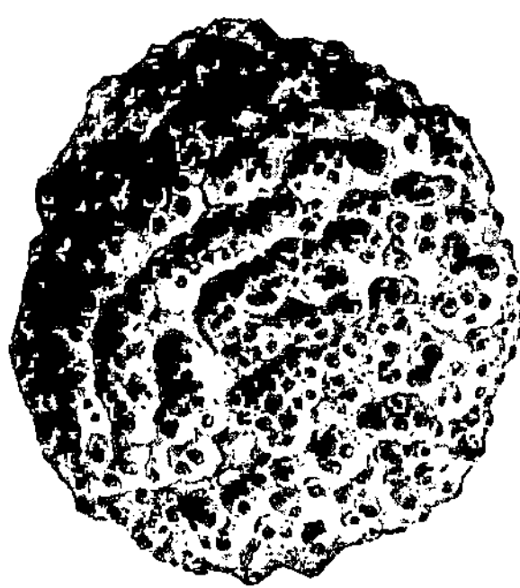

Abb. 41. Oxalatstein
(Eigene Beobachtung)

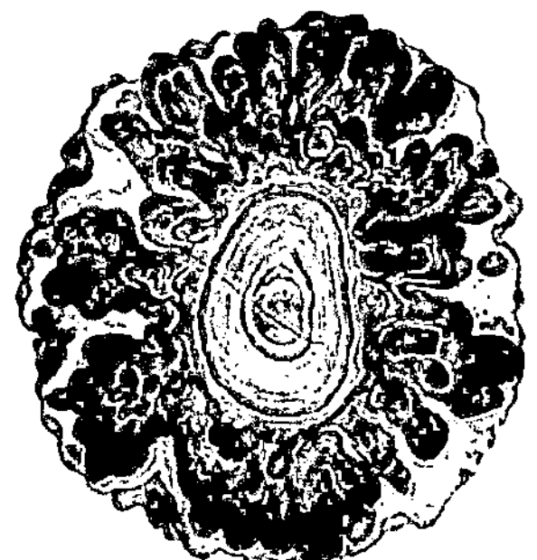

Abb. 42. Schnittfläche
durch Oxalatstein

Cystinsteine sind gelblich, leicht durchscheinend, wachsartig, leicht
zerdrückbar, röntgenologisch schattengebend.

Die Steine des alkalischen Harnes sind nahezu stets Phosphate (phosphorsaurer Kalk und phosphorsaure Magnesia, kohlensaurer Kalk usw.). Ihre Farbe ist schmutzigweiß, ihre Form rundlich, oft aber ganz unregelmäßig, ihre Oberfläche körnig. Oft bilden sie nur einen Mantel entweder um Urat- oder Oxalatsteine (Abb. 43), oder um Fremdkörper.

Anhangsweise sei noch der sogenannten Eiweiß- (Fibrin-) und Bakteriensteine gedacht, eines seltenen Vorkommnisses. Weich-elastische, weiße bis graugelbliche Gebilde von Erbsen- bis Nußgröße, oft mit sekundärer Einlagerung von Phosphatsalzen.

Krankheitsbild. Haematurie. Oft totale (makroskopisch oder nur mikroskopisch), zuweilen nur terminal, wenn der Stein an den Blasenausgang gepreßt wird. Schmerzen sind insbesondere bei

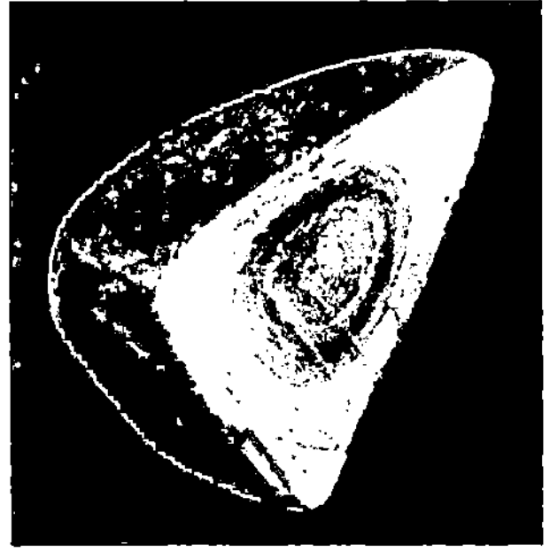

Abb. 43. Fazettierter Phosphatstein mit Uratkern, Schnittfläche
(Eigene Beobachtung)

Erschütterungen (Fahren, Reiten) vorhanden, da der Stein beim Sitzen und Stehen am Trigonum liegt, sie strahlen oft gegen die Eichel aus. Am Ende der Miktion sind sie zumeist am stärksten. Bei Rückenlage verschwinden die Schmerzen oder sind gering, da dabei der Stein vom empfindlichen Trigonum gegen den Blasenfundus abrückt. Störungen der Harnentleerung. Unterbrochener Harnstrahl beim Stehen, unbehindert im Liegen. Vermehrter Harndrang. Eine Cystitis ist eine häufige Begleiterscheinung von Blasensteinen.

Diagnose. Im Harn nahezu stets Erythrocyten (daher Albumin zumeist positiv), oft zahlreiche Kristalle, besonders bei multiplen Steinen. Sonst im Harn nichts Charakteristisches. Die Röntgenuntersuchung ist bei Blasensteinen nicht sehr verläßlich (am besten noch bei Luftfüllung der Blase und „axialer" oder schräger Aufnahmsrichtung, siehe S. 296); die sichere Diagnose ist nur durch die Steinsonde, besser freilich durch den Blasenspiegel möglich, da hiebei nicht nur das Vorhandensein von Steinen überhaupt, sondern Art, Form und Zahl der Steine festzustellen ist.

Therapie. Methode der Wahl ist die endovesikale Steinzertrümmerung (Lithotripsie). Sie hat vor der blutigen Eröffnung der Blase den Vorteil, daß der Patient schon nach wenigen Tagen die Anstalt verlassen kann, daß die Gefahren und die Mortalität erfahrungsgemäß weitaus geringer sind und Rezidive seltener vorkommen.

Kontraindikationen gegen die Lithotripsie: 1. Der Stein ist so groß, daß er vom Lithotriptor nicht gefaßt werden kann; 2. größerer Oxalatstein wegen seiner großen Härte; 3. tiefer Recessus retroprostaticus (bei Prostatahypertrophie) oder kongenitales Blasendivertikel, in dem der Stein liegt, so daß der Stein vom Lithotriptor nicht erreicht werden kann; 4. Vorhandensein von harten Fremdkörpern als Kern des Steines, (Diagnose durch Anamnese, Cystoskopie, Röntgen); 5. eine durch lokale

Behandlung nicht zu beeinflussende Cystitis mit hochgradiger Verminderung der Blasenkapazität.

In diesen Fällen ist der hohe Blasenschnitt (Sectio alta) auszuführen.

Nachbehandlung. Sie besteht vor allem in der Klärung und Klarerhaltung des Harns, Regelung der Diät zur Erschwerung von neuer Steinbildung (siehe S. 137) und schließlich in regelmäßiger cystoskopischer Nachkontrolle. (Bei trübem Harn nach sekundären Steinen alle 6 bis 12 Monate, sonst alle 2 bis 3 Jahre.)

Neubildungen der Blase

Die weitaus häufigsten Blasentumoren sind die gutartigen Papillome, es folgen dann die papillären Carcinome (oft durch maligne Degeneration aus den Papillomen hervorgegangen) und schließlich die infiltrierenden Plattenepithelkrebse, die medullären und Gallertcarcinome.

Krankheitsbild. Das wichtigste Symptom ist die Haematurie, die beim Papillom oder papillären Carcinom oft nur bei einer Miktion sich bemerkbar macht und dann für Tage, Wochen oder Monate wieder verschwinden kann: Monosymptomatische, fälschlicherweise „symptomlose" Haematurie genannt, da keinerlei sonstige Beschwerden bestehen! Bilden sich Blutkoagula (bei heftigerer Blutung), so kann ihre Herausbeförderung Schwierigkeiten bei der Miktion, auch völlige Harnverhaltung verursachen. Störungen bei der Harnentleerung, komplette oder inkomplette Retention, treten auch auf, wenn sich Tumorzotten während der Miktion vor die Blasenöffnung legen. Eine vermehrte Harnfrequenz findet sich dann, wenn die Blasenkapazität dadurch verringert ist, daß der Tumor einen großen Teil des Blasenraumes einnimmt oder einen Teil der Blasenwand infiltriert, so daß diese starr, nicht ausdehnbar wird. Durch das häufige Hinzutreten einer Harninfektion, besonders bei nekrotisch zerfallenden Carcinomen, entstehen dann die Symptome einer Cystitis, gehäufter, schmerzhafter Harndrang. Der Harn selbst ist in solchen Fällen blutig-eitrig oder mißfärbig, von jauchigem Geruch.

Diagnose. Wichtigkeit der Beachtung der „symptomlosen" Haematurie; sind Koagula vorhanden, so ist ein Tumor nahezu sicher. Eine Entscheidung jedoch ist nur durch die Cystoskopie zu stellen. (Differentialdiagnose gegen Nierentumoren!) Selten nur sind im Harnsediment Tumorzotten zu finden.

Ein Blasenpapillom ist cystoskopisch dann als benign anzusprechen, wenn es eine nichtnekrotische Oberfläche hat, wenn es gestielt ist, nicht breitbasig aufsitzt und wenn die Blasenschleimhaut in der nächsten Umgebung des Tumors nicht verändert aussieht (das heißt, nicht infiltriert ist, keine strahlenförmigen Falten aufweist). Die Form der Zotten (plump, spitz) ergibt kein Kriterium, doch sieht man zumeist schlanke, flottierende Zotten bei primär gutartigen, plumpe, miteinander gleichsam verbackene Zotten bei malignen Zottengeschwülsten. Stets soll nach Entleerung der Blase die bimanuelle Rektalpalpation vorgenommen werden, um über die Größe des Tumors und über eine eventuell vorhandene Infiltration der Blasenwand ein Urteil zu gewinnen.

Die Röntgenuntersuchung der mit Bromnatrium oder Luft gefüllten Blase ist in Fällen von Blasencarcinomen eine wertvolle Unterstützung der Blasenspiegelung, um sich ein Urteil über die Größe des Tumors, vor allem aber über die carcinomatöse Infiltration der Blasenwand zu bilden (Abb. 53).

Therapie. Papillome. Vorausgeschickt muß werden, daß den Blasenpapillomen, wenn sie auch mikroskopisch als benigne Tumoren imponieren, eine große Fähigkeit zu Impfmetastasen innewohnt, die dann oft malignen Charakter aufweisen. Weiters, daß sich in der Basis von sonst mikroskopisch gutartigen Papillomen oft bereits Anzeichen einer krebsigen Umwandlung vorfinden. (Daher nur geringer Wert von Probeexzisionen aus der Oberfläche von Papillomen.) Man tut deshalb gut, die Papillome als eine präan ceröse Erkrankung, zumindest in klinischem Sinne, zu betrachten und demgemäß zu behandeln.

Für die Behandlung ergibt sich die Schlußfolgerung, bei der Zerstörung eines Papilloms möglichst keine frische Wunde zu setzen, um die Bildung von Impfgeschwülsten zu verhindern. Daher ist die Entfernung des Tumors von der Sectio alta aus als Methode der Wahl abzulehnen und womöglich die endovesikale Zerstörung des Tumors anzustreben.

Mit Rücksicht auf das eben Angeführte ist der Verdacht auf beginnende Malignität erst recht als Indikation für die Elektro- bzw. Chemocoagulation und als Kontraindikation gegen die Sectio alta zu werten.

Die endovesikale Tumorbehandlung kann stattfinden durch

1. Elektrocoagulation des Tumors vom Uretercystoskop aus,
2. Chemocoagulation des Tumors mit Trichloressigsäure (Joseph),
3. Fassen des Tumorstieles mit der Blum schen Schlinge,
4. Abtragen des Tumors mit der Schlinge, Elektrocoagulation des Stieles,
5. Beeinflussung des Tumors durch Collargol (Praetorius).

Die weitaus beste Methode ist die Coagulation des Tumors mittels des Hochfrequenzstromes (Elektrocoagulation, fälschlich auch als Fulguration bezeichnet). Dadurch gelingt es, das Papillom vollständig zu zerstören und seine Implantationsstelle auszubrennen.

Eine cystoskopische Revision ist nach drei Monaten, nach weiteren sechs Monaten und dann, falls keine Neigung des Tumors zu Rezidiven besteht, alle ein bis zwei Jahre notwendig.

Kontraindikationen gegen die Elektrocoagulation, Indikationen zur Sectio alta: Starke Blutung, die eine cystoscopische Behandlung nicht zuläßt oder die durch die Elektrocoagulation nicht zum Stillstand zu bringen ist. Besondere Größe oder Ausdehnung des Tumors, ungünstiger Sitz für die Elektrocoagulation.

Collargolbehandlung: Einbringung von 10 ccm einer 10- bis 20% wässerigen Collargollösung in die leere Blase. Collargol, das eine tumorzerstörende, wenn auch nur oberflächliche Wirkung besitzt, wird von uns gerne an einzelnen, zwischen den Coagulationssitzungen liegenden Tagen instilliert. Als alleinige Behandlungsmethode von Blasenpapillomen ist es nicht anzuraten, dagegen kann es bei inoperablen Tumoren mit Vorteil verwendet werden.

Maligne Blasentumoren. Bei kleineren, vor allem die Blasenwand nicht infiltrierenden Tumoren Elektrocoagulation. Operative Entfernung des Tumors mit Resektion der Implantationsstelle gibt nur bei am Scheitel der Blase sitzenden Geschwülsten Aussicht auf gute Resultate. Ob in den anderen Fällen die Blasenresektion, die Zerstörung des Tumors von der geöffneten Blase oder nur die wiederholte endovesikale Zerstörung der Tumoroberfläche und Anwendung des Collargols am Platze ist, hängt vom Ausfall der cystoskopischen und Röntgenuntersuchung ab. Allgemeine Richtlinien sind für diese oft überaus schwierige Entscheidung nicht zu geben.

Von einer Röntgen- und Radiumbehandlung ist nach unserer bisherigen Erfahrung nur wenig Erfolg zu erhoffen.

Nervös bedingte Störungen der Entleerung der Blase

Störungen bei Erkrankungen des Nervensystems

a) Cerebrale Affektionen, die einen Verlust des Bewußtseins im Gefolge haben, wie beispielsweise Commotio cerebri, Schädelverletzungen, Apoplexie, Meningitis, Epilepsie, führen zumeist zu einer kompletten Harnverhaltung. Es ist daher bei solchen Erkrankungen durch Inspektion bzw. Palpation des Unterbauches der Füllungszustand der Blase zu kontrollieren.

Therapie. Zweimal täglich Katheterismus, peinlichste Asepsis, da große Infektionsgefahr; prophylaktisch interne Harndesinfizientien. Dauerkatheter nur, wenn der Harn bereits infiziert ist.

b) Spinale Affektionen: Verletzungen des Rückenmarkes, Tabes dorsalis, Myelitis, progressive Paralyse; multiple Sklerose, Syringomyelie, führen häufig zu unvollständiger oder vollständiger Harnverhaltung mit Auspreßbarkeit der Blase. Harnträufeln kann durch Überfließen einer übervollen Blase (Ischuria paradoxa) vorkommen. Bei Querschnittsläsionen des Rückenmarkes beobachtet man zuweilen eine „automatische" Blasenentleerung. Bei Erreichung eines bestimmten Füllungsgrades der Blase oder bei Einwirkung von Reizen (Wegnehmen der Decke, Abwaschen der Glans, Berühren der Oberschenkel) kommt es zu vom Willen unbeeinflußbaren, zumeist auch nicht perzipierten Blasenkontraktionen und damit zu automatischen Harnentleerungen. Selten nur ist bei spinalen Erkrankungen eine wahre Inkontinenz des Harnes, ein stetes Abtropfen von Harn zu beobachten.

Am häufigsten kommen in der Praxis die durch Tabes verursachten Blasenstörungen zur Beobachtung.

Krankheitsbild der Blasenstörungen bei Tabes. Beginn unbemerkt vom Patienten, der zuweilen über den seltenen, nur ein- bis zweimal im Tage auftretenden Harndrang erstaunt ist. Die Harnentleerung ist nur durch starke Mitarbeit der Bauchdeckenmuskulatur zu erreichen, später kann dann komplette Retention eintreten. Oft kommt es schon frühzeitig zu einem, vom Patienten nicht gefühlten gelegentlichen Harnträufeln, insbesondere bei Innervation der Bauchdeckenmuskulatur. Die Ursache dieser Störungen liegt in der verringerten Sensibilität und in der Parese des Blasenaustreibemuskels (selten auftretender Harndrang, Retention) und dann auch des Blasenverschlußmuskels (Harnträufeln).

Seltener beginnt die tabische Blasenstörung mit hypertonischen Reizerscheinungen seitens der Blase, ähnlich dem sogenannten Initialstadium der Prostatahypertrophie (siehe dort).

Diagnose. Nachweis der Erkrankung des Zentralnervensystems, vor allem durch Prüfung der Pupillen und der Patellarsehnen-, Bauchdecken- und Achillessehnenreflexe, Prüfung auf Ataxie, Rhombergsches Phänomen, Wassermann-Reaktion. Bei gefüllter Blase stets durch kräftigen Druck der über der Symphyse aufgelegten flachen Hand die Ausdrückbarkeit der Blase prüfen, ihr Nachweis macht eine spinale Erkrankung sicher! Das Einführen eines Katheters wird vom Patienten infolge der herabgesetzten Sensibilität nahezu nicht gefühlt. Nachweis von Restharn. Cystoskopie: eine Trabekelblase, für deren Entstehung ein mechanisches Abflußhindernis nicht aufzufinden ist, macht stets eine spinale Erkrankung wahrscheinlich. (Oft ist . die Trabekelblase das einzige und erste Frühsymptom der spinalen Erkrankung, namentlich bei Frauen.) Von diagnostischer Bedeutung ist ferner ein positives Schrammsches Symptom (das Fehlen spricht allerdings nicht dagegen): bei Zurückziehen des Cystoskops über den Sphinkter hinaus gelingt es, den Colliculus seminalis ins Gesichtsfeld zu bekommen. Die Ureterenmündungen sind zuweilen klaffend, bei Füllung der Blase mit Bromnatriumlösung können sich die Harnleiter infolge der Insuffizienz ihrer Mündung röntgenologisch darstellen lassen (spinal bedingter vesikorenaler Reflüx).

Therapie. Behandlung der Grundkrankheit. Bei nichtinfiziertem Restharn in kleinerer Menge (unter 300 ccm) am besten kein Katheterismus, zeitweilige hohe Urotropindosen, Überwachung des Patienten, um eine eventuelle, spontan eintretende Infektion nicht zu übersehen. Bei größerem Restharn intermittierender Katheterismus. Infektion des Restharnes verlangt Blasenspülungen, eventuell Dauerkatheter; hier ergibt die Neosalvarsantherapie oft ausgezeichnete Resultate. Die Gefahren des Restharnes sind hinsichtlich der Schädigung der Nierenfunktion eher geringer als bei der Prostatahypertrophie, größer jedoch hinsichtlich der Aszendenz eitriger Prozesse in die Niere. (Eine genauere Besprechung der Behandlung siehe Prostatahypertrophie S. 230.)

c) **Erkrankungen der Blasennerven**, Neuritiden, kommen selten vor, und zwar nach Grippe, Diphtherie, Typhus oder bei Diabetes, Alkoholismus, Bleivergiftung; sie äußern sich in einer Lähmung des Blasenmuskels und kompletter Harnretention.

d) **Hysterische** Blasenlähmungen und Harnverhaltung sind zwar einwandfrei beobachtet worden, sollten jedoch erst nach allergründlichster urologischer und neurologischer Durchuntersuchung und nach längerer Beobachtung per exclusionem diagnostiziert werden.

Kongenitale Atonie der Blase und Harnleiter

Diese Erkrankung führt schon im Kindesalter zu oft enormen Erweiterungen der Blase, Harnleiter und Nierenbecken; die Harnleiter können dabei auf Dünndarmdicke gedehnt sein (Megaloureter, siehe Abb. 44). In solchen Fällen muß stets auch nach einem peripheren mechanischen Abflußhindernis gesucht werden (Phimose, Enge des Meatus urethrae, Klappen und angeborene Strikturen in der Harnröhre).

Diagnose. Schwierigkeiten der Harnentleerung bis zu völliger Harnverhaltung, Harnträufeln, Inkontinenz. Röntgenologisch erscheint bei bloßer Blasenfüllung mit 8% Bromnatriumlösung die enorme Dehnung nicht nur der Blase, sondern auch beider Harnleiter und Nierenbecken (oder auch nur einer Seite).

Therapie. Große Vorsicht beim ersten Katheterismus! Langsamste, allmähliche Entleerung, dann Dauerkatheter (auch bei Kindern niemals Metallkatheter liegen lassen!). Eine Operation kommt nur dann in Frage, wenn ein mechanisches Harnabflußhindernis mit Sicherheit nachgewiesen und die hydronephrotische Nierenschädigung noch nicht zu weit vorgeschritten ist.

Bettnässen (Enuresis) der Kinder

Die Enuresis nocturna kann ohne Störungen der Harnentleerung bei Tage verlaufen oder mit häufigem oder gebieterischem Harndrang bei Tage bzw. mit Harndurchbruch (Enuresis diurna) vergesellschaftet sein (siehe auch S. 32).

Die Ursache der Enuresis ist sicherlich bei den verschiedenen Kindern eine verschiedene, eine hereditäre Belastung ist in der Anamnese oft zu erheben; stets muß die Untersuchung auf Degenerationszeichen Bedacht nehmen: Untersuchung auf offenen Sakralkanal durch Palpation und Röntgen, auf Zurückbleiben im allgemeinen Wachstum und dem der Sexualorgane, orthostatische Albuminurie. Organische Erkrankungen, wie Meningo-Myelocele, Epilepsie, kongenitale Atonie der Blasenmuskulatur, Harnstauung durch Phimose, Blasensteine, entzündliche Blasen-Nierenerkrankungen müssen, mit Sicherheit ausgeschlossen werden. Weiters ist auf Veränderungen in der Umgebung des Anus und der Urethra zu achten, auf die ein Reizzustand der Blasen-

muskulatur zurückgeführt werden könnte: Würmer (Oxyuren), Fissuren,
Fluor, Balanitis, Phimose.

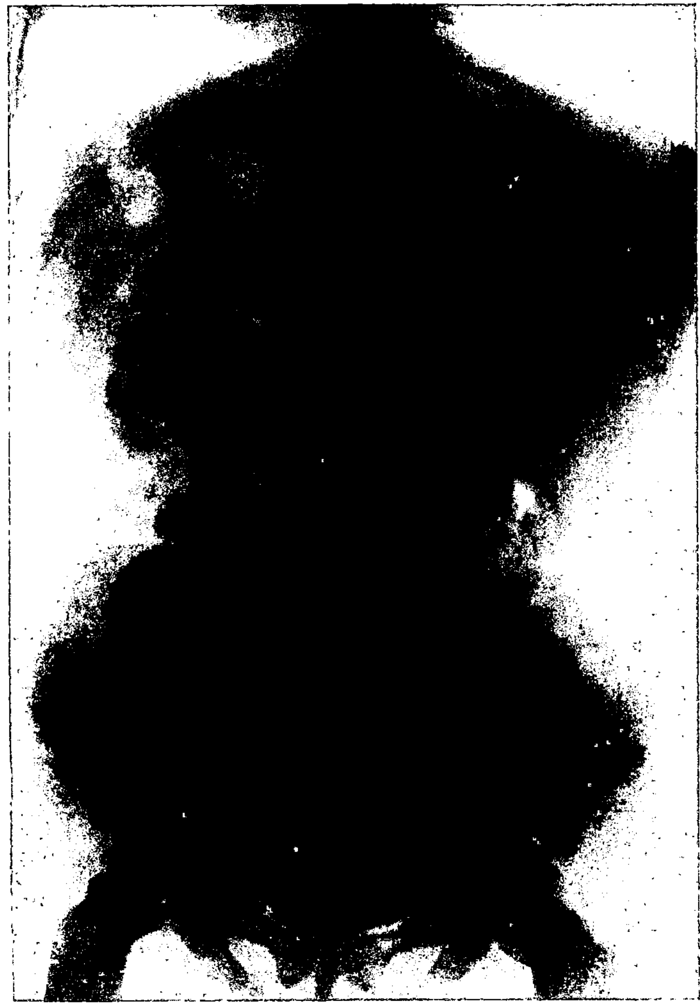

Abb. 44. Kongenitale Atonie der Blase und Harnleiter beim
Kinde. Füllung der mächtig erweiterten Nierenbecken und
Harnleiter beiderseits nach Auffüllung der Blase mit Brom-
natriumlösung
(Eigene Beobachtung)

In den meisten Fällen aber ist eine organische Grundlage für den
unbewußten Harndurchbruch nicht auffindbar, man muß die Enuresis
daher als eine funktionelle Neurose auffassen.

Die Enuresis besteht zumeist nicht vom Säuglingsalter an fort,
die schon bettreinen Kinder beginnen später wieder zu nässen. Ein

nach dem zehnten Jahr erst auftretendes Bettnässen hat oft eine organische Ursache. Selten überdauert die funktionelle Enuresis das 15. Lebensjahr.

Therapie. Versuche mit öfterem Aufwecken des Nachts (insbesondere vor Mitternacht), Trockenkost am Nachmittag und Abend, Hochstellen des Fußendes des Bettes sollen, da leicht durchzuführen, zunächst angestellt werden. Strafen, Drohungen usw. sind eher schädlich. Nachher am besten suggestive Therapie in Kombination mit Trockenkost und schlechtschmeckenden Tropfen.

Rp. Extr. fluid. Rhois arom.
Tct. amarae aa 10,0
DS. 2mal täglich 15 Tropfen.

Die bestimmt geäußerte Suggestion, daß auf die Medizin das Bettnässen bald besser wird, später ganz aufhört, hat in vielen Fällen Erfolg. In gleicher Weise als Suggestivtherapie hat man sich die Einwirkung der Faradisation der Blasengegend vorzustellen. Ein weiterer Schritt ist das Einführen eines ausgekochten Seidengespinstkatheters Nr. 10 bis 14 (auch aus diagnostischen Gründen zum Nachweis eventuellen Restharnes und von Strikturen erwünscht), dann eine Spülung mit Argent. nitric. 1:4000 oder bloß mit sterilem Wasser von 40° C. Ob die Cathelinsche Injektion, die in vielen Fällen nach einmaliger bis dreimaliger Anwendung Erfolg bringt, als Psycho- oder Lokaltherapie (durch Dehnung von Verwachsungen der im Sakralkanal verlaufenden Nervenstämme) aufzufassen ist, bleibe dahingestellt.

Technik der Cathelinschen epiduralen Injektion: Bei Seitenlage des Kindes mit maximal gebeugtem Rücken tastet man sich die beiden Cornua sacralia ab. Einstechen einer langen Rekordnadel zwischen diesen beiden Knochenvorsprüngen durch die Membrana obturatoria in den Epiduralraum, woselbst sie ca. 3 cm vorgeschoben wird. Die Spitze der Nadel muß frei beweglich sein, Liquor darf keiner abfließen. Nun langsame Injektion von 20 ccm physiol. Kochsalzlösung. Strengste Asepsis!

Von großer Wichtigkeit ist ferner eine auf allgemeine Kräftigung hinzielende Behandlung. In Fällen von Cryptorchismus oder abnorm kleinen Testes gebe man Testes- und Prostatapräparate, bei Hypothyreoidismus oder Hypopituitarismus die entsprechenden Organpräparate.

Pollakisuria nervosa

Häufiger Harndrang bei klarem, zucker- und eiweißfreiem Harn ohne Vermehrung der 24stündigen Harnmenge. Abhängigkeit von der Witterung (kaltes, nasses Wetter wirkt verschlechternd) und von der Stimmung. Ablenkung mildert, Aufmerksamkeit auf den Zustand verschlechtert die Pollakisurie.

Hieher möchten wir auch jene Fälle zählen, die geringe Veränderungen am Trigonum, Sphinkter oder Meatus urethrae aufweisen.

Diagnose. Charakteristisch ist das Ausbleiben der Pollakisurie während des Schlafes. Sorgfältige Untersuchung mittels Chromocystoskopie, ob die Pollakisurie nicht reflektorisch von einer Nierenerkrankung aus verursacht ist. Bei langsamer Füllung der Blase mittels Katheter, ohne daß der Patient die Menge der injizierten Flüssigkeit beobachten kann, ist es möglich, über 200 ccm in sie einzubringen.

Die Caruncula am Meatus urethrae bei Frauen, insbesondere wenn sie durch einen oft nur geringgradigen Fluor leicht maceriert und dann sehr schmerzhaft ist, kann ebenso die Ursache für eine Pollakisurie wie für Brennen oder Fremdkörpergefühl in der Harnröhre abgeben. Auch auf Fissuren, Haemorrhoiden, Oxyuren ist zu achten.

Cystoskopisch findet man oft, insbesondere bei Frauen, Veränderungen am Trigonum und in der Sphinktergegend. Wenn diese auch in einer großen Anzahl von Fällen vorhanden sind, bei denen jegliche Miktionsanomalie fehlt, so muß man dennoch einen ursächlichen Zusammenhang mutmaßen. Diese Veränderungen bestehen am Trigonum in einzelnen weißen Flecken, die, wie am besten an ihren Rändern zu sehen ist, über die übrige Schleimhaut ganz wenig vorragen; bei Betrachtung von der Nähe und von der Seite erkennt man, daß die Oberfläche dieser Epithelmetaplasien · eine außerordentlich feinkörnige Beschaffenheit besitzt. Die beschriebene Veränderung, Trigonitis areata alba, kann auch das ganze Trigonum einnehmen und die Uretermündungen umfassen. Selten nur greift sie auf die eigentliche Blasenschleimhaut über.

In anderen Fällen wieder findet man die Trigonalschleimhaut gewulstet, ihre Oberfläche ist matt, undurchsichtig geworden. Am Sphinkter sehen wir oft fingerförmig vorspringende, an Papillomzotten erinnernde Exkreszenzen. Der Harn kann dabei klar und eiweißfrei sein.

Therapie. Keine Harndesinfizientien, kein Blasentee. Einführen von Sonden, besser jedoch Instillation von 5 bis 10 ccm $\frac{1}{4}$ bis $1^0/_0$ Argent. nitric.-Lösung aufs Trigonum nach Entleerung der Blase; oft wird die Instillation von Öl mit medikamentösen Zusätzen (siehe S. 151) besser vertragen. Bei Sphinkterexkreszenzen Kauterisation mittels der Irrigationsurethroscopie.

Die Karunkel der weiblichen Harnröhre ist mit dem Kauter oder durch Umschneidung, nicht mit dem Lapisstift, zu entfernen, eventuell ist dabei eine Lokalanaesthesie anzuwenden. Fluorbehandlung, Puder zwischen die Labien.

Medikamentös Belladonna-Papaverin-Zäpfchen. Bei Frauen mit unregelmäßiger Periode oder im Klimakterium Versuch mit Ovarialpräparaten.

Erkrankungen der männlichen Harnröhre
Mißbildungen

Epispadie: Die Harnröhrenmündung liegt an der oberen Fläche des Penis. Wir unterscheiden eine Epispadia glandis, penis und completa (mit Ectopia vesicae verbunden).

Hypospadie: Die Harnröhrenmündung liegt an der unteren Seite des Penis. Auch hier gibt es verschiedene Grade: Hypospadia glandis, penis, scrotalis, perinealis. Die Störungen liegen in der Harn- und Samenentleerung und sind aus der Lage der Öffnung erklärbar. Die Behandlung ist eine chirurgische.

Obliterationen: Es gibt vollständige und partielle Verschlüsse. Die ersteren sind äußerst selten (angeborene Atresie), die letzteren häufiger und kommen an jeder Stelle der Harnröhre vor, am öftesten im Bereiche der Eichel. Ihre Bedeutung ist ohne weiteres verständlich. Die Behandlung ist je nach dem Falle verschieden, am einfachsten bei häutigem Verschluß des Orific. ext. Diesen kann man mit einer Sonde oder einem spitzen Messer beseitigen. Für die anderen Fälle sind komplizierte intraurethrale Verfahren nötig.

Angeborene Stenosen kommen am häufigsten am Orific. ext. vor und werden durch Meatotomie behoben. Die übrigen werden nach der Art der erworbenen Strikturen behandelt, mit denen sie auch die Symptome gemeinsam haben.

Erweiterungen, Divertikel, kommen fast nur an der unteren Wand vor. Sie bilden Säcke, die sich beim Urinieren füllen, nach der Miktion mehr oder minder vollständig entleeren, durch Druck ganz ausgepreßt werden können. Kleinere Aussackungen (Recessus) finden sich öfter in der Pars bulbosa und werden urethroskopisch erkannt. Die Divertikel rufen Störungen der Harnentleerung, besonders Nachträufeln, hervor, führen ferner dadurch, daß der Harn in ihnen stagniert und sich zersetzt, zu Infektionen, sekundärer Steinbildung und hartnäckigen Entzündungen nicht nur des Sackes selbst, sondern auch des übrigen Harntraktes. Die Behandlung ist eine chirurgische; die kleinen Aussackungen können endoskopisch behandelt werden.

Die Urethra duplex bildet an und für sich keinen Gegenstand der Behandlung, sondern erst bei Infektionen.

In der Harnröhre kommen ferner Gewebsbrücken und Klappen der verschiedensten Form vor. Längsverlaufende Bänder stören die Harnentleerung nicht und sind bedeutungslos. Wenn sie jedoch quer verlaufen und breit sind, so haben sie doppelte Bedeutung. Sie bilden sowohl ein Hindernis für die Harnentleerung wie auch für die Einführung von Instrumenten zu therapeutischeu Zwecken. Von besonderem Interesse sind die in der hinteren Harnröhre vorkommenden klappenförmigen Bildungen, die sich bei der Harnentleerung entfalten und segelartig mit der konkaven Seite blasenwärts aufblähen. Sie hemmen die Harnentleerung und werden nicht selten lebensbedrohend durch die Gefährdung der oberen Harnwege infolge der Harnstauung.

Die Diagnose ist bei Erwachsenen auf endoskopischem Wege zu machen. Bei Kindern — und bei diesen äußert sich ja fast immer schon die Krankheit — ist die Erkrankung oft schwer sicherzustellen. Röntgen, Cystoskopie, Cystotomie müssen herangezogen werden. Oft ist die Diagnose nur per exclusionem zu machen.

Die Behandlung besteht in der Entfernung der Bildungen. Sie geschieht, wenn möglich, auf endoskopischem Wege, sonst nach Eröffnung der Blase auf operativem Wege. Gelingt die Kathetereinführung, so kann als palliative Behandlung der Verweilkatheter angelegt werden.

Abnorme Einmündungen des einen oder beider Harnleiter in die Harnröhre sind selten. Die Diagnose ist oft schwer und nur mit Heranziehung aller endoskopischen und röntgenologischen Hilfsmittel zu machen.

Die Gonorrhoe des männlichen Urogenitaltraktes

Unter den Erkrankungen der Harnröhre sind die entzündlichen und unter diesen wieder die gonorrhoischen die häufigsten und daher wichtigsten. Doch bleiben sie nur selten auf die Harnröhre beschränkt, sondern greifen auch auf andere Teile des Urogenitaltraktes — manchmal auf den ganzen — über, so daß wir es eigentlich mit Systemerkrankungen zu tun haben. In diesem Sinne sind die folgenden Ausführungen gehalten.

Der Erreger der Gonorrhoe ist der Gonokokkus, von Neisser 1879 entdeckt. Er ist ein Diplokokkus, der in seinem bakteriologischen Verhalten sehr nahe dem Meningokokkus steht, von den anderen Diplokokken bzw. Kokken aber sich durch Größe, Gestalt, Gruppierung, Lagerung, Verhalten gegen die Gramfärbung und kulturelle Eigenschaften unterscheidet. Über die Herstellung der mikroskopischen Präparate siehe S. 77.

Die Gestalt ist die schon von Neisser angegebene Semmel- oder Kaffeebohnenform, die stets wenn auch manchmal weniger deutlich ausgeprägt ist. Freilich darf man nicht vergessen, daß auch Staphylokokken, wenn sie sich in lebhafter Teilung befinden, ähnliche Formen annehmen

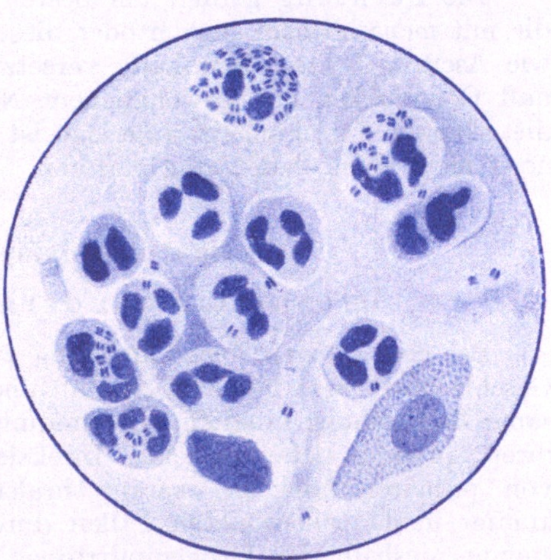

Abb. 45. Methylenblaupräparat des Sekretes aus der Urethra mit intra- und extracellulär gelagerten Gonokokken

können. Doch ist bei diesen die konkave Aushöhlung an den Trennungsflächen der Teilpaare nie so deutlich (Abb. 45).

Die Gruppierung. Diese ist bei geringen Mengen so, daß zwei oder vier Paare beieinander liegen und solche Gruppen durch kleinere Zwischenräume getrennt sind. Die den Staphylokokken eigene Traubenbildung fehlt. In größeren Verbänden bilden sie infolge des flächenhaften Wachstums Rasen, insbesondere auf Epithelzellen.

Die Lagerung zu den Zellen ist insofern eine charakteristische, als sie mit Vorliebe in den Eiterzellen, also intraleukocytär liegen, doch darf dieses Merkmal nicht überschätzt werden. Insbesondere in Harnsedimenten sind Staphylokokken sehr häufig intracellulär gelagert. In solchen Fällen kann oft nur das Verhalten zur Gramfärbung (siehe S. 77) die Entscheidung bringen.

Die Gonokokken sind ausnahmslos gramnegativ, das heißt, sie werden durch Alkohol entfärbt und nehmen die Kontrastfarbe an. Freilich sind in der männlichen Harnröhre auch andere gramnegative Kokken gefunden worden, jedoch so selten, daß dieses Vorkommnis praktisch nicht ins Gewicht fällt. Schwieriger ist die Frage bei den Sekreten der weiblichen Harnröhre, die ebenso wie das Genitale öfter gramnegative Diplokokken beherbergt. Die Schwierigkeiten bei der Deutung solcher Präparate wird natürlicherweise der Geübte leichter überwinden als der Unerfahrene. Wichtig ist die Gewinnung eines möglichst reinen Sekretes. Außer der Gramfärbung gibt es noch eine Reihe von zum Teile recht komplizierten Färbemethoden, die aber für die Praxis entbehrlich sind.

Die Züchtung gelingt am besten und sichersten auf Nährböden, die mit menschlichem Serum oder diesem entstammenden Flüssigkeiten wie Ascites, Hydroceleninhalt, versetzt sind. Wenn auch der Satz, daß Gonokokken auf gewöhnlichem Nährboden nicht wachsen, durch die neueren Forschungen widerlegt ist, so hat er für die Praxis doch noch nicht seine Bedeutung verloren.

Verlauf und Symptomatologie

Urethritis gonorrhoica anterior

Bei dem innigen Zusammenhang zwischen männlichem Harn- und Geschlechtsapparat hinsichtlich Bau und Funktion ist nur eine gemeinsame Besprechung möglich. Die männliche Urogenitalgonorrhoe nimmt ihren Ausgang stets von einer Infektion der Harnröhre, seltene Fälle von primärer Infektion paraurethraler Gänge ausgenommen. Diese kommt in den allermeisten Fällen durch geschlechtlichen Verkehr zustande, weshalb der Urogenitaltripper mit Recht zu den venerischen Erkrankungen gezählt wird. Gonokokkenhältiges Sekret wird beim Coitus auf den vordersten Anteil der Harnröhre übertragen, wo die Gonokokken auch ohne Verletzung haften, sich vermehren und Entzündung hervorrufen.

Durch Verkettung von verschiedenen Umständen kann es auch auf außergeschlechtlichem Wege zu Infektionen kommen, so durch Wäsche, Aborte, Instrumente u. dgl. Notwendig ist hiezu, daß das gonokokkenhältige Sekret auf dem übertragenden Gegenstand feucht bleibt, denn Austrocknung hebt die Lebensfähigkeit und die Infektionstüchtigkeit der Gonokokken auf. Häufiger kommen außergeschlechtliche Ansteckungen bei kleinen Kindern, besonders Mädchen, vor.

Um fühlbare oder sichtbare Erscheinungen hervorzurufen, bedarf es eines Zeitraumes von zwölf Stunden bis zehn Tagen, der sogenannten Inkubationszeit. Am häufigsten beträgt diese drei bis fünf Tage, sehr selten länger als zehn Tage. Die ersten fühlbaren Symptome sind ein leichtes Brennen beim Urinieren im vordersten Anteile der Harnröhre, das sich rasch steigert. Dann sind auch schon die ersten Entzündungsprodukte an der Harnröhrenmündung sichtbar; zunächst leichte Rötung der Harnröhrenlippen, dann Austritt von schleimigem oder schleimig-eitrigem Sekret, das mikroskopisch — stets mikroskopische Untersuchung! — aus Schleim, reichlich Epithelien, wenig Eiterzellen und intra- und extrazellulären Gonokokken besteht. Dieses Stadium nennt man das Stadium mucosum.

Rasch ändert sich in der Regel das Bild. In 1 bis 2 Tagen steigern sich die subjektiven Symptome zum Höhestadium: das Sekret ist rein eitrig, reichlich, das Orificium urethrae ext. stark geschwollen. Der Entzündungsprozeß schreitet rasch nach hinten zu in der Weise fort, daß die Gonokokken rasenförmig weiterwuchern und der gonokokkenhältige Eiter noch unbehelligte Schleimhautpartien benetzt und infiziert. Der Urin, in zwei Portionen gelassen, ist in der ersten Portion stark trüb, in der zweiten stets klar. Die Sekretion und die Trübung sind des Morgens besonders stark. Subjektiv treten starke Schmerzen beim Urinieren auf, insbesondere in der Gegend der Fossa navicularis, der Miktionsakt wird manchmal reflektorisch durch den heftigen Schmerz unterbrochen; der Strahl ist wegen der Schwellung der Schleimhaut und der durch sie bedingten konzentrischen Einengung des Lumens dünner. Im mikroskopischen Ausstrich des Eiters finden sich fast nur Eiterzellen mit massenhaft intra- und extrazellulären Gonokokken. Dies ist in wenigen Worten das Bild der Urethritis gon. ant. ac. im Höhestadium.

Wir sprechen aber auch von einer subakuten und von einer perakuten Form. Die erstere ist dadurch charakterisiert, daß das schleimigeitrige Stadium bestehen bleibt oder wohl in das eitrige Stadium übergeht, ohne daß aber die Sekretion je erheblich wird, oft nur auf Druck hervortritt; dementsprechend sind auch die Schmerzen beim Urinieren sehr gering, der Urin in der ersten Portion nur leicht staubig oder nur flockenhältig, in der zweiten Portion selbstverständlich klar. Doch kann, wenn die Heilung der Urethritis im subakuten Stadium nicht gelingt, jederzeit eine akute und auch perakute Form sich entwickeln. Die perakute Form äußert sich in starker eitriger, manchmal blutigeitriger Sekretion („russischer" Tripper), Oedem der Vorhaut, das zu Balanoposthitis und zu entzündlicher Phimose führen kann, wozu der im Vorhautsack sich ansammelnde Eiter Veranlassung gibt. Weiters kommt es in solchen Fällen zu Entzündungen der Lymphstränge und schmerzhafter Schwellung der Inguinaldrüsen. Vereiterungen, wobei dann im Eiter Gonokokken nachweisbar sind, kommen am ehesten noch an den Anfangsteilen der Lymphgefäße zu beiden Seiten des Frenulums, in ihrem weiteren Verlauf und in den Drüsen äußerst selten vor. Häufig ist die Beteiligung der Morgagni- und Littreschen Drüsen in Form tastbarer, hirsekorn- bis erbsengroßer Knötchen erkennbar. Diese können sich zuweilen zu Abszessen entwickeln, die dann bedeutende Größe annehmen und sich entweder nach außen oder gegen die Harnröhre entleeren — periurethrale Infiltrate und Abszesse. Ähnliche Komplikationen kann auch die Cowpersche Drüse verursachen; es entstehen dann einseitig, selten doppelseitig, mächtige, anfangs harte, später fluktuierende Infiltrate am Perineum, die mit Fieber, starken Schmerzen, Unfähigkeit zum Sitzen und Gehen verbunden sind und zumeist nach außen zu durchbrechen.

Daß bei der perakuten Form auch die Beschwerden erheblich gesteigert sind, ist ohneweiters verständlich. Die Schmerzen bei der Miktion sind oft quälend; besonders schmerzhaft sind die Erektionen, die infolge des Reizes der Entzündung gehäuft auftreten, ja zur Chorda venerea führen können; diese ist durch die leichte Krümmung des erigierten Penis nach unten charakterisiert, hervorgerufen durch das Unvermögen der entzündeten Schleimhaut, der Volumszunahme des Gliedes vollständig folgen zu können. Auch das Allgemeinbefinden ist häufig noch durch Temperatursteigerung oder Fieber und Mattigkeit beträchtlich gestört.

Schließlich lassen die Erscheinungen doch allmählich nach. Im Sekret nehmen die Leukocyten und Gonokokken ab, die Epithelien zu, zuletzt verschwinden die Leukocyten und Gonokokken, es bleiben nur Schleim und Epithelien zurück, die sich endlich auch verlieren. Der Urin wird immer durchsichtiger, schließlich klar, enthält nur Flocken und Fäden, die besonders im Morgenharn sich längere Zeit halten; sie stellen nichts anderes als zusammengeballtes Harnröhrensekret dar, haben daher auch dieselbe Zusammensetzung wie das am Orificium erscheinende Sekret. Die Schmerzen nehmen in der Regel rasch ab, erhalten sich am längsten in der Gegend der Fossa navicularis. Im ganzen dauert eine Urethritis ant. ac. gon. ohne Komplikationen in der Regel 6 Wochen.

Urethritis gonorrhoica posterior

Daß die Erkrankung am äußeren Schließmuskel Halt macht, also auf die sogenannte vordere Harnröhre beschränkt bleibt, ist leider nur in einer verhältnismäßig geringen Anzahl der Erkrankungen der Fall. Meistens greift die Entzündung auf die hintere Harnröhre über, es entsteht eine Urethritis gon. post., man spricht dann auch von einer Urethritis totalis. Das Hindernis, das der Sphincter externus dem Übergreifen der Entzündung in die Pars post. entgegensetzt, ist relativ gering und wird leicht überwunden, wobei Erektionen, Pollutionen, brüske körperliche Bewegungen, Alkoholexzesse provozierend wirken. Die Fortpflanzung des Prozesses geschieht wohl auf dieselbe Weise, wie sie oben für das Weiterschreiten in der Pars anterior beschrieben wurde. Der Zeitpunkt, in welchem die Urethritis post. eintritt, ist gewöhnlich das Höhenstadium der Urethritis anterior, das Ende der zweiten und der dritten Krankheitswoche. Doch kann sie sowohl früher, als auch später in jedem Stadium der Urethritis anterior auftreten.

In klinischer Hinsicht ändert sich das Bild bald mehr schleichend, bald stürmisch. In ersterem Falle braucht der Patient nichts von der weiteren Ausdehnung des Prozesses zu merken. Der behandelnde Arzt erkennt die Änderung des Zustandes an der zunehmenden Trübung der zweiten Harnportion. Meistens jedoch macht sich der Übergang auch subjektiv in vermehrtem Harnbedürfnis trotz geringer Blasenfüllung und Schmerzen am Schlusse der Miktion bemerkbar. Man kann auch hier wieder eine subakute, akute und perakute Form unterscheiden.

Bei der subakuten Form sind die subjektiven Erscheinungen gering: leichte Pollakisurie, geringe brennende Schmerzen am Schlusse der Miktion, von der Mittelfleischgegend zur Eichel ausstrahlend, manchmal plötzlich eintretender unüberwindlicher Harndrang. Die zweite Harnportion ist trüb, aber weniger als die erste; bei Mehrgläserprobe sind alle Portionen trüb. Die Trübung der zweiten Harnportion kommt dadurch zustande, daß das Sekret der hinteren Harnröhre in die Blase zurückläuft und den Blasenharn trübt; dazu kommt noch die Exsudation des zumeist gleichzeitig erkrankten Trigonums. (Siehe später.) Wenn die Beteiligung der Pars post. gering ist, ferner bei kurzen Urinpausen, z. B. bei Tage, ist die Menge des Sekretes so gering, daß es nicht in die Blase zurückläuft, sondern schon mit der ersten Portion weggeschwemmt wird; die zweite Harnportion bleibt klar. Es ist deshalb nötig, den Patienten aufmerksam zu machen, daß er vor Besuch des Arztes stets trachten soll, den Urin mehrere Stunden zurückzuhalten, und zwar immer ungefähr gleich lange. Der Arzt erkennt dann leichter die Schwankungen im Verhalten des Urins.

Bei der akuten Form der Urethritis post. sind die Harnpausen bedeutend kleiner, manchmal auf 10 Minuten herabgedrückt, die Schmerzen quälend, gegen Schluß des Urinierens sich steigernd; dazu gesellen sich häufige Erektionen und auch Tenesmen des Mastdarms mit quälendem Stuhldrang; ja es kommt vor, daß die Patienten von letzterem mehr belästigt werden als vom Harnzwang und eine Erkrankung des Darmes annehmen. Eine weitere häufige Erscheinung ist die terminale Haematurie, das heißt, es treten am Schlusse der Miktion wenige Tropfen frischen Blutes aus, die sich der letzten Harnportion beimengen. Das Blut stammt aus der hinteren Harnröhre, bzw. dem Blasenhalse und wird durch die letzten Austreibungskontraktionen der Muskulatur aus der blutüberfüllten Schleimhaut ausgepreßt.

Bei der perakuten Form sind alle diese Erscheinungen in noch höherem Grade gesteigert. Der Harnzwang besteht in Permanenz, ebenso der Stuhldrang. Die Blutungen sind ebenfalls stärker. Zuweilen besteht Fieber, es fehlt aber trotz der stürmischen Erscheinungen oft ganz. Das Allgemeinbefinden ist erheblich gestört, die Nächte sind schlaflos. Der Patient macht einen schwerkranken Eindruck. Bei der akuten Urethritis post. ist übrigens meistens, wie die cystoskopische Untersuchung lehrt, auch das Trigonum mitergriffen (Cystitis colli vesicae, Urethrocystitis).

Der weitere Verlauf ist, wenn keine Komplikationen hinzutreten, folgender: Die subjektiven und objektiven Erscheinungen lassen allmählich nach, zuerst klärt sich die zweite Harnportion, dann auch die erste. Es zeigen sich nur noch Fäden und Flocken im Harn. Finden sich solche auch in der zweiten Harnportion, dann ist die Diagnose, daß die hintere Harnröhre noch krank ist, von vornherein gesichert. Wenn aber nur die erste Portion trüb ist oder nur Fäden und Flocken enthält, dann ist damit keineswegs die Gesundung der hinteren Harnröhre bewiesen. In diesem Zustande bedient man sich zur Klarstellung der Jadassohnschen Spülprobe; sie besteht darin, daß man vor der Miktion die vordere Harnröhre mit einer klaren Flüssigkeit ausspült und dann den Patienten urinieren läßt. Das Spülwasser enthält dann die Sekrete aus der vorderen Harnröhre, der Urin die aus den Partien hinter dem Sphincter externus. Ist der Harn klar und flockenfrei, so kann man annehmen, daß die Schleimhaut der hinteren Harnröhre nicht erheblich erkrankt ist; die Adnexe bedürfen freilich noch einer speziellen Untersuchung, wie wir später sehen werden, denn die Adnexerkrankungen machen nur dann im Harn wahrnehmbare Erscheinungen, wenn sich ihre Sekrete gerade in der vorhergegangenen Harnpause oder während des Harnaktes dem Harn beimischen oder wenn die Adnexerkrankungen zu einer Neuinfektion der Harnröhrenschleimhaut führen. Wir erkennen daraus, wie vorsichtig man bei den diagnostischen Schlüssen aus dem Aussehen des Harnes allein sein muß. Das gilt übrigens auch für die Entzündungen der vorderen Harnröhre. Auch hier kann der oberflächliche Schleimhautprozeß erloschen sein und nun Zeiträume geben, während welcher kein pathologisches Sekret in den Harn abgegeben wird, so daß der Harn vollkommen rein ist. Und doch ist der Krankheitsprozeß selbst nicht beendet; er kann in den Drüsen, Lakunen, im subepithelialen Gewebe schlummern, auf einmal mit oder ohne besonderen Anlaß aufflackern und zu Exazerbationen oder Rezidiven Anlaß geben. Vor solchen Fehlschlüssen schützt uns die Urethroskopie, die in diesen Stadien keineswegs kontraindiziert, ja, wie früher dargelegt wurde, geradezu indiziert ist. Wenn nun aus irgend einem Grunde der Krankheitsprozeß nicht vollständig ausheilt, sondern an einzelnen Herden (Drüsen, Lakunen, subepitheliales Gewebe) haften bleibt und ständig oder intermittierend Erscheinungen macht, sprechen wir von chronischer Urethritis.

Cystitis gonorrhoica

Der Schritt von der Urethritis post. bzw. der Urethrocystitis zur universellen Cystitis ist nicht weit; sie kann ebenfalls durch den Gonokokkus hervorgerufen werden, wie einwandfreie bakteriologische Untersuchungen im Vereine mit der Cystoskopie nachgewiesen haben. Doch sind es zumeist die sogenannten Sekundärinfektionen mit Staphylokokken oder Coli, welche die Cystitis hervorrufen. Wir erleben in solchen Fällen das scheinbar sonderbare Vorkommnis, daß im Harnröhrensekret ausschließlich Gonokokken, im Harnsediment Gonokokken mit Staphylokokken oder Coli vermengt zu finden sind.

Die Symptomatologie der akuten Cystitis ist nicht sonderlich von der der Urethritis post. verschieden, ein charakteristisches Schmerzsymptom gibt es eigentlich nicht. Häufig macht sich etwas stärkerer spontaner Schmerz und Druckempfindlichkeit oberhalb der Symphyse geltend. Auch das Aussehen des Harnes, der in allen Portionen gleichmäßig trüb ist, ist nicht charakteristisch, zumal bei dem häufigen Harndrang die einzelnen Harnproben recht knapp ausfallen. Das einzig sichere Mittel zur Diagnose ist die Cystoskopie, die darüber Aufschluß gibt, 1. ob überhaupt eine Cystitis besteht und 2. ob es sich um eine Cystitis trigoni oder um eine Cystitis diffusa handelt. Doch muß zugegeben werden, daß die Blasenspiegelung bei den akuten Fällen kaum angewendet zu werden braucht, da, wie wir später sehen werden, die praktische Bedeutung dieser Frage hinsichtlich der Behandlung keine wesentliche ist. Anders steht es mit den chronischen Cystitiden. Sie gehen zumeist aus der akuten Form hervor, indem diese nicht, wie es die Regel ist, in relativ kurzer Zeit abläuft, sondern fortdauert, und zwar sowohl als Cystitis diffusa wie als Cystitis trigoni. Daneben gibt es noch eine chronisch rezidivierende Cystitis. Bei den chronischen Fällen besteht fast stets auch eine Prostatitis, die als ständiger Infektionsherd die Blase nicht zur Heilung kommen läßt bzw. stets neue Infektionen hervorruft, wobei als unterstützende Momente interkurrierende Erkältungskrankheiten, wie Influenza, Bronchitis, Angina u. dgl., oder auch andere, namentlich sexuelle Irritationen eine Rolle spielen.

In chronischen Fällen ist die cystoskopische Untersuchung stets indiziert, um sicherzustellen, ob es sich nicht um einen höhergelegenen gonorrhoischen oder postgonorrhoischen Prozeß oder um Urogenitaltuberkulose handelt, die bei veranlagten Personen im Anschlusse an chronische gonorrhoische Erkrankungen auftreten kann.

Die chemische Untersuchung des Harnes bei Cystitis ergibt eine geringgradige Albuminurie, die mikroskopische Untersuchung Eiter, Blasenepithelien, rote Blutkörperchen in wechselnder Menge, die bakteriologische Gonokokken, bei Sekundärinfektion Bact. coli oder Staphylokokken, seltener Streptokokken; bei chronischen Fällen ist auch stets nach Tbc-Bazillen zu suchen. Die Reaktion des Harnes ist sauer, wenn nicht gleichzeitig Phosphaturie besteht.

Ureteritis, Pyelitis gonorrhoica

Von der Blase aus kann der Prozeß durch die Harnleiter ins Nierenbecken aufsteigen, es kommt dann zu einer echten Ureteritis, Pyelitis (Pyelonephritis) gonorrhoica.

Über die Häufigkeit der Pyelitiden lassen sich sichere Angaben nicht machen. Wir müssen in dieser Hinsicht zwischen den im Verlauf einer akuten Urethrocystitis gon. auftretenden vorübergehenden Pyelitiden, die wohl des öfteren vorkommen, und den chronischen Formen unterscheiden. Die letzteren sind nicht allzu häufig, wenn man die überaus große Verbreitung der Gonorrhoe bedenkt.

Wie bei der Cystitis, so kann auch bei der Pyelitis der Gonokokkus durch andere Bakterien, insbesondere Coli und Staphylokokken, verdrängt werden. Der Gonokokkus ist gewissermaßen Schrittmacher für Sekundärinfektionen. Wir sprechen dann von postgonorrhoischer Cystitis bzw. Pyelitis. Während früher die echte gonorrhoische Pyelitis als selten angesehen wurde und die während einer Gonorrhoe auftretenden Pyelitiden nur durch Misch- bzw. Sekundärinfektion erklärt wurden, haben neuere Untersuchungen mittels des Ureterenkatheterismus ergeben, daß im Nierenbecken eine echte gonorrhoische Infektion vorkommt.

Die Symptomatologie der Pyelitis ist verschieden, je nachdem sie akut, subakut oder schleichend auftritt. Die akute Pyelitis setzt mit Schüttelfrost, Schmerzhaftigkeit der betreffenden Nierengegend — spontan und auf Druck — ein. Das Fieber erreicht oft beträchtliche Höhe. Der Urin ist in allen Portionen eitrig getrübt, reagiert sauer, der Sedimentbefund ist derselbe wie bei Cystitis, ebenso der bakteriologische. Die chemische Untersuchung ergibt eine etwas stärkere Albuminurie, da bei Pyelitis stets auch eine zumindest geringgradige Nephritis besteht. Daher ist auch Cylindrurie bei Pyelitis keine Seltenheit. Die Urinmenge ist bei der akuten Pyelitis zunächst gering, nimmt später zu.

Treten diese Erscheinungen weniger stürmisch auf, dann sprechen wir von subakuter Pyelitis.

Die chronische Pyelitis ist entweder die Fortsetzung einer nicht ausheilenden akuten Form oder entsteht direkt schleichend ohne besondere Erscheinungen im Anschlusse an eine chronische Cystitis. Zur sicheren Diagnose führen Cystoskopie, Ureterenkatheterismus und funktionelle Nierenuntersuchung (siehe S. 113).

Paraurethritis gonorrhoica

Wichtig sind die Infektionen der paraurethralen Gänge. Sie äußern sich in eitriger Sekretion mit positivem Gonokokkenbefund. Nicht entdeckt und nicht behandelt geben sie die Ursache für den chronischen Verlauf so mancher Fälle ab.

Prostatitis gonorrhoica

Die Prostata ist vermöge ihrer Bauart am meisten gefährdet und daher auch am häufigsten ergriffen; man braucht sich nur vor Augen zu halten, daß die Prostatadrüsen mit vielen kleinen Kanälen in die hintere Harnröhre münden. Der Prozeß greift fast immer auf die Ausführungsgänge und zumeist auch auf die Drüsenlumina über und wir haben damit das Bild vor uns, das als Prostatitis catarrhalis bezeichnet wird.

Dieser Vorgang spielt sich in der Regel ohne besondere subjektive Erscheinungen ab, das heißt, zu den Erscheinungen, die die Urethritis post. macht, treten keine neuen hinzu, die für die Beteiligung der Prostata beweisend sind. Auch die Palpation der Prostata vom Rektum aus braucht nichts Abnormes aufzuweisen. Einen sicheren Beweis für die Mitbeteiligung der Prostata ergibt nur die digitale Expression der Drüse nach vorheriger Spülung der Harnröhre und die mikroskopische Untersuchung des Expressionssekretes, das entweder am Orificium erscheint oder durch Zentrifugieren der nach der Expression aus der Blase entleerten Flüssigkeit gewonnen wird.

Das normale Prostatasekret ist eine milchig getrübte Flüssigkeit, über deren Reaktion die Meinungen der Autoren noch geteilt sind. Die Ursachen dieser Meinungsverschiedenheiten liegen wohl zum größten Teile in der Verschiedenheit der Untersuchungsmethoden — doch fand auch ein und derselbe Autor bei verschiedenen Personen verschiedene Reaktionen. Die praktische Bedeutung dieser Frage liegt darin, daß einzelne Autoren behaupten, daß die saure Reaktion zur Beweglichkeit der Spermatozoen nötig ist; somit würde eine alkalische Reaktion, wie sie bei pathologischem Prostatasekret auftritt, Schädigungen der Zeugungsfähigkeit hervorrufen. Tatsache ist, daß in katarrhalischem Sekret häufig, aber nicht immer, die Spermatozoen unbeweglich sind. Ein Hauptbestandteil des normalen Prostatasekretes bilden die Lipoidkörperchen, die in der Flüssigkeit, sei es Harn oder Spülwasser, suspendiert, der Trübung ein opaleszierendes Aussehen verleihen, gleich der Trübung, die schwache Silbernitratlösungen durch Kochsalz erfahren.

Im mikroskopischen Bilde des normalen Prostatasekretes (Abb. 46) erscheinen bei nativer Betrachtung die Lipoidkörperchen in Form von stark lichtbrechenden Kugeln in verschiedener Größe, daneben finden sich vereinzelte Epithelzellen aus den Drüsenausführungsgängen und mehrschichtige Amyloidkörperchen.

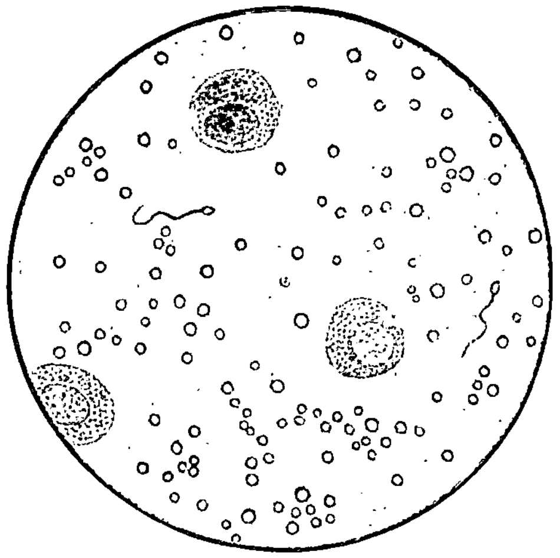

Abb. 46. Normales Prostataexpressionssekret. Zahlreiche Lipoidkörnchen, große, gekörnte Epithelzellen und einzelne Samenfäden

Das hervorstechendste Zeichen des krankhaften Prostatasekretes ist die Beimengung von Eiterzellen, die sowohl einzeln als auch in kleinen Fädchen (Fürbringers Kommafäden) oder Bröckelchen mit mehr oder weniger Epithelzellen vereint im Gesichtsfeld auftreten, während die Lipoidkörnchen zurücktreten und auch ganz fehlen können. Makroskopisch drückt sich die Veränderung in einer Abschwächung der Opaleszenz gegenüber einer gewöhnlichen zelligen Trübung aus; der halbwegs Geübte wird schon makroskopisch das pathologische Sekret erkennen. Bakteriologisch finden sich im Sekret bei frischer Prostatitis fast regelmäßig Gonokokken.

Die Prostatitis catarrhalis, die in jedem Falle einer mehrere Tage andauernden Urethritis posterior auftritt, kann mit dem Schwinden der Urethritis auch wieder zurückgehen, bleibt aber häufig auch nach Rückgang der urethralen Erscheinungen bestehen und geht in ein chronisches Stadium über, wobei der Urin vollständig klar sein kann, mit oder ohne Beimengung von einzelnen Flöckchen oder Fäden. Als besonders charakteristisch werden für Prostatitis die in der zweiten Harnportion (bei Zweigläserprobe) vorkommenden Fürbringerschen Häkchen, das heißt, kommaförmige, aus den Drüsenausführungsgängen stammende Sekretpfröpfchen, angesehen, die durch die kräftigen Muskelkontraktion am Schlusse der Miktion ausgepreßt wurden; doch darf aus dem Fehlen derselben kein Schluß auf Gesundheit der Prostata gemacht werden. Über den Zustand derselben kann nur die mikroskopische Untersuchung des Expressionsproduktes sichere Aufklärung geben. Im akuten Stadium, solange der Urin trüb ist, ist jedoch die Massage der Prostata kontraindiziert; jedes akut entzündete Organ muß in Ruhe gelassen werden, weil im akuten Stadium der Reizzustand der Organe ein zu starker ist und die Gefahr besteht, zu den bestehenden Komplikationen noch andere, wie Spermatocystitis, Epididymitis, Allgemeininfektion hervorzurufen. Die Diagnose ist in diesem Stadium übrigens fast ohne Bedeutung, weil die Behandlung dadurch keine Änderung erfährt.

Ein anderes Vorgehen ist angezeigt, wenn die Urethritis ins subakute oder chronische Stadium übergegangen ist. Dann wird es zur Notwendigkeit, das Prostatasekret häufig zu untersuchen, um sich zu überzeugen, ob die Prostatitis catarrhalis mit der Urethritis post. gleichzeitig zurückgegangen ist oder weiter besteht. In der Regel genügt dann folgender Vorgang: Man läßt den Patienten wie immer mit voller Blase kommen, läßt ihn in zwei Harnportionen urinieren, aber die Blase nicht vollständig entleeren; nun exprimiert man die Prostata, wobei man das am Orificium externum erscheinende Sekret auf einen Objektträger oder in einem Schälchen auffängt; dann uriniert der Patient den Rest des Harnes aus. Diese letzte Portion enthält das in der Harnröhre zurückgebliebene Prostatasekret. Ist am Orificium externum kein oder kein geeignetes Untersuchungsmaterial zu bekommen, so wird die dritte Urinportion zentrifugiert und das Zentrifugat untersucht.

Häufig nimmt jedoch der gonorrhoische Prozeß in der Prostata einen anderen Verlauf. Es kommt durch Schwellung der Wände zur Verlegung eines oder mehrerer Ausführungsgänge, weiterhin zur Eiteransammlung im Drüsenlumen, zur Bildung von Pseudoabszessen, die, solange sie klein sind, der Palpation vom Rektum aus noch entgehen können, sobald sie aber etwas größer sind, in Gestalt von mehr oder minder großen schmerzhaften Knoten tastbar werden; diese Art von Prostatitis heißt Prostatitis follicularis. Auch hier können die Erscheinungen der Urethritis posterior das Krankheitsbild vollständig beherrschen, so daß erst die Rektalpalpation die Beteiligung der Prostata aufdeckt. In vielen Fällen jedoch machen gewisse Symptome, wie Druckgefühl im Mastdarm, Schmerz beim Stuhlgang, besonders bei hartem Stuhl, auf die Prostata aufmerksam.

Das Fieber ist dabei im allgemeinen nicht sonderlich hoch, hie und da allerdings bis 40⁰ gesteigert. Die Abszesse entleeren sich entweder in die Harnröhre — der günstigste Ausgang — oder sie erzeugen eine reaktive Entzündung der Umgebung; der Übergang zur dritten Form der Prostatitis, der Prostatitis parenchymatosa, ist gegeben. Es ist oft schwer zu konstatieren, ob wir es noch mit einer follikulären oder schon parenchymatösen Prostatitis zu tun haben. Praktisch ist die Unterscheidung auch nicht so wichtig. Bei weiteren Fortschritten des Prozesses schmelzen auch die Drüsenwand und das instertitielle Gewebe ein; ein echter Prostataabszeß hat sich gebildet. Der Palpationsbefund ergibt eine zumeist gleichmäßig derbe schmerzhafte Schwellung der ganzen Prostata oder eines Lappens; pflanzt sich die Eiterung in die Nähe der Mastdarmschleimhaut fort, so kann man den Abszeß an der Fluktuation erkennen. Der Harn ist in beiden Portionen trüb. Auch diese großen Abszesse entleeren sich meistens in die hintere Harnröhre, seltener ins Rektum, wenn sie nicht operativ angegangen werden; in einzelnen Fällen — bei kleinen Herden — kann es vorkommen, daß kein Durchbruch erfolgt, für eine Operation jedoch auch keine Indikation besteht und die Entzündung sich zurückbildet. Es bilden sich dabei oft infolge des langdauernden Entzündungsprozesses sehr derbe Verhärtungen.

Der gewissermaßen entgegengesetzte Ausgang ist der, daß sich der Abszeß in die Harnröhre öffnet, es dann aber nicht zur Vernarbung kommt, sondern die Abszeßwand erhalten bleibt — es bildet sich der sogenannte chronische Prostataabszeß. Auch „falsche" Divertikel der Urethra prostatica können die Folge sein. Die Prostatitis parenchymatosa macht in der Regel auch schwere subjektive Erscheinungen; starke Dysurie und Pollakisurie mit Mastdarmtenesmen, Gefühl von Völle im Mastdarm, erschwerter Stuhlgang auch bei nicht hartem Stuhl, Gefühl des Hindernisses im Mastdarm, gesteigerte Temperatur, ja Fieber, gehören zur Regel. In manchen Fällen macht das Sitzen Beschwerden. Harnverhaltung kann in jedem Stadium der Prostatitis auftreten.

Schließlich kann der Prozeß die Prostata überschreiten, das periprostatische Gewebe ergreifen und zur Bildung eines schweren Krankheitsbildes führen — der periprostatischen Phlegmone. Diese kann eitrig einschmelzen, in die Peritonealhöhle oder in das Lumen der Harnröhre durchbrechen oder durch Thrombophlebitis periprostatica zu allgemeiner Sepsis führen.

Subjektiv bestehen keine anderen Erscheinungen als bei der Prostatitis parenchymatosa; objektiv ist die Schwellung der Rektalschleim-

haut in Form von dicken Wülsten palpabel, ebenso das unvermittelte
Übergreifen der Schwellung auf die Seitenwände des Mastdarms.

Eine besondere Besprechung erfordert die chronische Prostatitis,
weil sie gewissermaßen ein Paradigma für die übrigen Adnexerkrankungen
abgibt.

Sie geht am häufigsten aus einer akuten hervor, und zwar zumeist
in Form einer katarrhalischen Entzündung der Drüsen und ihrer Ausführungsgänge, seltener als chronische indurative Form oder als chronischer Abszeß. Wie lange dabei die Gonokokken als Erreger zurückbleiben, darüber gehen die Ansichten auseinander. Die Angaben schwanken
von Monaten bis vielen Jahren. Wir können sagen, daß sie im
Sekret nach drei bis vier Monaten sehr rasch abnehmen und im
zweiten Halbjahr nach der Infektion nur mehr selten gefunden werden,
anderseits aber die Fähigkeit haben, sich auch Jahre zu erhalten. Häufig
finden sich bei chronischer Prostatitis andere Bakterien, entweder neben
Gonokokken oder allein, zumeist sind es Staphylokokken, grampositive
Diplokokken, Streptokokken oder Colibazillen.

Die Diagnose der chronischen Prostatitis stützt sich
in erster Linie auf die mikroskopische Untersuchung des Sekretes.

Der Urinbefund bei chronischer Prostatitis ist in der Hauptsache
durch den Zustand der Harnröhre und Blase gegeben. Die spontane
Sekretion der Prostata tritt nicht in auffallender Weise in Erscheinung.
Charakteristisch sind höchstens die schon erwähnten Fürbringerschen
Fädchen in der zweiten Harnportion.

Dagegen ist die Prostatitis der Ausgangspunkt für Folgeerscheinungen, die sich auch im Urin äußern können. Zu diesen zählen:

1. Bakteriurie, das ist eine Trübung des Urins durch Bakterien.
Diese ist manchmal so stark, daß am Schlusse der Miktion krümelige
Massen sich entleeren, die ganz aus Staphylokokken bestehen; sie
lassen sich auch cystoskopisch am Blasenboden nachweisen.

2. Phosphaturie, das ist der Ausfall von Erdphosphaten durch
Umwandlung der normalen Azidität des Harns in neutrale oder alkalische Reaktion. Selbstverständlich können Bakteriurie und Phosphaturie
auch ohne Prostatitis entstehen.

3. Prostatorrhoe, von der wir zwei Arten unterscheiden.

a) Miktionsprostatorrhoe, das ist Abgang von Prostatasekret am
Schlusse der Miktion, die letzte Harnportion ist dann trüb; b) Defae-
kationsprostatorrhoe, Abgang von Prostatasekret durch die Harnröhre
bei der Defaekation, insbesondere bei hartem Stuhl.

Die Ursache der Prostatorrhoe ist eine Insuffizienz der Muskulatur
der Prostataausführungsgänge.

Eine andere Gruppe von Folgeerscheinungen äußert sich im Sperma.

4. Haemospermie, das ist Beimengung von Blut im Sperma. Das
Blut rührt entweder aus den Drüsenschläuchen selbst, und zwar aus den

durch die Entzündung erweiterten subepithelialen Gefäßschlingen (Finger), oder aus den geborstenen, oberflächlich gelegenen Gefäßen der hyperaemisierten Schleimhaut der hinteren Harnröhre her (Frisch). Im ersteren Falle ist das Blut rostbraun oder dunkel, im letzteren Falle hellrot.

5. Pyospermie, das ist Beimengung von Eiter zum Sperma, ohne weiteres erklärlich durch den Eitergehalt des dem Sperma bei der Ejakulation beigemischten Prostatasekretes, schwankend von mikroskopisch bis makroskopisch sichtbaren Graden.

6. Nekrozoospermie, das ist der Zustand der Bewegungslosigkeit der Spermatozoen. Wird erklärt durch die Alkaleszenz des katarrhalischen Prostatasekretes.

7. Azoospermie, entstanden durch narbigen Verschluß der Ductus ejaculatorii nach Prostataabszessen.

Eine weitere Gruppe sind Miktionsstörungen.

8. Pollakisurie ist ein häufiges, aber nicht regelmäßiges Symptom. Sie ist entweder bei Tag und Nacht oder häufiger nur tagsüber vorhanden. Manchmal äußert sich die Störung auch dadurch, daß der Harndrang plötzlich und unüberwindlich auftritt, sogenannter imperiöser Harndrang; er stellt sich besonders in aufrechter Stellung ein. Ein anderes Symptom ist ebenfalls häufig, das ist Schmerz am Schlusse der Miktion und das Gefühl des Unbefriedigtseins. Die Erklärung für beide Symptome liegt in der gleichzeitig bestehenden Urethritis posterior und Cystitis colli. Urethroskopisch sieht man häufig hypertrophische Schwellung der Schleimhaut, einen zackigen, plumpen Sphinkterrand, cystoskopisch eine mehr oder minder starke Cystitis trigoni.

9. Inkomplette Harnretention. Geringe Mengen von Restharn sind bei chronischer Prostatitis nicht gar so selten, größere Mengen bis zu 300 g, wobei der Urin trüb ist und sonstige dysurische Symptome vorhanden sind, werden als Prostatitis cystoparetica (Goldberg) bezeichnet.

10. Nachträufeln des Harnes. Nach der Beendigung der Miktion tropft Urin nach.

Es können durch chronische Prostatitis überhaupt Störungen der Miktion wie bei Striktur: dünner Strahl, Nachträufeln, hervorgerufen werden. Die Sondenuntersuchung gibt natürlich sofort Aufschluß.

Die lokalen Beschwerden bei Erkrankungen der Prostata äußern sich im allgemeinen in zwei Richtungen: a) Beschwerden, die in der Erkrankung des Organs selbst ihren Grund haben. Hieher gehören, abgesehen von den bereits genannten Miktionsbeschwerden: Gefühl von Schmerz in der Prostatagegend, der nach außen auf den Damm oder den After projiziert wird und bald als ziehend, bald als bohrend beschrieben wird, Gefühl des Druckes in derselben Gegend, Schmerzhaftigkeit insbesondere bei hartem Stuhlgang. Die Schmerzen strahlen manchmal in den Hoden, Oberschenkel, in die Kreuz- und Nierengegend aus und täuschen Erkrankungen entfernt gelegener Organe vor. Ihr Zusammenhang mit der Prostata wird häufig klar durch die Auslösung dieser

Beschwerden durch Druck des Fingers auf die Prostata vom Mastdarm aus.

b) Beschwerden neurasthenischer Natur, die sich sowohl auf das urosexuelle Gebiet als auch auf den Organismus im allgemeinen erstrecken: Debilitas coeundi bis zur Impotenz, Ejaculatio praecox, gehäufte Pollutionen, Prostatorrhoe, Urethrorrhoe treten auf, werden als Samenverlust und als schwerer Körpersaftverlust betrachtet und wirken deprimierend auf die Psyche, erzeugen indirekt die sexuellen Ausfallserscheinungen. Schließlich gesellen sich dann hypochondrische Erscheinungen, Angst vor schwerer, unheilbarer Krankheit, die oft noch durch Lektüre unverstandener Schriften genährt wird, Arbeitsunlust, rasche Ermüdung, Kopfschmerzen, Magendarmstörungen hinzu; es ensteht das Bild der sexuellen Neurasthenie. Es sei hinzugefügt, daß die sexuelle Neurasthenie auch ohne Prostatitis bei jeder organischen Urogenitalaffektion auftreten kann.

Spermatocystitis gonorrhoica

Eine weitere häufige Komplikation ist die Erkrankung der Samenbläschen, die sowohl einseitig als auch doppelseitig und in akuter oder chronischer Form auftritt. Sie entsteht durch Einwanderung der Gonokokken aus der hinteren Harnröhre durch die Ductus ejaculatorii.

Sie äußert sich pathologisch-anatomisch zunächst als eitrig-desquamativer Katarrh, der entweder wieder zurückgehen kann, meistens jedoch bestehen bleibt und in den chronischen Zustand übergeht.

Es kann aber auch die katarrhalische Entzündung direkt in eine eitrige übergehen, wobei der Zustand, solange der Abfluß des Eiters gesichert ist, subjektiv zwar starke Beschwerden macht, aber nicht bedenklich ist; sobald jedoch die Ductus ejaculatorii durch Schwellung der Schleimhaut oder Knickung verlegt sind, ist die Gefahr der Empyembildung gegeben. Der Samenblasenabszeß kann, wenn er nicht operativ geöffnet wird, gegen das Rektum, gegen die Harnröhre, Blase, aber auch gegen die Peritonealhöhle durchbrechen.

Die chronische Spermatocystitis ist gewöhnlich die Fortsetzung einer akuten Entzündung oder eine von vornherein chronisch verlaufende Erkrankung.

Symptome. Das Auftreten der Spermatocystitis ist zumeist durch die Symptome der Urethritis posterior und Prostatitis verdeckt; Symptome, die auf Beteiligung der Samenbläschen hinweisen, sind erhöhte sexuelle Reizbarkeit, häufige Pollutionen und Erektionen, bzw. Priapismus; doch sind diese Erscheinungen wie auch Pyospermie und Haemospermie nicht pathognomonisch. Bei eitriger Spermatocystitis und bei Empyembildung besteht hohes Fieber, oft septische Allgemeinerscheinungen.

Ausschlaggebend für die Diagnose sind der Palpationsbefund und die mikroskopische Untersuchung des Expressionsproduktes.

Die Rektalpalpation ergibt im Anfangsstadium zumeist keinen deutlichen Befund, höchstens Schmerzhaftigkeit in der Gegend der Samenblasen. Später werden diese tastbar in Form von gewulsteten, länglichen, schmerzhaften Schwellungen, der Abszeß ist als birnförmiger, fluktuierender, sehr schmerzhafter Tumor fühlbar. Freilich ist die Diagnose nicht selten durch gleichzeitig bestehende Veränderungen der Prostata erschwert, da hiebei die Grenzen zwischen beiden Organen verwischt sein können.

Das Sekret, das ähnlich wie das Prostatasekret gewonnen wird, enthält Eiterzellen, rote Blutzellen, Epithelien, manchmal auch Spermatozoen. Der Ausgang ist beim einfachen Katarrh entweder Restitutio ad integrum oder wegen der Beteiligung der Wand chronische Induration.

Die chronische Spermatocystitis ist palpatorisch, wenn es sich um katarrhalische Entzündung handelt, entweder gar nicht oder nur schwer nachzuweisen. Dagegen ist die indurative Form leicht zu erkennen. Die Samenblasen präsentieren sich dann als derbe, fibröse Stränge, die mehr weniger schmerzhaft sind; hie und da finden sich cystenartige Knoten.

Als Folgeerscheinungen treten, wie bei der Prostatitis, Pyospermie oder Haemospermie auf, an Stelle der Prostatorrhoe Spermatorrhoe — richtiger sollte es heißen: Spermatocystorrhoe — ebenfalls als Miktionsspermatorrhoe oder Defaekationsspermatorrhoe. Die Spermatorrhoe ist zumeist schon makroskopisch erkennbar durch die sagoähnlichen Klümpchen, die sich in der zweiten Harnportion finden und mikroskopisch aus einer gallertartigen Grundmasse bestehen, in die unbewegliche Spermatozoen, eventuell Eiterzellen, eingebettet sind.

Doch gilt bezüglich der Spermatorrhoe dasselbe wie für die Prostatorrhoe, auch sie kommt ohne Spermatocystitis vor.

Die übrigen Symptome organischer und neurasthenischer Natur decken sich mit denen der chronischen Prostatitis und Urethritis.

Wichtig ist hier noch der Hinweis, daß bei der chronischen Spermatocystitis an Tuberkulose gedacht werden muß, da die Samenbläschen Prädilektionsstellen für eine genitale tuberkulöse Infektion sind (siehe S. 219).

Deferentitis und Epididymitis gonorrhoica

Der gonorrhoische Prozeß kann, sei es spontan, sei es durch verschiedene Momente begünstigt, auch auf die Samenleiter und Nebenhoden übergreifen und zu Deferentitis und Epididymitis führen. Es kommen in Betracht venerische und alkoholische Exzesse, Pollutionen, brüske körperliche Bewegungen, instrumentelle Eingriffe, Spülungen, Prostatamassagen usw. während des akuten Stadiums der Urethritis post. Doch treten diese Komplikationen oft genug ohne bekannte äußere Ursachen bei vollständiger Bettruhe auf. Ihre Entstehung wird erklärt durch die antiperistaltischen Bewegungen, die nach Oppenheim und Löw im Vas deferens durch Reizung der hinteren Harnröhre ausgelöst werden.

Die Deferentitis allein kommt sehr selten vor. Die Entzündung kann den extraabdominellen Anteil allein oder den pelvinen Anteil (Ampulle) oder das ganze Organ befallen. Sie dokumentiert sich palpatorisch dadurch, daß der Samenleiter als federkieldicker, harter, schmerzhafter Strang fühlbar wird, der pelvine Anteil vom Rektum aus, der extraabdominelle Anteil in der Inguinalgegend. Greift die Entzündung auch auf die Hüllen der Samenleiter über, dann spricht man von Funiculitis, die sich als fingerdicker Wulst präsentiert und häufig mit einer akuten Hydrocele funiculi verbunden ist.

Subjektiv bestehen Schmerzen in der Leistengegend, die in den Hoden ausstrahlen, ferner Temperatursteigerungen, Fieber.

Epididymitis gonorrhoica. In der Regel ist der Vorgang so, daß nach kurz dauernden Schmerzen in der Inguinalgegend ohne fühlbare Veränderungen an den Samensträngen sehr rasch unter Fieber und Störungen des Allgemeinbefindens heftige Schmerzen in einem Nebenhoden auftreten, und zwar zumeist im Kopf desselben. Objektiv ist dann eine kirschgroße, schmerzhafte Geschwulst im Kopfe des Nebenhodens tastbar. Diese vergrößert sich rasch durch Ausbreitung auf den Schwanz und auf das umgebende Gewebe und sitzt wie ein Helm dem Hoden hinten auf. Durch Ergreifen der Tunica vaginalis entsteht eine entzündliche Hydrocele testis. Der Hoden ist dann nicht mehr tastbar, der Hodensack wird von einer faustgroßen, sehr schmerzhaften, prallen Geschwulst eingenommen, über der die Haut gerötet, oedematös ist und mit der Unterlage verlötet sein kann. Durch Hinzutreten von peritonealen Reizerscheinungen, wie Schmerzhaftigkeit der betreffenden Unterbauchseite, Singultus, Erbrechen, bekommt das Bild einen bedrohlichen Anschein, ja es können die Erscheinungen einer inkarzerierten Hernie, bei rechtsseitiger Affektion die Erscheinungen der Appendicitis vorgetäuscht werden. Nicht selten strahlen die Schmerzen bis in die Nierengegenden aus. Das Höhestadium dauert verschieden lang, durchschnittlich zwei bis drei Tage, doch sind Überschreitungen dieser Grenze häufig. Übrigens kann auch der Prozeß auf jeder der geschilderten Stufen zum Stillstand und von da zum Abstieg kommen, die Schwellung geht allmählich zurück, ebenso die Schmerzhaftigkeit, die Geschwulst wird derber, es bleibt schließlich eine mehr oder minder ausgedehnte Verdickung des Nebenhodens oder eines Teiles desselben in Form eines derben, schmerzlosen Knotens zurück; zu einer vollständigen Aufsaugung kommt es selten.

Ein anderer, wenn auch seltener Ausgang ist die Abszedierung, die zumeist rasch nach Durchbruch oder Eröffnung zur Heilung, hie und da zu Fistelbildung führt. Daß dem Prozeß Gonokokken zugrunde liegen, ist vielfach durch bakteriologische Untersuchung des Punktats der Nebenhoden und der Hydrocelenflüssigkeit bewiesen worden.

Die Affektion ist zumeist einseitig. Die Häufigkeit ist in der Krankenhauspraxis bedeutend größer als in der Privatpraxis. Bei Doppelseitigkeit der Nebenhodenentzündung tritt in der überwiegenden Mehrzahl

der Fälle durch das narbige, schrumpfende Bindegewebe Verschluß der
Samenkanäle und daher Sterilität ein.

Die Hoden selbst sind nur sehr selten Sitz gonorrhoischer Erkrankung,
höchstens hie und da durch regionäre Entzündung in Mitleidenschaft
gezogen.

Postgonorrhoische Erkrankungen

Unter postgonorrhoischen Krankheiten sind nicht solche zu verstehen, die bloß zeitlich einer Gonorrhoe folgen, sondern auch in
einem ursächlichen Zusammenhange mit der Gonorrhoe stehen; in
diesem Falle besteht also das „Post hoc — ergo propter hoc" zu Recht.
Die postgonorrhoischen Erkrankungen lassen sich in mehrere Gruppen
teilen. Die eine umfaßt jene Zustände, die durch sogenannte Sekundärinfektionen entstehen, das heißt Infektion mit Bakterien, welchen die
Gonorrhoe den Boden vorbereitet hat. Wir sprechen in diesem Sinne
von einer postgonorrhoischen Urethritis, Prostatitis, Epididymitis,
Cystitis, Pyelitis. Die Bakterien, um die es sich dabei handelt, sind
verschiedenartig, zumeist Staphylokokken, Streptokokken und Bacterium
coli; oft sind mehrere Arten gleichzeitig vorhanden, besonders ist dies
bei der Urethritis der Fall, während es sich bei Cystitis, Pyelitis und
Prostatitis meistens um eine Bakterienart handelt; bei der Urethritis
kommen noch Bakterienarten hinzu, deren Identifikation nicht immer
gelingt. Sie stimmen zum Teile überein mit denjenigen Formen, die
schon in der normalen Harnröhre vorkommen, und wir nehmen an,
daß sie sich auf der durch die Gonokokken veränderten Schleimhaut
ausgiebiger vermehren und dadurch pathogene Eigenschaften erlangen.
Die Sekrete zeichnen sich mikroskopisch durch einen reichlichen Gehalt
an Bakterien und Epithelien und mehr minder reichlichen Eiterzellen
aus. Am Harnröhrensekret fällt makroskopisch das milchige, emulsions-
artige Aussehen auf. Manchmal ist der Gehalt an Bakterien so überwiegend
und der Gehalt an Eiterzellen so gering, daß man von Bakteriorrhoe,
bzw. Bakteriurie spricht. Es macht den Eindruck, daß es sich um eine
enorme, bloß saprophytäre Vermehrung der Bakterien handelt.
Endoskopisch finden sich da auch oft gar keine oder nur sehr geringe
frische Entzündungserscheinungen in Harnröhre und Blase. In der Harnröhre sieht man sehr oft ausgesprochene Epithelmetaplasien in Form von
Leukoplakien, mit dem Cystoskop ähnliche Zustände im Trigonum, wo
übrigens manchmal die Bakterienmassen wie Schnee die Schleimhaut
bedecken, insbesondere wenn sich noch Phosphatausfällungen dazugesellen.

Es ist leicht verständlich, daß das saprophytische Verhalten in
ein pathogenes umschlagen kann. Die Folge ist wieder Entzündung
und als deren Ausdruck Pyorrhoe, bzw. Pyurie (siehe auch Abschnitt
„Harninfektion").

Bei einer zweiten Gruppe postgonorrhoischer Erkrankungen findet
man in den Sekreten besonders der Harnröhre und ihrer Adnexe stets

reichlich Eiterzellen, wenig Epithelien und keine Bakterien. Die Aetiologie dieser postgonorrhoischen, sogenannten aseptischen Urethritiden usw. ist noch nicht aufgeklärt, ebensowenig die Ursache der von vornherein nicht gonorrhoischen „aseptischen" Formen.

In diesem Zusammenhange sei die Urethrorrhoea ex libidine erwähnt, worunter man einen fadenziehenden, klaren, eiereiweißähnlichen Ausfluß versteht, der mit und ohne vorausgegangene Gonorrhoe bei Erektionen oder wollüstigen Vorstellungen auftritt und von Patienten häufig als Samenabgang oder Gonorrhoe gedeutet wird. Mikroskopisch besteht er aus Schleim, spärlichen Epithelien und vereinzelten Leukocyten. Er hat mit Entzündung nichts zu tun, sondern ist die Folge von Hypersekretion der Harnröhrendrüsen.

Die dritte große Gruppe der postgonorrhoischen Erkrankungen hat ihren Grund in der Tendenz des gonorrhoischen Prozesses, das befallene Gewebe in schrumpfendes Bindegewebe umzuwandeln: dadurch entstehen Strikturen mit ihren Folgeerscheinungen, Induration in der Prostata und Samenblasen mit ihren schon erwähnten Konsequenzen, wie Azoospermie usw.

Eine vierte Gruppe von Folgeerkrankungen ist charakterisiert durch Neigung zu Schleimhautwucherungen, die sich in Gestalt von Polypen, Papillomen äußern. Lieblingssitze sind der Anfangsteil der Harnröhre, der Bulbus, die Fossula prostatica und der Saum des inneren Sphinkters.

Anhangsweise sei erwähnt, daß durch direkte Übertragung vom Urogenitaltrakt aus andere Schleimhäute, wie Konjunktiva und Rektum, infiziert werden können. Auch in Nase und Mund wurden Gonokokken nachgewiesen.

Metastatische gonorrhoische Erkrankungen

Die Gonokokken können auf dem Blutwege verschleppt werden. Im Blute selbst halten sie sich nur vorübergehend auf, sie siedeln sich rasch an disponierten Stellen an. In der Liste dieser stehen die Gelenke obenan, darunter das Kniegelenk an erster Stelle, dann folgen Sehnenscheiden, Muskeln, Herz, Pleura, Hirnhaut, Auge, Haut. Dadurch bekommt die Gonokokkeninfektion den Charakter einer septischen oder pyaemischen Erkrankung. Am häufigsten sehen wir die Gonokokkensepsis ausgehen von der Urethra posterior und von den Adnexen, besonders den Samenblasen. Aber auch die Urethritis anterior mit ihren Komplikationen, in erster Linie der Cavernitis, kann Ausgangspunkt einer Allgemeininfektion werden. Außerdem bildet der Gonococcus manchmal den Schrittmacher für eine Pyaemie oder Sepsis mit anderen Bakterien, z. B. Staphylokokken und Streptokokken, wobei er selbst aus den metastatischen Herden verschwindet. Auf diese Weise erklärt sich das Fehlen von Gonokokken in diesen, während Staphylokokken oder Streptokokken zu finden sind — trotz sicheren Zusammenhanges mit der Gonorrhoe. Weiterhin wird es verständlich, daß die Gonorrhoe direkt oder indirekt den Tod herbeiführen kann, wenn lebenswichtige Organe, wie das Herz (Endocarditis) oder die Hirnhaut (Meningitis) erfaßt werden oder die Sepsis bzw. Pyaemie chronisch wird.

Chronische Gonorrhoe

Es erscheint zweckmäßig, am Schlusse dieses Abschnittes über die Pathologie der Gonokokkenerkrankungen eine übersichtliche Darstellung des diagnostischen Vorgehens zu geben, das wir einschlagen sollen, wenn ein Patient mit chronischer Gonorrhoe zu uns kommt.

Wir verstehen unter chronischer Gonorrhoe denjenigen Zustand einer Gonorrhoe, bei dem sich nach Ablauf der akuten Erscheinungen der Erreger an einem oder an mehreren Herden festgesetzt hat, gleichgültig, ob gerade klinische oder im Harn sichtbare Erscheinungen vorhanden sind oder nicht. Sind solche da, dann sprechen wir von einer manifesten chronischen Gonorrhoe, sind keine da, von einer latenten. Wenn eine latente Gonorrhoe manifest wird, sprechen wir von einer Rezidivgonorrhoe. Dabei spielt die Art der Erscheinungen keine Rolle. Es kann eine Rezidive unter denselben stürmischen Symptomen verlaufen wie eine akute frische Erkrankung. Die Bezeichnung „chronisch" für geringgradige Erscheinungen ist unrichtig.

Mit dieser Begriffsbestimmung ist auch gleichzeitig der Weg gegeben, den wir bei der Diagnose einzuschlagen haben. Wir haben die Infektionsherde zu suchen.

Wir werden zunächst eine genaue Krankengeschichte aufnehmen. Diese hat sich auf Zahl, Dauer, Komplikationen, Art der Behandlung der früheren Infektionen und auf die Frage nach dem Infektionszustand der Frau zu beziehen. Nun kommt die objektive Untersuchung. Zunächst die Inspektion des äußeren Genitales nach den schon bekannten Gesichtspunkten, dann wird, wenn am Orificium ext. Sekret sichtbar ist, dasselbe der mikroskopischen Untersuchung zugeführt, wenn paraurethrale Gänge da sind, auch die Sekrete dieser. Tritt das Sekret nicht spontan aus, so streift man die Harnröhre aus und sucht Sekret zu gewinnen. Dabei tastet man Harnröhre und Penis nach Knötchen oder sonstigen Infiltrationen ab. Ist spontan oder durch Druck pathologisches Sekret zu bekommen, so ist eine Erkrankung der vorderen Harnröhre bewiesen. Sodann läßt man den Patienten je 40 bis 50 ccm in zwei Gläser urinieren, den Rest zurückbehalten (Mehrgläserprobe). Da gibt es nun folgende Möglichkeiten:

1. Es können beide Portionen klar und flockenrein sein; dieser Befund beweist, daß derzeit kein Sekret der Schleimhaut und der Drüsen vorhanden ist, man darf trotz des negativen Befundes die Untersuchung nicht abschließen.

2. Nur die erste Portion ist trüb oder flockig, die zweite klar; dies beweist Urethritis, ohne daß man über den Zustand der hinteren Harnröhre etwas aussagen kann; in einer nächsten Sitzung ist daher die Jadassohnsche Spülprobe anzustellen.

3. Auch die zweite Portion ist trüb und flockig, dies beweist, daß auch die Teile hinter dem Sphincter externus krank sind.

Die Flocken, bzw. die Trübung müssen nach den angegebenen Regeln untersucht werden (siehe S. 77).

Dann gehen wir zur Rektalpalpation über. Man achtet auf die Prostata, Samenblasen, Ampulle des Vas deferens und die Cowperschen Drüsen. War die zweite Portion klar und flockenrein, preßt man die krank erscheinenden Organe aus, fängt das am Orificium ext. erscheinende Sekret auf dem Objektträger oder in einem Schälchen auf und untersucht es (siehe S. 173). Man läßt den Patienten dann ausurinieren und zentrifugiert den Harn, wenn kein Sekret gewonnen werden konnte oder das Resultat der Untersuchung negativ war.

War die zweite Harnportion trüb oder flockig, so wäscht man die Harnröhre und Blase mit reiner Spülflüssigkeit (Bor- oder Kochsalzlösung oder Wasser) aus, bis sie klar und flockenrein abfließt, füllt die Blase mit 100 bis 150 ccm und macht jetzt die Rektaluntersuchung und Massage, wie oben beschrieben. Findet man in den Sekreten aus den Adnexen keine pathologische Vermehrung der Leukocyten, dann kann man die Adnexe für frei ansehen, muß jedoch zur Kontrolle die Untersuchung nochmals wiederholen. Findet man pathologische Bestandteile, dann trachtet man, bei der nächsten Untersuchung den Sitz der Erkrankung in den einzelnen Organen zu eruieren, indem man jedesmal nur ein Organ und in diesem nur einen Teil auspreßt und das gewonnene Sekret untersucht.

In der ersten Sitzung kann man jedoch gleich, wenn keine Kontraindikation besteht (siehe das betreffende Kapitel!), die Urethroskopie oder, wenn nötig, die Cystoskopie anschließen.

Auf diese Weise kommt man zu einer genauen Herddiagnose, die die Grundlage für eine rationelle Behandlung bildet.

Behandlung der männlichen Urogenitalgonorrhoe

Allgemeiner Teil

Die Behandlung bewegt sich im allgemeinen in zwei Richtungen:

1. Durch Hebung der spezifischen und unspezifischen Abwehrkräfte des Organismus, also gewissermaßen von innen heraus die Infektion zu bekämpfen;

2. den Erreger durch lokale Maßnahmen am Sitze der Erkrankung zu treffen.

Es muß vorweggenommen werden, daß die Herstellung eines wirksamen Gonokokkenserums bisher nicht gelungen ist. Dagegen führten die an die Wrightsche Immunisierungstheorie anknüpfenden Versuche zu einigermaßen verwertbaren Ergebnissen. Die Vaccinetherapie, die auf allen Gebieten einsetzte, bemächtigte sich auch der Gonorrhoe; sie findet Anwendung bei den Komplikationen, besonders bei Epididymitis, und bei den metastatischen Erkrankungen, hauptsächlich der

Gelenke. Ihre Wirkung ist unbeständig, das heißt in manchen Fällen sehr gut, in einer großen Zahl von Fällen dagegen bleibt sie aus; einen vorbeugenden Einfluß gegen das Auftreten von Komplikationen hat die Vaccine überhaupt nicht. Ob Autovaccine oder polyvalente Vaccine verwendet wird, macht keinen wesentlichen Unterschied aus, vielleicht wirkt Autovaccine etwas besser. Zum Erfolg ist Fieber nicht unerläßlich, wenn auch erwünscht. Bei der sogenannten „offenen" Gonorrhoe entfaltet sie keine Wirkung.

Das Bestreben, das Fieber, bzw. hohe Körpertemperaturen als Heilmittel gegen die wärmeempfindlichen Gonokokken zu verwenden, veranlaßte Weiß zu seiner Methode mit heißen Bädern, sie hat sich jedoch wegen ihrer Gefährlichkeit und Unverläßlichkeit nicht eingebürgert. Auch das künstliche Malariafieber zeitigte keine nennenswerten Erfolge. Dagegen waren der als Fieberbehandlung gemeinten Milchinjektionsbehandlung Erfolge beschieden, die jetzt der Proteinwirkung zugeschrieben werden. Ja man ist geneigt, die Vaccinewirkung zum Teile auf den Proteingehalt des Impfstoffes zu beziehen. An Stelle der Milch werden Derivate derselben fabriksmäßig hergestellt, z. B. Aolan, Caseosan; eine bakterienfrei gewonnene Milch wird in sterilen Ampullen von Seidel in Wien in den Handel gebracht.

Die Wirkung der Proteinkörper ist nicht wesentlich verschieden von der der Vaccine.

Zur Vaccinebehandlung verwenden wir hauptsächlich die Gonokokkenvaccine des Serotherapeutischen Institutes in Wien. Ambulatorisch spritzen wir intramuskulär, bei Anstaltskranken intravenös. Die Dosierung ist bei intramuskulärer Verabreichung aufsteigend von 50 auf 100, 150, 200, 300, 500 Millionen Keime, bei intravenöser ungefähr die Hälfte. Die Zwischenräume zwischen den einzelnen Verabreichungen sind zwei bis vier Tage. Man soll stets das vollständige Abklingen der Reaktion abwarten und bei starken Reaktionen die Dosis nicht steigern. Die Reaktion äußert sich, wenn sie eintritt, in Temperatursteigerungen bis zu hohem Fieber, Abgeschlagenheit, rheumatischen Beschwerden, Kopfschmerzen, am Sitze der Erkrankung in Steigerung des Schmerzes, der Schwellung und der Sekretion. Bei intramuskulärer Verabreichung sind die Erscheinungen milde, fehlen manchmal ganz, bei intravenöser sind sie stärker und stürmischer, gehen manchmal mit Schüttelfrost und Erbrechen einher. Die Dauer der Reaktion ist verschieden von 1 bis 24 Stunden, manchmal kommt es nach Ablauf einer Reaktionsperiode zu einer zweiten am zweiten Tage. Besorgniserregend sind jedoch die Erscheinungen nie. Kontraindikationen gibt es gegen die intramuskuläre Einspritzung eigentlich nicht, während wir die intravenöse bei latenter Lungentuberkulose für bedenklich erachten, da ein Aufflackern des tuberkulösen Prozesses nach solchen Injektionen, die stürmische Erscheinungen im Gefolge hatten, gesehen wurde.

Außer der genannten Vaccine sind als gleichwertig Arthigon, Gonargin, Gonoyatren, die Präparate von Merck, Kalle usw. bei uns in Gebrauch.

Die Milcheinspritzungen sind selbstverständlich nur intramuskulär oder subkutan statthaft. Wir verwenden die Einspritzungen in die Gesäßmuskulatur. Die Mengen steigen von 2 auf 3, 5, 7, 10 ccm. Die Milch wird durch Kochen sterilisiert. Die Zwischenräume zwischen den einzelnen Einspritzungen sind dieselben wie bei der Vaccine. Auch sonst gilt dasselbe bezüglich der Reaktion. Die Behandlung soll womöglich nicht ambulatorisch durchgeführt werden. Bei den Ersatzpräparaten, wie Aolan und Caseosan, ist dies eher gestattet. Die Dosierung des Aolans ist von 5 auf 6, 7, 8, 10 ccm steigend, die des Caseosans von 0,5 ccm um je 0,5 auf 2 ccm. Letzteres kann auch intravenös angewendet werden in Menge von 0,25 langsam steigend bis 1,0. Gut bewährt hat sich eine Verbindung von Yatren mit Casein, in fertigen fabriksmäßigen Herstellungen, Ampullen und Flaschen, erhältlich; es sind zwei Konzentrationen, „schwach" und „stark", im Handel. Die Dosierung ist den Packungen beigegeben. Auch Eigenblutinjektionen sind von guter Wirkung.

Ein zweiter Ausgangspunkt für die Behandlung der Gonorrhoe auf dem Blutwege ist durch die spezifisch gonokokkentötende Wirkung der Silbermittel gegeben. Es wird bezweckt, das Mittel durch die Blutbahn den Gonokokkenherden, insbesondere den abgeschlossenen, von außen nicht erreichbaren Herden zuzuführen; die Möglichkeit war gegeben durch die Darstellung des colloidalen Silbers, des Collargols, Elektrargols, Dispargens, Fulmargins, Argochroms (Kombination Methylenblau). Die Darreichung geschieht intravenös. In letzterer Zeit rückte ein Farbstoff der Acridinreihe, das Trypaflavin, und das ebenso zusammengestzte Gonacrin in die Reihe der auf dem Blutwege wirkenden Desinfizientien. Wir konnten uns von der besonderen Wirkung dieser Mittel nicht überzeugen. Übrigens wird in letzterer Zeit wieder die desinfizierende Wirkung bestritten und der Angriffspunkt ins retikuloendotheliale System verlegt.

Theoretisch gehört hieher auch die interne Therapie, doch soll sie, altem Brauch entsprechend, bei der systematischen Behandlung besprochen werden.

Abschließend läßt sich aus dem Vorhergesagten sagen, daß wir von einer wirksamen haematogenen Behandlung der Urogenitalgonorrhoe noch weit entfernt sind. Wir sind vorläufig in erster Linie noch immer auf die Behandlungsart angewiesen, die die Ausrottung des Gonococcus aus allen seinen Siedlungsstellen durch örtlich anzuwendende Mittel anstrebt. Der anderen Verfahren bedienen wir uns nur zur Unterstützung.

Es ist daher nötig, die erforderlichen Mittel an die Stellen zu bringen, wo die Gonokokken sitzen. Dazu stehen uns folgende Wege zur Verfügung: 1. mit Katheter, 2. ohne Katheter, 3. die Endoskopie. Für die Anhangsorgane müssen noch andere Verfahren herangezogen werden.

Das Verfahren mit Katheter. Im großen und ganzen eignet sich jeder dünne Katheter zur Behandlung der Harnröhre. Will man größere Mengen einer Spülflüssigkeit in die Harnröhre einfließen lassen, dann verwendet man am besten einen Nelaton- oder Mercier-Katheter, Charr. Nr. 15 oder 16. Soll die vordere Harnröhre gespült werden, führt man den Katheter bis zum äußeren Schließmuskel ein — man erkennt die richtige Lage am Widerstand — und spritzt mit einer Handspritze 100 ccm oder mehr einige Male ein. An Stelle der Handspritze kann auch ein Irrigator in ungefähr 1 m Höhe an den Katheter angeschlossen werden. Die Flüssigkeit fließt neben dem Katheter am Orificium ext. ab. Das Verfahren kann am stehenden oder liegenden Patienten durchgeführt werden. Zum Auffangen der abfließenden Flüssigkeit dient eine Tasse. Will man eine größere Spannung erzielen, drückt man zeitweise die Harnröhrenmündung über dem Katheter zu. Um das Einfließen durch den äußeren Schließmuskel in die hintere Harnröhre hintanzuhalten, fordert man den Patienten auf, den After einzuziehen, als wollte er drängenden Stuhl zurückhalten. Damit schließt er unwillkürlich den Sphincter externus.

Wenn man die hintere Harnröhre spülen will, schiebt man den Katheter durch den äußeren Schließmuskel vor, so daß das Katheterauge knapp hinter ihm zu liegen kommt. Es fließt dann die mit der Handspritze oder dem Irrigator eingespritzte Flüssigkeit durch die hintere Harnröhre in die Blase (Didaysche Spülung). Daß der Katheter richtig liegt, erkennt man daran, daß die eingespritzte Flüssigkeit weder neben dem Katheter noch durch ihn abfließt. Man läßt so viel einfließen, bis der Patient Harndrang verspürt, dann zieht man den Katheter heraus und läßt den Patienten ausurinieren. Will man ausgiebiger spülen, zieht man den Katheter zunächst nicht heraus, sondern schiebt ihn in die Blase vor, läßt die Flüssigkeit abfließen, zieht den Katheter wieder in die alte Stellung zurück und wiederholt das Vorgehen, bis 1/2 bis 1 l der Spülflüssigkeit verbraucht ist.

Handelt es sich um eine Spülung der Blase allein, so führt man den Katheter bis hinter den Sphincter int. ein.

Um geringe Mengen stärkerer Mittel an bestimmte Stellen der Harnröhre oder in die Blase zu bringen, bedient man sich am zweckmäßigsten der Kapillarkatheter. Die gebräuchlichsten sind die nach Guyon und Ultzmann. Der erstere (Abb. 20) ist ein halbweicher, geknöpfter, der letztere ein starrer, gekrümmter Katheter aus Neusilber. Wir ziehen den Guyon-Katheter vor, da sein Knopf ein gutes Urteil über die jeweilige Lage der inneren Öffnung zuläßt.

Das Verfahren ohne Katheter. Um die Flüssigkeiten ohne Katheter in die Harnröhre und Blase zu bringen, dienen verschiedene Harnröhren- und Blasenspritzen. Für die vordere Harnröhre ist die sogenannte Tripperspritze die gebräuchlichste, eine durchschnittlich 10 ccm fassende Spritze mit einem konischen Ansatz, der an die Harnröhrenöffnung angelegt wird. Die Tripperspritze dient in erster Linie der Selbstbehandlung. Es empfiehlt sich, Spritzen mit abnehmbarem Ansatz zu verwenden, um diesen leichter sterilisieren zu können. Zur Spülung der hinteren Harnröhre und Blase bedient man sich größerer Spritzen (sehr gut brauchbar sind die Janetschen Spritzen), die mit einem konischen Ansatz versehen werden. Der Widerstand des äußeren Schließmuskels wird durch leichten Druck überwunden, wobei der Patient aufgefordert wird, zu urinieren. Gewalt soll vermieden werden. Es sei erwähnt, daß es eine alleinige Spülung der hinteren Harnröhre nicht gibt, da ihr Fassungsvermögen nur einige Tropfen beträgt und alle Flüssigkeit aus der hinteren Harnröhre in die Blase fließt. Man kann übrigens auch mit der Tripperspritze Flüssigkeiten in die hintere Harnröhre und Blase bringen, indem man mehrere Spritzen hintereinander einspritzt und zwischen den Einspritzungen die Harnröhrenöffnung zuhält.

Schonender und zweckmäßiger als mit der Spritze ist das Janetsche Verfahren. Es besteht darin, daß die Flüssigkeit aus einem Irrigator durch eine entsprechende Kanüle in die Harnröhre eingelassen wird. Die Druckhöhe beträgt 1 bis 1½ m, um den Widerstand des äußeren Schließmuskels zu überwinden. Wir verwenden doppelläufige Kanülen nach Nobl. Zuerst wird die vordere Harnröhre ausgespült. Um die Wand gut zu entfalten, schließt man zeitweise die Abflußöffnung — dadurch bläht sich die Harnröhre auf — dann läßt man wieder einmal bei Zuflußsperre die Harnröhre sich entleeren. Auf diese Weise erreicht man einen steten Wechsel der Flüssigkeit in allen Teilen der vorderen Harnröhre. Wenn man dauernd den Abfluß sperrt und den Patienten auffordert, zu urinieren, öffnet sich der äußere Schließmuskel und die Flüssigkeit strömt durch die hintere Harnröhre in die Blase. Man läßt so viel einfließen, bis der Patient Harndrang spürt, dann läßt man wieder die Blase entleeren und wiederholt die Spülung, bis die gewünschte Menge von ½ bis 1 l verbraucht ist. Die Spülung kann am liegenden, sitzenden oder stehenden Patienten vorgenommen werden.

Die endoskopischen Verfahren. Durch den Endoskoptubus werden Flüssigkeiten mittels Pinsels oder eigens konstruierter dünner Katheter an die gewünschten Stellen gebracht; so werden oberflächlich entzündete Schleimhautflächen mit Jodtinktur oder Lapislösungen gepinselt, Geschwüre direkt behandelt, in Abszeßchen, Taschen Instillationen gemacht, Divertikel ausgespült, Einspritzungen in die Ductus ejaculatorii vorgenommen.

Mittels des Harnleitercystoskops können Flüssigkeiten in die Harnleiter und Nierenbecken zu therapeutischen Zwecken eingebracht werden.

Spezieller Teil

Urethritis gonorrhoica anterior acuta

Solange der Ausfluß schleimig, der Harn klar mit Flocken ist, ist der Versuch einer Abortivkur berechtigt.

1. Tag: Janetsche Waschung der vorderen Harnröhre mit Albargin- oder Necaronlösung 1:1000 oder Choleval, Argonin, Hegonon 5:1000. Es soll mit der Anführung dieser Mittel nicht behauptet werden, daß die anderen ungezählten Präparate nicht oder weniger wirksam sind. Wir erwähnen eben nur die auf unserer Station derzeit gebräuchlichen

Medikamente. Die Lösungen sollen frisch bereitet sein. Dies ist leicht durchzuführen, da ja die Präparate in Tabletten im Handel sind und sich leicht lösen. Die Flüssigkeit soll warm sein. Der Patient spritzt außerdem fünf- bis sechsmal des Tags ein mit

Rp. Albargini   0,10   oder Necaroni   0,10
    Aqu. dest. 200,0   Aqu. dest. 200,0
    DS. Einspritzung   DS. Einspritzung.
         oder
    Hegononi   1,0
    Aqu. dest. 200,0   ebenso Choleval und Argonin.

und behält die Flüssigkeit 3 bis 5 bis 10 Minuten in der Harnröhre zurück.

2. Tag wie am 1. Tage
3. Tag: Waschung wie am 1. Tage, Selbstspritzung 4mal
4. „ ⎫
5. „ ⎭   „   „   „   1. „   „   2 „
6. „ ⎫   „   mit Kalium permang. 0,3:1000, Selbstspritzung
7. „ ⎭   1mal

Dann Einstellen der Behandlung, vorausgesetzt, daß vom dritten Tag an keine Gonokokken mehr — Sekretuntersuchung täglich! — zu finden sind. Sind am dritten Tage noch Gonokokken nachweisbar, so sind die Aussichten für das Gelingen der Abortivbehandlung gering.

Wenn die Bedingungen für eine Abortivkur nicht mehr gegeben sind, das ist bei eitrigem Ausfluß und trübem Harn, tritt die systematische Behandlung in ihre Rechte. Sie ist je nach der Art der Erscheinungen verschieden.

Wenn diese mild, insbesondere keine Schmerzen da sind, kann die örtliche Behandlung sofort einsetzen. Patient spritzt die oben angegebenen Lösungen vier- bis fünfmal täglich ein. Da das Fassungsvermögen der Harnröhre infolge der Entzündung herabgesetzt ist, empfiehlt es sich, zunächst nur 5 bis 6 ccm auf einmal einzuspritzen, dies jedoch viermal hintereinander, und die letzte Einspritzung durch 3 bis 5 Minuten in der Harnröhre zurückzubehalten. Die Entzündung nimmt gewöhnlich rasch ab, die eingespritzte Flüssigkeitsmenge wird dementsprechend gesteigert, bis zur vollen Spritze. Wenn mehrmals Gonokokken fehlen, geht man zu Adstringentien über, und zwar zunächst abwechselnd mit den Silbermitteln; gut eignet sich in diesem Stadium auch Ichthargan und Argentamin (in gleicher Dosierung).

Rp. Argentamin   0,1   Rp. Argent. nitrici   0,02
    Aqu. dest. 200,0   Aqu. dest.   200,0
    DS. Einspritzung.   DS. Einspritzung.

Als reine Adstringentien verordnen wir:

Rp. Zinc. sulf.   Rp. Kal. hypermang.   0,05
    Alum. crud.   aa   0,30   Aqu. dest.   200,0
    Aqu. dest.   200,0   DS. Einspritzung.
    DS. Einspritzung.

Wenn unter dieser Behandlung die Gonokokken verschwinden, lassen wir die Silbermittel weg und verwenden nur Adstringentia: Die Zahl der täglichen Einspritzungen wird allmählich herabgesetzt. Sind die klinischen Erscheinungen derart, daß man umschriebene Krankheitsherde erwarten kann (geringe Sekretion mit oder ohne Gonokokken), wird endoskopisch untersucht und werden die gefundenen Herde behandelt. Die Dauer der Erkrankung beträgt in solchen Fällen ungefähr vier Wochen, daran schließt sich eine vierzehntägige Beobachtung unter endoskopischer Kontrolle an.

Urethritis gonorrhoica posterior acuta

Man kann, wenn keine Komplikation vorhanden ist, die stets vorhandene katarrhalische Prostatitis ausgenommen, eine Abortivkur versuchen, terminale Haematurie bildet keine Gegenanzeige. Es wird täglich ½ bis 1 ccm einer Lapislösung steigend von ¼ auf ½ % mit dem Guyonschen Kapillarkatheter knapp hinter dem äußeren Schließmuskel eingeträufelt. Gleichzeitig werden Belladonna- oder Papaverinzäpfchen, bei Schmerzen Morphinzäpfchen (siehe S. 130 u. 151) verordnet. Bettruhe ist angezeigt, bis die stürmischen Erscheinungen geschwunden sind.

Wenn nach fünf Tagen keine Besserung eintritt, sind weitere Einträufelungen zu unterlassen. Man behandelt weiter in derselben Art, wie wenn man keine Abortivkur begonnen hätte. Man verordnet innerlich Urotropin, Urotropin-Salol und Blasentee (Verordnung siehe S. 149 u. 151), sowie Balsamika.

Rp. Tabl. Calcihyd à 0,50 N. XX. (Kombination von Hexametylentetramin und Calcium) DS. 4 bis 6 Tabletten täglich.	Rp. Santyl in Caps. gelatin. DS. 3mal täglich 2 Kapseln. Ebenso Gonosan, Kawotal, Urethrosan, Arrheol, Neoarrheol
Rp. Pellogon in Caps. gelatin. DS. 3mal täglich 2 Kapseln	Rp. Ol. santali 15,0 DS. 3mal täglich 15 Tropfen.

Unterstützend wirken heiße Sitzbäder. Gegen die häufigen Erektionen gibt man Brom, Lupulin, Campher.

Rp. Natr. brom., Kal. brom. aa 5,0
Ammon. brom. 2,50
M. f. pulvis D. ad lag!
DS. 1 Messerspitze abends.

Zieht sich der Zustand mit den stürmischen Erscheinungen über sechs Tage hinaus, versucht man mit Vaccine oder Proteinkörperbehandlung.

Nach Ablauf der stürmischen Erscheinungen, insbesondere wenn die Pollakisurie des Nachts aufgehört hat, wird mit der Harnröhren-

behandlung begonnen. Und zwar lassen wir den Patienten zuerst zwei
Tage selbst spritzen mit den für die Urethritis ant. angegebenen Mitteln,
dann fangen wir vorsichtig mit den Janetschen Spülungen der hinteren
Harnröhre an, das heißt, wir lassen zuerst geringe Mengen unter niedrigem
Druck einlaufen. Zur Spülung verwenden wir Albargin, Necaron 0,5:1000
Protargol, Argonin, Hegonon, Choleval 1:1000, Kal. hyperm. 0,2:1000.
Treten nach den ersten Spülungen, die täglich oder jeden zweiten Tag
verabfolgt werden, keine Reizerscheinungen auf, dann steigert man die
Menge und Konzentration der Spülflüssigkeit.

An Stelle des Janetschen Verfahrens kann auch die Didaysche
Methode angewendet werden. Die Selbsteinspritzungen werden außerdem
zwei- bis dreimal täglich fortgesetzt. Häufige Sekretuntersuchungen
belehren uns über den Gonokokkengehalt. Derselbe nimmt bei günstiger
Wirkung rasch ab und bleibt dann einige Tage stationär. Der Ausfluß
vermindert sich ebenfalls und verschwindet gewöhnlich nach drei Wochen.
In diesem Stadium verstärkt man vorteilhaft die Konzentration der
Lösung oder nimmt ein an und für sich stärker wirkendes Mittel, z. B.
Ichthargan, Argentamin, Argent. nitric.

Rp. Ichthargani	0,20		Rp. Argent. nitric.	0,05
Aqu. dest.	200,0		Aqu. dest.	200,0
DS. Einspritzung.			DS. Einspritzung.	

Unter diesen Einspritzungen tritt gewöhnlich wieder Ausfluß auf,
der natürlich mikroskopisch zu untersuchen ist. Wenn er vier- bis fünfmal
gonokokkenfrei befunden wurde, geht man zur Abwechslung auf Zink-
Alaunlösung (siehe oben) und schließlich zur auschließlichen Verwendung
der letzteren über.

Mittlerweile ist die zweite Harnportion klar geworden. Dies beweist
keineswegs die Gesundung der hinteren Harnröhre, wie schon im diagnostischen Teile beschrieben wurde; daher ist zur Orientierung die
Vornahme der Jadassohnschen Spülprobe nötig. In diesem Stadium
ist auch die mikroskopische Untersuchung der Sekrete aus den Adnexen
wichtig, wenn nicht die Palpation allein schon ihre Erkrankung bewiesen hat. Findet sich bei palpatorisch normalem Befund Eiter im
Prostatasekret, dann ist damit bewiesen, daß die wirksamen Mittel
nicht tief genug in die Ductus prostatici eingedrungen sind, oder besser
gesagt, der Krankheitsprozeß ist tiefer eingedrungen, als die Spülflüssigkeit wirken kann. Es hat keinen Sinn, durch Steigerung der
Stärke die Wirkung steigern zu wollen. Hier hat nun die mechanische
Behandlung einzusetzen, das ist die Massage der Prostata. Es möge
gleich hier das Wichtigste über die Massage der Prostata, bzw. der
Adnexe überhaupt gesagt werden. Sie hat den Zweck, die krankhaften
Sekrete, das Exsudat, auf mechanischem Wege herauszupressen; wahr-
scheinlich sind noch andere Faktoren dabei wirksam, wie reaktive
Hyperaemie, Freimachen der Drüsengänge für das Eindringen der Spül-
flüssigkeit, Stärkung des Muskeltomus in den massierten Organen.
Sie wird in der Regel jeden zweiten Tag in der Dauer von 1—2 Minuten

ausgeführt. Der anzuwendende Druck richtet sich im allgemeinen nach den Schmerzempfindungen des Patienten und wird allmählich gesteigert.

Bei akuten Entzündungen der hinteren Harnröhre ist die Massage absolut verboten.

Bei glattem Verlauf schwinden bald die Eiterzellen aus dem Prostatasekret. Wir sind somit in der sechsten oder siebenten Woche bei folgendem Zustand angelangt: Weder spontan noch auf Druck ist Sekret aus der Harnröhre zu gewinnen, der Urin ist klar, die erste Portion ist ohne Flocken oder enthält nur solche, die mikroskopisch aus Schleim, Epithelzellen und wenigen Leukocyten ohne Gonokokken bestehen, die Adnexe sind frei. Wir endoskopieren nun die vordere Harnröhre und finden entweder nichts Pathologisches oder einzelne entzündete Lakunen mit erythematösem Hof, die kaustisch verödet werden — dann können wir die Behandlung für beendigt erklären — oder aber wir finden beginnende Induration mit entzündeten Littreschen Drüsen oder gar Cystchen (Urethritis cystica), dann ist die Behandlung fortzusetzen. Wir haben es dann nicht mehr mit einem glatten Verlauf zu tun, sondern mit einem Falle, der längere Zeit beanspruchen wird. Ob man ihn schon chronisch nennen soll, ist eigentlich nebensächlich.

Ist der Verlauf der Urethritis posterior von vornherein so mild, daß ihr Auftreten sich in Trübung der zweiten Harnportion ohne wesentliche subjektive Beschwerden äußert, beginnt man die Spülbehandlung sofort in der oben angegebenen Art.

Cystitis gonorrhoica acuta

Ist auf Grund des Harnbefundes nur eine Beteiligung des Trigonums anzunehmen, dann ändert sich eigentlich nichts gegenüber der Behandlung der Urethritis posterior acuta.

Ist eine diffuse Cystitis wahrscheinlich (zweiter und dritter Urin trüber als der erste), behandelt man zunächst konservativ. Bettruhe ist angezeigt, bei Fieber unbedingt nötig. Intern werden Blasentee (siehe oben), Harndesinfizientien (Urotropin, Hexamethylentetramin, Calcihyd, Salol, Salitramin) und Balsamika verordnet. Bei starken Beschwerden muß man zu Narcoticis Zuflucht nehmen. Finden sich Staphylokokken im Harn, ist Neosalvarsan intravenös jeden zweiten Tag 0,15, im ganzen dreimal, oder Spirocid innerlich empfehlenswert: zwei Tabletten nüchtern morgens, eine Tablette vor dem Nachtmahl. Sind Colibakterien da, dann ist Cylotropin intravenös wirksamer (siehe darüber S. 149).

Sind die Prostata und Samenblasen nur in geringem Grade beteiligt, kann man ziemlich bald mit der örtlichen Behandlung beginnen. Sie geschieht mit Katheter. Man nimmt einen Tiemannkatheter Charr. Nr. 17 oder 18 und verbindet die Harnröhrenspülung in der Weise mit der Blasenspülung, daß man nach Spülung der Harnröhre (siehe Didaysche Spülung) den Katheter bis in die Blase vorschiebt und dann noch mehrere Male Mengen von 40 bis 50 ccm der Spülflüssigkeit ein- und ausfließen läßt. Als Spülflüssigkeit verwenden wir dieselben Lösungen, wie sie früher für die Janetschen Waschungen angegeben wurden. Hier kann man übrigens zweckmäßig auch so verfahren, daß man für die Harnröhre die genannten Flüssigkeiten verwendet, für die Blase selbst Lapislösungen 1:2000. Eine andere Kombination, die gut wirkt, ist die Instillation von 3 bis 8 ccm einer ¼- bis ½% Lapislösung in die gespülte und völlig entleerte Blase. Die Cystitis gon. diffusa verläuft übrigens zumeist rasch, hinterläßt aber fast immer eine recht hartnäckige Trigonitis.

Prostatitis gonorrhoica

Die Behandlung der Prostatitis catarrhalis wurde schon früher erwähnt.

Die Behandlung der Prostatitis follicularis ist, wenn es sich nur um einzelne kleine Knötchen handelt, die gleiche wie die für die katarrhalische Form beschriebene.

Bestehen aber mehrere oder größere Knoten, so deckt sich die Behandlung mit der der Prostatitis parenchymatosa, von der sie sich oft nicht unterscheiden läßt. Aussetzen der örtlichen Behandlung der Harnröhre, Bettruhe, Regelung der Diät und des Stuhles, Mastdarmzäpfchen mit Belladonna oder Papaverin und Ichthyol.

        Rp. Extract. Belladonnae 0,20
            Ichthyol   3,0
            Butyr. Cac. q. s. ut f. suppositor. anal. N. X.
            DS. 1 bis 2 Zäpfchen täglich.

        Rp. Papaverini hydrochl. 0,6
            Ichthyol   3,0
            Butyr. Cac. q. s. ut f. suppositor. anal. N. X.
            DS. 2 Zäpfchen täglich.

Bei stärkeren Schmerzen Narkotika, heiße Sitzbäder, heiße Umschläge auf den Damm; sehr gut wirken der Arzbergersche Apparat mit heißem Wasser oder für Prostatabehandlung eigens gebaute elektrische Mastdarmthermophore. Bei Harnverhaltung ist Katheterismus nötig. Durch Milch- oder Aolaninjektionen versuchen wir unsere Maßnahmen zu unterstützen. Bildet sich ein Abszeß, so wartet man einen bis zwei Tage, ob er nicht gegen die Harnröhre durchbricht. Geschieht dies nicht oder hält das Fieber trotz des Durchbruches an, ist operative Eröffnung vom Damm aus angezeigt. Manchmal tritt der Durchbruch anläßlich eines Katheterismus ein, er macht sich subjektiv in einem Gefühl der Erleichterung, Abnahme des Fiebers, objektiv in Zunahme der Harntrübung und Abnahme der Prostataschwellung bemerkbar. Die Pollakisurie und Dysurie lassen nach. Sobald wieder die gewöhnlichen Miktionsverhältnisse eingetreten sind, beginnt man mit leichter Massage und nimmt die Behandlung der Harnröhre wieder auf. Die Massage der Prostata erfolgt jeden zweiten Tag; an sie schließt sich die Harnröhrenspülung an.

Spermatocystitis gonorrhoica

Die Behandlung der Spermatocystitis gonorrhoica unterscheidet sich kaum wesentlich von der der Prostatitis. Häufiger wird es nötig, gegen die quälenden Erektionen anzukämpfen.

Rp. Camphor. monobromatae 1,50
Div. in dos. N. X
DS. 2 bis 3 Pulver täglich

Rp. Camphor. monobromatae
Lupulini   aa 1,50
Div. in dos. N. X.
DS. 2 Pulver täglich.

Cowperitis gonorrhoica

Die akute Entzündung erfordert Aussetzen der Harnröhrenbehandlung, Bettruhe, heiße Sitzbäder und Umschläge, Vaccine und Proteinkörperinjektionen ähnlich wie bei der Prostatitis, bei Fluktuation Inzision und Behandlung nach chirurgischen Grundsätzen. Über die manchmal als Folgen auftretende Harninfiltration siehe S. 210.

Die chronische Entzündung wird ebenso wie die der Prostata und der Samenblase in erster Linie mit Massage behandelt. Hitzeapplikation in jeder Form kann zur Unterstützung herangezogen werden.

Periurethritis gonorrhoica

Die Behandlung deckt sich mit der der Cowperitis acuta. Verhärtungen werden über einer Metallsonde massiert. Die im Gefolge von Periurethritis auftretenden gonorrhoischen Fisteln heilen manchmal durch Einspritzungen von 2- bis 10 % Lapislösungen aus. Man macht sie von außen mit einer stumpfen Kanüle oder von innen auf endoskopischem Wege. In anderen Fällen hilft der Verweilkatheter. Wenn nicht, wird die Exzision und Naht durchgeführt.

Lymphadenitis und Lymphangoitis

gehen unter Bettruhe und Umschlägen meist rasch zurück. Selten vorkommende Abszedierungen erfordern Inzision.

Paraurethritis gonorrhoica

Kleine Taschen in der Umgebung des Orificium externum werden am besten mit einer sogenannten Lapisperle behandelt. Man schmilzt an einen dünnen Draht, z. B. den Draht einer Injektionsnadel, durch Erhitzen in einer Flamme und Eintauchen in einen Lapisstift eine kleine Perle an und führt sie in den Gang ein. Wenn es möglich ist, soll man jedoch die paraurethralen Gänge radikal zum Schwinden bringen; das geschieht am einfachsten durch unblutige kaustische Durchschneidung der Wand mit dem endoskopischen Galvanokauter. Sind die Gänge sehr lang, wie es besonders an der Unterseite des Penis vorkommt, so wird ihre Gonorrhoe ähnlich wie die der Harnröhre selbst behandelt oder, wenn dies nicht zum Ziele führt, zur chirurgischen Exzision geschritten.

Deferentitis und Epididymitis gonorrhoica

Aussetzen der Harnröhrenbehandlung, Bettruhe, heiße Umschläge auf den hochgelagerten Hoden. Manchmal werden jedoch die Schmerzen unter der Hitze stärker, dann geht man für kurze Zeit zu Kälteanwendung über; vor Eisbeutel jedoch ist wegen Gefahr der Hautnekrose zu warnen. Eine große Rolle spielt die Vaccine- und Proteinkörpertherapie. Erleichterung verschafft manchmal die Umspritzung des kranken Nebenhodens mit physiologischer Kochsalzlösung; 30 bis 50 ccm derselben werden subkutan unter die Skrotalhaut injiziert.

Sind die subjektiven Erscheinungen milde, so kann man den Patienten mit einem gut sitzenden Suspensorium vorsichtig umhergehen lassen. Sehr gut eignet sich das Horand-Langlebertsche Suspensorium; es gestattet das Anlegen eines Umschlages mit essigsaurer Tonerde unter einer wasserdichten Einlage.

Im subakuten Stadium verordnen wir Resorbentien, in erster Linie Jod.

Rp. Kal. jod. 2,0	Rp. Jothioni 2,0
Jod. pur. 0,2	Ol. oliv. 20,0
Vaselin. 20,0	DS. Zum Pinseln.
M. f. unguentum	
DS. Jodsalbe.	Rp. Jodvasogen 20,0
	DS. N. B.

Nach Ablauf der stürmischen subjektiven und objektiven Erscheinungen, wenn also die Schwellung zurückgegangen, die Schmerzen nachgelassen haben, der Patient wieder gehfähig geworden ist, beginnt man wieder mit der örtlichen Behandlung der Harnröhre. In seltenen Fällen kommt es vor, daß im Verlauf einer akuten Epididymitis die Gonorrhoe im ganzen ausheilt. Meistens jedoch werden die Sekretionserscheinungen nur abgeschwächt, um nach Ablauf des akuten Stadiums wieder in voller Stärke aufzutreten. Eine vollständige Restitutio ad integrum tritt selten ein; in der Regel bleiben Infiltrate in den Nebenhoden zurück, auch neuralgische, in die Inguinalgegend ausstrahlende Schmerzen erhalten sich manchmal durch Monate. Wie bei den Samenblasen, darf auch hier nicht vergessen werden, daß sich auf abgelaufene gonorrhoische Nebenhodenentzündungen gelegentlich Tuberkulose aufpfropft.

Kommt es — das ist jedoch nicht häufig — zur Abszedierung, dann wird inzidiert.

Die Behandlung der chronischen Gonorrhoe

Diese wird auf der genauen Herddiagnose aufgebaut. Wie wir im diagnostischen Teile ausgeführt haben, kann die chronische Gonorrhoe ihren Sitz in der Harnröhre, in den paraurethralen Gängen, in den Adnexen, in der Blase und im Nierenbecken haben. In der Harnröhre spielen die Drüsen und Lakunen die Hauptrolle, aber auch das subepitheliale Bindegewebe kommt als Sitz in Betracht. In den meisten

Fällen handelt es sich nicht um einen, sondern um mehrere Herde, deren Behandlung gleichzeitig erfolgen muß.

Behandlung der Harnröhre. Die oberflächlichen Schleimhautentzündungen (entzündlichen Erytheme) werden chemisch behandelt. Das Endoskop gibt ihren Sitz an. Das wirksamste Medikament ist Argent. nitr. Umschriebene Flächen werden durch das Endoskop mit 10 % Lösung gepinselt. Für schwächere Grade genügt Jodtinktur. Ausgedehntere Flächen werden mit der Guyonschen Spritze betropft, in diesen Fällen verwendet man ¼- bis 1 % Lösungen. Liegt das Erythem hinter dem Orificium externum, kann man die Lösung auch mit der Tripperspritze einspritzen. Die Lösung wird zwei Minuten zurückbehalten; es tritt starke milchige Ausscheidung und Brennen ein, Erscheinungen, die aber bald wieder schwinden.

Ist der Harn trüb, erscheinen Massenspülungen nach Janet oder Diday zweckmäßiger. Der Patient spritzt selbst mit schwachen Silbermitteln, wenn Gonokokken im Sekret sind; mit Adstringentien, wenn keine zu finden sind. Bei Bakteriorrhoe ist empfehlenswert, Hydrargyr. oxycyan. 0,05:200 zweimal täglich zwei Minuten lang als Spülmittel zu verwenden.

Daß die entzündeten Drüsen und Lakunen, Abszesse, Taschen, Divertikel am raschesten auf endoskopischem Wege zu beseitigen sind, ist klar.

Indurationen werden mechanisch durch Dilatationen behandelt. Die Dilatationsbehandlung soll nicht allzu rasch und brüsk durchgeführt werden. Blutungen sollen vermieden werden, da sie den Gang der Behandlung verzögern; zweimal wöchentlich bei Steigerung um ein bis zwei Nummern Charr. genügt. Nach der Dehnung Spülung mit einem Silbermittel oder Instillation von Lapislösung ¼ bis 1 %. Indurationen sind übrigens nicht unter allen Umständen behandlungsbedürftig, sondern nur wenn sie noch infektiös sind oder progressiven Charakter, das heißt die Neigung haben, sich zu echten Strikturen auszubilden.

Urethritis cystica anterior wird über der Metallsonde massiert und danach Lapis ¼ bis ½ % instilliert.

Sind die Adnexe, wie es sehr oft der Fall ist, Sitz der Erkrankungen, dann ist ihre Behandlung energisch durchzuführen. Prostata, Samenblasen und Cowpersche Drüsen werden jeden zweiten Tag kräftig massiert, wobei die Hauptherde in erster Linie bedacht werden. Nach der Massage wieder Spülung oder Instillation.

Zum Schlusse eine schematische Übersicht über den Gang einer Behandlung. Als Beispiel diene: Urethritis anterior et posterior chronica mit Prostatitis und Spermatocystitis sinistra chronica: Morgentropfen, bestehend aus Eiterzellen, Epithelzellen und spärlichen Gonokokken. Urin I klar mit Flocken, II klar. Die Urethroskopie ergibt nur in der Urethra ant. für endoskopische Behandlung geeignete Herde, das sind Lakunen und Drüsen in indurierter Schleimhaut, stellenweise entzündliches Erythem.

Behandlung jeden zweiten Tag.

1. Behandlungstag: Endoscopia anterior mit Behandlung, Massage der Prostata und der linken Samenblase, Janetsche Spülung mit Albargin 1:1500, Selbstspritzung mit Albargin 0,1:200 dreimal.

2. Behandlungstag. Rektale Massage und Spülung wie früher.

3. Behandlungstag: Dilatation der Harnröhre, rektale Massage, Spülung.

4. Behandlungstag: Sekretuntersuchung. Endoscopia anterior, rektale Massage, Instillation in die Urethra posterior und, wenn nötig, auch in die Urethra anterior.

Wenn Gonokokken im Sekret noch auffindbar sind, weiter Silbermittel, wenn nicht, abwechselnd Silbermittel mit Zink-Alaunlösung (siehe früher).

5. und 6. Behandlungstag: wie 2. und 3.

7. Behandlungstag: Untersuchung der Sekrete aus Harnröhre und Adnexen, endoskopische Behandlung, Spülung und Selbstspritzung usw.

Nach Besserung der Adnexerkrankung Endoscopia posterior.

Selbstverständlich unterliegt dieses Schema reichlich Änderungen je nach Sitz und Verlauf der Krankheit. Es soll hauptsächlich ein Wegweiser sein und Anhaltspunkte dafür abgeben, was alles in einer Sitzung gemacht werden kann. Wenn im Verlaufe der Behandlung der eine oder andere Herd geheilt wird, fällt seine weitere Behandlung aus, man behält ihn jedoch weiter in Beobachtung. Daneben ist es nötig, stets den gesamten Urogenitaltrakt im Auge zu behalten; denn es besteht jederzeit die Möglichkeit, daß von einem Herde aus Infektionen anderer Teile stattfinden; so kann sich jederzeit aus einer Urethritis ant. durch Aszendenz eine Urethritis totalis mit Erkrankungen der Adnexe entwickeln, wie umgekehrt aus einer Adnexerkrankung durch Deszendenz die Harnröhre frisch infiziert werden und alle Erscheinungen einer akuten Erkrankung darbieten kann. Wir sprechen dann gerne von einer Rezidive oder einer Exazerbation. Ja, es kann von einer Prostatitis oder Spermatocystitis zu einer Ausbreitung nach beiden „Richtungen" kommen, aufsteigend zu Cystitis und Pyelitis, absteigend zu Urethritis. Dazu kommt noch, daß jede einzelne Herderkrankung Schwankungen unterliegt, für die wir manchmal den Grund wissen, oft genug auch nicht. Schädigend wirken für die Blase und das Nierenbecken Erkältungen und ihre Folgekrankheiten, wie Angina, Grippe, Bronchitis, für die Prostata, Samenblasen, Cowperschen Drüsen und Nebenhoden besonders Auto-, Wagen- und Bahnfahrten, Reiten, Rad- und Motorfahren, für alle Organe venerische und alkoholische Exzesse. Eine fast regelmäßige Beobachtung ist das Aufflackern von urethralen Erscheinungen und Epididymitiden nach dem Beischlafe.

Der Verlauf und dementsprechend auch die Behandlung der chronischen Gonorrhoe kann äußerst vielgestaltig sein und es erfordert oft viel Geduld von seiten der Patienten, bis zum günstigen Ende durchzuhalten, das ja erfreulicherweise in der weitaus überwiegenden Zahl von Fällen eintritt.

Wann ist eine Gonorrhoe als geheilt anzusehen?

Wir müssen von vornherein betonen, daß eine Heilung im anatomischen Sinne nur in wenigen Fällen eintritt, da Gewebsveränderungen in dem einen oder anderen Organ fast immer zurückbleiben. Darauf kommt es uns aber praktisch auch gar nicht an, uns interessiert vielmehr die Frage vom klinisch-bakteriologischen Standpunkt aus. Die Frage der Übertragbarkeit spielt die Hauptrolle, und zwar für alle Fälle, nicht bloß mit Rücksicht auf eine eventuelle Ehe.

Am einfachsten ist die Frage beim „Abortivfall" erledigt. Denn ist die Abortivkur nicht gelungen, dann macht sich dies in den allermeisten Fällen schon innerhalb der ersten vier Tage nach Beendigung der Kur in Form eines gonokokkenhältigen Ausflusses und Trübung des Harnes geltend. Vorsichtshalber wird man die Beobachtungszeit auf zehn Tage ausdehnen.

Wie bei einer Urethritis anterior und posterior acuta mit glattem Verlaufe vorzugehen ist, wurde schon in dem betreffenden Abschnitt gesagt.

Bei den chronischen oder subchronischen Fällen ist die Entscheidung für den behandelnden Arzt verhältnismäßig leicht, wenn der Verlauf ein derartiger ist, daß die einzelnen Herde unter der Behandlung der Reihe nach ausheilen, so daß zum Schlusse nichts Behandlungsbedürftiges mehr übrig bleibt: der Urin ist klar, die eventuellen Fäden oder Flocken enthalten nur noch Schleim, Epithelien und vereinzelte Eiterzellen, keine Bakterien, selbstverständlich keine Gonokokken; die Sekrete der Adnexe ebenso; endoskopisch sind keine akut entzündlichen Erscheinungen, keine Cystchen zu finden. Der Fall ist als geheilt zu betrachten.

Leider gestaltet sich der Verlauf nicht immer so. Die Behandlung gedeiht bis zu einem gewissen Standpunkt und dann stockt der Fortschritt, trotz Anwendung aller fachgemäßen Mittel. Es bleiben gewisse Reste übrig, die uns vor die Frage stellen, ob ihretwegen noch die Behandlung fortzusetzen ist oder nicht. Die Reste bestehen in einer geringgradigen Sekretion, die sich im Harn als Flocken oder Fäden mit mehr oder minder starkem Eiterzellengehalt ohne Gonokokken äußert, subjektiv in zeitweise auftretendem Brennen an verschiedenen Stellen, besonders in der Eichelgegend. Die o b j e k t i v e Untersuchung findet die Adnexe frei oder auch in i h r e n Sekreten noch eine mehr oder minder starke Vermehrung der Eiterzellen. Endoskopisch sehen wir in der Urethra anterior schwache Indurationen mit immer wiederkehrenden Entzündungen einzelner Lakunen oder Drüsen, in der Pars posterior vereinzelte entzündete Ductus prostatici. Die bakteriologische Untersuchung auf mikroskopischem und kulturellem Wege hat in den letzten Wochen keine Gonokokken mehr zutage gefördert, auch nicht nach alkoholischen und venerischen Provokationen.

In solchen Fällen führt man eine energische „P r o v o k a t i o n" aller Herde durch. Ohne uns auf den Wert der verschiedenen Provokationsmethoden genau einzulassen, wollen wir unseren Standpunkt dahin festlegen, daß wir für die wirksamste die mechanische Reizung halten. Und zwar gehen wir auch hier „herdweise" vor. Die Reizung der Harnröhre wird in milder Form durch Einführung dicker Metallsonden erreicht, die man eine Viertel- bis eine halbe Stunde lang liegen läßt. Durch Massage der endoskopisch als verdächtig erkannten Schleimhautpartien über der Sonde wird der Reiz erhöht. Noch wirksamer ist die höchstmögliche Dehnung mit dem Kollmannschen Dehner. Wir ziehen den Dehner mit kurzer Dehnfläche vor, weil er uns die Möglichkeit gibt, die einzelnen Teile der Harnröhre partiell, entsprechend ihrer Dehnungsfähigkeit zu dilatieren. Wir beobachten den Patienten die nächsten fünf Tage (das ist die gewöhnliche Inkubationszeit) nach der Dehnung, untersuchen, wenn nicht schon äußerlich die Erscheinungen einer Recidive erkennbar sind, die Sekrete, insbesondere am Morgen nach langer Urinpause. Am fünften oder sechsten Tage wird endoskopiert und nachgesehen, ob die gereizte Partie ein entzündliches Erythem aufweist. Ist dies der Fall, so wird die Dehnung sofort nochmals wiederholt, ebenso die bakteriologische Kontrolle. Wenn diese jetzt negativ ausfällt, wird die gereizte Partie als infektionsfrei angesehen. Dieses Verfahren wird für alle verdächtigen Teile der Harnröhre angewendet. Für die hintere Harnröhre empfiehlt sich ein gebogener Dehner, obwohl man auch hier bei entsprechender Übung mit dem geraden Instrument arbeiten kann.

Die Reizung der Adnexe geschieht durch kräftige Massage nach Entleerung der Blase und nach Sondierung der Harnröhre, wobei wir es auf kleine Schleimhautblutungen ankommen lassen, die das Wachstum der eventuell vorhandenen Gonokokken fördern sollen. Der Patient darf lange Zeit darnach nicht urinieren, darf daher auch keine Flüssigkeit zu sich nehmen. Diese Probe wird bei negativem Ausfall innerhalb einer Woche wiederholt. Wenn die zweite Probe ebenfalls ein günstiges Ergebnis hat, dann wird die Behandlung auf sechs bis acht Wochen unterbrochen.

Einiges sei hier über die anderen Reizverfahren eingeflochten. Die chemischen Reizungen führen wir höchstens als örtliche Pinselungen mit Jodtinktur oder 10% Lapislösung im Endoskop aus. Die biologischen Reizmethoden mit Vaccinen oder Proteinkörpern halten wir für zu wenig verläßlich, als daß wir sie allein anwenden würden. Sie kommen höchstens in Verbindung mit dem mechanischen Verfahren in Betracht. Der Höhe der Fieberreaktion nach Vaccineinjektionen ist ein diagnostischer Wert nicht beizumessen.

Nach sechs bis acht Wochen, wenn nicht inzwischen eine Rezidive eingetreten ist, wird eine neuerliche eingehende Untersuchung unter besonderer Berücksichtigung der früheren Herde vorgenommen, ohne daß man jedoch vergißt, daß auch neue Herde hinzugekommen sein können. Ergibt die Untersuchung ein günstiges Resultat — Rückgang oder Verschwinden der Erscheinungen — dann läßt man den Patienten weitere sechs Wochen ohne Behandlung und wiederholt dann die Untersuchung; bei demselben günstigen Ergebnis ist man berechtigt, den Patienten als geheilt zu entlassen. Wird jedoch bei der Untersuchung der Zustand stationär oder gar schlechter, wenn auch ohne Gonokokken, befunden, dann wird das Reizverfahren wiederholt. Bei negativem Ergebnis tritt eine neuerliche Pause von sechs Wochen ein. Abermalige Untersuchung und eventuelle Reizung. Bei negativem Ergebnis Entlassung des Patienten.

Hat man einen Patienten, ohne ihn behandelt zu haben, zu begutachten, ob er von seiner Gonorrhoe geheilt ist oder nicht, und ergibt die genaue objektive Untersuchung seines Urogenitaltraktes noch Zeichen von Entzündung, sei es in der Harnröhre, sei es in den Adnexen (Eiterzellen in erheblicher Menge in den Sekreten), so muß man, auch wenn keine Gonokokken auffindbar sind, strenger vorgehen. Wir begnügen uns da nicht mit dem einmaligen negativen bakteriologischen Ausfall der Untersuchung, auch nicht mit einer Spermakultur, sondern provozieren die Harnröhre in der vorher angegebenen Weise, die Adnexe dagegen energischer, indem wir sie durch 14 Tage hindurch täglich oder jeden zweiten Tag kräftig massieren. Wenn dabei die Eiterzellen nicht schwinden oder wenigstens nicht abnehmen, wiederholen wir nach einer 14 tägigen Pause den Turnus und, wenn nötig, noch ein drittes Mal. Wenn unter diesem Verfahren keine Gonokokken auftreten, dann entlassen wir den Patienten auch bei Eiterzellengehalt der Sekrete; wir erleben dann oft, daß nach einem halben oder einem Jahre die Eiterzellen von selbst geschwunden sind. Es kommen aber Fälle vor, das muß zugegeben werden, wo alle Verfahren zur endgültigen Entscheidung der Frage, ob bei noch vorhandenen entzündlichen Erscheinungen eine Gonorrhoe geheilt ist, versagen. Doch sind diese Fälle nach unserer Erfahrung äußerst selten.

Prophylaxe der männlichen Gonorrhoe

Hier soll nur von der sogenannten persönlichen Prophylaxe die Rede sein, das heißt von jenen Maßnahmen, die jeder an sich selbst vornehmen kann. Am sichersten schützt das Kondom, wenn es nicht zu alt ist, und die Fischblase. Seit den günstigen Erfahrungen, welche man mit den Credéschen Einträufelungen im Kampfe gegen die Augenblennorrhoe der Neugeborenen gemacht hat, wurden ähnliche Verfahren auch in der Harnröhre erprobt und, man kann sagen, wenn auch nicht mit absolut sicherem, so doch mit gutem Erfolg. Es werden jetzt unter den verschiedensten Namen fabriksmäßig Taschenbestecke hergestellt und in den Handel gebracht. Sie enthalten konzentrierte Lösungen von Silbersalzen in Wasser oder Glyzerin oder Gelatine und zumeist auch gleichzeitig eine Seife oder Salbe als Vorbeugungsmittel gegen Ulcus molle und Lues. Es seien hier nur einige genannt: Viro, Stagophor, Sanitas, Veto, letzteres ohne Silbermittel. Eine Gebrauchsanweisung ist beigegeben. Man kann übrigens einfach mit einem Augentropfglas einige Tropfen einer 3% Albarginlösung einträufeln. Wichtig ist, daß die Anwendung möglichst bald nach dem Beischlaf geschieht, zum mindesten innerhalb der ersten sechs Stunden; je früher, desto sicherer ist die Wirkung. Öfterer Gebrauch erzeugt harmlose Katarrhe.

Gonorrhoe und Hautkrankheiten

Auf die durch den gonorrhoischen Eiter hervorgerufenen Hautentzündungen, ohne daß spezifische Infektionen der Haut vorliegen, soll nur in Kürze hingewiesen werden: es sind dies die Balanitis, die Vestibulitis, der Intertrigo, in weiterer Folge die spitzen Kondylome, sie wurden schon an entsprechender Stelle gewürdigt; dasselbe gilt für die Hautveränderungen, die durch Para-Periurethritis, Lymphangoitis entstehen.

Neben diesen gibt es echte Hautinfektionen, und zwar Follikulitiden, bei denen der Gonococcus als Erreger nachgewiesen wurde. Die Infektion erfolgt entweder durch Kontakt oder auf metastatischem Wege durch die Blutbahn bei Gonokokkensepsis; solche Fälle sind beschrieben worden, der Sitz war an verschiedenen Körperstellen. Besondere charakteristische Merkmale wiesen sie gegenüber Follikulitiden anderer Herkunft nicht auf.

Eine Reihe von einwandfreien, in der Literatur beschriebenen Beobachtungen hat uns bewiesen, daß es auch echte gonorrhoische Hautabszesse gibt. Sie sind äußerst selten und entstehen auf haematogenem Wege.

Ferner wurden bei der Gonorrhoe die mannigfaltigsten Hautausschläge beobachtet und mit ihr in ursächlichen Zusammenhang gebracht. Einfache Erytheme, Urticaria, scharlachartige, papulöse, vesikulöse, ulceröse Exantheme, weiter Hyperkeratosen und nodöse Affektionen, zumeist waren mehrere Formen gleichzeitig vertreten. Der ursächliche Zusammenhang ergibt sich aus dem Bestehen anderer Zeichen von Allgemeininfektion, wie Gelenks-, Herz- und Muskelerkrankungen, aus dem regelmäßigen Auftreten oder Aufflackern bei Exazerbationen oder Rezidiven des Urogenitalprozesses; in manchen Fällen wurden auch Gonokokken in den Hautaffektionen mikroskopisch oder kulturell nachgewiesen. Die Entstehung ist teils auf reflektorischem, teils toxischem, teils metastatischem Wege zu erklären.

Auf dem Umwege über die Therapie kann die Gonorrhoe auch Anlaß zu Exanthemen geben. Hieher gehören die Arzneiexantheme, die nach Verabreichung von Santalöl, besonders aber Copaiva und Cubeben auftreten. Indirekt sind auf die Gonorrhoe noch Exantheme zurückzuführen, welche bei septischen Erkrankungen vorkommen, die durch Sekundärinfektionen auf gonorrhoischer Grundlage entstehen.

Nichtgonorrhoische Erkrankungen der männlichen Harnröhre

Nichtgonorrhoische Urethritis auf infektiöser Grundlage

Wir unterscheiden solche exogenen und endogenen Ursprunges. Zu den exogenen gehören in erster Linie diejenigen Urethritiden, die unter den Namen Urethritis nongonorrhoica, schlechtweg Urethritis simplex, Urethritis catarrhalis bekannt sind. Sie werden wie die Gonorrhoe auf dem Wege des Geschlechtsverkehres erworben. Die Erreger sind zumeist unbekannt, bzw. nicht auffindbar. Es wurde zwar eine große Zahl von Keimen gefunden oder gezüchtet, Kokken und Stäbchen, aber nur in wenigen Fällen konnte ein Erreger sicher bestimmt werden. Auch die Abgrenzung gegenüber den postgonorrhoischen Urethritiden ist oft sehr schwer, wenn nicht unmöglich.

Eine allgemein anerkannte Urethritis nongonorrhoica mit charakteristischem Symptomenkomplex wurde von W a e l s c h beschrieben. Sie ist gekennzeichnet durch die lange Inkubationszeit, die eine bis drei Wochen beträgt, den schleichenden Beginn und Verlauf und die besondere Hartnäckigkeit, ohne hervorragende Neigung zu Komplikationen zu zeigen. Gonokokken fehlen stets. Von der Gonorrhoe unterscheidet sie sich außerdem durch die geringe Neigung zu Indurationen. Doch darf anderseits ihre Gefährlichkeit nicht zu sehr unterschätzt werden, auch sie führt, wenn auch nicht sehr häufig, zu Komplikationen, wie Epididymitis, Prostatitis und Cystitis.

Die Aetiologie ist unbekannt. Man findet mikroskopisch in dem schleimig-serösen, flockigen Sekret fast nie Keime, höchstens saprophytisch wachsende Kokken oder Stäbchen. (Ob die Forschungen, die darauf gerichtet sind, Protozoen als Erreger festzustellen, zum Ziele führen werden, läßt sich derzeit noch nicht überblicken.) Mit einer gewissen Berechtigung nimmt man an, daß sie häufig durch den Verkehr mit einer Frau im menstruellen, prae- oder postmenstruellen Stadium erworben wird, wobei die Frau sonst gesund sein kann.

E n d o s k o p i s c h findet man in den Anfangsstadien entweder nur reines entzündliches Erythem oder dieses mit kleinen, grauen Körnchen durchsetzt, welche etwas über das Niveau der Schleimhaut hervorragen und einzeln oder in Gruppen stehen. Sie ermöglichen die Differenzialdiagnose gegenüber der chronischen gonorrhoischen Urethritis schon in einem frühen Stadium, bevor noch der stets negative Gonokokkenbefund und die Hartnäckigkeit des Leidens das Wesen der Erkrankung erwiesen haben.

Neben diesen eminent chronischen Urethritiden gibt es, jedoch weniger häufig, nichtgonorrhoische Urethritiden auf venerischer Grundlage, die etwas stürmischere Erscheinungen, etwa der subakuten Gonorrhoe entsprechend, aufweisen. Sie heilen rasch, manchmal auch ohne örtliche Behandlung.

Die Behandlung der Urethritis nongonorrhoica venerischen Ursprungs

Die zuletzt beschriebene Form verschwindet in der Regel nach einigen Spülungen oder Einspritzungen mit Kal. permanganicum oder Hydrarg. oxycyanat.

Rp. Kal. permanganic.	0,03	Rp. Hydrargyr. oxycyanat.	0,05
Aqu. dest.	200,0	Aqu. dest.	200,0
DS. Einspritzung.		DS. Einspritzung.	

Zu Harnröhrenspülungen verwendet man Lösungen von Kal. hyperm. 0,3:1000, oder Hydrarg. oxycyanat. 0,2:1000.

Große, manchmal unüberwindliche Schwierigkeiten bereitet die Behandlung der Urethritis chronica nongonorrhoica. Sie richtet sich im allgemeinen nach den Richtlinien, die für die Behandlung der chronischen Gonorrhoe gelten, nur mit dem Unterschiede, daß wir nicht nach Erregern zu suchen brauchen. Sind Granula endoskopisch zu finden, dann behandeln wir sie nach Art einer Urethritis cystica mit Massage über einer Metallsonde und nachfolgender Lapiseinträufelung (Guyonkatheter) oder Einspritzung (Tripperspritze). Die Konzentration ist ½ bis 1%. Die Behandlung erfolgt jeden zweiten Tag. Komplikationen werden in derselben Weise behandelt wie die der Gonorrhoe.

Die Heilungsdauer beträgt mehrere Monate, auch Jahre. Man muß sich manchmal die Frage vorlegen, ob es im Interesse des Kranken liegt, die Behandlung fortzusetzen, wenn keine Komplikationen vorhanden oder diese, wenn sie da waren, ausgeheilt sind. Denn nach den Erfahrungen, die wir und andere gemacht haben, ist die Ansteckungsfähigkeit der Erkrankung sehr gering. Es scheinen zur Erwerbung mehrere Bedingungen notwendig zu sein, sonst müßte sie viel häufiger auftreten. Allerdings ist nicht zu leugnen, daß ihre Häufigkeit in den letzten Jahren zuzunehmen scheint. Nichtsdestoweniger ist ihre Zahl im Verhältnis zur Gonorrhoe verschwindend klein. Zu den Bedingungen für ihre Entstehung dürfte einerseits eine gewisse momentane Disposition der männlichen Harnröhre oder des Mannes selbst gehören, anderseits eine Steigerung der Virulenz von sonst saprophytischen Keimen im weiblichen Genitale. Wodurch diese beiden fördernden Zustände hervorgerufen werden, ist uns freilich derzeit nicht bekannt. In den „menstruellen" Fällen könnte die Virulenzsteigerung durch die Menstruation erklärt werden. Mit Rücksicht auf die äußerst geringe Übertragbarkeit ist auch die Freigabe des Patienten für den Geschlechtsverkehr leicht. Sowohl wir als auch andere, übrigens schon Waelsch, haben solche Patienten heiraten lassen, ohne bei jahrelanger Beobachtung an den Frauen Zeichen einer venerischen Erkrankung gefunden zu haben. Wir sehen ja übrigens die Erkrankung in der Ehe auftreten, ohne daß einer der beiden Teile je vorher venerisch krank war oder sich außerehelich infizierte.

Bei der Frau ist diese Art der Urethritis bisher nicht beschrieben worden, auch konnten wir bisher noch keine Urethritis granularis von oben beschriebenem Aussehen beim Weibe nachweisen. (Die Colpitis granularis hat nichts damit zu tun.) Doch ist damit nicht bewiesen, daß sie nicht doch bei der Frau vorkommt.

Zu den exogenen venerischen Entzündungen der Harnröhre gehören ferner diejenigen, die das Ulcus molle und die luetischen Primäraffekte begleiten. Während die letzteren zumeist nur am Orificium externum oder ein wenig tiefer in der Harnröhre vorkommen, sind die Ulcera mollia manchmal mehrere Zentimeter hinter dem Orificium externum zu finden, auch ohne daß ein Geschwür am äußeren Genitale vorhanden sein muß.

Die Diagnose ist in diesem Falle einwandfrei nur endoskopisch und bakteriologisch zu machen. Sind Bubonuli oder Bubonen da, dann ist allerdings die Diagnose schon leichter. Kompliziert wird die Diagnosenstellung, wenn eine Urethritis gonorrhoica das Bild beherrscht. Die Differenzialdiagnose zwischen luetischem Primäraffekt und gonorrhoischem periurethralen Infiltrat wird bakteriologisch gemacht. Sind keine Gonokokken, aber Spirochaeten zu finden, ist die Sachlage klar. Wenn weder Gonokokken noch Spirochaeten nachweisbar sind, wird die Endoskopie und die direkte Entnahme des Sekretes zur Entscheidung führen, in anderen Fällen wird die Untersuchung des Punktats der Inguinaldrüsen die luetische Natur aufklären. Es darf natürlich nicht vergessen werden, daß auch beide oder alle drei Infektionen gleichzeitig vorkommen können. Die Schwierigkeiten bestehen jedoch nur in den Anfangsstadien; nach der sechsten Woche stehen ja schon die serologischen Reaktionen zur Verfügung.

Die Behandlung der endourethralen Ulcera mollia geschieht am raschesten endoskopisch. Die Ulcera mollia der Schleimhaut sind gutartiger als die der äußeren Haut und sprechen auf Pinselung mit 10% Lapis- oder Kupfersulfatlösung mit rascher Heilung an; auch die Narben nach ihnen sind gutartig; wir haben auch nach ausgedehnten weichen Schankern keine Strikturen gesehen. Unterstützt wird die endoskopische Behandlung zweckmäßig durch Stäbchen mit Jodoform oder einem Ersatzpräparat, z. B. Xeroform, Airol, Noviform.

> Rp. Jodoformi 2,0
> Gum. tragacanth.
> Amyl. tritic.
> Glycerini aa. q. s.
> ut f. bacill. urethrales N. X.

Die luetischen Primäraffekte werden antiluetisch behandelt.

Ob Tuberkulose der Harnröhre auf exogenem, venerischem Wege entstehen kann, ist nicht erwiesen. Dagegen sahen wir tuberkulöse Ulcera im vordersten Anteile der Harnröhre bei offener Tuberkulose des Nebenhodens mit Fisteln und Geschwüren des Hodensackes; die Heilung erfolgte durch Bestrahlungen mit Höhensonne.

Wir kommen nun zu den endogenen Urethritiden bakteriellen Ursprungs. Als Beispiel hiefür sehen wir bei Urogenitaltuberkulose häufig genug auch eine Urethritis, sie äußert sich klinisch in Sekretion, die eine Gonorrhoe vortäuschen kann. (Das Fehlen von Gonokokken soll übrigens bei jeder Urethritis den Gedanken an Tuberkulose aufkommen lassen.) Finden sich bei der Endoskopie spezifische Knötchen, dann ist die Diagnose gesichert, der Bazillenbefund ist in den Harnröhrensekreten sehr selten positiv; doch darf das Fehlen von Knötchen nicht dazu führen, eine Tuberkulose auszuschließen. Wir erleben es, wenn auch selten, daß ein Patient ohne vorhergegangene Gonorrhoe durch leichten Harnröhrenausfluß oder Flocken im klaren Harn auf seine Erkrankung aufmerksam wird, und können dann eine tuberkulöse Nebenhoden- oder Prostata- oder Samenblasenentzündung feststellen. Also bei jeder nichtgonorrhoischen Urethritis wenigstens an Tuberkulose denken!

Schließlich können nichtgonorrhoische und nichttuberkulöse Erkrankungen der oberen Harnwege und der Adnexe zu sekundären Entzündungen der Harnröhre führen, so Cystitis, Pyelitis, Steine, Neubildungen usw. Das beweist eben, daß die Harnröhre nie als Organ für sich allein, sondern als ein Teil des Urogenitaltraktes im Zusammenhang mit diesem betrachtet werden muß. Daß ein Stein der Harnröhre, ein Carcinom derselben auch Urethritis verursachen kann, ist ohne weiteres klar.

Andere Urethritiden endogenen Ursprungs wurden beobachtet bei verschiedenen Infektionskrankheiten, so bei Typhus, Dysenterie, Meningitis, teils als Folgen metastatischer Herde im Urogenitaltrakt, teils durch direkte Infektion durch die im Harn ausgeschiedenen Keime. Einer besonderen Behandlung bedürfen sie nicht.

Chemische Urethritis

Auch hier unterscheiden wir exogene und endogene Entzündungen. Die exogenen sind die Folge von Einspritzungen reizender Substanzen, die entweder als Vorbeugungs- oder als Behandlungsmaßnahme angewendet wurden. Schon die üblichen prophylaktischen Einspritzungen erzeugen, wenn sie mehrmals in nicht zu langen Zwischenräumen vorgenommen werden, bei manchen sogar schon nach einmaliger Anwendung leichte Harnröhrenentzündungen des vordersten Teiles. Bei dauerndem Gebrauche können geradezu chronische Katarrhe entstehen.

Höhere Grade nehmen die Entzündungserscheinungen an, wenn die Einspritzungen die ganze vordere Harnröhre betreffen oder Massenspülungen gemacht werden; es ist klar, daß die Stärke der verwendeten Lösungen eine Rolle spielt. Dabei wirken manche Mittel schon in geringen Konzentrationen besonders heftig, z. B. Sublimat. Verätzungen machen nebst diesem besonders Lysol, Lysoform, Kalilauge. Es würde zu weit führen, alle die jemals eingespritzten Mittel anzuführen. Die Diagnose ist ja aus der Anamnese und dem negativen bakteriologischen Befund zumeist leicht zu stellen. Man muß sich aber vor Augen halten, daß oft trotz kräftiger, ja zu Verätzungen führender Prophylaxe die Gonorrhoe nicht ausbleibt.

Die Behandlung besteht bei den leichten Fällen im Aussetzen jeder Einspritzung; bei den schweren Fällen, die mit hochgradigen Schmerzen einhergehen und zu Leistendrüsenschwellungen und Urethrorrhagie führen können, ist Bettruhe angezeigt. Kühle Umschläge um das Glied lindern den spontanen Schmerz, Einspritzungen von 2% Novocainlösungen, 1% Tutocainlösungen vor dem Urinieren den Miktionsschmerz. Um die Zahl der Miktionen herabzusetzen, läßt man die Flüssigkeitszufuhr einschränken. Gegen die Erektionen werden Antiaphrodisiaka verordnet, gegebenenfalls auch Narkotika. Wenn es möglich ist, werden Stäbchen aus Kakaobutter mit einem Anaesthetikum eingeführt.

Rp. Anaesthesini 1,0
Gum. tragacanth.
Amyl. tritic.
Glycerini aa q. s.
ut f. bacill. urethrales N. X.

Sind die stürmischen Erscheinungen vorüber, überzeugt man sich, ob Narben zurückgeblieben sind, und kämpft gegen die eventuellen Strikturen mit Sondierungen an.

Mechanische Urethritis

Die exogenen Urethritiden dieser Art entstehen zumeist durch Einführung von Fremdkörpern aus masturbatorischen, psychopathischen oder verbrecherischen Beweggründen. Eine zweite Gruppe entsteht manchmal, wenn auch selten, durch andauernden mechanischen Reiz beim Rad- und Motorfahren oder beim Reiten. Eine dritte Gruppe ist die Folge von therapeutischen Eingriffen, wie Anlegen von Verweilkathetern, häufigem Katheterismus und Sondierungen.

Endogen kommen sie vor bei Einklemmung von Steinen in der Harnröhre. Streng genommen gehören hieher auch die Urethritiden bei Phosphaturie, Oxalurie und Uraturie, da sie durch den Reiz der kleinen Kriställchen entstehen, die die Harnröhre passieren. Die Behandlung besteht in der Behebung der Ursache.

Urethritis durch Zirkulationsstörungen

Hieher gehören die katarrhalischen Entzündungen, die bei Onanie und Coitus interruptus vorkommen. Sie äußert sich in schleimiger Sekretion mit wenig Eiterzellen. Häufig besteht gleichzeitig eine aseptische Prostatitis.

Hier mögen anhangsweise angeführt werden katarrhalische, beziehungsweise katarrhähnliche Erscheinungen, die bei allgemeinen oder örtlichen Stauungen im Blut- und Lymphgefäßsystem entstehen. Wir sehen bei Oedem des Penis infolge von Nephritis, Herzfehlern, von Tumoren im kleinen Becken, Narben in inguine Ausscheidungen aus der Harnröhre, die aus Epithelien, Leukocyten in seröser Grundsubstanz bestehen. Es handelt sich hier freilich mehr um ein Transsudat als ein Exsudat, also nicht um echte Entzündung. Die dem Patienten oft als Urethritis imponierende Uretrorrhoea ex libidine siehe S. 251.

Lues der Harnröhre

Der Primäraffekt wurde schon besprochen. Es kommen außerdem Manifestationen sekundärer und tertiärer Lues vor, sowohl in Form von Plaques, als auch geschwürigen Prozessen; die Diagnose baut sich auf dem endoskopischen, bakteriologischen und serologischen Befund auf. Es bestehen übrigens fast immer noch andere luetische Erscheinungen. Behandlung antiluetisch.

Geschwülste der Harnröhre

Am häufigsten sind Polypen und Papillome, letztere entsprechen den Condylomata acuminata in Aussehen und Bau. In der vorderen Harnröhre überwiegen die Papillome, in der hinteren die polypösen Wucherungen. Lieblingsitze sind die vordersten Teile, die Pars bulbosa, der Colliculus seminalis, der Rand des Sphincter internus, die Fossula prostatica. Sie entstehen zumeist auf entzündlicher Grundlage, aber auch ohne bekannte Ursache. Sie verlaufen manchmal symptomlos, manchmal unter den Erscheinungen einer chronischen Urethritis, manchmal erzeugen sie allerlei subjektive Beschwerden, wie Brennen, Jucken, Harndrang, ferner sexuelle Störungen. Zu den objektiven Erscheinungen gehören in erster Linie Blutungen, die je nach dem Sitze zu initialer oder terminaler Haematurie (siehe diesen Abschnitt!) oder Haemospermie führen. Die genaue Diagnose des Sitzes und der Ausdehnung kann nur urethroskopisch gemacht werden, ebenso die Behandlung.

Cysten der Harnröhre

Sie machen, wenn sie klein sind, keine Beschwerden, wenn sie groß sind, können sie Störungen der Harnentleerung hervorrufen. Die Diagnose und Behandlung geschieht endoskopisch.

Angiome und Varicen

Von größerer Bedeutung sind die Angiome und Varicen, die durch Bersten zu erheblichen Blutungen führen können. Als erste Hilfe kommt bei bedrohlichem Charakter der Blutungen ein dicker Verweilkatheter und Kompression darüber in Betracht, als Behandlung der Wahl die kaustische Zerstörung mittels Urethroskop.

Carcinoma urethrae

Der primäre Krebs der Harnröhre ist selten. Zumeist wird diese von Carcinomen der Umgebung mitergriffen. Die Erscheinungen sind sehr verschieden je nach dem Sitze, im Vordergrund stehen hauptsächlich die Erscheinungen einer Urethritis und Striktur. Ist keine Erkrankung vorausgegangen, die für die Symptome verantwortlich gemacht werden kann, so ist der Fall sehr verdächtig, besonders wenn schon eine Geschwulst oder vergrößerte, harte Inguinaldrüsen tastbar sind. Die Endoskopie leistet wertvolle Dienste. Sind bereits Blutungen und Fisteln da, ist die Diagnose leicht. Die Behandlung ist operativ.

Fremdkörper der Harnröhre

Sie gelangen entweder von außen durch das Orificium externum hinein, vom Patienten selbst oder anderen eingeführt, oder durch die

Wand bei Verletzungen oder schließlich von den oberen Harnwegen her (Harnröhrensteine). Die Erscheinungen sind je nach Art und Sitz äußerst verschiedenartig, ebenso die Behandlung, die sich natürlich in erster Linie die Entfernung des Fremdkörpers als Ziel stecken muß. Es kommen da endourethrale Eingriffe mit oder ohne Endoskopie, Urethrotomia externa in Frage, abgesehen von der Behandlung, die die Neben- oder Folgeerscheinungen erheischen.

Harnröhrensteine

Sie stammen zumeist aus den oberen Harnwegen und bleiben in der Harnröhre stecken, natürlich am ehesten dort, wo sie eng ist, also vor der Fossa navicularis und vor Strikturen. Die Symptome sind ziemlich charakteristisch. Das Steckenbleiben macht sich durch plötzlichen Schmerz, plötzliche Unterbrechung oder Einengung des Harnstrahles, eventuell Blutung bemerkbar. Bei Sitz in der hinteren Harnröhre kann sich quälender Harndrang dazugesellen. Auch Inkontinenz kann die Folge sein. Bei längerem Verweilen treten Entzündung der Harnröhre und der periurethralen Gewebe mit ihren Folgen: Abszessen und Harninfiltration, ein.

Die Diagnose ist im allgemeinen nicht schwer. Durch Sondierung, durch Palpation und durch das Endoskop ist sie fast immer zu stellen, besonders wenn in der Anamnese die charakteristischen Symptome angegeben werden.

Die Entfernung geschieht je nach dem Sitze auf verschiedenem Wege. Sitzt der Stein ganz vorne, knapp hinter dem Orificium ext., so ist die Entfernung mittels einer Pinzette leicht durchzuführen, nur manchmal ist die Meatotomie nötig. Liegt er weiter hinten in der vorderen Harnröhre, so versucht man ihn zuerst mit der Fremdkörperzange mit oder ohne Urethroskop zu entfernen, wenn es nicht gelingt, muß die Urethrotomia externa ausgeführt werden. Sitzt der Stein in der hinteren Harnröhre, so schiebt man ihn am besten in die Blase, von wo man ihn durch Lithotripsie entfernt; gelingt dies nicht, so macht man Urethrotomia externa. Sitzt er nahe dem Sphincter internus, kann er auch durch Blasenschnitt herausgeholt werden. Wenn bereits Harninfiltration oder periurethrale Abszesse bestehen, richtet sich die Behandlung nach den für diese geltenden Vorschriften.

Divertikel der Harnröhre

Unter Divertikel der Harnröhre verstehen wir abnorme Aussackungen derselben; sie sind entweder angeboren oder erworben. Die letzteren sind die häufigeren und entstehen in der vorderen Harnröhre aus periurethralen Abszessen, die gegen die Harnröhre durchgebrochen und unter Erhaltung der Wand ausgeheilt sind, in der hinteren Harnröhre aus Abszessen der Prostata und Samenblasen auf ähnliche Weise.

Ihre Bedeutung liegt in der Stauung des Harns in ihnen, in der Infektion und den damit verbundenen Folgen für den übrigen Harntrakt.

Es werden entweder von dem Divertikel aus neue Harninfektionen angeregt oder bestehende dauernd genährt, so daß sie nie zur Ausheilung gelangen können.

Die Diagnose der Divertikel der vorderen Harnröhre ist leicht. Es besteht ein von außen tastbarer Tumor, dessen Größe je nach dem Füllungsgrade wechselt; er füllt sich während der Miktion stärker, besonders wenn man die Harnröhre absichtlich absperrt, entleert sich dann wieder zum Teile von selbst oder kann durch Druck von außen entleert werden. Kleinere Divertikel äußern sich durch Nachträufeln des Harnes. Die Endoskopie belehrt uns klar über Sitz und Größe des Einganges. Die Divertikel der hinteren Harnröhre sind einwandfrei nur auf urethroskopischem Wege zu diagnostizieren, über ihre Größe gibt die Röntgenaufnahme nach Füllung der Harnröhre mit Bromnatriumlösung Aufklärung.

Die Behandlung muß trachten, womöglich die vollständige Entfernung zu erreichen. Bei den Divertikeln der vorderen Harnröhre und der Pars membranacea mit kleinen Öffnungen gelingt dies leicht durch Exstirpation des Sackes und Vernähung der Harnröhre, bei größeren Öffnungen sind schon Plastiken nötig. Handelt es sich bloß um kleine Divertikel, so können sie auf endoskopischem Wege durch kaustische Zerstörung der urethralen Wand radikal geheilt werden. Die Divertikel der Pars prostatica können eigentlich nur auf die letztere Art erfolgreich behandelt werden, Exstirpationen wären zu schwer und eingreifend. Ein konservatives Verfahren ist die Ausspülung des Sackes mit konzentrierten Silberlösungen durch das Urethroskop.

Strikturen der Harnröhre

Unter Striktur der Harnröhre verstehen wir eine Abnahme der Dehnungsfähigkeit ihrer Wand mit Verminderung ihres Kaliber, die durch Einlagerung von derbem, hyperplastischem und schrumpfendem Bindegewebe hervorgerufen wird. Sie kann die Folge einer chronischen Entzündung einschließlich geschwüriger Prozesse, wie Tuberkulose, Lues, Ulcus molle oder der narbigen Heilung einer Verletzung sein; es gibt also Strikturen entzündlichen und traumatischen Ursprungs. Unter den Entzündungen spielt die Gonorrhoe die weitaus wichtigste Rolle, ihr gegenüber treten tuberkulöse Geschwüre, Ulcera mollia, luetische Prozesse ganz in den Hintergrund. Die Gonorrhoe führt selten vor einem Jahre, meistens erst nach fünf bis zehn Jahren zu einer Striktur.

Der Sitz der gonorrhoischen Striktur ist überwiegend die vordere Harnröhre, am häufigsten die Pars bulbosa. Doch ist die Bevorzugung derselben sicher nicht so ausgeprägt, wie vielfach angenommen wird. Es kommen übrigens auch mehrere Strikturen in derselben Harnröhre vor — multiple Strikturen. Die traumatischen Strikturen sind meist in der Einzahl. Man spricht ferner von zentralen und exzentrischen Strikturen, je nachdem der Eingang in die Striktur in der Mitte des Harnröhrenlumens liegt oder nicht.

Der Verlauf der Striktur ist zumeist gewunden, die Länge sehr verschieden, ebenso das Kaliber.

Die Symptome bestehen in den Erscheinungen der chronischen Urethritis, in Abnahme der Dehnungsfähigkeit und Elastizität der Wand, in den Schädigungen der Harnröhrenmuskulatur und in einer Reihe von Folgezuständen, die Harnentleerung betreffend.

Zuerst bemerkt der Kranke eine Änderung des Harnstrahles (siehe S. 52). Ein weiteres, vom Patienten bald bemerktes Symptom ist das Nachträufeln. Der Patient hat ausuriniert und glaubt fertig zu sein, da sickern einige Tropfen Harn nach. Doch muß darauf aufmerksam gemacht werden, daß dieses Symptom nicht pathognomonisch für die Striktur ist, sondern auch bei spinalen Erkrankungen oder bei Urogenitalneurasthenie vorkommt (siehe S. 251). Das letztere gilt auch für die Störungen der Samenentleerung, die langsamer erfolgt, doch sprechen hier die mit der Ejakulation verbundenen Schmerzen für Striktur.

Je weiter die Striktur fortschreitet, desto schwerer wird es dem Patienten, die Blase zu entleeren. Dabei fällt manchmal auf, daß die Beschwerden stärker sind, als dem Grade der Verengerung entspricht. Es spielt eben nicht bloß die Enge allein, sondern auch die Längenausdehnung der Striktur und das damit verbundene Ausmaß des Elastizitätsverlustes der Harnröhrenwand eine Rolle. Es staut sich schließlich der Harn hinter der Striktur sowohl in der Harnröhre — retrostrikturale Erweiterung — als auch in der Blase und schließlich in den höheren Harnwegen. Es kommt zu unvollständiger Harnverhaltung mit ihren Folgeerscheinungen, der Cystitis, Pyelitis, Inkontinenz, Erscheinungen, wie sie auch bei anderen Harnverhaltungen vorkommen. Auch plötzliche, vollständige Harnverhaltung kann sich einstellen.

Eigentümlich für die Striktur ist ein anderer Folgezustand. Die retrostrikturale Urethritis führt in der erweiterten verdünnten Wand, die oft divertikelartige Taschen aufweist, zu Periurethritis mit Abszeßbildung. Der Abszeß bricht gegen die Harnröhre durch, es kommt zur Einsickerung von Harn in das periurethrale Gewebe — zu Harninfiltration, bei Durchbruch nach innen und außen zu einer Harnröhrenfistel.

Wenn durch eine mehr oder minder tiefgreifende Schleimhautlaesion in der Harnröhre nach einer Verletzung derselben durch Einführung von Instrumenten oder Fremdkörpern Harn in die Gewebe um die Harnröhre eindringen kann, so entsteht, zumeist nach einer ein- bis zweitägigen Latenzzeit, ein Krankheitsbild, das wir als Harninfiltration bezeichnen. In der Regel sehen wir bei Strikturkranken nach unsanften Sondierungen eine Schwellung im Mittelfleisch auftreten, die Haut darüber rötet sich und bekommt nach kurzer Zeit ein blauschwarzes Aussehen, Zeichen fortschreitender Nekrose. Bei fortschreitender Harninfiltration wird auch das Skrotum in den Prozeß einbezogen und der Urin umspült, alle Gewebe einer jauchenden Gangrän zuführend, die

Hoden und Samenstränge. Hohes Fieber, Schüttelfröste, schwere Prostration kennzeichnen das Krankheitsbild. Die Behandlung hat in
möglichst frühzeitigen und möglichst ausgiebigen Inzisionen zu bestehen,
worauf in den günstig verlaufenden Fällen rasch Entfieberung und
Abstoßung aller nekrotischen Gewebe erfolgt.

Die Diagnose der Striktur ist in den Anfangsstadien aus den vom
Patienten angegebenen Symptomen nicht ohne weiteres zu machen. Sicherheit gibt nur eine genaue instrumentelle Untersuchung der Harnröhre.

Gibt ein Patient Beschwerden an, die auf eine Striktur hindeuten,
z. B. dünner Strahl, Abnahme der Stoßkraft, erschwerte und verlängerte
Miktion, Nachträufeln, so überzeugen wir uns am raschesten mit einer
zylindrischen Metallsonde mittleren Kalibers und einfacher Krümmung,
z. B. Charr. 20, ob die Harnröhre durchgängig ist. Eine Metallsonde
wählen wir deshalb, weil wir damit am ehesten den natürlichen Schwierigkeiten der Sondierung ausweichen. Zu diesen gehören eine weite Pars
bulbosa und der Krampf des äußeren Schließmuskels.

Bei dieser Gelegenheit wollen wir in Kürze die Einführung einer
Metallsonde beschreiben, ohne uns auf die verschiedenen Meistertouren
einzulassen. Wir empfehlen in erster Linie die Methode von der Inguinal-
falte aus. Der Arzt steht auf der linken Seite des Patienten. Die Sonde
wird mit der rechten Hand an der Griffplatte gehalten, während die
linke Hand den Penis faßt und die Lippen des Orificium externum
urethrae zum Klaffen bringt. Die mit einem Gleitmittel bestrichene,
durch Kochen keimfrei gemachte Sonde wird in die Harnröhrenöffnung
eingeführt, dann wird der Penis gestreckt, so daß er über die Sonde
gleitet, bis die Spitze vor der Pars bulbosa steht. Nun wird der
Sondenschaft gehoben und in die Mittellinie gedreht, wobei die Spitze
an den Sphincter externus anstößt. Jetzt wird der Penis losgelassen,
der Sondenschaft gesenkt, während ein Finger der linken Hand am Bulbus vom Perineum aus die Sondenspitze leicht hebt. Die Sondenspitze
gleitet durch den Sphincter externus in die hintere Harnröhre
und Blase. Daß die Spitze in der Blase liegt, davon kann man sich in
der Weise überzeugen, daß man den Sondenschaft, der jetzt horizontal
liegt, zu drehen versucht. Ist dies möglich, dann liegt die Krümmung
in der Blase. Ein Kunstgriff wäre noch zu erwähnen, der manchmal
von Vorteil ist. Wenn die Spitze am Eingang in die hintere Harnröhre
liegt und trotz leichten Druckes nicht vorwärtsgeht, wird die Sonde
mit der linken Hand gefaßt, während die rechte Hand flach auf die
Symphyse gelegt wird und einen Druck nach abwärts ausübt. Dadurch
wird das Ligamentum suspensorium penis entspannt und die bulbäre
Krümmung etwas ausgeglichen.

Während es auf diese Weise fast immer gelingt, den Schwierigkeiten
des bulbären Teiles der Harnröhre auszuweichen, hält der Krampf
des äußeren Schließmuskels manchmal längere Zeit an, wodurch
die Differentialdiagnose gegenüber einer Striktur schwierig wird. Die
Urethroskopie gibt darüber sofort Aufschluß. Um auf einem anderen
Wege zum Ziele zu kommen, ist es empfehlenswert, die vordere Harn-

röhre, besonders die Pars bulbosa, zu anaesthesieren, der Krampf des Schließmuskels läßt dadurch in den meisten Fällen nach. Das oberste Gebot bei allen Manipulationen mit Sonden oder Kathetern ist Zartheit aller Bewegungen, um Schmerzen und Blutungen und die reflektorische Auslösung von Krämpfen zu vermeiden.

Ist es also gelungen, die Sonde einzuführen, dann können wir eine erhebliche Striktur ausschließen. Es kommen dann hauptsächlich spinale Erkrankungen und Prostatahypertrophie in Frage.

Hat die Sondenuntersuchung irgendwo ein unüberwindbares Hindernis ergeben, so handelt es sich, wenn man von den seltenen angeborenen Gewebsbändern absieht, um eine narbige Striktur. Wir haben nun

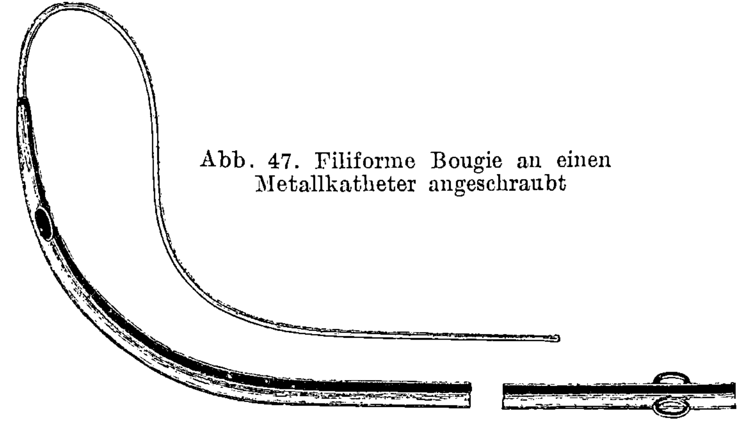

Abb. 47. Filiforme Bougie an einen Metallkatheter angeschraubt

die Aufgabe, die Weite und Ausdehnung derselben festzustellen. Am meisten interessiert uns die Weite.

Gewisse Anhaltspunkte gibt uns die Dicke, Stoßkraft und Gestalt des Harnröhrenstrahles, ferner die Anamnese und die Schwierigkeiten, mit denen der Patient kämpft, um seine Blase zu entleeren. Ist der Harnstrahl schon sehr dünn — manchmal tropft der Harn nur — dann verzichten wir überhaupt auf die Untersuchung mit der Metallsonde, sondern fangen die Untersuchung mit einem Instrument an, das gleichzeitig imstande ist, die in solchen Fällen immer bestehende Harnverhaltung zu beseitigen; wir nehmen einen Katheter. Am besten eignet sich hiezu ein halbsteifer, geknöpfter Seidenkatheter (sogenannte Strikturenkatheter, Abb. 17). Wir nehmen nicht gerade den dünnsten, sondern Charr. Nr. 10 bis 12, um zu vermeiden, daß die Spitze sich in den praestrikturalen Taschen verfängt; der Penis wird dabei stark gestreckt. Gelingt die Einführung nicht, nimmt man dünnere Katheter und schließlich filiforme Bougies. Passiert eine einzelne nicht, so führt man mehrere nebeneinander ein und versucht die eine oder andere in den Eingang der Striktur hineinzubringen; mit Geduld gelingt dies fast stets. Daß die Bougie die Striktur passiert hat, erkennt man daran, daß ihr äußeres Ende sich ganz in dem Meatus hineindrücken läßt, ohne zurückzufedern. Der Endoskopiker hilft sich mit der Einstellung des Einganges im Urethroskop, orientiert sich über die Lage desselben oder führt die Bougie unter Leitung des Auges ein. Als filiforme Bougies empfehlen wir, von vornherein solche mit einem Gewinde zu wählen, das sich an einen Metallkatheter anschrauben läßt (Abb. 47).

Die filiforme Bougie dient als Führungssonde für den nachfolgenden Katheter. Der angeschraubte Katheter (Le Fort) wird mit dem Gleitmittel bestrichen oder betropft und nach den Regeln der Sondierung eingeführt. Die Führungssonde rollt sich in der Blase auf. Den Metallkatheter läßt man 10 bis 15 Minuten liegen. Der Restharn wird entleert und, wenn nötig, eine Blasenspülung angeschlossen. Zur Fortsetzung der Erweiterung stehen mehrere Wege zur Verfügung.

Konservative Verfahren

sind solche, die eine Dehnung auf möglichst unblutigem Wege bezwecken. Wir besprechen zuerst einen Fall, bei dem es gelungen ist, einen geknöpften Katheter einzuführen. Wir lassen ihn in der ersten Sitzung 10 bis 15 Minuten liegen, am nächsten Tage trachten wir die nächsthöhere Nummer durchzubringen. Das gelingt zumeist sofort, manchmal nicht oder nur schwer; in solchen Fällen nehmen wir zuerst denselben Katheter wie am vorigen Tage, lassen ihn drei bis fünf Minuten liegen und führen rasch nach der Entfernung desselben die nächsthöhere Nummer ein, die wir zehn Minuten liegen lassen. Will man vorsichtig sein, kann man von vornherein mit der gleichen Nummer wie am Vortage beginnen. Dieses Vorgehen setzt man fort, bis kein Restharn mehr besteht. Meistens ist dies nach drei bis vier Tagen erreicht, dann setzt man die Behandlung in derselben Weise mit halbweichen Bougies fort, bis man Charr. Nr. 15 oder 16 erreicht hat. Für die weitere Dilatation empfiehlt es sich, Metallsonden mit einfacher Krümmung zu verwenden. Es steht natürlich nichts im Wege, wenn man sich nicht sicher fühlt oder die Einführung der Metallsonde Schwierigkeiten bietet, die Dehnung mit Bleibougies fortzusetzen; anderseits kann der Geübte auch schon bei niedrigeren Nummern mit Metallsonden anfangen. Man steigt im allgemeinen bis zur höchsten Nummer, die das Orificium externum passieren läßt. Ist das Orificium jedoch eng, so empfiehlt es sich, eine Meatotomie zu machen. Man soll für alle Fälle trachten, bis Charr. 25 zu kommen. Ist man bei der gewünschten Höchstnummer angelangt, macht man eine drei- bis fünftägige Pause. Geht danach die Sondierung mit der letzten Nummer leicht vonstatten, verlängert man die Pause auf das Doppelte. Macht sich auch jetzt keine Herabminderung des Kalibers bemerkbar, wird die Pause wieder verdoppelt usw. Dabei kommt man schließlich zu einem Zeitraum, der für den Patienten als „Standard" gilt, nach dem er sich immer wieder einer Kontrolle unterziehen soll. Diese Zeiträume sind je nach dem Falle außerordentlich verschieden, von einer Woche bis zu zwei und drei Jahren. In einigen Fällen wird die Striktur dauernd behoben.

So glatt allerdings, wie eben geschildert, ist der Verlauf nicht immer, da Zwischenfälle vorkommen können. Solche sind die Neigung mancher Patienten zu Fieber, Harnröhrenfieber genannt; es ist die Folge von Infektionen, die trotz genauen Einhaltens der Vorschriften der Asepsis eintreten können, da die Harnröhre eben nicht aseptisch zu machen ist (siehe S. 56). In solchen Fällen muß die Behandlung unterbrochen werden, dasselbe gilt für den Fall, daß Komplikationen wie Epididymitis, Periurethritis, ·Prostatitis, Cystitis, Pyelitis usw. auftreten. Stärkere Blutungen sind zu vermeiden, treten sie doch einmal auf, dann besteht ebenfalls die Notwendigkeit einer Unterbrechung; bei besonders starken Blutungen wird ein Verweilkatheter angelegt. Der glatte Verlauf kann außerdem dadurch gestört werden, daß die Harnröhrenschleimhaut auf die Behandlung durch stärkere Entzündung antwortet; diese äußert sich im Auftreten stärkeren Ausflusses und Schmerzen, gegebenfalls in erschwertem Urinieren. Auch da muß eine Pause von mehreren Tagen eingeschaltet werden. Die Sonden sind bei solchen Fällen überhaupt in zwei- oder dreitägigen Pausen einzuführen.

Ferner kommt es vor, daß die Behandlung bis zu einem gewissen Dehnungsgrade vorwärtsschreitet, dann aber der Versuch einer weiteren Steigerung scheitert. Wir sind an einer besonders harten, unnachgiebigen Schichte der Induration angelangt (resiliente Strikturen). Wir überwinden dieses Hindernis entweder mit Verweilkatheter oder Urethrotomia interna.

Gehen wir nun zu dem zweiten Fall über, bei dem wir die Behandlung mit einer filiformen Bougie begonnen haben.

Wenn die Einführung der filiformen Bougie leicht gelang, kann man es wagen, sie samt dem angeschraubten Metallkatheter wieder herauszunehmen und am nächsten Tage das Verfahren mit dem Unterschiede zu wiederholen, daß man die nächsthöhere Nummer des Metallkatheters anschraubt und einführt. Dies setzt man fort, bis man bei Charr. 13 oder 14 angelangt ist, dann kann man die Behandlung in der oben beschriebenen Art mit Bleibougies oder Metallsonden zu Ende führen, vorausgesetzt daß es keine Schwierigkeiten macht, sonst behandelt man mit dem anschraubbaren Katheter weiter, bis eben die Sondierung leicht geht.

Gelang die Einführung der filiformen Bougie am ersten Tage schwer, dann raten wir, die filiforme Bougie nach Entfernung des Metallkatheters als Verweilsonde liegen zu lassen. Hinzugefügt soll werden, daß durch die Verweilbougie der Weg rascher erweitert wird, so daß man meistens um zwei Nummern steigern kann. Hiemit sind wir zum zweiten konservativen, aber schnelleren Verfahren, der ununterbrochenen Dehnung mittels Verweilkatheter, gelangt.

Sei es, daß wir mit dem halbsteifen Katheter begonnen haben, sei es, daß wir auf dem Umwege über die filiforme Bougie zu ihm gelangt sind, wir lassen ihn als Verweilkatheter liegen. Seine dehnende Wirkung ist gewöhnlich so stark, daß man nach 24 Stunden einen um 3 bis 4 Nummern stärkeren Katheter durchbringt. Bei Charr. 15 geht man zu weichen

Tiemannkathetern über, weil diese für den Patienten angenehmer sind. Mittels dieses Verfahrens gelingt es, in acht Tagen bis Charr. 20 und höher zu kommen. Man kann die Behandlung mit Verweilkatheter bis zu der gewünschten Höhe fortsetzen oder bei einer beliebigen Zwischenstufe zu dem oben angegebenen Verfahren mit Bougies oder Metallsonden übergehen. Der Verweilkatheter ist empfehlenswert bei höheren Graden von Cystitis oder Pyelitis, bei Neigung zu Blutungen und Urethralfieber geradezu indiziert. Bettruhe und Anstaltsbehandlung!

Chirurgische blutige Verfahren

Die Urethrotomia interna ist angezeigt: 1. Wenn rascher und gesicherter Abfluß des Harnes nötig ist, das ist bei drohender Urosepsis. 2. Wenn der Patient ein rasches Verfahren wünscht. 3. Wenn es sich um harte, unnachgiebige, resiliente Strikturen handelt. 4. Wenn nach jedem Versuch einer konservativen Behandlung eine stürmische Reaktion eintritt.

Die Urethrotomia externa mit oder ohne vorbereitende Cystostomie ist indiziert bei Fisteln, bei Harninfiltration und impermeablen Strikturen.

Erkrankungen der weiblichen Harnröhre

Mißbildungen

Mißbildungen der weiblichen Harnröhre (Hypo-Epispadie) kommen selten vor. Sie sind fast stets mit solchen der Blase und der Geschlechtsorgane verbunden und treten diesen gegenüber in den Hintergrund. (Ectopia vesicae, Spaltbecken, Spaltung der Klitoris usw.)

Gonorrhoe der weiblichen Harnorgane

Urethritis gonorrhoica. Sie hat natürlich weitaus nicht die Bedeutung wie beim Manne, da die Harnröhre kurz ist und nur wenig Drüsen führt. Dagegen spielen die paraurethralen Gänge eine bedeutende Rolle als Infektionsherde. Die Entzündung kann verschiedene Grade erreichen. Bei den stärksten Graden rinnt der Eiter ununterbrochen ab, bei schwächeren Graden ist Sekret nur durch Auspressen der Harnröhre zu gewinnen. Zu diesem Behufe führt man den Zeigefinger in die Scheide ein und sucht sich den Urethralwulst auf, längs diesem gleitet der Finger nach vorne und streicht die Harnröhre aus, das Sekret wird mit der Platinöse oder einem Sekretspatel entnommen. Zweckmäßig ist es, zuvor das Orificium und die Umgebung mit einem Gazetupfer zu reinigen, um zu verhüten, daß sich das Sekret der Vulva mit dem herausgepreßten Harnröhrensekret vermengt.

Der Harn ist bei stärkeren Graden trüb, bei schwächeren Graden staubig oder klar mit Flocken. Bei der Zweigläserprobe ist der erste trüb oder flockig, der zweite klar. Die Entzündung bleibt selten auf die Harnröhre beschränkt, sondern sie ergreift meistens auch das

Trigonum; dann ist auch die zweite Harnportion trüb, wenn auch weniger als die erste.

Über die Cystitis und Pyelitis ist dasselbe zu sagen wie bei der männlichen Gonorrhoe. Vor Anstellung der Gläserproben ist immer die Vulva mit einem Watte- oder Gazebausch, der in eine Desinfektionsflüssigkeit getaucht ist, zu reinigen, sonst wird der Harn durch das Sekret der Vulva oder durch den Fluor getrübt.

Die subjektiven Beschwerden sind sehr verschieden. Häufig fehlen Beschwerden. In anderen Fällen besteht Brennen beim Urinieren, welches verschiedene Grade erreichen kann. Ein Teil — manchmal der größere — der brennenden Schmerzen rührt von der entzündeten Vulva oder den erodierten Schamlippen her. Greift der Prozeß auf die Blase unter stürmischen Erscheinungen über, dann tritt heftiger Harndrang und Schmerz am Ende der Miktion ein. Auch terminale Haematurie pflegt sich einzustellen. Der Übergang kann jedoch auch ohne subjektive Beschwerden schleichend erfolgen.

Natürlich gibt es auch Periurethritiden mit ihren Folgen (Infiltraten, Abszessen, Fisteln). Sie gehen ebenso wie beim Manne von infizierten Lakunen oder Drüsen aus.

Die Paraurethritis gehört sozusagen zur Regel. Darunter versteht man die entzündliche Erkrankung der um das Orificium externum urethrae herum ausmündenden Gänge. Sie können sich durch Verschluß der Öffnungen in Pseudoabszesse umwandeln, die nach außen oder in die Harnröhre durchbrechen können.

Bei glattem Verlauf heilt die Urethritis in drei bis vier Wochen aus, wenn nicht, so handelt es sich um Herde in Drüsen, Lakunen oder am häufigsten in den paraurethralen Gängen oder aber die Gonorrhoe der Urethra wird durch stetige Neuinfektionen von der Scheide aus aufrechterhalten. Bei der Frauengonorrhoe spielt ja das Genitale die Hauptrolle. Die Harnröhrengonorrhoe heilt, wenn keine Paraurethritis vorhanden ist, oft genug von selbst aus.

Die Diagnose geschieht durch mikroskopische und kulturelle Untersuchung der Sekrete, die Lokalisation aus dem Aussehen des Harnes und aus den Befunden der Urethroskopie und Cystoskopie. Die urethroskopischen Bilder decken sich mit denen der vorderen Harnröhre des Mannes, mit dem Unterschiede, daß weniger Drüsen zu finden sind und die Indurationen keine höheren Grade erreichen. Strikturen sind selten, dagegen besteht starke Neigung zu Proliferationen, am Sphinkterrand.

Wir verwenden für die weibliche Harnröhre mit Vorliebe das Irrigationsurethroskop, und zwar den geraden, vorne offenen Tubus. Die Cystoskopie geschieht nach denselben Regeln wie beim Manne.

Behandlung der Urethritis gonorrhoica beim Weibe

Sie kann sofort begonnen werden, wenn keine oder nur geringe Schmerzen vorhanden sind. Ist die Patientin geschickt, dann kann sie sich selbst täglich mehrmalige Einspritzungen mit der Tripperspritze machen. Die Mittel sind dieselben, wie sie für die vordere Harnröhre des Mannes angewendet werden. Bringt die Patientin die Selbsteinspritzungen nicht fertig, so bleibt die Behandlung dem Arzt überlassen und wird dann jedesmal gelegentlich der Genitalbehandlung durchgeführt. Sie besteht in den frischeren Stadien in Druckspülungen mit einer großen Spritze oder nach Janetscher Art, in späteren Stadien in Instillationen. Für die Spülungen werden dieselben Lösungen wie beim Manne verwendet. Für die Harnröhre eignen sich auch gut Stäbchen mit einem Silbermittel, entweder magistraliter verschrieben oder fertig im Handel gekauft. Von den letzteren sind Hegononstäbchen und Cholevalstäbchen am gebräuchlichsten, ihre Einführung kann die Patientin selbst lernen. Es ist gut, wenn sie nach der Einführung ungefähr zehn Minuten in Rückenlage verharrt, wobei ein Wattebausch zwischen den Schamlippen liegt.

Rp. Hegonon- (Delegon-) Stäb-
    chen für die weibliche
    Harnröhre.
    1 Originalpackung.

Rp. Hegonon. (Choleval.) 1,50
    Aqu. dest. q. s. ad solut
    Gummi arabic.   2,50
    Amyl., Sacch. lact. aa   8,0
    M. f. bacill. longit. 4 cm et
    crassitud. 3 mm
    DS. Harnröhrenstäbchen.

In chronischen Fällen wird vielfach auch das Auswischen mit einer Playfair-Sonde geübt, die in 5 bis 10% Lapislösung oder 10% Protargol- oder 2% Albarginlösung getaucht ist. Wir meinen jedoch, daß es nicht so sehr auf die Stärke des Mittels ankommt als vielmehr auf die richtige Lokalisierung des Mittels, die in erster Linie auf dem endoskopischen Befunde beruht. Die paraurethralen Infektionen werden ebenso behandelt wie beim Manne. Bei Periurethritis werden möglichst warme Sitzbäder verordnet, das weitere Vorgehen ist nach dem Ausgang verschieden und richtet sich nach denselben Regeln wie beim Manne.

Über die Gonorrhoe der oberen Harnwege und über die gonorrhoischen Metastasen ist dem über die männliche Gonorrhoe Gesagten nichts hinzuzufügen.

Nichtgonorrhoische Erkrankungen der Harnröhre beim Weibe

Entzündungen der Harnröhre

Im Gegensatz zur männlichen Harnröhre sehen wir nicht gonorrhoische Urethritiden nichtvenerischen Ursprungs bei der Frau häufiger. Wir sehen relativ häufig bei Virgines Urethritiden, wobei verschiedene Bakterien gefunden werden. In den meisten Fällen ist nicht zu entscheiden, ob sie als pathogen oder saprophytisch anzusehen sind. In einer großen Anzahl von Fällen dürfte Masturbation den Anlaß zur Entstehung geben. Diese Urethritiden, die sich meistens auf den vordersten Anteil beschränken, sind im allgemeinen harmlos, können aber auch Komplikationen, wie Periurethritis mit Abszeßbildung, erzeugen. Dieselbe Art Urethritis nichtgonorrhoischen Charakters soll auch als Kohabitationsurethritis vorkommen, was zwar nicht sichergestellt, aber wahrscheinlich ist.

Die Behandlung der genannten nichtgonorrhoischen Urethritiden beschränkt sich am besten auf die eventuell auftretenden Komplikationen. Bei Masturbation ist das Hauptgewicht auf die Bekämpfung dieser zu legen.

Bezüglich der anderen Arten von Entzündungen, ferner hinsichtlich Tuberkulose, Lues, Ulcus molle, Tumoren, Fremdkörper, Steine, Angiome, Carcinome gilt das im Abschnitt über die männliche Harnröhre Gesagte. Nur eine Form von Tumoren ist der weiblichen Harnröhre eigen, das sind die Karunkeln, polypen- oder papillomartige Wucherungen, die am Orificium sitzen. Sie werden leicht unter Lokalanaesthesie kaustisch oder durch Exzision entfernt.

Divertikel und Fisteln

Sie bilden sich bei der Frau außer aus den bekannten Ursachen noch durch Verletzungen bei der Geburt.

Eine andere Eigentümlichkeit ist die Urethrocele. Siehe S. 283.

Strikturen

auf gonorrhoischer Basis sind selten, ebenso tuberkulöse, luetische oder durch Ulcus molle hervorgerufene, jedenfalls seltener als beim Manne. Dagegen gibt es sogenannte Altersstrikturen, die hinsichtlich der Aetiologie noch nicht ganz aufgeklärt sind. Die Harnröhre kann ferner durch Kindesteile, durch einen eingeklemmten Uterus, durch Tumoren vorübergehend oder dauernd verlegt werden, doch sind dies keine eigentlichen Strikturen; dagegen sehen wir echte, narbige Strikturen entstehen nach Verletzungen bei der Entbindung, nach Operationen an der vorderen Vaginalwand, besonders von Carcinomen. Das Symptomenbild wird durch erschwertes Urinieren und durch die Folgen der Harnverhaltung beherrscht (siehe S. 284).

Die Diagnose ist leicht und wird meistens schon beim Versuche des Katheterismus gemacht. Die Entrierung macht oft genug Schwierigkeiten, besonders bei der traumatischen Striktur. Hier muß man zu denselben Methoden greifen wie bei der männlichen Striktur. Die Behandlung geschieht durch Dehnungen mittels Sonden oder Katheter. Zu Verweilkatheter oder Urethrotomie braucht man nie zu greifen; die weibliche Harnröhre ist bedeutend toleranter als die männliche.

Erkrankungen der männlichen Geschlechtsorgane

Die Tuberkulose des männlichen Genitaltraktes

Die Tuberkulose des männlichen Genitaltraktes muß als wahre Systemerkrankung bezeichnet werden, die dadurch charakterisiert ist, daß sie zumeist mit multiplen Herden einhergeht, daß sie eine besondere Neigung zu Rezidiven bzw. Metastasen im Genitaltrakt aufweist und daß nach Heilung oder Exstirpation eines Organes der einen Seite bei erneuter tuberkulöser Bakteriaemie die Organe der anderen Seite erkranken.

Nur überaus selten ist ein einzelnes Organ des Genitaltraktes isoliert befallen, zumeist ist neben der Prostata auch noch ein Nebenhoden oder eine Samenblase erkrankt. Bei 200 Obduktionen von an Genitaltuberkulose verstorbenen Männern konnte gefunden werden, daß in 50% die Prostata, in je 25% Nebenhoden und Samenblase das zuerst befallene Organ darstellt. Es geht daraus hervor, daß man bei der am häufigsten zur Beobachtung kommenden tuberkulösen Erkrankung des Geschlechtsapparates, der Nebenhodentuberkulose, stets auch eine genaue Untersuchung der übrigen Harn- und Geschlechtsorgane nicht außer acht lassen darf.

Der Hoden selbst erkrankt an Tuberkulose niemals primär, stets erst durch Fortleitung der spezifischen Entzündung vom Nebenhoden her, eine Feststellung, die für die Therapie von großer Wichtigkeit ist. Übrigens sollen im Hoden im Gegensatz zu allen übrigen Organen des Geschlechtsapparates wahre Ausheilungen der Tuberkulose möglich sein.

Die Genitaltuberkulose stellt nahezu niemals die erste Tuberkuloselokalisation im Organismus (den „Primäraffekt") dar, sie entsteht vielmehr haematogen von einem anderen Primärherd aus (Lunge, Drüsen, Tonsillen, Darm). Ist einmal ein Organ des Geschlechtsapparates erkrankt, so kann die Infektion sich auf die anderen auf dem Blut- oder Lymphwege fortsetzen oder aber sie verbreitet sich weiter durch die natürlichen Kanäle der Organe (intrakanalikuläre Infektion). So kann z. B. von einer erkrankten Prostata aus durch Stauung des Samenleiterabflusses (infolge der Verlegung seiner Harnröhrenmündung) bazillenhältiger Eiter das Vas deferens oder den Nebenhoden infizieren oder aber die Tuberkelbazillen gelangen durch antiperistaltische Bewegung des Samenleiters direkt in den Nebenhoden, wo sie dann Fuß fassen können.

Eine Kombination der Tuberkulose des Genital- und uropoetischen Systems ist relativ häufig. Die Tuberkulose kann sich haematogen in einer Niere und gleichzeitig oder später im Geschlechtsapparat festsetzen. Wir sehen nicht so selten eine Tuberkulose der linken Niere und gleichzeitig eine Tuberkulose des Nebenhodens der gleichen Seite und erklären dieses Vorkommnis damit, daß die Bazilleninvasion in die Art. renalis sin. und gleichzeitig durch die häufig von der Art. renalis abgehende Art. spermatica sin. in den Nebenhoden gelangt ist. Außer der Infektion auf dem Blutwege kann auch eine direkte Infektion der Ausführungsgänge der Prostata durch den vorbeifließenden tuberkelbazillenhältigen Harn vorkommen.

Bei der Genitaltuberkulose ist die Gefahr eines Einbruches von bazillenhältigem Material in die Blutbahn besonders groß, da ja Prostata und Samenblasen von einem mächtigen venösen Plexus umgeben sind. Bei der Samenblase ist überdies noch die Gefahr der Fortsetzung der tuberkulösen Infektion auf das die Samenblase in ihrem oberen Anteile überziehende Peritoneum zu fürchten. Die Folge dieser Propagation der Infektion ist eine peritoneale, später dann eine miliare oder meningeale Tuberkulose. Wie überaus groß diese Gefahr ist, geht daraus hervor, daß unter 200 Obduktionen von an Genitaltuberkulose leidenden Männern in 34% der Fälle der Tod durch Miliartuberkulose oder Meningitis tuberculosa verschuldet war, während von einer Lungentuberkulose aus nur 6% an Meningealtuberkulose erkranken.

Krankheitsbild. Die Tuberkulose tritt im Genitaltrakt in Form von Infiltraten und Knoten auf, es wird entweder, und zwar zumeist, das ganze Organ ergriffen, oder aber es entwickeln sich nur an einzelnen Stellen die typischen Veränderungen. Es kann dann später zur bindegewebigen, fibrösen Abkapselung der Herde, zur Schwielenbildung, zur Resorption der verkästen Herde oder zur Verkalkung kommen; oder aber es tritt Erweichung ein, der Eiter bildet einen von pyogener Membran ausgekleideten Hohlraum (Kaverne) oder bricht in die Umgebung durch und führt zu Fisteln; von diesem Moment an ist eine Mischinfektion mit den gewöhnlichen Eitererregern nahezu unvermeidlich. Es kann aber auch zur Ausbildung großer Eiterhöhlen kommen, die dann die Zerstörung des ganzen Organes zur Folge haben.

Am Nebenhoden tritt die tuberkulöse Erkrankung seltener in Form einer akuten Epididymitis mit starken Schmerzen und Schwellung, sowie Rötung der Haut auf. Zumeist bilden sich ohne oder unter nur geringen Beschwerden langsam und schleichend harte Knoten im Nebenhoden aus. Frühzeitig kommt es auch zu einer Veränderung des Vas deferens, das entweder im ganzen verdickt ist, oder, wie dies zumeist der Fall ist, nur an einzelnen Stellen harte Verdickungen aufweist, die perlen- oder rosenkranzartig angeordnet sind. Die Haut ist über der Schwellung gut verschieblich, wenn es nicht zur eitrigen Einschmelzung einzelner Knoten kommt; in diesem Fall entsteht eine Rötung und Infiltration der Skrotalhaut, kommt es zur Erweichung und zum Durchbruch, so bildet sich entweder eine Fistel aus oder aber es entstehen große, torpid aussehende Geschwürsflächen. In den meisten Fällen von Nebenhodenentzündung findet sich auch eine Miterkrankung der Prostata, eventuell auch der Samenblasen, zumeist der gleichen Körperseite. Die Erkrankung der Prostata und Samenblasen verläuft fast unbemerkt vom Patienten. Es sind nur unbestimmte Beschwerden der Dammgegend, ein Gefühl des Druckes oder der Schwere vorhanden. Nur die selteneren Fälle, wo es zu einer größeren Eiteransammlung in Prostata oder Samenblase kommt, rufen stärkere Beschwerden hervor, insbesondere dann, wenn auch das dieses Organ umgebende Gewebe in die tuberkulöse Infiltration einbezogen wurde, oder wenn nach Durchbruch des Eiters in die Harnröhre oder Blase eine Mischinfektion sich ausgebildet hat, in welchen Fällen hohe Temperaturen beobachtet werden.

Diagnose. Bei den geringen subjektiven Beschwerden, die die tuberkulöse Erkrankung der Prostata und der Samenblasen verursacht, nimmt es nicht wunder, daß nahezu ausschließlich nur die Tuberkulose des Nebenhodens es ist, die den Patienten auf sein Leiden aufmerksam macht. Finden wir knotige, harte Verdickungen am Nebenhoden, fehlen eindeutige Hinweise, wie Geschwüre, Fisteln oder auch nur infiltrierte, mit dem Nebenhoden verbackene Partien der Skrotalhaut, so werden wir zur Sicherung der Diagnose uns zunächst über die Art des Beginnes der Erkrankung unterrichten. Ein nahezu oder gänzlich schmerzloser Beginn spricht für Tuberkulose, ein stürmischer Beginn allerdings nicht dagegen, es sei denn, daß die Entzündung im unmittelbaren Zusammenhang mit einer gonorrhoischen Harnröhrenerkrankung entstanden ist. Doch kann eine tuberkulöse Nebenhodenerkrankung sich später auf die gonorrhoische Epididymitis gleichsam aufpfropfen.

Von besonderer Wichtigkeit ist in allen derartigen Fällen der Nachweis anderer tuberkulöser Manifestationen im Organismus, vor allem aber am Geschlechtsapparat; die Untersuchung der übrigen Genitalorgane muß daher genauestens durchgeführt werden. Zunächst die des Vas deferens, das relativ frühzeitig in typischer Weise (siehe früher) verändert ist. Die Untersuchung der Prostata nehmen wir durch rektale Palpation in Rückenlage vor: Die tuberkulös erkrankte Prostata besitzt eine unebene, höckerige Oberfläche und ist, wenn nicht schon Erweichungen eingetreten sind, von besonders derber Beschaffenheit. Vergrößerung des ganzen Organes kommt nur selten vor, häufiger fühlt man eine kleine, geschrumpfte Drüse. Zumeist ist auch die oberhalb der Prostata befindliche Ampulle des Vas deferens verdickt. Die Samenblase kann, wenn sie als mäßig gefüllter, elastischer, rundlicher Körper palpabel ist, noch nicht als tuberkulös erkrankt angesprochen werden; erst wenn diese Schwellung besonders hohe Grade annimmt, ins Rektum geradezu vorspringt, oder aber wenn wir Verdickungen, fibröse Infiltrationen ihrer Wand fühlen, können wir eine Samenblasentuberkulose diagnostizieren; ebenso wenn einzelne harte Knoten zu palpieren sind oder wenn die ganze Samenblase in eine harte, derbe, längliche Masse verwandelt ist.

Ein Ausfluß aus der Harnröhre ist bei reiner Genitaltuberkulose verhältnismäßig selten. Der Harn ist bei der reinen Genitaltuberkulose nicht verändert, es sei denn, daß bei zerfallenden tuberkulösen Knoten der Prostata in den letzten Tropfen Eiter oder Flocken und Fäden zu sehen sind, in denen dann nach Tuberkelbazillen zu suchen ist. Niemals aber darf man versuchen, durch Expression einer für den palpierenden Finger verdächtig erscheinenden Prostata oder Samenblase ein Sekret zu gewinnen, um es dann zur Aufsuchung von Tuberkelbazillen zu benützen. Die Weiterverbreitung der Infektion könnte durch diese Maßnahme außerordentlich gefördert, ein schon eingekapselter Herd wieder aktiviert werden, vor allem aber der Einbruch von Bazillen in die Blut- oder Lymphbahn mit der Gefahr der miliaren oder meningealen Tuberkulose hervorgerufen werden. Man muß sich daher auch allein bei Verdacht auf Tuberkulose einer ganz besonderen Zartheit bei der Palpation befleißigen.

Eine gleich große Vorsicht bei vorhandener Prostatatuberkulose muß man hinsichtlich des Einführens von Instrumenten in die Harnröhre an den Tag legen und dies nur dann tun, wenn es aus anderen Indikationen (Nierenuntersuchung, Blasenbehandlung) nicht zu umgehen ist. Es sind Fälle bekannt, wo eine unsanfte Einführung eines Katheters und die damit verbundene Traumatisierung der tuberkulösen Prostata eine Miliartuberkulose im Gefolge hatte.

Gelingt es nicht, bei einer vorhandenen Schwellung des Nebenhodens zu einer Diagnose zu kommen, so sei als bestes Hilfsmittel hiefür die Epididymektomie genannt. Vorsicht dagegen ist geboten, bei fraglichen Veränderungen am Genitaltrakt aus diagnostischen Gründen Tuberkulininjektionen vorzunehmen, da hiedurch die Gefahr der Aktivierung des Prozesses gegeben ist. Ohne Bedenken aber kann die Eigenharnreaktion nach Wildbolz, die auch uns bereits mehrfach gute Resultate ergeben hat, vorgenommen werden; ihr positiver Ausfall sagt freilich nicht mehr, als daß im Körper überhaupt ein aktiver tuberkulöser Herd vorhanden ist.

Technik der Reaktion nach Wildbolz: Sie beruht darauf, daß die mit dem Harn ausgeschiedenen Zerfallsprodukte der Tuberkelbazillen (Antigene), intrakutan injiziert, eine Reaktion analog einer Tuberkulinprobe hervorrufen. 150 ccm steril aufgefangenen frischen Harnes (bei Frauen Katheterharn) werden im Vakuum bei 65 bis 70⁰ C auf ein Zehntel ihres Volumens eingedampft und hernach durch ein mit 2% Karbolsäure befeuchtetes Papierfilter filtriert. Zur Impfung werden 1 bis 2 Tropfen intrakutan an der Außenseite des Oberarmes injiziert, so daß eine kleine, höchstens 5 mm breite weiße Quaddel als Beweis für die richtige Technik entsteht. Injiziert man mehr, so besteht die Gefahr einer Hautnekrose. Außer derartigen zwei Quaddeln werden ebensolche mit Alttuberkulin $^{1}/_{1000}$ und $^{1}/_{10.000}$ gemacht, zur Prüfung auf die allergische Reaktion des Menschen überhaupt.

Bei positivem Ausfall der Reaktion bildet sich in der Haut ein scharf umschriebenes Infiltrat, das am besten nach 48 Stunden zu fühlen ist. Eine Rötung kann bestehen, ist aber nicht als charakteristisch anzusehen.

Sind die gleichzeitig angelegten Tuberkulinreaktionen negativ, zeigt also der betreffende Körper keine allergische Reaktion gegen das Tuberkulin, so kann auch die Wildbolz-Reaktion begreiflicherweise nicht positiv ausfallen.

Therapie. Solange die Nebenhodentuberkulose sich noch im Beginn befindet, solange also noch spontane Schmerzen bestehen, begnüge man sich mit allgemeinen Maßregeln: Körperruhe, Hochlagerung des Skrotums, beim Aufstehen Suspensorium. Anfangs kühle Umschläge, bald aber, in manchen Fällen gleich von Beginn an warme Kompressen. Jodkalisalbe oder organische Jodverbindungen in Salbenform (Verordnung siehe S. 195). Sehr frühzeitig kann man mit Quarzlampenbestrahlung beginnen, die sich aber zweckmäßigerweise nicht nur auf die erkrankte Skrotalhälfte beschränken, sondern so viel wie möglich vom übrigen Körper miteinbeziehen soll.

Hat sich dann die Schwellung etwas zurückgebildet und ist stationär geworden, dann muß man sich für die operative oder konservative Therapie entscheiden. Wir halten die Epididymektomie als Frühoperation für die Behandlungsmethode der Wahl, da sie einfach auszuführen ist, keine lokalen Rezidive und sehr gute Heilerfolge gibt. Das Vas deferens wird, soweit wie möglich, mitentfernt. Da durch die Entzündung des Nebenhodens der Samenabfluß ohnehin schon unterbrochen ist, erleidet der Patient auch durch eine doppelseitige Epididymektomie keinen Schaden; da sie die innere Sekretion des Hodens nicht beeinträchtigt, bleibt die Geschlechtskraft und das Geschlechtsempfinden des Patienten unverändert. Den Hoden auf alle Fälle mitzuentfernen, erachten wir als kontraindiziert. Bei der Operation überzeugen wir uns von seinem Zustand, ist er bereits mitbefallen, so versuchen wir, die krankhaften Teile zu resezieren, um soviel wie möglich des Hodengewebes dem Körper zu erhalten. Nur überaus selten, bei sehr lange bestehender Erkrankung, ist man gezwungen, wegen vollständiger Zerstörung die Semikastration oder totale Kastration auszuführen. Durch die Entfernung des tuberkulös erkrankten Nebenhodens wird auch die zumeist bestehende Tuberkulose der Prostata und der Samenblase günstig beeinflußt. Eine Nachbehandlung mit Quarzlicht eventuell mit Röntgenstrahlen ist in vielen Fällen von Vorteil.

Unter der konservativen Therapie kommt vor allem die Quarzlicht- und die Röntgenbestrahlung in Betracht; mit beiden lassen sich in einzelnen Fällen Rückbildungen der Knoten am Nebenhoden erreichen. Wahre Heilungen dürften kaum vorkommen, vor Rückfällen ist man nie sicher. Tuberkulinkuren sind, wie bei der Tuberkulose des Genitaltraktes überhaupt, nur mit sehr großer Vorsicht durchzuführen, am besten wohl nur in einer Anstalt. Das Auftreten von stürmischen Herdreaktionen ist dabei zu vermeiden; ein durch eine allzu hohe Dosierung hervorgerufenes Aufflackern des Prozesses kann eine miliare, meningeale oder peritoneale Aussaat zur Folge haben.

Hinsichtlich der Behandlung der Tuberkulose der Prostata und Samenblase dagegen ist man auf die konservativen Verfahren angewiesen; wenn nicht zwingende Indikationen zur Eröffnung einer großen Eiterhöhle in Prostata oder Samenblase vorliegen, enthalte man sich hier lieber einer chirurgischen Therapie. Die radikale Operation der Samenblasentuberkulose (Voelcker) ergibt nur dann günstige Resultate, wenn es sich um wohlabgegrenzte, fibröse oder käsig-kavernöse Formen, nicht aber um sulzige Infiltrate oder kalte Abszesse handelt. Die Besserung des Erkrankungszustandes dieser Organe durch die Epididymektomie wurde bereits erwähnt.

Von den konservativen Maßnahmen kommen in Betracht: Allgemeine Kräftigung, Sonnen- (Quarzlampe) und Liegekuren am Meer oder im Hochgebirge, Solbäder, vorsichtige Tuberkulinkur, eventuell Versuch mit Röntgenbestrahlung.

Erkrankungen der Prostata
Entzündungen der Prostata

Eine entzündliche Erkrankung der Prostata, eine Prostatitis, entsteht am häufigsten durch direkte Fortleitung des Entzündungsprozesses von einer entzündlichen Erkrankung der Urethra prostatica (Urethritis posterior gonorrhoica oder non gonorrhoica, Urethritis traumatica bei Dauerkatheter oder nach einem einmaligen Katheterismus) oder der Harnblase, seltener von einem Entzündungsherd in der Umgebung der Prostata aus; weiters metastatisch bei Vorhandensein von Eiterherden oder infektiösen Erkrankungen im Organismus, so nach Furunkeln, Angina, Parotitis, Pyaemie, nach Grippe, Typhus, Pneumonie, insbesondere bei Vorhandensein eines Diabetes mellitus. Daß auch lange Zeit hindurch fortgesetzte Exzesse in venere (frustrane Erregungen, Masturbation, gewohnheitsmäßig ausgeführter Coitus interruptus), ebenso wie chronische kongestive Zustände der Prostata bei Radfahrern oder Reitern zu einer entzündlichen Erkrankung der Vorsteherdrüse führen können, muß als erwiesen gelten.

Dagegen möchten wir meinen, daß das als Kongestion der Prostata beschriebene Bild einer Vergrößerung oder Schwellung der Prostata sich zumeist wohl mit frühen Stadien der sogenannten Prostatahypertrophie decken dürfte. Die Tuberkulose der Prostata wurde bereits im Rahmen der Genitaltuberkulose besprochen.

Die Prostatitis entsteht entweder als akute Prostatitis, zumeist begleitet von Reizerscheinungen seitens der Blase (Pollakisurie, Dysurie, Pyurie) und geht dann allmählich in die chronische Form der Prostatadrüsenentzündung über oder entwickelt sich von vornherein in schleichender Weise. Über die Einteilung der einzelnen Formen der Prostatitis, ihre Symptome, ihren Verlauf und ihre Behandlung siehe im Kapitel „Prostatitis gonorrhoica", da auch die nicht im Anschluß an eine Gonorrhoe entstandene Entzündung (mit Ausnahme der Tuberkulose) sich nicht wesentlich von den gonorrhoischen Prostatitiden unterscheidet.

Einige Worte über die metastatisch entstandene Prostatitis, der häufigsten Ursache für einen Prostataabszeß. Bei Vorhandensein eines der oben angeführten Infektionsherde oder -Krankheiten im Organismus kann sich unter hohem Fieber, oft mit Schüttelfrösten und Exanthem, eine Eiterung in der Prostata ausbilden; zuweilen fehlen im Beginne subjektive Beschwerden der Patienten oder äußern sich nur in einem unbestimmten Druck- oder Schmerzgefühl in der Dammgegend, das besonders in der Glans penis gefühlt werden kann. In anderen Fällen aber sind Schwierigkeiten bei der Harnentleerung oder eine plötzliche völlige Harnsperre vorhanden. Die Diagnose ist aus der rektalen Untersuchung zumeist unschwer zu stellen; bei Vornahme der rektalen Palpation fehlt selten eine ausgesprochene Schmerzhaftigkeit der ganzen Prostatagegend, man palpiert eine zumeist ungleichmäßig vergrößerte, weiche oder schon fluktuierende Vorwölbung der Vorsteherdrüse. Im Harn können pathologische Veränderungen völlig fehlen oder aber er ist in beiden Portionen leicht getrübt. Erst wenn der Abszeß in die Harnröhre oder Blase durchgebrochen ist, welches Ereignis der Patient oft schon selbst daran bemerkt, daß unter Nachlassen der Beschwerden und des Fiebers plötzlich eine große Eitermenge im Harn auftritt, finden wir in der zuletzt entleerten Harnmenge einen eitrigen, rahmigen Bodensatz. Schwieriger kann die Diagnose sich dann gestalten, wenn der Prostataabszeß sich bei bestehender Prostatahypertrophie ausbildet. Hier kann dann der Nachweis einer Eiteransammlung oft schwer fallen, wenn nicht einwandfrei eine Fluktuation zu palpieren ist. Lediglich das hohe Fieber und die besondere Schmerzhaftigkeit der Prostatagegend gestatten die sichere Erkennung.

Die Therapie des Prostataabszesses soll eine chirurgische sein und in der baldigen Eröffnung des Eiterherdes vom Perineum aus bestehen. Ein sich selbst überlassener Abszeß der Prostata bricht zumeist in die Harnröhre, seltener in die Blase oder am Perineum, nahezu nie ins Rektum durch; damit ist aber nicht immer schon die Heilung verbunden, oft ist man später noch gezwungen, perineal zu inzidieren, die Behandlung einer sich eventuell ausbildenden Harnfistel ist eine recht schwierige und undankbare Aufgabe. Nach der rechtzeitigen perinealen Eröffnung eines Prostataabszesses dagegen tritt zumeist rasch Versiegen der Eitersekretion und Heilung ein.

In Fällen, wo wir wohl das Vorhandensein einer Eiteransammlung in der Prostata mutmaßen, eine Fluktuation aber nicht nachweisen können, soll man versuchen, durch Injektion von Eiweißpräparaten die Entzündung zum Rückgang zu bringen, jedoch nur unter steter Kontrolle mittels wiederholter rektaler Palpation, um nicht den richtigen Moment für den chirurgischen Eingriff zu verabsäumen. Die Anwendung eines kühlen oder heißen Arzbergerschen Apparates ist ebenfalls empfehlenswert; heiße Sitzbäder, Wärmeapplikation am Damm, eventuell Blutegel; bei großen Schmerzen Narkotika.

Daß in Fällen kompletter Retention ein weicher Gummikatheter für einige Tage in der Harnröhre zu befestigen ist, bedarf kaum weiterer Begründung.

Eine Massagebehandlung ist beim Prostataabszeß kontraindiziert; nur wenn es zum Durchbruch des Eiters in die Harnröhre bzw. Blase gekommen, die Temperatur auf normale oder nahezu normale Werte gesunken ist, dann kann man versuchen, den Eiter vorsichtig vom Rektum aus in die Harnröhre zu exprimieren, unter steter Kontrolle der Temperatur, ob nicht durch diese Therapie erneut Fieberschübe sich einstellen. Zweckmäßigerweise schließt sich an diese Expressionsbehandlung eine Spülung der hinteren Harnröhre und Blase (Didaysche Spülung; siehe S. 187) an.

Prostatahypertrophie

Der als Prostatahypertrophie bezeichneten Krankheit liegt keine Hypertrophie der Prostata, sondern ein Adenom der periurethralen

Drüsen, also ein echtes Neoplasma zugrunde. Die eigentliche Prostatadrüse ist dabei druckatrophisch und umgibt schalenförmig die adenomatöse Geschwulst; sie bildet die sogenannte chirurgische Kapsel, aus der bei der Operation das Adenom ausgeschält wird. Post operationem regeneriert sich die eigentliche Prostatadrüse, so daß in den meisten Fällen nach einigen Monaten rektal eine normal konfigurierte, normal große Prostata sich vorfindet.

Das Prostataadenom bildet sich selten vor dem 50., zumeist erst jenseits des 60. Lebensjahres aus.

Durch das Prostataadenom wird der Abfluß des Harnes aus der Blase erschwert, die Blase entleert sich allmählich nicht mehr vollständig (inkomplette Harnretention) oder aber die Harnentleerung wird völlig unmöglich (komplette Harnretention).

Durch die Ausbildung des Restharnes in der Blase kommt es auch zu einer Erschwerung des Harnabflusses aus den Nieren, zu einer Erweiterung von Nierenbecken und Harnleitern und zu Druck auf das Nierenparenchym. Dauert dieser Zustand durch längere Zeit an, so entstehen typische Störungen der Nierenfunktion. Die Niere verliert die Fähigkeit, den Harn auf höhere Werte zu konzentrieren (Hyposthenurie), später auch noch die der stärkeren Verdünnung des Harnes, so daß das spezifische Gewicht in engen Grenzen fixiert ist (Isosthenurie, Nierenstarre, Torpor renalis). Dabei findet sich zumeist die Absonderung einer übergroßen Harnmenge (Polyurie, die die Ursache zur Polydipsie abgibt). Hand in Hand mit dieser schon am spezifischen Gewicht des abgesonderten Harnes erkennbaren Funktionseinschränkung der Nieren kommt es auch zu einer Retention von Stoffwechselschlacken im Blute und in den Körpergeweben, die mit die Ursache für das schwere Krankheitsbild der Harnvergiftung, der Urotoxaemie sind. In den Wandungen der unter chronischer Harnstauung stehenden Harnorgane besteht ebenso wie im Nierenparenchym selbst eine starke kongestive, venöse Hyperaemie (praktisch wichtig wegen der Blutungsgefahr bei plötzlicher Druckentlastung [siehe S. 230]).

Diagnose. Anamnese. Überstandene Gonorrhoe oder gonorrhoische Prostatitis, Striktur bedeutungslos. Über die diagnostische Bedeutung der Symptome siehe später. Die rektale Palpation ist am besten in Rückenlage vorzunehmen. Der Zeigefinger der rechten Hand palpiert vom Rektum aus, die über der Symphyse flach aufgelegte linke Hand drückt bei gut entspannten Bauchdecken gegen den rechten Zeigefinger; nur auf diese Weise gelingt es, vor allem bei leerer Blase und nicht zu dicker Bauchdecke, das Prostataadenom zwischen die Finger beider Hände zu erhalten; erst dadurch ist eine Größenbestimmung möglich. Bei der rektalen Palpation fühlt man eine zumeist symmetrische halbkugelige Vorwölbung von glatter Oberfläche und gleichmäßiger Konsistenz (entweder weich, sukkulent oder mehr derb, fibrös); die bei einer normalen Prostata stets deutlich fühlbare Furche zwischen den beiden Seitenlappen ist verstrichen; die Rektalschleimhaut ist über dem Tumor glatt verschieblich, seine Abgrenzung

gegen die Umgebung ist eine absolut scharfe (siehe auch Differentialdiagnose gegen Prostatacarcinom S. 236). Katheterismus. Zumeist verlängerte hintere Harnröhre, in vorgeschrittenen Stadien Restharn. Harnuntersuchung. Falls keine Infektion vorliegt, ist ein Vorhandensein
von Eiweiß mit Zylindern im klaren Harn als Ausdruck einer Erkrankung der Nieren (durch die Harnstauung) anzusehen. Cystoskopie.
Trabekelblase als Zeichen der
kompensatorischen Blasen-
muskelhypertrophie. Die Gegend des Blasensphinkters (sogenannte Übergangsfalte) ist
entweder ringsum gleichmäßig
vorgewölbt, oder aber aus dem
vorgewölbten Sphinkter ragen
halbkugelige Knoten hervor
(intravesikal entwickelter
Adenomanteil, Mittella p-
pen). Hinter dem Mittel-
lappen ist eine Vertiefung (recessus retroprostaticus) vorhanden, deren tiefster Punkt
oft nicht abgeleuchtet werden
kann (Abb. 48). Röntgen-
aufnahme oder Durchleuch-
tung der mit Bromnatrium
gefüllten Blase. Der Blasenschatten ist im ganzen gehoben, liegt oberhalb der

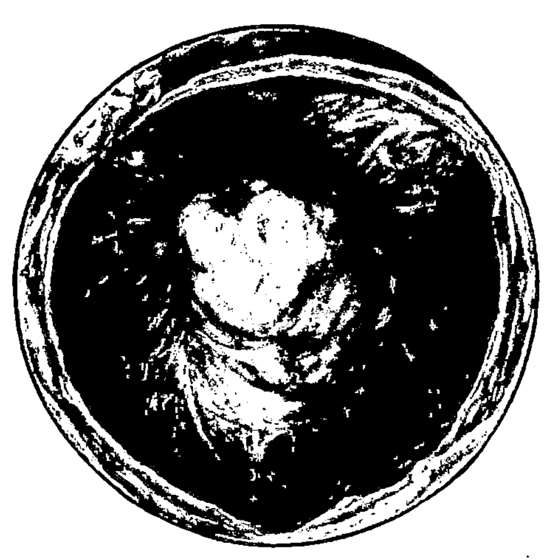

Abb. 48. Prostatahypertrophie: Mittellappen, Trabekelblase, Recessus retroprostaticus. Blasenscheitel abgekappt
(Nach einem Diapositiv der Fa. Siebert, Wien)

Symphyse; falls einzelne Adenomknoten stärker in die Blasenlichtung
vorspringen, sind diese als Aufhellung im Blasenschatten sichtbar
(Abb. 54).

Differentialdiagnose. Spinale (zerebrale) Blasenstörungen mit
Restharn: Fehlen der Pupillen- und Patellarreflexe. Ataxie, sonstige
pathologische Veränderungen im Nervenstatus; bei Tabes Wassermann
Reaktion (siehe S. 159). Blasendivertikel kommt oft gemeinsam
mit Prostatahypertrophie vor: Cystoskopie, Röntgen. Carcinom der
Prostata siehe nächstes Kapitel. Prostataabszeß: Palpatorisch zuweilen
schwer zu unterscheiden, kann auch gemeinsam mit Hypertrophie
vorkommen; für Abszeß spricht: plötzlicher Beginn einer schweren
Erkrankung, Fieber, zuweilen Schüttelfröste. Starke Schmerzen im
Perineum oder in die Glans ausstrahlend. Rektal findet sich eine
besondere Druckschmerzhaftigkeit, seltener eine ausgesprochene
Fluktuation. Tuberkulose der Prostata: selten Gefahr der Verwechslung; ungleichmäßig vergrößerte Prostata, Vorhandensein anderer
tuberkulöser Lokalisationen im uropoetischen System. Steine der
Prostata: können auch gemeinsam mit Prostatahypertrophie vorkommen; bei der Palpation einzelne harte, schmerzhafte Stellen;

15*

zuweilen ist auch hiebei eine deutliche Krepitation nachweisbar. Eine Röntgenaufnahme sichert die Diagnose (Abb. 52).

Erwähnenswert sind ferner einige Fehldiagnosen, die bei bestehender Prostatahypertrophie erfahrungsgemäß öfter gestellt werden. Die für den Prostatiker charakteristischen Schwierigkeiten der Harnentleerung werden häufig fälschlich als Striktur, dysurische Beschwerden und Schmerzen in der Glans als Blasenstein diagnostiziert. Das früher geschilderte Bild der Urotoxaemie mit Beteiligung des Gastrointestinaltraktes führt zur Annahme einer chronischen Gastritis oder täuscht das Bestehen eines Magencarcinoms vor. Die im III. Stadium vorhandene Polyurie und Polydipsie bei stark diluiertem Harn gibt Anlaß zu Verwechslung mit Diabetes insipidus oder, wenn Albumen in geringen Mengen, einzelne Zylinder im Harn und hohe Blutdruckwerte gefunden werden, zur Verwechslung mit einer Schrumpfniere. Daß schließlich das nächtliche Harnträufeln als „wahre Inkontinenz" bezeichnet und mit „seniler Schwäche" der Blasenmuskulatur erklärt wird, ohne das Grundleiden zu berücksichtigen, sei ebenfalls noch erwähnt.

Klinik der Prostatahypertrophie

Klinisch unterscheidet man drei Stadien der Prostatahypertrophie:

I. Initial- oder prämonitorisches Stadium,
II. Stadium; Stadium der inkompletten Retention,
III. Stadium; Stadium der Überlaufblase oder der paradoxen Ischurie.

In jedem Stadium der Prostatahypertrophie kann es zu kompletter Harnverhaltung kommen.

I. Stadium. Charakteristikum: Kein Restharn.

Symptome. Erschwertes Harnlassen, häufiger Harndrang, insbesondere bei Nacht.

Zunahme der Beschwerden bei Bettruhe, langem Sitzen, nach Stuhlverhaltung, reichlichen Mahlzeiten, Erkältungen.

Therapie. Regelung der Lebensführung. Vermeiden langen Sitzens, besonders in weichen Polstern; Sorge für tägliche regelmäßige Bewegung; Verhütung von Erkältungen; regelmäßige Entleerung der Blase (keine allzulangen Pausen zwischen den einzelnen Miktionen), vorher einige Schritte umhergehen, wodurch die Blutkongestion der Blase und des Adenoms vermindert wird.

Regelung der Diät. Zu vermeiden sind scharfe Gewürze, frisch gebratenes Fleisch und Wildbret; kein Alkohol, insbesondere kein Sekt, kein Schnaps. Am ehesten noch leichter Rotwein gestattet. Keine großen Mahlzeiten! Als Trinkkur Karlsbader Mühlbrunn oder ähnliches zur Regelung des Stuhlganges. Anzuraten ist laktovegetabilische Kost (viel Gemüse und Obst).

Zur Verminderung der Miktionsbeschwerden kann die Prostatamassage, nur wenn es sich um eine weiche, sukkulent sich anfühlende Prostataschwellung handelt, einige Male versucht werden; da sie jedoch nur die Kongestion vermindern, das Neoplasma begreiflicherweise nicht verkleinern kann, ist sie sofort auszusetzen, falls sich kein augenscheinlicher Erfolg einstellt.

Besser wirkt der Arzbergersche Kühlapparat, ein- bis zweimal täglich durch 20 Minuten angewendet. (Wasser von Zimmertemperatur.) Einlegen von Sonden oder Kühlsonden nicht unbedenklich (Verletzung der blutreichen, unregelmäßig konfigurierten Urethra prostatica, Gefahr der Harninfektion und des Prostataabszesses). Alle 4 bis 6 Monate Einführen eines dünnen Gummikatheters unter strengster Asepsis, zur Kontrolle, ob sich nicht Restharn ausbildet. An dem Tage des Katheterismus und den beiden folgenden Tagen 1,5 bis 2 g Urotropin per os.

Medikamentös. Suppositorien mit Papaverin (0,05) und Belladonna (Extr. B. 0,02) zur Milderung der Miktionsbeschwerden (Verordnung siehe S. 130), Karlsbader Kur. Kardiaka, wenn man hoffen kann, dadurch die Blutzirkulation zu verbessern und somit die kongestive Hyperaemie im kleinen Becken zu verringern. Als Laxantia am besten Pulvis Liquiritiae oder Rhei (Istizin), phenolphtaleinhältige Abführmittel (Purgen, Darmol usw.) sind ebenso wie Aloe zu vermeiden.

Blasentee ist zu widerraten, Urotropin nur prophylaktisch oder bei infiziertem Harn zu nehmen.

Katheterismus. Stets nur weiche Gummikatheter mit aufgebogener dünner Spitze verwenden (Tiemann-Katheter Nr. 17, Abb. 14), seine Konkavität muß beim Einführen bauchwärts sehen. Soll direkt aus dem kochenden Wasser angewendet und mittels steriler Pinzette langsam vorgeschoben werden. Bei Widerstand nicht forcieren, sondern den Katheter zurückziehen, etwas um seine Längsachse drehen, erneut vorschieben. Als Gleitmittel am besten Gleitcreme in Tuben (Vegetalin, Olisthesin, Katheterpurin) oder steriles Glyzerin bzw. Öl. Niemals Vaselin.

Seidengespinst- (Mercier-) Katheter, ebenso Metallkatheter sind besser zu vermeiden, insbesondere dünne Nummern (Gefahr der Verletzung und der fausse route).

II. Stadium. Charakteristikum: Vorhandensein von Restharn.

Symptome. Bei geringen Restharnmengen Beschwerden analog denen des I. Stadiums. Bei größerem, vor allem länger bestehendem Restharn Beginn der durch die Harnstauung verursachten Nierenfunktionsstörungen: Gewichtsabnahme, Polyurie, Appetitlosigkeit, Stuhlverstopfung.

Therapie. Der Nachweis einer Restharnmenge, die 50 ccm übersteigt, soll die Indikation zur Prostatektomie abgeben.

Bestehen Kontraindikationen oder verweigert der Patient die Operation, so Lebensführung und Diät wie im I. Stadium. Katheterbehandlung. Richtlinien. Leerhalten der Blase zwecks Vermeidung einer übermäßigen Blasenausdehnung, vor allem aber der Rückstauung gegen die Nieren. Verhinderung bzw. Bekämpfung der Harninfektion.

Durchführung. Bei geringem Restharn unter 100 bis 150 ccm ohne Infektion Überwachung des Patienten (Katheterismus alle 2 bis 3 Monate), ein regelmäßiger Katheterismus ist unnötig. Regelmäßige Urotropinzufuhr an einem oder zwei Tagen jeder Woche (2 g pro die), bei Katheterismus siehe oben.

Besteht Infektion, dann regelmäßiger Katheterismus. Häufigkeit abhängig vom Grade der Infektion. Zunächst täglich, später dreimal bis einmal wöchentlich. Dauerkatheterismus kann, zumindest eine Zeitlang notwendig werden (siehe später). Stets Blasenspülungen, Harndesinfizientia per os oder intravenös. (Siehe hiezu S. 148.)

Bei größeren Restharnmengen (150 bis 300 ccm) regelmäßiger evakuatorischer Katheterismus, bei klarem Harn zwei- bis dreimal wöchentlich, bei Infektion eventuell öfter oder Dauerkatheter.

Übersteigt der Restharn 300 ccm, das heißt, ist nach Abfließen von 300 ccm beim ersten Katheterismus die Blase noch nicht leer, dann muß der Katheter entfernt werden, da die plötzliche Entleerung überdehnter Blasen (und um eine solche handelt es sich in diesen Fällen) schwere Folgen nach sich ziehen kann. (Blutung ex vacuo mit nachfolgender Anurie, Uraemie; plötzlicher Kollaps durch Absinken des Blutdruckes; bei gleichzeitig eintretender Infektion Schüttelfröste und foudroyant verlaufende Sepsis.) Ein äußerliches Zeichen der Nierenfunktionsstörung durch Harnstauung ist ein niedriges spezifisches Gewicht des Harnes (unter 1015). In solchen Fällen allmähliche Entleerung der Blase, das heißt, jeden Tag um 100 ccm mehr ablassen, bis die Blase leer ist. Dann am besten Dauerkatheter; genügt dieser nicht, so Anlegung einer Blasenfistel (siehe III. Stadium).

Die akute komplette Harnretention kann in jedem Stadium der Prostatahypertrophie sich einstellen, veranlassende Ursachen hiefür sind reichliche Mahlzeiten mit großer Flüssigkeits- (Alkohol-) Zufuhr, langes Sitzen, insbesondere bei Bahnfahrten, Stuhlverstopfung, Erkältungen. Trotz stärksten Pressens bringt der Kranke nur wenige Tropfen Harn zum Vorschein, die Schmerzen können sich bis zur Unerträglichkeit steigern, heiße Bäder usw. sind wirkungslos. Als Therapie kommt nur die Einführung eines Tiemann-Katheters in Betracht, mit dem man wohl in allen Fällen leicht in die Blase gelangt (siehe auch S. 229), es sei denn, daß schon vorher vergebliche Versuche, einen harten Katheter einzuführen, schwere Verletzungen in der Urethra prostatica bewirkt hatten. Aber auch hier verwende man zunächst einen Tiemann-Katheter verschiedener Stärke (lieber stärkere als schwächere Nummern) und gehe erst bei Mißerfolg zum Mercier- oder Metallkatheter über. Mit der Blasenpunktion sei man so zurückhaltend wie möglich, da eine Verletzung einer weit hinabreichenden Peritonealduplikatur (ja selbst mit Darmverletzung) auch bei lege artis durchgeführter Punktion bereits einige Male beobachtet wurde.

Technik der Blasenpunktion. Sie soll niemals mit dem Fleurantschen Troikart, sondern stets nur mit einer dicken langen Rekordnadel gemacht werden. Nach Rasieren der Schamhaare und entsprechender

Reinigung der Haut sticht man knapp oberhalb der Symphyse die Nadel schief nach unten ein und saugt den Harn entweder mit der Spritze ab oder läßt ihn durch ein an der Nadel befestigtes Gummidrain abtropfen.

Am nächsten Tag gelingt dann nahezu stets das Einführen des Gummikatheters; wenn nicht, so neuerliche Punktion oder Cystostomie.

Ist der Katheter in die Blase gelangt, so ist das völlige Entleeren der Blase nur dann gestattet, wenn keine länger dauernde inkomplette Harnretention mit Schädigung der Nierenfunktion vorliegt. Man erkennt dies am spezifischen Gewicht des Harnes: beträgt dieses über 1015, so liegt keine schwerere Nierenschädigung vor, man kann die Blase zur Gänze entleeren; unter 1015 allmähliche Evakuation.

Die weitere Behandlung nach einer kompletten Harnretention ist eine verschiedene. Kann der Patient wieder urinieren, dann prüfe man auf das Vorhandensein von Restharn; ist ein solcher nachweisbar, so dementsprechende Therapie. Ist auch am nächsten Tag die Miktion unmöglich oder ungenügend, so täglich zweimal Katheterismus bzw. Dauerkatheter. Um die bei akuter Retention vorhandene Kongestion der Prostata zum Schwinden zu bringen, gebe man zweimal täglich den Arzbergerschen Kühlapparat ins Rektum. Papaverin- (0,06), Belladonna- (0,02) Zäpfchen; Urotropin 2 bis 3 g. Nach fünf bis sieben Tagen Entfernen des Katheters und Versuch, ob Miktion ohne Restharn möglich. Unterstützend wirken Pituitrin bzw. Mg. sulfat.

III. Stadium. Charakteristika: Überdehnte, oft über den Nabel hinauf reichende Blase, unwillkürlicher Harnabgang (Überlaufblase, Ischuria paradoxa), zunächst nur nachts. Ausgeprägte Symptome der schwer geschädigten Nierenfunktion: Kachektisches Aussehen, völlige Appetitlosigkeit, Ekel vor Fleischnahrung, trockene Zunge, foetor ex ore; Polydipsie, Stuhlverhaltung.

Therapie. Zunächst allmähliche Entleerung der Blase, dann Dauerkatheter, eventuell auch Cystostomie. Womöglich Anstaltsbehandlung. Fleischfreie Kost; wurde der Dauerkatheter bereits angelegt, große Flüssigkeitsmengen, soweit das Herz dies gestattet, per os, subkutan, rektal.

Harndesinfizientia per os oder intravenös. Gut bewähren sich in diesem Stadium (vor allem gegen die Polydipsie) Strychningaben, als Pillen oder als Injektionen, mit 0,5 mg pro die beginnend und ansteigend auf 1,5 mg.

Wird der Dauerkatheter schlecht vertragen (starke Urethritis, rezidivierende Epididymitis), funktioniert er schlecht (Verstopftsein durch Eiterbröckel usw., siehe auch S. 66) oder geht die Erholung allzu langsam vor sich, so empfiehlt sich die Cystostomie (Blasenfistel) in Lokalanaesthesie (jedoch immer erst nach Dauerkathetervorbereitung); kurzer gefahrloser Eingriff, Patient kann bereits nach 24 Stunden aus dem Bette herausgesetzt werden und nach zehn Tagen, mit Pezzerkatheter in der dicht schließenden Fistel, die Anstalt verlassen. Drei bis sechs

Wochen, selten erst einige Monate nach der Cystostomie ist die allgemeine Erholung und die Besserung der Nierenfunktion soweit vorgeschritten, daß die Prostatektomie (Enukleation des Adenoms) vorgenommen werden kann (siehe auch S. 264 und 265).

Pflege und Wartung des Dauerkatheters

Als Dauerkatheter darf nur ein Gummikatheter (Nelaton- oder Tiemann-Katheter) verwendet werden. Wichtig ist die tadellos richtige Lage: fließt Harn- oder Spülflüssigkeit ab, dann Vorziehen des Katheters, bis der Abfluß eben sistiert, jetzt erneut 1 cm weit hineinschieben. Befestigung: Es werden zwei ca. 5 cm lange und 1 cm breite Heftpflasterstreifen an einem Ende 1 cm weit geschlitzt und rechts und links am Penis befestigt; die geschlitzten Enden greifen am Katheter selbst an und werden dort durch einen um den Katheter festgeknüpften Seidenfaden noch gesichert. Die Enden des Fadens lege man auf den Penis, um den dann noch ein dünner Heftpflasterstreifen spiralig (nicht zirkulär!) angebracht wird. Statt geschlitzter Heftpflasterstreifen kann man auch längere aber schmälere Streifen benützen, die vom Penis auf den Katheter und wieder zurück zum Penis verlaufen. Eine sorgfältige Reinigung des Penis, vor allem aber des Gummikatheters mit Benzin von den Resten des Gleitmittels ist von besonderer Wichtigkeit. Die Anwendung von Sicherheitsnadeln, insbesondere das Durchstechen des Katheters, ist vollkommen überflüssig. An Stelle des Heftpflasters kann man auch einen schmalen Trikotschlauch benützen, der am Gliede und am Katheter mittels Mastisol befestigt wird; Sicherung ebenfalls durch einen um den Katheter fest geknüpften Seidenfaden. Bei ambulatorischen Patienten soll der Penis noch mit einer schmalen Gazebinde umwickelt werden. Sehr gut bewährt sich auch das aus Gummi hergestellte sogenannte Katheterkörbchen (Rüsch, Cannstadt); zweckmäßigerweise lege man eine dünne Gazeschichte zwischen Penis und dem zirkulären Gummiband ein.

Die ersten Stunden oder Tage wird der Dauerkatheter zumeist sehr unangenehm, ja schmerzhaft empfunden. Man gebe daher am ersten Tage Morphin als Suppositorium oder per os, später versuche man es mit Pyramidon, Phenacetin, Allonal, Veramon. Stets besteht eine Urethritis traumatica mit Absonderung eines eitrigen Sekretes. Am fünften bis sechsten Tage Katheterwechsel — wenn nicht eine starke Urethritis einen täglichen Katheterwechsel erheischt — unter Spülung der Harnröhre (Spülmittel siehe S. 152). Bei Dauerkatheter sind tägliche Spülungen mit gekochtem Salzwasser (1%) angezeigt, am besten durch den Patienten selbst oder dessen Angehörige. Eine Blasenspritze ist hiezu nicht unbedingt erforderlich, ein ausgekochter Blechtrichter genügt. Der aus der Harnröhre entfernte Katheter muß durch rollendes Zusammendrücken gegen eine feste Unterlage von Inkrustationen in seinem Inneren gereinigt, dann mit verdünnter Salzsäure durchgespült und in hängender Lage getrocknet werden.

Pflege und Wartung der Blasenfistel

Patient trägt nach suprapubischer Cystostomie in der Fistel einen
Pezzerkatheter (oder ein Drain), der durch Heftpflasterstreifen (Sicher-
heitsnadel nicht durch Katheter, sondern durch eine um den Katheter
herumgelegte Heftpflastermanschette hindurchstechen!) oder eine Hart-
gummipelotte gehalten wird. Zuhause ist der Katheter stets offen zu
halten und in ein kleines Fläschchen abzuleiten. Außer Hause kann er
mittels Stöpsels verschlossen gehalten werden.

Jede Woche Wechseln des Katheters, Einführen eines gut gereinigten
und ausgekochten Ersatzkatheters. Zum Spannen des Pezzerkatheters
ist ein durch das ganze Katheterlumen durchgeführter Katheterspanner
entbehrlich, es kann dies mittels einer dünnen Harnröhrensonde oder
eines ähnlichen Instrumentes von außen aus geschehen. Blasenspülungen
sind ebenso wie bei Dauerkatheter täglich vorzunehmen.

Komplikationen der Prostatahypertrophie

Haematurie kommt bei der Prostatahypertrophie relativ häufig
vor, sie stammt zumeist aus der außerordentlich blutreichen, das Adenom
bedeckenden Schleimhaut, nimmt nahezu niemals gefahrdrohende
Stärke an. Einlegen eines Dauerkatheters stets bis auf wenige Aus-
nahmsfälle (bei denen nur die Enukleation nützt) von prompter Wirkung.
Infektion: Cystitis, Pyelonephritis, Epididymitis; Steine, Divertikel.
Siehe unter den entsprechenden Kapiteln.

Suprapubische Prostatektomie

Die einzig rationelle Therapie der Prostatahypertrophie ist die
suprapubische Prostatektomie (richtig ausgedrückt: Enukleation des
Adenoms aus der eigentlichen Prostata; Abb. 49), in Lokalanaesthesie
ausgeführt, weil dadurch das die Störungen verursachende Neoplasma
entfernt wird. Die Patienten entleeren nachher ihre Blase restlos,
leicht, ohne Schmerzen und in normalen Intervallen.

Eine persistierende Fistel oder eine Inkontinenz kommen niemals
vor, ebensowenig bei technisch richtig ausgeführter Operation eine Rezidive.
Die Operation hat eine weitaus geringere Mortalität (ca. 6 — 10%) als das
„Katheterleben", bei dem die Patienten einer aszendierenden Infektion
früher oder später erliegen. Da eine krebsige Umwandlung des Prostataadenoms in mehr als 10% aller Fälle vorkommt, ist auch aus diesem
Grunde die Prostatektomie indiziert.

Die Voraussetzung für die Operation ist eine hinreichend gute Nierenfunktion, falls diese geschädigt ist, muß eine entsprechende Vorbereitung
stattfinden. Die Nierenfunktion messen wir an dem Zeitpunkt der Blauausscheidung nach intravenöser Injektion von Indigokarmin (Beginn spätestens
7 bis 9 Minuten), an dem Ausfall des Verdünnungs- und Konzentrationsversuches (von 1½ l zugeführtem Wasser Ausscheidung von mindestens
1 l während der folgenden 4 Stunden; das niedrigste spezifische Gewicht

bei der Verdünnung und das höchste bei der Konzentration muß mindestens um 16 voneinander differieren, also z. B. 1002 bis 1018) und schließlich an der Höhe des Rest-N-Gehaltes des Blutes (unter 40 mg in 100 ccm Blut). Sind diese Proben in der skizzierten Weise ausgefallen, dann kann einzeitig operiert werden. Wenn nicht, so muß eine länger vorbereitende Drainage der Blase gemacht werden, zunächst durch Dauerkatheter. Tritt hiebei keine oder eine allzulangsame Besserung der Nierenfunktion und damit des Allgemeinbefindens ein, so ist es besser, die Operation in 2 Akte zu zerlegen und zunächst nur die Cystostomie auszuführen. Besteht diese längere Zeit hindurch (3 Wochen bis 6 Monate), dann ist nahezu stets die Nierenfunktionsbesserung soweit vorgeschritten, daß in einem zweiten Akte die Enukleation des Adenoms ohne Gefährdung des

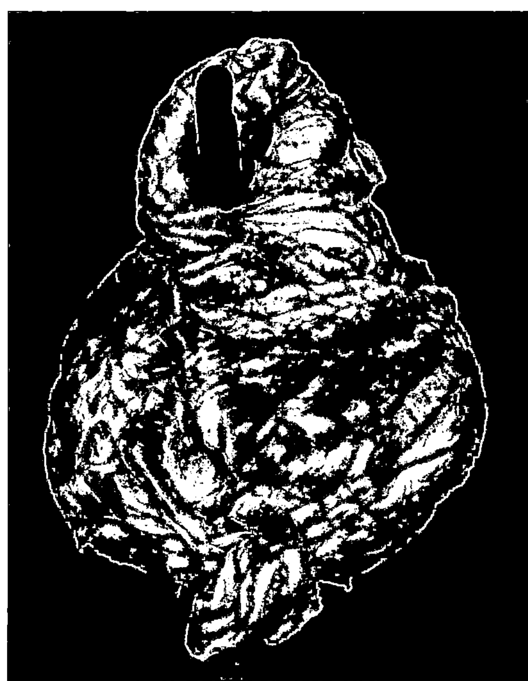

Abb. 49. Enukleiertes Prostataadenom, vorwiegend subvesikal entwickelt, kleiner Mittellappen, Katheter in der Harnröhre
(Nach einem Diapositiv der Fa. Siebert, Wien)

Patienten vor sich gehen kann (zweizeitige Prostatektomie).

Durch diese Zerlegung des Eingriffes in 2 Akte mit der ganz augenfälligen Besserung des Allgemeinbefindens nach der Cystostomie sind die Kontraindikationen für die Entfernung des Prostataadenoms nahezu völlig geschwunden und so gelingt es, durch diese Operation eine völlige Heilung zu erreichen in Fällen, die vordem zu einem dauernden Katheterleben verurteilt waren.

Anhangsweise sei noch der Vasektomie und der Röntgenbestrahlung kurz gedacht. Die Resektion eines kleinen Stückes aus dem Samenleiter ist zwar hinsichtlich der Verhinderung einer Epididymitis von Nutzen, eine nennenswerte Verkleinerung des Adenoms ist jedoch davon nicht zu erwarten. Durch die Röntgenbestrahlung können zuweilen die subjektiven Beschwerden durch Verminderung der Kongestion für kurze Zeit gebessert werden, eine tatsächliche Verkleinerung der Geschwulst findet jedoch nicht statt. Eine Radiumtherapie kommt nicht in Betracht.

Prostataatrophie

Störungen und Hindernisse der Harnentleerung mit Symptomen, die denen der Prostatahypertrophie gleichen, ohne daß sich bei rektaler Untersuchung eine Geschwulst in der Gegend der Prostata nachweisen läßt, wurden früher als Prostataatrophie (Prostatisme sans prostate) bezeichnet. Heute weiß man, daß verschiedene anatomische Veränderungen diesem Krankheitsbilde zugrundeliegen.

Zunächst sind es sogenannte kleine Prostatahypertrophien, kleine Adenome, oft nur von der Größe eines Kirschkernes oder einer Haselnuß, die in die Urethra prostatica vorragen und den freien Harnabfluß behindern. Ihre Diagnose ist aus einer sorgfältigen bimanuellen Palpation und ferner mittels der Irrigationsendoskopie der hinteren Harnröhre (Abb. 50) zu stellen; Cystoskopisch findet man hiebei oft keine eindeutige Veränderung am Blasenhalse.

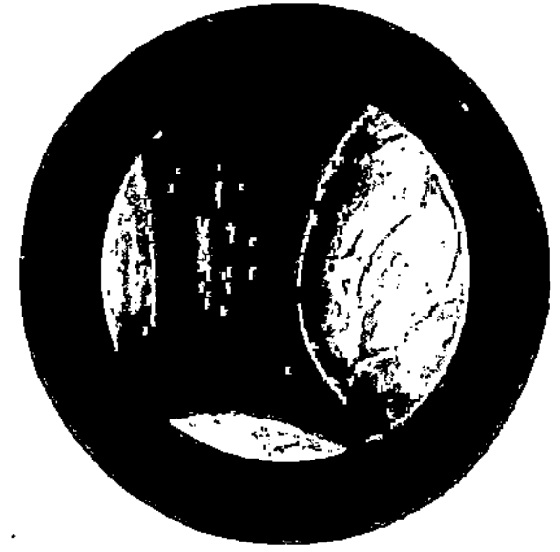

Abb. 50.   Adenomknoten des linken Prostatalappens Irrigationsurethroskopie.

Eine Sklerose des Blasenhalses (contracture of the neck of the bladder), eine über die untere Zirkumferenz der Sphinktergegend sich ausspannende und vorspringende fibröse Leiste oder Falte, die sogenannte Prostatabarre, können ebenso wie eine isolierte Hypertrophie des Trigonalmuskels mit abnorm stark vorspringendem Lig. interuretericum seltene Ursachen dieses Leidens darstellen. Ihre Diagnose ist nur von Fachärzten mit Hilfe der Cystoskopie und Urethroskopie mit Sicherheit zu stellen. Die Therapie besteht entweder nach suprapubischer Eröffnung der Blase in der Entfernung des Hindernisses oder in endourethral vorgenommenen operativen Maßnahmen.

Prostatacarcinom

Das Prostatacarcinom entwickelt sich entweder als maligne Degeneration in einem benignen Adenom oder geht von der eigentlichen Prostatadrüse aus.

Die maligne Degeneration in einem Adenom macht zunächst keinerlei von der Prostatahypertrophie verschiedene, charakteristische Beschwerden. Das eigentliche Prostatacarcinom ist zumeist erst spät die Ursache für eine Erschwerung der Miktion durch Verengerung der Urethra prostatica. Eine spontane Haematurie ist beim Prostatacarcinom seltener als bei der Prostatahypertrophie, kann daher nicht als charakteristisch für das Vorhandensein einer malignen Neubildung angesehen werden. Das Fehlen von für Prostatacarcinom charakteristischen Beschwerden macht es uns zur Pflicht, Klagen über neuralgiforme, ins Kreuz oder in die Oberschenkel ausstrahlende Schmerzen bei älteren Männern besondere Beachtung zu schenken, da diese erfahrungsgemäß oft die ersten Anzeichen des Carcinoms darstellen. Man versäume daher in solchen Fällen niemals die Untersuchung der Prostata durch Palpation vom Rektum aus. Die beim Prostatacarcinom auftretenden Metastasen bevorzugen die Knochen, und zwar vor allem Kreuzbein, untere Lendenwirbelsäule und Rippen.

Diagnose. Da die Prostatahypertrophie nur ausnahmsweise vor dem 50. Lebensjahre auftritt, sind Prostatikerbeschwerden vor diesem Alter als auf Carcinom verdächtig anzusehen.

Rektale Palpation. Maligne Degeneration in einem Prostataadenom: In der sonst gleichmäßig glatten und gleichmäßig konsistenten Oberfläche der Geschwulst (siehe dort) finden sich einzelne harte, wenn auch oft nur kleine Höcker oder Stellen, die auf Druck ausgesprochen schmerzhaft sind oder aber die ganze Geschwulst fühlt sich außerordentlich hart (wie Knochen) an. Die scharfe Abgrenzung gegen die Umgebung kann verloren gegangen sein, ein Durchbruch des Carcinoms gegen das Rektum aber kommt nie vor, höchstens eine Fixation der Rektalschleimhaut an einzelnen Stellen des Tumors. Eigentliches Prostatacarcinom: Flacher, außerordentlich harter Tumor von leicht unebener Oberfläche, der nach allen Seiten hin ohne fühlbare Grenzen in die Umgebung, insbesondere kranialwärts gegen die Samenblasen zu, ausstrahlt.

Von Wichtigkeit ist es ferner, beim Prostatacarcinom oder bei Verdacht auf Prostatacarcinom die Klopfempfindlichkeit des Knochengerüstes zu prüfen, sowie Röntgenaufnahmen zwecks Nachweis von Metastasen anfertigen zu lassen.

Differentialdiagnostisch vom Carcinom ist abzugrenzen die Tuberkulose der Prostata sowie Prostatasteine (siehe S. 227).

Therapie. Ist bei einem Prostataadenom auch nur der Verdacht auf maligne Degeneration gegeben, dann Prostatektomie. Nach der Operation Bestrahlung mit Radium und Röntgen, falls es sich histologisch tatsächlich um Carcinom handelt.

Ist die Carcinomdiagnose sicher, dann kein Versuch einer radikalen Exstirpation, sondern nur Radium- und Röntgenbestrahlung; bei letzterer knapp vor jeder Sitzung intravenöse Zufuhr von 10 ccm 50% Traubenzuckerlösung. Cystostomie, wenn wegen kompletter oder inkompletter Harnverhaltung, erschwerter Kathetereinführung usw. eine dringende Indikation hiefür vorliegt.

Prostatasteine

Sie kommen einzeln oder multipel vor, und zwar entstehen sie entweder in der Prostata selbst oder sind aus den oberen Harnwegen stammende kleinste Konkremente, die in der Gegend der Prostata hängen geblieben sind.

Symptome nur dann, wenn sie aus der Prostata in die Harnröhre vorragen und dadurch Anlaß zu Harndrang, Haematurie, Erschwerung des Harnabflusses geben.

Diagnose. Rektale Palpation (Knirschen, Reiben), Röntgen (Abb. 52).

Erkrankungen des Hodens

Angeborene Anomalien. Unter den angeborenen Zuständen kennen wir eine Hypoplasie und Aplasie des einen oder beider Hoden, einseitige oder doppelseitige Hyperplasie, Umdrehungen der Hoden um die horizontale oder vertikale Achse (Inversio horizontalis oder verticalis), Verlagerung der Hoden außerhalb des Skrotums (Ectopia testis), ferner als Folge von Störungen im Descensus Kryptorchismus oder Monorchismus, je nachdem beide Hoden oder nur einer nicht ins Skrotum gelangte. Je nach der Stelle, wo der embryonale Abstieg stille stand, sprechen wir von Bauchhoden oder Leistenhoden.

Während die anderen Mißbildungen keiner Behandlung bedürfen oder zugänglich sind, ist dem Leistenhoden größere Beachtung zu schenken. Er scheint nämlich, wie die Erfahrung lehrt, eine besondere Neigung zu maligner Degeneration, besonders zu Sarkombildung zu besitzen.

Die Behandlung besteht in unblutiger oder blutiger Reposition oder in Exstirpation. Letztere ist besonders angezeigt, wenn er Beschwerden macht.

Geschwülste des Hodens. Es kommen vor: Fibrome, Myome, Myxome, Chondrome (meistens als Mischgeschwulst), Osteome. Alle diese sind sehr selten. Häufiger und von größerer Bedeutung sind die malignen Geschwülste, die Carcinome und Sarkome.

Das Carcinom kommt in allen seinen Formen, vom weichen medullären Krebs bis zum Scirrhus vor. Die Diagnose ist in den Anfangsstadien schwer; der Hoden behält seine Gestalt lange Zeit, er wird größer und je nach der Art des Krebses weicher oder härter; der Nebenhoden ist zunächst unverändert, kann aber später auch ebenso wie die Skrotalhaut vom Carcinom durchsetzt werden. Der Hodenkrebs zeichnet sich durch besondere Bösartigkeit aus; relativ früh schon kommt es zu einer carcinomatösen Infiltration der retroperitonealen Lymphdrüsen und zu zahlreichen Metastasen in Leber, Knochensystem und Lungen. Das ist der Grund, warum die chirurgische Therapie so ungünstige Resultate ergibt, wenn die Diagnose nicht schon sehr frühzeitig gestellt wird. Eine Kombination der chirurgischen Behandlung mit Röntgenbestrahlung ergibt oft noch, insbesondere bei Sarkomen, befriedigende Resultate.

Entzündungen des Hodens. Die Orchitis epidemica acuta, allein oder meistens mit Parotitis epidemica (Mumps) gleichzeitig vorkommend, ist eine fieberhafte Erkrankung, deren Erreger noch nicht gefunden ist. Der Hoden schwillt stark an, ist äußerst schmerzhaft. Das Fieber kann bis 40° steigen, das Allgemeinbefinden ist bedeutend gestört. Tritt die Erkrankung unter diesen stürmischen Erscheinungen auf, ist die Diagnose leicht. Schwierigkeiten bereiten manchmal die, wenn auch selten, vorkommenden milden Formen, bei denen die Schmerzen gering sind und das Fieber fehlt. Wenn eine Parotitis gleichzeitig besteht oder die Erkrankung im Rahmen einer Epidemie auftritt, wird die Diagnose wesentlich erleichtert. Gegenüber der Hydrocele ist die Geschwulst derber, schmerzhafter, nicht transparent, außerdem wächst die Hydrocele langsamer. Der Verlauf und die Prognose ist in den meisten Fällen günstig, nur selten kommt es zur Abszedierung oder Atrophie. Die B e h a n d l u n g besteht in Bettruhe, Umschlägen mit Burowscher Lösung, Fieberbekämpfung, bei Abszedierung in Inzision.

Andere akute Entzündungen sind selten und dann fast immer fortgeleitet von akuten Entzündungen des Nebenhodens. Ihre Behandlung deckt sich mit der der Epididymitis.

L u e s   d e s   H o d e n s. Sie interessiert uns wegen der Möglichkeit einer Verwechslung mit Geschwülsten, wenn sie in Form von Gummen mit oder ohne Zerfall auftritt. In letzterem Falle kommt auch die D i f f e r e n t i a l d i a g n o s e gegenüber Tuberkulose in Frage. Es sind bei jeder derartigen Hodenaffektion serologische Blutreaktionen anzustellen. Im übrigen gilt folgender Grundsatz: Affektionen, bei denen die Hodenanschwellung im Vordergrund steht, sind eher als Lues bzw. als Neoplasma, solche, bei denen der Nebenhoden die Hauptrolle spielt, als Tuberkulose anzusehen. Die Lues ergreift fast nie das Vas deferens, Tuberkulose dagegen sehr häufig.

T u b e r k u l o s e   d e s   H o d e n s ist fast ausnahmslos mit Tuberkulose des Nebenhodens vergesellschaftet (siehe S. 219).

Die V e r l e t z u n g e n   d e s   H o d e n s sind begreiflicherweise nicht isoliert, sondern immer mit solchen der Umgebung verbunden. Es handelt sich zumeist nur darum, ob der Hoden mitbetroffen wurde oder nicht. Handelt es sich um offene Wunden, so wird das eventuelle Hervorquellen von Hodensubstanz über die Richtung und das Ausmaß der Verletzung Aufschluß geben. Bei Q u e t s c h u n g e n gibt die Schmerzempfindung wichtige Hinweise. Der Hodenschmerz ist nämlich außerordentlich stark im Verhältnis zu dem des Skrotums und, man kann sagen, eine spezifische Empfindung.

Erkrankungen des Nebenhodens und des Samenstranges

G e s c h w ü l s t e des Nebenhodens kommen nur selten vor, es sind dieselben wie am Hoden. Cystische Bildungen des Nebenhodens (S p e r m a t o c e l e) verdanken ihre Entstehung einer Erweiterung von Samenkanälchen hinter einer Stenose, einer Erweiterung blind endigender, aberrierender Samenkanälchen oder einer Erweiterung rudimentärer embryonaler Gebilde, so der M o r g a g n i s c h e n Hydatide und der Paradidymis.

Die häufigste Erkrankung ist die E n t z ü n d u n g im Gefolge einer Gonorrhoe, durch den Gonococcus selbst oder durch Sekundärinfektion hervorgerufen. (Siehe darüber im Abschnitte über Urogenitalgonorrhoe.)

Von besonderer Wichtigkeit ist es, die t u b e r k u l ö s e   E r k r a n k u n g des Nebenhodens im Initialstadium nicht zu übersehen.

Erkrankungen der Scheidenhäute

Die wichtigste ist die Hydrocele (Wasserbruch). Sie ist eine Ansammlung von seröser Flüssigkeit in der Tunica vaginalis propria. Je nachdem es sich um die Scheidenhaut des Hodens oder des Samenstranges handelt, sprechen wir von einer Hydrocele testis oder funiculi spermatici. Sie kommt nicht selten angeboren vor.

Die Hydrocele testis entsteht auf die Weise, daß sich wohl der Processus vaginalis nach dem Descensus testis am Leistenring schließt, aber die beiden Blätter nicht verkleben und sich seröse Flüssigkeit zwischen ihnen ansammelt. Hydrocele communicans: die Tunica vaginalis testis steht mit der freien Bauchhöhle durch einen mehr oder minder weiten Gang in Verbindung. Bei der Hydrocele testis bilocularis steht der im Skrotum befindliche Sack mit einer zweiten, geschlossenen, oberhalb des Leistenringes befindlichen Höhlung in Verbindung.

Die Ursache der Flüssigkeitsansammlung ist entweder ein Trauma oder eine Entzündung. Je nach der Schnelligkeit des Auftretens unterscheiden wir eine akute oder chronische Hydrocele. Die akute ist die Folge eines Traumas oder einer akuten Entzündung des Nebenhodens oder des Vas deferens oder Hodens und wurde im Zusammenhange mit diesem erwähnt.

Die chronische Hydrocele ist die Hydrocele schlechtweg. Sie geht entweder aus einer akuten Hydrocele hervor oder tritt von vornherein schleichend auf. Es kommen dabei als ursächliche Momente häufige, oft unbemerkte Traumen, Geschwülste des Hodens und Nebenhodens, Lues in Betracht — wir nennen diese Art symptomatische Hydrocele, im Gegensatze zu Spontanhydrocelen, bei denen wir keine Ursache für die Entstehung finden.

Die Diagnose ist in der Regel leicht. Die Hydrocele testis bildet eine Geschwulst von birnförmiger Gestalt, wobei die breite Seite nach unten gerichtet ist. Die Geschwulst ist fluktuierend und durchscheinend, ihre Größe sehr verschieden. Bis zu einer gewissen Größe ist der Hoden hinten und unten zu tasten, oft ist er aber von der Geschwulst ganz verdeckt. Die Beschwerden sind durch die Größe und Schwere der Geschwulst bedingt. Druckschmerzhaftigkeit besteht nicht. Kleine Hydrocelen machen gar keine Beschwerden, mit zunehmendem Wachstum stellt sich ein Ziehen in der Leistengegend ein, weiterhin Schwierigkeiten beim Coitus und Urinieren. Durch Benässen mit Harn und durch die Reibung der Geschwulst am Oberschenkel bilden sich Ekzeme. Eine Folge der Hydrocelen ist Atrophie des Hodens.

Differentialdiagnostisch kommen in erster Linie Skrotalhernien in Frage. Die Unterscheidung wird gemacht

1. durch die Transparenz der Hydrocele,
2. durch die Fluktuation der Hydrocele,
3. durch die Glattheit ihrer Oberfläche,
4. durch den dumpfen Perkussionsschall, wenigstens gegenüber den Darmhernien, die einen tympanitischen Schall geben,

5. durch die Größenzunahme der Hernien beim Husten, Niesen, Pressen; die Größenzunahme beim Aufstehen des Patienten findet bei Hernien von oben nach unten, bei der Hydrocele communicans von unten nach oben statt,

6. in den meisten Fällen durch die Reponibilität der Hernien.

Die Hydrocele funiculi spermatici entsteht dadurch, daß nur ein längs des Samenstranges liegender Teil des Processus vaginalis peritonei offen geblieben ist und es dort zu einer Ansammlung von Flüssigkeit kommt. Die Hydrocele funiculi spermatici liegt als platter, länglicher oder eiförmiger, fluktuierender Körper den Gebilden des Samenstranges an und ist von ihnen ebenso wie von Hoden und Nebenhoden sowie gegen den Leistenring zu scharf abgrenzbar. Ihre Diagnose ist deshalb leicht zu stellen. Besteht jedoch noch eine Verbindung zwischen der Hydrocele und der Peritonealhöhle (Hydrocele funiculi communicans), dann ist die Differentialdiagnose gegenüber der Leistenhernie nach den oben angegebenen Kriterien zu stellen. Setzt sich der Hydrocelensack durch den Leistenring hindurch, wo er stets eine Einschnürung erfährt, gegen die Peritonealhöhle (mit der er jedoch nicht kommuniziert) fort, so spricht man von einer Hydrocele funiculi bilocularis.

Die Behandlung kann konservativ oder radikal sein. Erstere besteht in Punktion mit einem Troikart, wobei sich eine gelbe klare Flüssigkeit entleert. Die Flüssigkeit erneuert sich jedoch in kurzer Zeit wieder. Das radikale Verfahren ist die Operation. Die früher vielgeübten Einspritzungen von entzündungserregenden Mitteln wurden verlassen.

Die Haematocele ist ein blutiger Erguß zwischen die beiden Blätter der Tunica vaginalis propria. Sie kommt dadurch zustande, daß die Hydrocelenflüssigkeit durch ein Trauma blutig wird. Es wurde jedoch auch Haematocele als Folge haemorrhagischer Entzündungen beschrieben. Die Symptome sind dieselben wie die der Hydrocele, nur fehlt die Transparenz.

Unter Galaktocele versteht man einen Erguß, der durch Beimengung von Lymphe oder Chylus ein milchartiges Aussehen erhält, sie ist eine tropische Erkrankung.

Unter Varicocele (Samenaderbruch, Krampfaderbruch) versteht man krampfaderartige Erweiterungen der Venen des Samenstranges (Plexus pampiniformus). Die Diagnose ist leicht. Die linke Seite ist häufiger oder stärker befallen. Die Behandlung besteht bei geringen Beschwerden im Tragen eines Suspensoriums und Stuhlregelung, bei starken Beschwerden in Operation.

Erkrankungen des Hodensackes

Die Haut des Hodensackes nimmt natürlich an den Erkrankungen der übrigen Haut teil. Besonderheiten weist die Entzündung des Hodensackes bei Harninfiltration auf. Sie kann den Charakter von Phlegmonen annehmen und zu tiefgreifenden Zerstörungen führen. Auch sonst neigt der Hodensack leicht zu Gangrän, z. B. bei Erysipel. Die Behandlung der Phlegmone besteht in ausgiebigen Incisionen.

Daß der Hodensack an den Erkrankungen der in ihm eingebetteten Organe teilnimmt, ist begreiflich und wurde an den entsprechenden Orten besprochen.

Von den Geschwülsten sind für den Hodensack eigentümlich die Elephantiasis und gewisse Krebse.

Die Elephantiasis ist eine Erkrankung der heißen Gegenden und wird zum Teil durch Filaria sanguinis, zum Teil durch noch unbekannte Ursachen hervorgerufen. Bezüglich der Krebse wissen wir, daß Schornsteinfeger, Paraffin- und Teerarbeiter zu Hodensackkrebsen neigen. Sie bilden sich im Anschluß an Exkoriationen, Ekzeme und Warzen infolge des chemischen Reizes, den gewisse im Ruß und Teer enthaltene Stoffe ausüben. Das wichtigste ist die Verhütung durch gewerbehygienische Maßnahmen.

Erkrankungen des Penis

Die Erkrankungen der Haut, Lues und Ulcus molle, mögen in den Lehrbüchern über Haut- und venerische Krankheiten nachgesehen werden.

Es sollen hier nur jene Erkrankungen dargestellt werden, die noch keine Besprechung gefunden haben.

Phimosis

Darunter verstehen wir einen Zustand der Vorhaut, der ein Zurückziehen über die Eichel unmöglich macht. Wir unterscheiden angeborene und erworbene Phimosen. Die erworbene Phimose ist meistens entzündlichen, in seltenen Fällen traumatischen oder neoplasmatischen Ursprunges.

Behandlung. Bei den angeborenen, nicht zu hochgradigen Phimosen der Kinder können Dehnungen mit einer Pinzette oder eigens hiefür konstruierten Apparaten versucht werden, bei höhergradigen kommt, wie bei den Erwachsenen, nur Operation in Betracht. Die Behandlung der erworbenen besteht zunächst in Behebung der Ursachen. Freilich ist dies oft auch nur auf operativem Wege möglich, z. B. wenn es sich um ein Ulcus molle oder eine Sklerose des inneren Blattes oder der Eichel handelt.

Paraphimosis

Diese entsteht dadurch, daß die enge Vorhaut über die Eichel zurückgezogen wird und nicht mehr nach vorne geschoben werden kann. Es geschieht anläßlich einer Reinigung oder Coitus oder aus masturbatorischen Gründen. Die Vorhaut schnürt die Eichel ab, die Eichel schwillt an und verstärkt das Hindernis für die Reposition.

Durch gangraenöse Einschmelzung des Schnürringes kann es zur Selbstheilung kommen, doch sucht der Patient zumeist schon früher den Arzt auf. Die unblutige Reposition, das heißt, das Vorschieben der Vorhaut über die Eichel gelingt in der Mehrzahl der Fälle. Man faßt die Vorhaut mit den Zeigefingern und Mittelfingern beider Hände, während die Daumen die Eichel eindrücken, zweckmäßigerweise fetten wir die Eichel vorher ein. Gelingt es auf diese Weise nicht, so wird der Schnürring gespalten, worauf die Vorhaut über die Eichel schlüpft. Man kann auch gleich eine regelrechte Phimosenoperation anschließen.

Balanitis (Balanoposthitis)

Man versteht darunter eine Entzündung des inneren Blattes der Vorhaut, der Eichel (sogenannter Eicheltripper) und der Eichelfurche. Die Ursache ist verschieden. Wir sehen, Balanitiden entstehen bloß durch die Stagnation des normalen Sekretes, das sich zersetzt und durch die Produkte der Zersetzung einen chronischen Reiz ausübt; vielleicht spielen auch abnorm wuchernde Mikroorganismen dabei eine Rolle. Diese Art Balanitis tritt um so eher ein, je enger die Vorhaut ist (also häufig bei kongenitaler Phimose). Sie kommt aber auch ohne Phimose vor durch mangelhafte Reinigung.

Eine zweite Gruppe ist die diabetische Balanitis. Sie ist nicht so selten das erste Zeichen, das zur Aufdeckung der Zuckerkrankheit führt und kommt besonders bei älteren Leuten, bei denen atrophische Schrumpfungen der Vorhaut eine relative Phimose erzeugen, vor.

Zu den Reizbalanitiden gehört auch die Balanitis bei akuter Gonorrhoe, bei welcher der Eiter einen entzündungsbildenden Reiz ausübt; durch Schwellung der Vorhaut kann es zur Phimose kommen.

Balanoposthitis sehen wir ferner bei Ulcus molle und luetischen Prozessen. Auch Anaemie, protrahierter Coitus führt manchmal zu Balanitis.

Während es sich bei den bisher genannten Formen um katarrhalische eitrige Entzündungen handelt, gibt es noch eine wohlumschriebene Form, deren Erreger bekannt sind: die Balanitis erosiva und ihre Abarten, die ulcerosa und gangraenosa. Die klinischen Erscheinungen sind schon durch den Namen gekennzeichnet. Die Erreger sind ein grampositiver, vibrioähnlicher Mikroorganismus und eine gramnegative Spirochaete.

Die Behandlung besteht in ausgiebiger Reinigung mit H_2O_2, wenn nötig mehrmals täglich, und Bestauben mit Dermatol, Xeroform oder Zinkpuder.

Rp.	Zinci oxyd.			Rp.	Zinci oxyd.		
	Talci veneti				Talci veneti aa	10,0	
	Bol. alb.	aa	20,0		Vaselini		
	DS. Puder				Lanolini	aa	10,0
					Mf. pasta DS. Zinkpasta		

Bei Phimose wird zur Spülung des Vorhautsackes ein dünnes Drainrohr verwendet. Nach den Waschungen empfiehlt es sich oft, statt des Puders die Eichel mit einer Zinkpasta zu bedecken. Bei der Balanitis ulcerosa und gangraenosa ist eine energischere Behandlung der Geschwüre mit 2 bis 5% Lapislösungen nötig.

Ulcus molle, luetische Prozesse und Diabetes erfordern die entsprechende Behandlung. In manchen Fällen muß man zur Phimosenoperation schreiten, das ist dann der Fall, wenn die Reinigungs- und Desinfektionsmaßnahmen nicht zum Ziele führen oder die Diagnose der durch die entzündliche Phimose verdeckten Prozesse auf anderem Wege nicht möglich ist.

Präputialsteine

sind zusammengeballtes, eingedicktes Sekret der Eichel und Vorhaut. Sie liegen immer im Sulcus coronarius. Sie werden, wenn keine Phimose besteht, nach Zurückziehen der Vorhaut entfernt, bei bestehender Phimose mit einer Pinzette extrahiert oder zerdrückt und herausgespült.

Cavernitis

Sie ist, außer bei Verletzungen, stets eine Folge von entzündlichen Erkrankungen der Harnröhre, die die Wand derselben überschreiten und die Corpora cavernosa ergreifen. Wir haben schon bei der Periurethritis eigentlich Erkrankungen des kavernösen Gewebes vor uns. Von Bedeutung werden diese Prozesse, wenn sie sich nicht aufsaugen, sondern mit Induration enden; dann bleiben manchmal dauernde Veränderungen zurück, die zu Knickungen des Penis führen (Chorda). Bei der Erektion und bei der Kohabitation machen sich diese unangenehm bemerkbar.

Differentialdiagnostisch kommt Lues in Frage. Die Anamnese, das Fehlen von entzündlichen Harnröhrenprozessen, die serologischen Blutproben bringen Aufschluß. Wenn dies alles die Diagnose nicht ermöglicht, wird probeweise eine antiluetische Kur eingeleitet.

Verletzungen des Penis

Sie sind zumeist mit solchen der Harnröhre verbunden. Es kommen natürlich alle Arten von Verletzungen vor, die auch andere Körperteile betreffen. Wir wollen hier nur hervorheben, daß die Verletzung des Penis häufig Katheterismus und Anlegen des Verweilkatheters nötig machen, um Harninfiltration zu vermeiden (siehe auch S. 210).

Neubildungen des Penis

Es sind alle Arten von gutartigen und bösartigen Neubildungen am Penis beobachtet worden. Die häufigsten sind die spitzen Kondylome. Sie stellen gutartige papilläre Wucherungen dar, die mit Vorliebe die Eichel und die Vorhaut befallen. Ihre Verbreitung und Größe nimmt manchmal enorme Maße an. Sie sind, wie Untersuchungen der letzten

Zeit ergaben, übertragbar. Die Behandlung ist Abtragung mit dem scharfen Löffel oder der Schere unter Lokalanaesthesie.

Unter den bösartigen Geschwülsten spielt das Carcinom die Hauptrolle; es handelt sich meistens um einen Plattenepithelkrebs von papillärem Aufbau. Die Behandlung besteht in Amputatio penis mit Ausräumung der Inguinaldrüsen.

Induratio penis plastica

Sie stellt eine von der Tunica albuginea oder dem Septum ausgehende Verhärtung dar, die sich allmählich und schmerzlos entwickelt. Die Aetiologie ist unbekannt. Die Diagnose ist leicht. Es handelt sich um plattenförmige, seltener strangförmige, harte Gebilde am Dorsum penis in der Mittellinie, meist nahe der Symphyse. Die Oberfläche ist glatt. Bei stärkerem Wachstum können sie die Schwellkörper schalenförmig umspannen. Die Beschwerden sind funktioneller Natur, indem sie die Ursache für Abweichungen des erigierten Penis und dadurch zu sexuellen Störungen abgeben. Histologisch handelt es sich um derbes Bindegewebe, in dem Knorpel- und Knochengewebe eingelagert sein kann. Darüber gibt das Röntgenbild Aufschluß.

Therapie. In wenigen Fällen kann durch Exstirpation ein Erfolg erzielt werden; in neuerer Zeit wird Radiumbehandlung in erster Linie empfohlen. Die Rezidive sind jedoch sehr häufig, daher die Prognose quoad sanationem ungünstig.

Störungen der Funktionen des männlichen Geschlechtsapparates

In den folgenden kurzen Kapiteln soll keine lehrbuchmäßige, erschöpfende Darstellung der zahlreichen, ungemein mannigfachen Anomalien gegeben werden, die sich vom Erwachen des Geschlechtstriebes an bis zu seinem physiologischen Erlöschen im Greisenalter einstellen können, da hiedurch der zur Verfügung stehende Raum wesentlich überschritten werden müßte, ohne daß dem Praktiker daraus ein besonderer Nutzen erwachsen würde. Es sollen vielmehr nur die wichtigsten, am häufigsten vorkommenden Klagen der Patienten, ihre Ursachen und Behandlung geschildert werden, vor allem mit dem Gedanken, anatomische und funktionelle Erkrankungen voneinander zu trennen, die bei diesen Krankheitsfällen zu einem Ziele führende somatische Therapie zu begründen und zu schildern und die eventuell notwendige psychische Beeinflussung, soweit sie sich nicht in den Rahmen einer hausärztlichen Tätigkeit einfügen läßt, jenen Ärzten zu überlassen, die diesem jungen, noch keineswegs konsolidierten Fache besondere Vorliebe entgegenbringen und hiefür die nötigen psychiatrischen Kenntnisse erworben haben.

Impotenz[1])

Abgesehen von jenen seltenen Fällen von absoluter und permanenter Unfähigkeit, den Beischlaf auszuführen (Impotenz aus mechanischen Gründen), kann der Begriff der Impotenz nicht als ein absoluter bezeichnet werden, da ja schon der Begriff der „normalen" männlichen Potenz nicht scharf zu umschreiben ist. Wir wollen daher als „funktionelle Impotenz" im Gegensatz zu der eingangs erwähnten „mechanischen Impotenz" eine durch das Alter allein nicht erklärbare, sozusagen nicht berechtigte Verminderung einer früher bestandenen Fähigkeit definieren. Die Schwierigkeit der Definition geht schon daraus hervor, daß auch die „früher bestandene Fähigkeit" deshalb vielleicht nicht stets als Maßstab gelten kann, da sie in vielen Fällen vom Patienten gar nicht erprobt worden war.

Die funktionelle Impotenz wieder müßte man eigentlich trennen in eine solche, deren Ursache in schweren Allgemeinerkrankungen, in Erkrankungen des Nervensystems oder der Organe mit innerer Sekretion gelegen sind, und in die rein nervöse Impotenz, bei der wir keinerlei Erkrankung zumindest mit unseren derzeitigen Untersuchungsmethoden nachweisen können.

1. Impotenz aus mechanischen Gründen (durch Erkrankung der äußeren Geschlechtsteile)

Angeborener und erworbener Mangel oder Deformation des Penis (Ectopia vesicae, Infantilismus, Verletzungen, Gangraen). Überaus enges oder kurzes Praeputium, ulceröse Balanoposthitis. Tumoren des Gliedes. Überaus große Hernien (Eventrationen) oder Fettleibigkeit. Verkrümmung des erigierten Penis (Chorda), angeboren oder nach Cavernitis (Periurethritis, Gumma, Narben); kallöse Narben, Strikturen, Induratio penis plastica.

2. Funktionelle Impotenz

Physiologische Vorbemerkung

Zur Ausübung eines normalen Beischlafes muß außer der anatomischen Intaktheit der äußeren Korpulationsorgane vorhanden sein: Eine nach dem weiblichen Geschlecht gerichtete Geschlechtslust, die bei gegebener Gelegenheit zur Libido anwächst, ferner die Facultas erigendi und ejaculandi. Erektion und Ejakulation müssen automatisch in richtiger Stärke und zeitlicher Aufeinanderfolge sich der Libido anschließen. Das Wollustgefühl, der Orgasmus, stellt sich normalerweise auf der Höhe des Geschlechtsaktes ein.

---

[1]) Es ist hier, wenn von Impotenz die Rede ist, immer nur die Impotentia coeundi zu verstehen. Hinsichtlich der Impotentia generandi sei auf Seite 80 verwiesen.

Störungen der Libido

a) **Somatische Ursachen.** Die Libido kann bei einer Reihe von Erkrankungen, die auf einer Insuffizienz der Drüsen mit innerer Sekretion beruhen, fehlen (Hoden, Schilddrüse, Nebennieren, Hypophyse), ferner bei Erkrankungen, die mit Fieber und Schmerzen verbunden sind; insbesondere ist es vom Abdominaltyphus bekannt, daß in seiner Rekonvaleszenz libidinöse Regungen erst spät auftreten. Unter den chronischen Erkrankungen soll die Nephritis und die Gicht einen ungünstigen Einfluß auf die Libido ausüben. Das Fehlen der Libido bei Diabetes mellitus und bei Fettsucht dürfte wohl auch auf eine Störung der Korrelation der Blutdrüsen zurückzuführen sein. Von den akuten, mit einer Verminderung der Libido einhergehenden Intoxikationen seien die durch Alkohol, Nikotin, Morphin, Opium und Arsen genannt. Eine ähnliche Wirkung wird einigen Medikamenten, wie Brom, Kampfer, Lupulin, Jod, Salizyl zugeschrieben.

b) **Nervöse und psychische Ursachen.** Angeborener Mangel der Libido (Natura frigida). Homosexuelle Einstellung. Erworbenes Fehlen der Libido durch eine langdauernde Abstinenz vom Geschlechtsverkehr oder durch das Gegenteil (maßlos getriebene Onanie oder Abusus sexualis). Intensive geistige Beschäftigung lassen libidinöse Regungen nicht aufkommen (Impotenz durch geistige Ablenkung).

Störungen der Facultas erigendi

a) **Somatische Ursachen.** Organische Rückenmarkskrankheiten, insbesondere die Tabes dorsalis im späteren (paralytischen) Stadium der Erkrankung (Störungen in den zentrifugalen und zentripetalen Leitungsbahnen im Rückenmark). Die gleichen Erkrankungen, die die Libido herabsetzen, beeinflussen auch die Erektionsfähigkeit im ungünstigen Sinne.

Die Ursache der Impotenz nach sexuellen Erschöpfungszuständen (onanistische Exzesse, maßlos betriebener Coitus naturalis, gewohnheitsmäßig ausgeführter Coitus interruptus), wie auch der im Greisenalter vorkommenden liegt vor allem in einer Herabsetzung der Erregbarkeit des Erektionszentrums.

b) **Psychische Ursachen.** Die Erektion kann trotz anatomischer Intaktheit der Nervenbahnen und des Geschlechtsapparates ausbleiben, wenn die das Sexualzentrum betreffenden Reize (Vorstellungen erotischen Inhaltes, Gesichts-, Gehörs- und Geruchswahrnehmungen usw.) nicht die entsprechende Intensität besitzen oder wenn psychische Hemmungen stärker als die Erektionsreize sind (Furcht vor Ansteckung, Scham; Vorstellung bei manchen Patienten, daß sie nicht imstande sind, den Verkehr auszuüben; bei den gleichen Patienten verläuft in anderer Umgebung oder mit anderen Frauen der Beischlaf in vollkommen normaler Weise; Mangel an Selbstvertrauen; Perversionen des Geschlechtstriebes: Sadismus, Masochismus, Fetischismus, konträre Sexualempfindung).

Störungen der Facultas ejaculandi. Aspermatismus

a) Somatische Ursachen. Wenn bei sonst vollkommen normaler Kohabitation kein Samen aus der Harnröhre sich entleert, so bezeichnen wir diesen Zustand als Aspermatismus. Die Ursachen können angeboren (sehr selten angeborener Mangel beider Hoden, angeborener Verschluß oder Fehlen der Ductus ejaculatorii) oder erworben sein. Striktur der Harnröhre, wobei das Ejakulat nicht nach außen, sondern nur in die Blase gelangt; selten sind es Spasmen im Sphincter externus, die dem Samen den Austritt nach außen verwehren. Krankheitsprozesse, die zu einer Zerstörung der Prostata und der Ductus ejaculatorii führen (Prostatatuberkulose, Prostataabszesse, -Steine, Folgezustände nach der Prostatektomie), Alkoholintoxikation, Rückenmarksaffektionen.

b) Psychische Ursachen. Die gleichen psychischen Zustände, die zur Störung der Facultas erigendi führen, können unter Umständen bei vorhandener Erektion eine Samenentleerung verhindern.

Ejaculatio praecox

Der vorzeitige Samenerguß kommt dadurch zustande, daß 1. entweder eine allzu starke Erregung des Ejakulationszentrums vorliegt, oder aber 2. das Zentrum abnorm leicht erregbar ist (Impotenz durch reizbare Schwäche, Impotentia nervosa irritativa).

Ad 1. Kommt auch bei vollkommen normalen Männern vor, z. B. nach längerer sexueller Abstinenz und bei stark gesteigerter Libido; die Erektion ist eine vollkommen normale, das Wollustgefühl ist vorhanden.

Ad 2. Bei erhaltener Libido kommt es wohl zur Erektion, die jedoch zumeist recht mangelhaft ist, oft noch ante portas tritt dann schon der Samenerguß ohne Orgasmus ein; somatische und psychische Unlustgefühle herrschen vor. Durch ein derartiges Fiasko können dann leicht Depressionszustände sich einstellen, die dann wieder die Potentia erigendi ungünstig beeinflussen (siehe früher). Auch schon bei erotischen Phantasien, bei lasziver Lektüre, bei sinnlichen Gesichtswahrnehmungen kann in vorgeschrittenen Fällen ohne die geringste Erektion eine Ejakulation stattfinden (Spermatorrhoe).

Als Ursache für die „Impotenz aus reizbarer Schwäche" wird frühzeitige Onanie, maßlos betriebener Coitus naturalis, ferner Coitus interruptus, frustrane Erregungen beschuldigt, die eine permanente Irritation der Genitalsphäre herbeiführen sollen. Auch kongestiv entzündliche Veränderungen der Urethra prostatica (Colliculitis) und der Prostata sind zuweilen in solchen Fällen nachweisbar.

Ejaculatio retardata

Durch eine verminderte Erregbarkeit des Ejakulationszentrums oder eine Steigerung der Hemmung kann eine verzögerte Samenergießung eintreten. Somatische Ursachen sind das beginnende Senium, Diabetes, chronischer Morphinismus, Rückenmarkserkrankungen. Ferner, wie bei den meisten übrigen Störungen, auch hier der Abusus sexualium und der Coitus interruptus. Psychisch ist die Ejaculatio retardata dann bedingt, wenn bei sonst ganz gesunden Männern die Libido nicht besonders stark ist oder durch besondere äußere Einflüsse die zerebralen Ejakulationshemmungen in ihrer Intensität derart gesteigert sind, daß die Samenergießung auf sich warten läßt. (Siehe darüber auch unter psychischem Aspermatismus, in den die psychisch bedingte Ejaculatio retardata ohne scharfe Grenze übergeht.)

Störungen des Orgasmus

Der Orgasmus, das Gefühl höchster Wollust, das im Momente des Übertrittes der Samenflüssigkeit in den prostatischen Teil der Harnröhre einsetzt, kann eine Verminderung seiner Stärke bis zum völligen Verschwinden erfahren, und zwar bei Tabikern, ferner bei beginnender nervöser und irritativer Impotentia coeundi; auch die operative Zerstörung der Gebilde der hinteren Harnröhre (z. B. gelegentlich nach Prostatektomie), aber auch hemmende psychische Vorgänge können den Eintritt des Orgasmus vereiteln.

Priapismus

Unter Priapismus versteht man eine lange Zeit anhaltende, ohne libidinöse Gefühle entstandene, ja sogar mit Unlustgefühlen einhergehende Versteifung des männlichen Gliedes. Ferner muß man jene Fälle hieher rechnen, bei denen bei bestehender, beginnender oder selbst nach erreichter geschlechtlicher Befriedigung eine dauernde Erektion bestehen bleibt.

1. Priapismus aus lokalen Ursachen in den Schwellkörpern:
   a) entzündlicher Natur,
   b) neoplasmatischer Natur,
   c) traumatischer Natur,
   d) infolge von Zirkulationsstörungen.
2. Priapismus aus nervösen Ursachen:
   a) bei anatomischen Erkrankungen,
   b) bei funktionellen Erkrankungen des Gehirns und Rückenmarks.
3. Priapismus bei Allgemeinerkrankungen:
   a) Intoxikationen,
   b) Infektionskrankheiten,
   c) Konstitutionskrankheiten und Blutkrankheiten.

Ad 1. Entzündliche Erkrankungen des Penis, wie eine im Verlauf einer Gonorrhoe auftretende Periurethritis mit Infiltration des Corpus cavernosum urethrae oder eine Entzündung der Schwellkörper des Penis (Cavernitis), eine phlegmonöse Cavernitis bei Ulcerationen der Glans und des Praeputiums können einen sehr schmerzhaften Priapismus hervorrufen. Aber auch schon weniger tiefgreifende Entzündungen der Harnröhre und Prostata haben oft langdauernde, unangenehm empfundene Erektionen zur Folge.

Ähnlich wie eine eitrige, kann auch eine neoplasmatische Infiltration der Schwellkörper einwirken; die Ausbildung mächtiger Haematome in den Corpora cavernosa kann ebenso wie die Bildung von Thromben daselbst nach Verletzungen (Schlag von außen, Ruptur der Corpora cavernosa während des Coitus — „Penisfraktur") eine lange dauernde Versteifung zur Folge haben.

Ad 2. Frakturen und Luxationen der Wirbelsäule, die eine Kompression auf das Rückenmark ausüben, traumatische Myelitis, Blutung in das Rückenmark, Reizstadien der Tabes.

Der funktionelle Priapismus ohne Erkrankung der nervösen Zentralapparate kann ganz akut und bald vorübergehend oder chronisch rezidivierend auftreten. Ein vorangegangener Abusus sexualium wird bei diesen Kranken zumeist vermißt. Die als Priapismus chronicus nocturnus bezeichnete Neurose soll nicht instrumentell behandelt werden. Sedativa, Urlaub, allgemeine roborierende Maßnahmen.

Ad 3. Intoxikationen durch Vergiftung mit Kanthariden und anderen Aphrodisiaka. Leukaemie, die zu einer leukaemischen Infiltration in den Schwellkörpern Anlaß gibt; möglicherweise ist auch dem Druck des Milztumors auf die sympathischen Nervengeflechte der Bauchhöhle, zumindest im Beginne der Erkrankung, ein Einfluß zuzuschreiben. Krankheitsverlauf. Ist eine Thrombose die Ursache, so dauert es in der Regel 4 bis 8 Wochen, bis die thrombotischen Schwellkörper organisiert sind, wenn nicht eine sekundäre Vereiterung hinzutritt. In der Mehrzahl der Fälle tritt dann eine komplette Impotenz auf.

Die krankhaften Samenverluste

Pollutionen

Mit Eintritt der Geschlechtsreife erfolgen spontan periodische, im Schlaf auftretende, von erotischen Träumen begleitete Samenergüsse bei erigiertem Glied. Die Intervalle zwischen den einzelnen Pollutionen schwanken je nach dem Alter, Temperament, Lebensweise, Klima, Zustand der Genitalorgane, psychischer Einstellung.

Von diesen natürlichen Pollutionen, die regelmäßig mit libidinösen Träumen einhergehen, müssen jene nächtlichen Samenergüsse abgetrennt werden, die bei gewohnheitsmäßigen Masturbanten sich einstellen und auf eine im Schlafe ausgeführte unbewußte Masturbation zurückzuführen sind.

Als pathologisch wird man Pollutionen dann bezeichnen, wenn sie gehäuft, wenn sie im wachen Zustande (Pollutio diurna), wenn sie ohne Erektion (schlaffe Pollution) auftritt und ferner, wenn nach derselben eine übergroße Abgeschlagenheit und Ermüdung zurückbleibt.

Wann gehäufte nächtliche Pollutionen als pathologisch anzusehen sind, ist nicht leicht zu beantworten. Was bei dem einen Manne noch innerhalb der Norm liegend betrachtet werden muß, kann bei dem anderen schon das sichere Zeichen einer schweren pathologischen Irritation seiner Genitalorgane sein. Absolute Zahlen haben hier jedenfalls

keine Beweiskraft. Als pathologisch wird man wiederholt sich einstellende
Pollutionen dann bezeichnen, wenn sich nachher ein großes Gefühl
der Ermüdung einstellt und wenn der Samenerguß bei Patienten eintritt, die ihre sexuelle Kraft für den natürlichen Verkehr eingebüßt
haben. Der pathologische Reizzustand der spinalen Genitalzentren
führt bei solchen Kranken zunächst zu den gehäuften nächtlichen Pollutionen, später dann auch zu Samenergüssen in vollkommen wachem
Zustande (Wachpollutionen), hervorgerufen durch eine geringfügige
erotische Erregung, oft schon durch das bloße Zusammensein mit Personen des anderen Geschlechtes, bei erotischen Vorstellungen usw. Hiebei
ist das Membrum erigiert, in weiteren Stadien kommt der Samenerguß
auch ohne Erektion und zumeist auch ohne jegliches Wollustgefühl
zustande.

Spermatorrhoe (Prostatorrhoe)

Der Samenfluß ist eine Erscheinung, der von den Kranken eine
übertriebene Bedeutung zugeschrieben wird. Wir unterscheiden je nach
dem Moment des Eintrittes eine Defaekations- und eine Miktionsspermatorrhoe bzw. Prostatorrhoe. Die Ursachen sind zumeist atonische
oder entzündliche Zustände der in der hinteren Harnröhre mündenden
Ausführungsgänge der Prostata und der Ductus ejaculatorii, die dadurch
weit offen, klaffend erscheinen. Auch ein mangelnder Tonus der Muskulatur der Ausführungsgänge spielt hiebei eine Rolle. Hiezu kommt
noch, daß durch den Entzündungszustand der hinteren Harnröhre auch
geringe Reize der Gegend des Colliculus seminalis zu einer reflektorischen
Entleerung der Prostata und Samenblase führen können. Die in solchen
Fällen zumeist durch längere Zeit fortgesetzte sexuelle Abstinenz führt
zu einem Vorhandensein von reichlichem Sekret dieser Drüsen; zu dessen
Ausstoßung bedarf es dann eines nur geringen Reizes. Die kräftige
Kontraktion der Beckenbodenmuskulatur am Ende der Miktion bzw.
der Defaekation, vielleicht auch das Vorbeistreifen einer harten Kot-
säule an den gefüllten Samenblasen führt entweder mehr mechanisch
eine Expression von Prostata und Samenblasen herbei oder setzt zumindest einen Reiz, der eine Entleerung dieser Organe zur Folge hat.
Auch das Einführen eines Katheters kann durch Reizung der Gegend
des Colliculus einen Samenerguß zur Folge haben.

Therapie. Genaue Untersuchung des Harnes auf Filamente, des
Prostatasekretes auf Leukocyten. Affektionen des Mastdarms, wie
Haemorrhoiden, Fissuren, Proktitis, Oxyuren sind, wenn vorhanden,
zu behandeln, da von ihnen aus chronische Reizzustände ausgehen.
Eine Lokalbehandlung ist nur dann indiziert, wenn eine nachweisbare
(Urethroscopia posterior, siehe S. 90) Entzündung oder Polyposis der
hinteren Harnröhre oder ein pathologisch verändertes Prostatasekret
vorliegt. Auch bei normalem Prostatasekret ist eine Massage der Prostata alle zwei bis drei Wochen in jenen Fällen indiziert, bei denen infolge
sexueller Abstinenz die starke Füllung der Prostata und Samenblasen die
Ursache der Prostato-Spermatorrhoe abgibt.

Urethrorrhoea ex libidine

Die schleimige, wasserklare, fadenziehende Absonderung, die sich auch bei völlig Gesunden aus der Harnröhre bei kräftigen Erektionen und starker Libido entleert, verdankt ihre Herkunft vor allem den Cowperschen Drüsen. Mikroskopisch besteht dieses Sekret aus Epithelien, einzelnen Leukocyten und aus den Bakterien der vorderen Harnröhre. Eine Bedeutung gewinnt die Urethrorrhoea ex libidine nur dadurch, daß nervöse Männer in ihr einen Samenfluß zu sehen glauben und sich deshalb für krank halten; eine Aufklärung über die Bedeutungslosigkeit dieser Erscheinung reicht bisweilen hin, den Kranken von seiner neurasthenischen Krankheitsfurcht zu befreien.

Sexuelle Neurasthenie

Die sexuelle Neurasthenie stellt teils die Ursache, teils den Effekt der bisher beschriebenen funktionellen Störungen der männlichen Geschlechtsorgane, der krankhaften Samenverluste und der Impotenz dar.

Aus dem überaus vielgestaltigen, oft nur schwer umgrenzbaren Bilde der sexuellen Neurasthenie seien nur einige der wichtigsten Symptome hier angeführt. Bei fast allen diesen Symptomen läßt sich eine Einteilung in Reizungs- und Erschöpfungszustände durchführen, die funktionelle Störung tritt zunächst als Irritativzustand, bei weiterem Fortwirken der Schädlichkeit als Exhaustionszustand auf.

Im Anfangsstadium der Neurose überwiegen die Klagen über die Lokalsymptome an den Genitalorganen: Ausgesprochene Dysaesthesien, Paraesthesien oder Hyperaesthesien der Haut des Penis und des Skrotums, der Schleimhaut der Harnröhre und der Blase, aber auch der Hoden und der Prostata. Die Kranken klagen unter anderem über ein blitzartiges Schmerzgefühl vom After in die Penisspitze oder in den Hodensack, Schmerzen bei der Miktion, neuralgiforme Schmerzen der Hoden; ferner über ein Kältegefühl im Penis und Skrotum, über quälenden Juckreiz vor allem an der Perinealhaut und am After. Häufung der Pollutionen; während des Coitus wie auch nach demselben heftiges Schmerzempfinden. Zu den Störungen der Genitalsphäre gesellen sich dann auch solche im uropoetischen System hiezu, wie Pollakisurie und Dysurie. Insbesondere ist es in den Anfangsstadien das sogenannte „Nachträufeln" des Harnes, das die Kranken beunruhigt.

In weiter vorgeschrittenen Fällen sind die lokalen Symptome scharf ausgeprägt; die Libido sexualis ist gesteigert, es treten Pollutiones diurnae auf, die Ejakulation erscheint bei der beabsichtigten Kohabitation verfrüht. An diese Störungen der genitalen Funktionen reihen sich regelmäßig Alterationen im uropoetischen System und Innervationsstörungen, von benachbarten Gebieten des Lendenmarkes ausgehend, an. Die Patienten klagen über quälende Kreuzschmerzen, über Schmerzattacken im Rektum und am Anus mit Ausstrahlung gegen die Nierengegenden, in die Oberschenkel und manchmal bis in die Füße, wo ein beständiges Kältegefühl, häufig auch Parästhesien bestehen. Auch eine ausgesprochene Coccygodynie kann sich vorübergehend oder dauernd vorfinden. Heftige Neuralgien der Harnröhre, Prostata, Hoden, schmerzhafte Blasenkrämpfe charakterisieren die Störungen der Urogenitalorgane. Es besteht weiterhin ein fließender Übergang in das Bild der allgemeinen Neurasthenie mit ihren tausendfältigen Beschwerden. Erwähnt sei nur noch, daß im Harn bei der sexuellen Neurasthenie gewisse Veränderungen zuweilen beobachtet werden können: Polyurie, Phosphaturie, Oxalurie.

Daß die Psyche der Kranken außer den bereits genannten, auf einzelne Organe projizierten Beschwerden auch sonst noch in charakteristischer Weise verändert ist, kann nicht wunder nehmen. Die große Labilität des psychischen Zustandes, die Überwertung aller auf die Kranken einwirkenden Eindrücke in irritativer oder depressiver Richtung hin, ist neben der abnormen Reizbarkeit, einer Gedächtnisabnahme, Unfähigkeit zu geistiger Arbeit und verminderter Leistung der Sinnesorgane, Unentschlossenheit, Energielosigkeit ein typisches Vorkommen.

Aetiologisch kommt neben einer angeborenen nervösen Veranlagung vielleicht auch Onanie, Coitus interruptus, frustrane Erregungen, forcierte Abstinenz und Exzesse in venere sowie die Gonorrhoe und ihre Folgezustände in Betracht. Langdauernde Aufregungen und Sorgen, geistige Überanstrengungen, Erschöpfungszustände nach fieberhaften Erkrankungen, Intoxikationen u. a. m. sind häufig in der Anamnese zu erheben. Die Hauptursache aber dürfte in einer veränderten psychischen Einstellung des Kranken liegen, hervorgerufen durch Störungen in der gegenwärtigen Vita sexualis oder durch bedeutsame Ereignisse dieser Art in verflossenen Zeiten.

Behandlung. In welcher Richtung sich die Behandlung dieser Zustände zu bewegen hat, ob eine psychotherapeutische, psychoanalytische oder induktive Methode oder anderseits eine mechanische, instrumentelle Behandlung stattfinden soll, das ist im Einzelfalle nicht leicht zu entscheiden. Die mit großem Enthusiasmus empfohlenen psychotherapeutischen Methoden, die, von Freuds Psychoanalyse ausgehend, sicherlich in einzelnen Fällen gute Behandlungserfolge aufzuweisen haben, lassen jedoch in anderen Fällen vollkommen im Stiche — geradeso wie die alten, klassischen, instrumentellen Behandlungsmethoden in einer großen Anzahl von Fällen, vielleicht auf dem Wege einer eindrucksvollen Suggestivtherapie, glänzende Erfolge aufzuweisen haben, während andere Kranke keinerlei Besserung, oft genug sogar eine Verschlimmerung, und überdies noch eine akute Cystitis, Prostatitis oder Epididymitis davontrugen.

Fälle schwerer sexueller Neurasthenie mit Übererregbarkeitszeichen im genitalen Gebiete, Hyperaesthesien der Urethra und ähnliche behandeln wir mittels des Winternitzschen Psychrophors, hydrotherapeutischen Prozeduren, Arzbergerschem Kühlapparat des Rektums.

Die vorgeschrittene „atonische" Neurasthenie kann man durch leicht reizende Lapiseintropfungen in die hintere Harnröhre, Massagen

der Prostata und Samenblasen, Faradisation des Hodens und der
Prostata behandeln. Reste entzündlicher Folgezustände nach Gonorrhoe
bedürfen entsprechender Behandlung.

Die vor etwa 20 Jahren mit großer Emphase empfohlene Colliculus-
kaustik (Orlowski) hat sich nach unserer Erfahrung in den Fällen
von Impotenz, Samenverlust, sexueller Neurasthenie durchaus nicht
bewährt, sie ist zumindest unnötig. Auch die einfache Touchierung
des Colliculus gibt bei psychisch entsprechend eingestellten Patienten
manchmal gute Resultate. Auch den epiduralen Injektionen nach Cathe-
lin kommt eine besondere Wirksamkeit nicht zu.

Medikamentöse Therapie. Gilt es, eine Übererregbarkeit herabzusetzen, Pollutionen und Samenverluste zu verhindern, das erregte
Gemüt zu beruhigen, dann sind Bromkuren mit oder ohne Kampfer
(bis 2 g pro die durch mehrere Wochen), sogar Opiumkuren unter Umständen angezeigt. Die atonische Form der Impotenz wird man günstig
mit Stimulantien behandeln: Arsen, Yohimbin, minimale Dosen von
Kanthariden, ferner durch Hormonzufuhr: Testiculin, Orchidin und
vor allem das Testosan forte (Sanabo).

Rp. Acid. arcenicos. 0,06	Rp. Tabl. Yohimbin a 0,005
Strychnin. nitr. 0,02	lag. orig.
Mass. pil. q. s. ut f. N. LX	DS. 3 Tabletten täglich.
DS. Steigend von 1 bis 6	
Pillen täglich.	Rp. Tabl. Juvenin (Yohimbin,
	Arsen, Strychninverbindung)
Rp. Testosan forte (Sanabo) 0,25	lag. orig.
DS. 6 bis 12 Pastillen täglich.	(oder in Amp. zur Inj.)
	DS. 3 Tabletten täglich.

All die genannten Erschöpfungs- und Übererregbarkeitszustände lassen
sich ferner durch Bäder und klimato-therapeutische Prozeduren günstig
beeinflussen. Vor allem sind es die radiumhältigen Bäder und Wässer,
die nicht unberechtigterweise im Rufe stehen, eine potenzerhöhende
und verjüngende Wirkung zu haben: Gastein, Joachimstal.

Die gleiche Wirkung wird auch den Seebädern, namentlich den Nord-
und Ostseebädern nachgerühmt.

Daß dies gewiß keine spezifisch wirkende Therapie ist, muß ohne
weiteres eingesehen werden, ebenso daß all die Umstände und Vorteile
einer gesunden Lebensweise, unbeschwert von den Sorgen des Alltags
und unbelastet durch sexuelle Überreizungen, beherrscht von der er-
frischenden Wirkung der Seebäder, der Besonnung, einer natürlichen
und rationellen Ernährung, des wiedergefundenen Schlafes und günstiger
Verdauung die allgemeine Neurasthenie oft restlos zurückzubilden
imstande sind.

Zusammenfassend läßt sich sagen, daß eines der wichtigsten
Momente bei der Behandlung das volle Vertrauen des Patienten zum
Arzte darstellt; es ist dann oft überhaupt nicht zu unterscheiden, welcher
Anteil am Erfolg der medikamentösen und instrumentellen Behandlung
und welcher der psychischen Beeinflussung zukommt.

Anhang

Wenn wir in den folgenden Kapiteln die Beziehungen der Urologie
zu verschiedenen benachbarten Fächern der Medizin und Chirurgie mit
kurzen Streiflichtern zu beleuchten versuchen, so kann damit gewiß die
Stellung der Urologie im Gesamtgebiet der Medizin nicht erschöpfend
dargestellt werden, es soll nur in aphorismatischer Darstellung die Bedeutung unserer Wissenschaft für den praktischen Arzt und selbst für
den Spezialisten in weit abseits gelegenen Gebieten der Medizin aus-
einandergesetzt werden.

Die Erkrankungen der Niere vom chirurgischen Standpunkt

Die Unterscheidungen zwischen chirurgischen und internen Nierenkrankheiten haben etwas Mißliches in sich. Nach dem gegenwärtigen
Stande der Forschung gehören so ziemlich alle Krankheiten der Niere
in den Bereich der urologischen Chirurgie. Auch die Bezeichnung
„Chirurgische Klinik der Nierenkrankheiten" (J. Israel) erschöpft das
hier abzuhandelnde Kapitel durchaus nicht, da im Fortschritte der
Wissenschaft und im Wandel der Anschauungen die Abgrenzung der
chirurgischen und der internen Klinik der Nierenkrankheiten eine stets
wechselnde Linie bleiben wird.

Die Diagnostik und Differentialdiagnostik der hier in Betracht
kommenden Erkrankungen ist für den praktischen Arzt von außer-
ordentlicher Wichtigkeit, da es seine Aufgabe ist, nach sorgfältiger
klinischer Untersuchung des Kranken die Verantwortung für die Indikationsstellung mit zu übernehmen. Und diese Verantwortung ist gerade
bei nierenchirurgischen Fällen besonders schwer und drückend, da bei
der Operation zu entscheiden ist, ob eine Entfernung der Niere ins Auge
gefaßt werden muß oder ob man sich zu einem konservativen Verfahren
entschließen darf. Den Gang dieser Indikationsstellung auf Grund der
klinischen Untersuchung in kurzen Zügen darzustellen, ist die Aufgabe
der folgenden Zeilen.

Die Indikationsstellung stützt sich auf
1. Das Krankenexamen. Schon aus der Anamnese des Falles ist
man mitunter zu Schlüssen für die Nierendiagnostik berechtigt. Familiäre
Nierenerkrankungen, speziell chirurgische Nierenerkrankungen werden
nicht selten beobachtet. Es ist bekannt, daß die Heredität nicht nur
bei der Brightschen Nierenkrankheit eine Rolle spielt; typisch als
familiäre Erkrankung ist die kongenitale Cystenniere; typisch ist ferner
die familiäre Erkrankung an verschiedenen Formen der Nephrolithiasis,

speziell die Cystinkrankheit der Harnwege (eine familiäre Stoffwechselanomalie).

Von vorausgegangenen Erkrankungen interessieren uns für die
Diagnostik chirurgischer Nierenkrankheiten vor allem die Infektionskrankheiten. Akute embolische Nephritis als Folgekrankheit einer
septischen Blutinfektion wird nach Angina, Diphtherie, Influenza, Grippe,
Typhus, Coliaemie und anderen beobachtet. Akute eitrige Entzündungen
der Nierenkapsel, ferner den Nierenabszeß und den Nierenkarbunkel
sieht man als Metastasen septischer Infektionen an, ausgehend von einem
primären Infektionsherd in der Haut (Furunkel, Karbunkel), in den
Tonsillen (Angina phlegmonosa), Periodontitis (oral sepsis) oder von
anderen Eintrittspforten aus.

Die Harnröhrengonorrhoe kann in der Entstehung entzündlicher
Schleimhauterkrankungen der Niere eine bedeutsame Rolle spielen
(Pyelitis gonorrhoica). Die positive Luesanamnese kann unter Umständen
in differentialdiagnostischer Beziehung ausschlaggebend werden, so z. B.
bei großen, rasch wachsenden, in ihrer Größe wechselnden Geschwülsten
der Niere (Gummen). Hochgradige Nephrose, sehr hohe Eiweißmengen
mit Oligurie und Oedeme erwecken unter Umständen den Verdacht
auf luetische Amyloidose; jugendliche Nephrosklerosen (Hypertonie
ohne Polyurie, deutliche Albuminurie und Cylindrurie) lassen u. U.
eine luetische Aetiologie vermuten.

Die Klagen des Nierenkranken betreffen häufig Schmerzen in
der Nierengegend.

Wir kennen zweierlei Arten des Nierenschmerzes: die Nierenkolik
und den diffusen vagen Nierenschmerz. Die Nierenkolik (richtig gesagt
die Nierenbecken- oder Ureterkolik) entsteht immer dann, wenn sich
dem normalen Abfließen des Harns aus dem Nierenbecken und durch
den Harnleiter in die Blase ein Hindernis entgegenstellt (siehe S. 129).

Die zweite Art des Nierenschmerzes, der diffuse vage Nierenschmerz, entsteht in der Regel aus einer Dehnung der Nierenkapsel:
eine akute oedematöse Durchtränkung und Schwellung des Nierenparenchyms innerhalb der fibrösen Kapsel wird als heftiger Nierenschmerz empfunden. Harrison beschrieb unter der sehr eindrucksvollen
Bezeichnung „Glaukom der Niere" ein Krankheitsbild, das sich
aus akut auftretenden, schweren Druck- und Schmerzgefühlen in der
Nierengegend, Verminderung der Harnmenge, Albuminurie und Haematurie zusammensetzt. Über die Behandlung solcher Glaukomfälle siehe
S. 267. Der diffuse, unbestimmte Nierenschmerz spielt für die Diagnose
der Nierentumoren dann eine entscheidende Rolle, wenn in der für
Nierentumoren charakteristischen Symptomentrias (Nierenschmerz, Blutharnen und fühlbarer Tumor) der Schmerz dominiert. Für uns ist dies
immer ein Zeichen, daß die Geschwulst die fibröse Kapsel zu durchbrechen im Begriffe ist.

Diffuse Nierenschmerzen treten in manchen Fällen von
Tuberkulose der Niere auf, namentlich wenn rindenständige Tuberkel·

knötchen und kleine Abszesse zu einer Schwellung und Infiltration der Nierenrinde führen. (Forme douloureuse der Nierentuberkulose). Verlegen zeitweise abgehende Eiter- und Käsemassen den Harnleiter, so kommt es auch bei der Nierentuberkulose zu Anfällen typischer Nierenkolik.

Fieber in der Krankengeschichte von Nierenkranken. Im Krankheitsverlaufe der akuten postinfektiösen Nephritis vermißt man nur sehr selten Fieber, wenn auch dasselbe nicht hohe Grade erreicht. Treten jedoch Schüttelfröste mit exzessiver Temperatursteigerung über 40⁰ auf, so scheint der Verdacht akuter embolischer Herdnephritis durchaus gerechtfertigt. Intermittierendes, septisches Fieber kombiniert mit schmerzhafter Schwellung in einer Nierengegend und daselbst deutlich lokalisiertem Hautoedem kennzeichnet mit beinahe pathognomonischer Sicherheit den perinephritischen Abszeß.

2. Die klinische Untersuchung. Dieselbe hat zu betreffen: Die Inspektion, Perkussion, Palpation der einzelnen Körperorgane, die Untersuchung des Blutdruckes, die chemische Untersuchung des Blutes auf Reststickstoff. Die Untersuchung hat sich ferner mit besonderer Sorgfalt den Harnorganen selbst zu widmen, vor allem der Harnuntersuchung, der instrumentellen Nierendiagnostik und der Palpation der Nieren.

Bereitet schon im allgemeinen die differentielle Diagnostik der verschiedenen Tumoren im Bauchraume die größten Schwierigkeiten, so gilt dies in noch erhöhtem Maße für die in den Nierengegenden lokalisierten Tumoren. Bei den in anderen Gegenden des Abdomens tastbaren Geschwülsten, in den Darmbeingruben, in der Magengegend und in der Harnblasengegend, kommen lange nicht so viele differentialdiagnostische Erwägungen zur Überlegung wie gerade bei den in der Nierengegend lokalisierten. Es sei daher der

Differentialdiagnose der in der Nierengegend tastbaren Tumoren

eine etwas ausführlichere Besprechung gewidmet.

Eine Geschwulst im rechten oder linken Hypochondrium kann ihren Ausgang nehmen:

Von der Niere, dem Nierenbecken, der Nierenkapsel, von anderen retroperitonealen Gebilden (Muskel, Faszien, Drüsen),

von der Leber und Gallenblase auf der rechten Seite, von der Milz, dem Pankreas auf der linken Seite,

von mesenterialen Drüsen,

von Erkrankungen des Magens oder Darmes.

Die Erkrankungen, welche zur Geschwulstbildung führen, können entzündlicher Natur sein, es kann sich um angeborene Mißbildungen, um Neugebilde, um Verletzungsfolgen und um parasitäre Erkrankungen handeln.

Eine solche, kaum übersehbare Zahl von Deutungen kann ein in der Nierengegend lokalisierter Tumor haben. Um aber in einem solchen Falle die richtige Diagnose vor der operativen oder postmortalen Autopsie stellen zu können, müssen wir alle Hilfsmittel der modernen Diagnostik der abdominellen Organe heranziehen, wir müssen uns ferner bemühen, die topische und aetiologische Diagnose auf Grund genauester Untersuchungen des gesamten Organismus stellen zu können. Über diese diagnostischen Hilfsmittel soll in den folgenden Zeilen in gedrängter, hie und da nur aphorismatischer Kürze berichtet werden.

1. Inspektion. Durch die Besichtigung des Kranken können wir in manchen Fällen für die Diagnose insofern wertvolle Anhaltspunkte gewinnen, als ein oder das andere Symptom einer Hautveränderung unsere Differentialdiagnose in eine bestimmte Richtung zu lenken vermag. Es sei zunächst an die Fälle erinnert, bei denen eine Geschwulst im rechten Hypochondrium mit einer ikterischen Verfärbung der Haut einhergeht. Hier wird man ohne weiteres die Geschwulstbildung auf eine Erkrankung des Gallensystems zurückführen dürfen. In anderen Fällen wieder wird ein höherer Grad von Oedem der Haut der unteren Extremitäten für eine Erkrankung der Nieren sprechen und eine umschriebene oedematöse Schwellung und Rötung der Haut in einer Nierengegend wird als Zeichen einer phlegmonösen Entzündung der Niere oder ihrer Kapsel zu werten sein (peri- öder paranephritischer Abszeß).

Auffallend erweiterte Venen in der Haut auf der Seite der Nierenschwellung werden den Verdacht in die Richtung einer bösartigen Neubildung der Niere lenken. Findet man bei der Besichtigung des Kranken auf der Seite des Tumors in der Nierengegend ein tiefes Herabhängen des Hodens und eine starke Erweiterung des Samenstranges, so wird dieses Symptom ausschlaggebend für die Diagnose Grawitzscher Nierentumor sein, wenn die Varicocele auch in Rückenlage des Patienten andauernd nachweisbar ist (Hocheneggsches Symptom). Eine besondere Ausfüllung der Flanke, eine asymmetrische Ausladung nach einer oder der anderen Seite wird nur dann bei der Besichtigung des Körpers für die Differentialdiagnose von Wichtigkeit sein, wenn im Zusammenhang mit verschiedenen anderen Symptomen (Blutharnen, Eiterharnen) unsere Diagnose im Sinne einer Nierenerkrankung beeinflußt wird.

2. Palpation. Durch die Betastung der Nierengegend gelingt es in der Regel, durch Berücksichtigung der Größe, der Beweglichkeit, der Konsistenz, der Form und der Beziehungen zu anderen Organen einer relativ exakten Diagnose nahezukommen. Hiebei sei auf folgende Umstände kurz hingewiesen: Eine Leber oder Milzschwellung wird meistens mit Sicherheit durch den Nachweis eines palpablen, dem Rippenbogen parallelen Randes (mit typischer Inzisur) erkannt.

Ein beiderseitiger, großer, traubenförmiger, das heißt ziemlich grobhöckeriger Tumor der Nierengegenden ist beinahe mit Sicherheit als kongenitale Cystenniere (polycystische Nierendegeneration) zu diagnostizieren.

Die Palpation der Nieren geschieht bimanuell in Rückenlage oder halber Seitenlage durch gegenseitiges Einanderentgegendrücken der palpierenden Hände, wodurch man einerseits das „Ballottement" (als Zeichen einer Nierenschwellung) nachweisen, anderseits aber bei der Aufforderung, tief ein- und auszuatmen, die respiratorische Verschieblichkeit des Tumors zur Identifikation mit einem Nierentumor verwenden kann. Es hat außerordentlich lange gedauert, bis man die respiratorische Verschieblichkeit als charakteristisches Zeichen der Niere überhaupt und ihrer Schwellungen im besonderen anerkannt hat. Es ist ein Verdienst J. Israels, hierauf mit allem Nachdrucke als Erster verwiesen zu haben (Abb. 8).

Durch die Palpation können wir auch eine abnorme Beweglichkeit der Niere, beziehungsweise der Tumoren in der Nierengegend nachweisen. Extreme Beweglichkeit eines Tumors bis in die entgegengesetzte Bauchseite kann das Zeichen einer hochgradigen Wanderniere, in anderen Fällen aber das Symptom einer Mesenterialgeschwulst sein. Die Unterscheidung zwischen diesen beiden Erkrankungen wird durch die einfache Palpation nicht gelingen, da die in eine Bauchfellfalte eingehüllte, abnorm bewegliche Niere gerade so wie ein Mesenterialtumor keine respiratorische Verschieblichkeit zeigt. Die Verschieblichkeit der Niere und ihrer Tumoren beim Ein- und Ausatmen ist an die Beziehungen der Niere zum Zwerchfell und zu den hier inserierenden Aufhängeapparaten der Niere gebunden.

Wichtige Aufschlüsse ergeben sich für die Diagnose aus der palpatorischen Abgrenzung der Geschwulst in der Nierengegend von den hier befindlichen Organen (Leber, Milz, Wirbelsäule, Darm). Über die Beziehungen der Geschwulst zum Magen und Darm (Flexura coli hepatica und lienalis) belehrt uns Palpation und Perkussion nach Aufblähung des Darmes oder Magens. Nierentumoren verdrängen in der Regel das Kolon nach der medialen Seite, während mesenteriale Tumoren das Kolon nach außen zu verdrängen pflegen. Tumoren, die sich von einer Seite über die Mittellinie nach der anderen Seite erstrecken, lassen einerseits an Pankreastumoren, anderseits aber auch an Hufeisenniere denken.

Die Schmerzempfindungen bei der Palpation geben mitunter einen wichtigen Fingerzeig für die differentielle Diagnose. Entzündliche Tumoren der Niere (Nephritis suppurativa) und der Nierenkapsel (Perinephritis acuta und chronica) zeichnen sich durch eine besondere Druckempfindlichkeit aus. Namentlich Entzündungen der Kapsel der Niere können zu exzessiven Schmerzäußerungen Anlaß geben.

Eine besondere Empfindung gewinnt man manchmal bei der Palpation der Tumoren im Oberbauche bei sehr mageren Individuen: Multiple große Steinbildungen der Niere wird man mitunter durch ein eigentümliches Krepitationsgefühl nachweisen; das sehr charakteristische Hydatidenschwirren spricht für Echinokokkuskrankheit der Leber oder Niere.

Aus Palpation und Inspektion lassen sich demnach nur in wenigen Ausnahmefällen bedeutsame Schlüsse für eine richtige Diagnose ziehen. Ebenso vieldeutig ist der Wert der

3. Begleitsymptome bei Geschwülsten in der Nierengegend.

Schmerzen. Schmerzempfindungen in einem Hypochondrium, spontan auftretend oder provoziert durch Druck, Klopfen und Bewegungen, haben nur selten entscheidenden Wert für unsere differentialdiagnostischen Erwägungen: Rechtsseitige Schmerzen, die nach dem Rücken und dem rechte Schulterblatt nach oben ausstrahlen, sprechen für Gallensteinschmerzen. Koliken, in einem Hypochondrium ihren Ausgang nehmend, die längs des Harnleiters gegen die Blase, bzw. die Harnröhre, die Hoden und Samenstränge ausstrahlen, sprechen mit großer Wahrscheinlichkeit für Nierenkoliken; im gleichen Sinne ist auch eine dem zweiten Hoden gegenüber erhöhte Druckschmerzhaftigkeit des Hodens der erkrankten Seite zu werten. Besondere Klopfempfindlichkeit bei Erschütterungen und Beklopfungen der Nierengegend von rückwärts aus sprechen für Nierenschmerzen (Succussio renalis), während Schmerzen bei Druck auf den rechten Rippenbogen für Gallenblasenschmerzen sprechen. In der Analyse der Beschwerden des Kranken unterscheide man genau zwischen Kolikschmerzen und diffusen vagen Organschmerzen. Die letzteren sind außerordentlich vieldeutig, es ist unmöglich, ein unbestimmtes Druckgefühl unter einem Rippenbogen differentialdiagnostisch genau zu bestimmen. Der Schmerz kann hier seinen Ausgang von einer Rippenfellreizung, von einem Zwerchfellkrampf, von einer Lumbago, von einer peritonealen Reizung von seiten der Gallenblase, vom Darme und endlich auch von einer Nieren- oder Nierenkapselerkrankung herrühren.

Fieber. Fieber als Begleitsymptom einer Geschwulstbildung unter dem Rippenbogen kann sowohl bei Erkrankungen der Gallenblase, des Bauchfelles, des Darmes (subphrenische Abszesse) als auch bei Entzündungen der Niere, des Nierenbeckens und der Nierenkapsel vorkommen. Eine differentialdiagnostische Bedeutung kommt demselben in keiner Weise zu, da sowohl Schleimhautentzündungen (Cholecystitis, Pyelitis) als auch Tumoren, Hypernephrome (J. Israel) unter atypischen Fieberbewegungen verlaufen können.

Hautsymptome. Über die Bedeutung der Gelbsucht, der Anaemie bei Milztumoren und der Oedeme als Begleitsymptome von Tumoren im Oberbauche wurde bereits andeutungsweise gesprochen. Es sei noch weiters erwähnt, daß ein Herpes zoster (Gürtelausschlag) der seitlichen Thoraxwand in zwei Fällen von Hypernephrom von uns beobachtet wurde, ferner daß ausgedehnte blutige Suffusionen in der Nierengegend bei gleichzeitiger Geschwulstbildung daselbst für „Apoplexie des Nierenlagers" sprechen.

Die Harnsymptome als Begleiterscheinungen von Tumoren in der Nierengegend spielen naturgemäß eine ganz besondere Rolle für die differentialdiagnostische Klärung jedes einzelnen Falles.

Blutharnen, Haematurie. Finden wir eine Geschwulst in einem Hypochondrium und können wir Blut im Harn konstatieren, so ist die Wahrscheinlichkeitsdiagnose eines Zusammenhanges der Geschwulstbildung mit der Niere gegeben. Charakteristisch und pathognomonisch für einen Nierentumor ist die Hämaturie nur dann, wenn der blutige Harn Gerinnsel enthält, deren Form einen Ausguß des Nierenbeckens mit seinen Kelchen darstellt (Abb. 1). Überhaupt kommt der Anwesenheit von größeren Blutgerinnseln im Harn eine besondere Bedeutung zu, da (abgesehen von Blutungen vesikalen Ursprungs) fast nur bei ins Nierenbecken durchgebrochenen Tumoren oder primären Nierenbeckengeschwülsten sowie bei Tuberkulose der Harn größere Blutgerinnsel enthält.

Die Farbe des blutigen Harnes ist differentialdiagnostisch kaum zu verwerten. Es ist nicht richtig, daß dunkelbraun gefärbte Harne einer renalen Haematurie entsprechen; die dunkelbraune Farbe beweist nur die längere Dauer der innigen Mischung von Harn und Blut.

Tritt im Anschluß an eine direkte oder indirekte Nierenverletzung (Stoß, Schlag, Fall) eine schmerzhafte Schwellung einer Nierengegend mit Koliken und Abgang blutigen Gerinnsel führenden Harns auf, so handelt es sich um eine traumatische Haematonephrose oder Nierenruptur.

Pyurie. Eine Schwellung in der Nierengegend, kombiniert mit eitrigem Harn, ist mit großer Wahrscheinlichkeit als Pyonephrose anzusehen. Zeichnet sich die Schwellung in der Nierengegend durch eine besonders feste knorpelartige Derbheit aus, dann handelt es sich zumeist um eine Perinephritis chronica sclerolipomatosa (Dieulafoy), die sich um eine entzündliche Schwellung der Niere oder des Nierenbeckens gebildet hat.

Die bakteriologische Untersuchung des pyurischen Harns gestattet in der Regel einen Schluß auf die Ursache der entzündlichen Schwellung in der Nierengegend (septische Pyonephrose, Tuberkulose).

Der zeitweise Wechsel von eitrigem Harn und klarem Harn bei gleichzeitiger intermittierender Schwellung der Nierengegend spricht als Symptom der „natürlichen Segregation des Harns" für intermittierende Pyonephrose.

Begleitsymptome von seiten des Zirkulationsapparates. Krankhafte Veränderungen am Herzen und am Gefäßsystem können mitunter in Beziehung zu Tumoren in der Nierengegend stehen. Zu den charakteristischen Zeichen des Grawitzschen Nierentumors, der „Struma suprarenalis aberrata", gehört eine Steigerung des Blutdruckes und eine Hypertrophie des linken Herzventrikels, vermutlich hervorgerufen durch eine besondere Vermehrung des Adrenalingehaltes des Blutes, des Sekretionsproduktes der adenomatösen Neubildung. Auch bei der kongenitalen Cystenniere, die meistens mit beiderseitiger Tumorbildung einhergeht, ist Hypertonie und Herzhypertrophie ein ziemlich charakteristisches Symptomenbild, da sich ja das klinische

Bild der angeborenen Cystenniere in allen wesentlichen Punkten ähnlich
verhält wie das Bild der chronischen Nephritis. Auch die an dem peripheren Gefäßsystem nachweisbaren Veränderungen, wie Schlängelung
und Rigidität der Arterien, gehörten mit zu den Zeichen der allgemeinen
Gefäßsklerose. Über das Hocheneggsche Symptom, die auch in
Rückenlage persistierende Varicocele, als pathognomonisches Symptom
des Grawitzschen Nierentumors wurde bereits gesprochen.

Auch die Blutuntersuchung, die cytologische und serologische,
kann eine Rolle in der Differentialdiagnose der linksseitigen Tumoren
zur Unterscheidung von leukaemischen Milztumoren spielen.

4. Urologische Untersuchungsmethoden. Wie wir in den
bisherigen Auseinandersetzungen gesehen haben, führt eine auf Grund
der üblichen klinischen Untersuchungsmethoden durchgeführte Differentialdiagnose zumeist nicht zu einem exakten Resultat und wir
können uns mit den Ergebnissen derselben durchaus nicht begnügen,
da ja fast ausnahmslos chirurgische Indikationen sich an die klinische
Differentialdiagnose knüpfen. Die Indikationsstellung in der Nierenchirurgie ist besonders verantwortungsvoll, da es sich um die Wahl
zwischen verstümmelnden und erhaltenden (konservativen) Operationen
handelt.

Schon die einfache Cystoskopie kann uns mitunter wertvolle
Fingerzeige in dem eben gedachten Sinne geben. Namentlich die genaue
Betrachtung und Beobachtung der vesikalen Harnleitermündungen,
die Ureter-Meatoskopie (wie sie Fenwick nannte) ist geeignet, in
diesem Sinne Wertvolles zu leisten. Geradeso wie der geübte Diagnostiker
aus der Betrachtung der Zunge auf den Funktionszustand und die anatomische Beschaffenheit des Magens schließen kann, gelingt es in vielen
Fällen, aus der Betrachtung der Harnleitermündung über den anatomischen und funktionellen Zustand der Nieren zu urteilen. Durch die
Meatoskopie gelingt es in einer ganzen Reihe von Fällen, das
Ausströmen von Blut oder Eiter aus einer Niere festzustellen, wodurch man in die Lage versetzt wird, einen in der betreffenden Nierengegend tastbaren Tumor entweder als einen Neoplasma der Niere
oder aber als eine Pyonephrose zu erkennen. Charakteristische Veränderungen an der Harnleitermündung, Knötchen, Ulcerationen, auf die
Umgebung des Ureterostiums beschränkt, führen berechtigterweise zur
Wahrscheinlichkeitsdiagnose einer einseitigen Nierentuberkulose.

Eine sehr typische Veränderung der Harnleitermündung, die sogenannte blasige Erweiterung des vesikalen Ureterostiums,
gestattet ohne weiteres die Identifikation eines in der betreffenden
Nierenseite tastbaren Tumors als Hydronephrose infolge angeborener
oder erworbener Stenose der Harnleitermündung.

Kombiniert man die einfache cystoskopische Betrachtung mit der
intravenösen Injektion von Indigokarmin, so gewinnt die
Meatoskopie eine erheblich größere diagnostische Bedeutung, eine Verzögerung und ebenso eine Verminderung der Intensität
der Ausscheidung beweist eine Beeinträchtigung der Nierenfunktion,

deren höchste Grade in dem völligen Ausbleiben der Blauausscheidung auf einer oder beiden Seiten bestehen.

Finden wir also als Ergebnis der Chromocystoskopie auf der Seite des in der Nierengegend palpablen Tumors eine absolut normale Ausscheidung des Farbstoffes, so ist es unwahrscheinlich, daß es sich um ein das Nierenparenchym zerstörendes Neugebilde der Niere handelt. Fehlt die Ausscheidung auf dieser Seite vollkommen und erweckt die Palpation der Geschwulst den Eindruck einer Fluktuation, so handelt es sich wohl sicher um eine Hydronephrose als Folge einer Stenose, einer Kompression oder einer Steineinklemmung im Ureter.

Ergibt diese Chromomeatoskopie kein eindeutiges Bild, so ist zur Ergänzung der Diagnose die Vornahme des Ureterenkatheterismus unerläßlich.

So leisten also die urologisch-cystoskopischen Methoden der Nierendiagnostik schon viel zur Klarstellung der Diagnose von Tumoren in der Nierengegend. Kombiniert man jedoch diese Untersuchungsmethoden mit verschiedenen Röntgenuntersuchungen (Untersuchung der Nieren durch Röntgenaufnahmen in antero-posteriorer und seitlicher Richtung, Röntgenaufnahmen bei liegendem, schattengebendem Ureter-Katheter, insbesondere aber die Pyelographie; siehe darüber S. 292), so gelingt meistens die Differentialdiagnose der abdominellen Tumoren geradezu mit mathematischer Sicherheit.

Die Rolle der Urologie in der Diagnostik und Therapie der medizinischen Nierenkrankheiten

Das alte Einteilungsprinzip der medizinischen Nierenkrankheiten in eine parenchymatöse und interstitielle Nephritis, wie es noch bis vor kurzer Zeit in der internen Klinik gelehrt wurde, hat sich aus verschiedenen Gründen nicht sehr gut bewährt. Es ergaben sich zunächst immer wieder Schwierigkeiten, nach diesem Einteilungsprinzipe jeden einzelnen Fall richtig einzuordnen; vor allem aber wurde von Seite der Pathologen mit Recht darauf hingewiesen, daß der Ausdruck parenchymatöse Nephritis durchaus sinnwidrig ist (Ribbert), da sich bei allen drüsigen Organen Entzündungen niemals in den Parenchymzellen abspielen, sondern nur in dem Gefäße führenden interstitiellen Gewebe, so daß die Entzündung der Niere, die Nephritis, immer nur eine interstitielle sein könne, während die parenchymatöse Degeneration der Niere die Bezeichnung Nephritis eben so wenig verdient, wie bei der trüben Schwellung und der fettigen Degeneration der Leber der Ausdruck Hepatitis berechtigt erscheint. Hepatitis ist nur für die tatsächlich im interstitiellen Gewebe sich abspielenden, entzündlichen, cirrhotischen Prozesse die berechtigte Bezeichnung.

Da man also, unzufrieden mit dem alten Einteilungsprinzip, nach einer neuen Nomenklatur fahndete, empfahlen Aschoff und Friedrich Müller auf der Meraner Tagung der Versammlung deutscher

Naturforscher und Ärzte eine neue Einteilung nach dem formal-patho-
genetischen Prinzip. Die chronischen Nierenleiden (Nephropathien)
werden eingeteilt auf Grund von

1. Störungen der Entwicklung,
2. Stoffwechselstörungen,
3. Zirkulationsstörungen, und
4. chronische Nierenleiden auf dem Boden der Entzündung.

Eine außerordentliche Umwälzung in der Nomenklatur brachte das
Werk von Volhard und Fahr (1914) über die Brightsche Nierenkrankheit. Die Einteilung der Nierenkrankheiten auf Grund des
pathogenetischen Systems nach Volhard und Fahr müssen wir hier
etwas ausführlicher mitteilen, da dieselbe nach unserer Meinung geeignet ist, die Lücke tatsächlich auszufüllen, die seit der Bekämpfung
der ursprünglichen Einteilungsprinzipien klaffte. Wir schließen uns
diesem Einteilungssystem um so leichter an, da sich fast ausnahmslos
jeder einzelne Fall von medizinischer Nierenerkrankung in dieses Schema
einreihen läßt, das auch unseren Anschauungen über die Physiologie
und Pathologie der Nieren am besten angepaßt ist.

Wir unterscheiden also:

A) Nephrosen, Degenerative Erkrankungen (früher die sogenannte parenchymatöse Nephritis).

1. Akuter Verlauf,
2. chronischer Verlauf,
3. Endstadium: nephrotische Schrumpfniere ohne Blutdrucksteigerung.

B) Entzündliche Nierenerkrankungen, Nephritiden (früher
interstitielle Nephritis genannt).

I. Diffuse Glomerulonephritis mit Blutdrucksteigerung.

a) Das akute Stadium,
b) das chronische Stadium ohne Niereninsuffizienz,
c) das Endstadium mit Niereninsuffizienz.

Alle drei Stadien können verlaufen ohne nephrotische Symptome
oder mit nephrotischen Symptomen (Mischform).

II. Herdförmige Nephritis ohne Blutdrucksteigerung.

a) Herdförmige Glomerulonephritis,
b) die septische Herdnephritis,
c) die embolische Herdnephritis.

C) Nephrosklerosen.

1. Die gutartige Hypertonie, Sklerose der Nierengefäße,
2. die maligne Nephrosklerose, genuine Schrumpfniere, d. i. Sklerose +
Nephritis.

Zur Differentialdiagnose und Charakterisierung der einzelnen Formen
seien folgende Bemerkungen angeführt: Die Nephrose ist charakterisiert
durch Oligurie, Neigung zu Wassersucht, hochgradige Albuminurie, Cylindr-

urie, hohes spezifisches Gewicht. Die akute Nephrose pflegt meist günstig zu verlaufen, bei der chronischen entwickeln sich uraemische Symptome, während das spezifische Gewicht des Harnes heruntergeht. Der Blutdruck pflegt bei der Nephrose normal zu sein, der Reststickstoffgehalt des Blutes ist bei der akuten Form normal, bei der chronischen in der Regel erhöht.

Die diffuse Glomerulonephritis ist gekennzeichnet durch Polyurie bei niedrigem spezifischem Gewicht, die Eiweißmenge ist gering, das Sediment enthält in jedem Stadium rote Blutkörperchen und wenige Zylinder, der Blutdruck ist immer erhöht, es besteht Herzhypertrophie, Neigung zu Retinitis. Der Reststickstoffgehalt pflegt erhöht zu sein. Während die akute Form im Anschluß an akute Infektionskrankheiten entsteht, eine günstige Prognose hat und restlos ausheilen kann, geht die chronische Erkrankung in das Bild der malignen Nephrosklerose über.

Bei den Mischformen kombinieren sich die Erscheinungen der Nephritis und Nephrose, wobei die Anteile der beiden Hauptgruppen in jedem einzelnen Falle verschieden sein können.

Die Nephrosklerose in ihrer gutartigen Form, die blande Hypertonie geht manchmal ohne jegliches Zeichen einer Nierenerkrankung einher, der Harn kann normal sein, es bestehen lediglich die Zeichen des arteriellen Hochdruckes. Bei der malignen Form der Nephrosklerose besteht in der Regel starke Albuminurie, Blut und Zylinder im Harn, der Blutdruck ist extrem hoch, das Herz hypertrophisch, es kommt frühzeitig zur Retinitis; die Nierenfunktionsprüfung zeigt schwere Störungen der Funktion, die Reststikcstoffuntersuchung zeigt hohe Werte. Die Prognose ist ungünstig.

Das eben angeführte Einteilungsschema hat nicht nur für den internen Kliniker, sondern auch für uns eine ganz besondere Bedeutung, weil im Sinne der modernen Pathologie der Nierenkrankheiten in mancher Richtung chirurgische Maßnahmen zur Behebung schwerer Störungen in Betracht kommen, über welche wir in folgenden Zeilen berichten werden.

Die Fälle von sogenannten medizinischen Nierenkrankheiten, die dem Urologen zur Begutachtung oder Behandlung zugeführt werden sollen, lassen sich folgendermaßen gruppieren:

1. Nephritis und Nephrose als Komplikation chirurgischer Erkrankungen, so z. B. die Rolle der Nephritis in der Pathologie und Indikationsstellung bei der Prostatahypertrophie.

2. Bei bestehender einseitiger Nierentuberkulose die Frage der toxischen Nephritis der anderen Seite.

3. Chirurgische Interventionen bei der medizinischen Nephritis.

Ad 1. Schon bei verschiedenen Gelegenheiten, bei Besprechung der funktionellen Nierendiagnostik, der Behandlung der Prostatahypertrophie wurde auf diese Frage hingewiesen. Im klassischen Bilde vorgeschrittener Prostatahypertrophie vermißt man niemals die Zeichen einer krankhaften Beeinflussung der Nieren. Für die Entscheidung der Wahl des therapeutischen Vorgehens kann es von ausschlaggebender Bedeutung

sein, die Frage zu beantworten, ob die im Krankheitsbild der Prostatahypertrophie wahrnehmbaren Zeichen von Nierenerkrankung bloß als
Folgeerscheinungen der Harnstauung infolge des Abflußhindernisses aufzufassen sind oder ob die Nierensymptome (Polyurie, Albuminurie und
erhöhter Blutdruck) auf eine primäre nephrosklerotische Erkrankung
zurückzuführen sind. Während im ersteren Falle den Nierensymptomen
als mehr funktionellen Symptomen keine besondere Bedeutung beizumessen wäre, käme im letzteren Falle den ausgesprochenen Zeichen von
Niereninsuffizienz die Bedeutung eines auch durch Operation irreparablen
Zustandes zu. Wir bemühen uns in solchen Fällen, die Unterscheidung
zwischen diesen zwei Formen der Nierenerkrankung durch unsere Methoden der Nierenfunktionsprüfung (siehe diese) und durch Beobachtung
des Krankheitsbildes zu entscheiden. Durch Behebung der Harnstauung
mittels des Dauerkatheters können sich die Zeichen der Niereninsuffizienz
gradatim zurückbilden: Der Reststickstoffgehalt im Blute sinkt, der
krankhafte Durst verschwindet, der Appetit hebt sich, die Polyurie
zeigt auch bei Anwendung des Dauerkatheters eine gleichmäßige Höhe,
der Blutdruck geht deutlich zurück. Diese Fälle gestatten eine günstige
Prognose, da wir alle Zeichen der Nierenlaesion vorwiegend nur auf die
Harnstauung beziehen können und die Hoffnung besteht, daß nach
Behebung des Hindernisses durch die Prostatektomie die Nierenfunktion
ungestört bleibt.

Zeigt jedoch die Untersuchung und Beobachtung des Kranken, daß
trotz Anwendung des Dauerkatheters oder der suprapubischen Blasenfistel der Zustand sich nicht bessert, in manchen Fällen sogar verschlechtert, so pflegen die destruktiven Veränderungen in der Niere
so hohe Grade erreicht zu haben, daß man an eine Heilung durch die
Operation nicht mehr denken kann.

Ad 2. Der gleiche Gedankengang liegt mitunter bei der Indikationsstellung und Therapie der einseitigen Nierentuberkulose vor. Wenn wir
in einem Falle von Tuberkulose des Harntraktes durch den Ureterenkatheterismus die Einseitigkeit der Nierentuberkulose nachgewiesen
haben, jedoch im Harn der anderen Seite Eiweiß und Zylinder vorfinden,
so ergibt sich die Frage: Handelt es sich in diesem Falle um eine einseitige
Nierentuberkulose in einem nephritischen Individuum oder bedeuten
die renalen Symptome in der anderen Niere nicht mehr als einen gewissen
Grad von toxischer Epitheldegeneration, hervorgerufen durch das
Kreisen der Toxine des Tuberkelbazillus im Blute? Die Antwort auf diese
Frage bringt uns die Funktionsprüfung: Finden wir die Indigokarminausscheidung verzögert und vermindert auch auf der nicht tuberkulösen
Seite, ist ferner der Reststickstoff im Blute erhöht, der Blutdruck hoch,
so handelt es sich um eine Kombination der Tuberkulose mit Nephritis,
und die Operation der tuberkulösen Niere verliert ihre Chancen. Im
entgegengesetzten Falle jedoch, bei der toxischen Erkrankung der nicht
tuberkulösen Niere besteht die Hoffnung, daß nach der Exstirpation
des tuberkulösen Organs der Grund für die toxische Schädigung der
Niere in Wegfall kommt und der Harn vollständig normal wird, da

durch die tuberkulotoxischen Vorgänge im Organismus auch die andere, nichttuberkulöse Niere erkrankt war.

Ad 3. Zunächst ist es — allerdings nur in seltenen Fällen — die ausgesprochene, manifeste Niereninsuffizienz: Uraemie, Oedeme, Anasarka, Albuminurie, die den Gegenstand unseres Eingreifens bildet. Der uraemische Symptomenkomplex im Verlaufe der „medizinischen Nierenkrankheiten", akuter und chronischer Nephritis und Nephrose, erfordert unsere Intervention nur dann, wenn der ganze Vorrat der in der medizinischen Klinik der Nierenkrankheiten gebräuchlichen Methoden der Behandlung erschöpft und ergebnislos gewesen ist.

Wenn durch die innerliche Behandlung mit Diuretika und Herzmitteln, durch hydrotherapeutische Prozeduren, durch Aderlaß und intravenöse Kochsalzinfusionen die exkretorische Funktion der Niere nicht in Gang zu bringen ist, wenn es sich um eine akute oder subakute Nierenentzündung handelt, wenn man also annehmen kann, daß die Destruktion des Nierenparenchyms noch keine vollständige ist, dann tritt als Ultimum refugium die chirurgische Intervention in ihre Rechte. Unter solchen Umständen wird man die Dekapsulation der Nieren, die Nephrotomie oder die Nephrostomie — natürlich in reiner Lokalanaesthesie — in Erwägung ziehen. Die theoretische Begründung für diese Operationen folgt später.

Es war zunächst das große Verdienst von Harrison, auf die pathogenetische Bedeutung der intrarenalen Hypertension bei der akuten und subakuten Form der Nephritis aufmerksam gemacht zu haben.

Die im Verlaufe akuter Entzündungen der Nieren (Glomerulonephritis) und akuter Nephrosen auftretende Exsudation innerhalb des Nierenparenchyms führt zu einer mehr oder minder plötzlichen Volumszunahme des Nierengewebes, welcher die z. T. recht unnachgiebige Capsula fibrosa renis nicht nachkommen kann; dadurch entsteht innerhalb der Kapsel eine akute Druck- und Spannungserhöhung, deren deletäre Folgen auf das äußerst druckempfindliche spezifische Nierenepithel und auf die Wegsamkeit der Nierenblutgefäße sich in Form von akut auftretenden, oft sehr heftigen Schmerzen in einer oder beiden Nierengegenden, in Verminderung der Diurese, die sich bis zur Anurie steigern kann, und endlich in der Entstehung uraemischer Symptome auswirken kann. Harrison zog aus dieser Erkenntnis der pathogenetischen Bedeutung der intrarenalen Drucksteigerung für die Entstehung der Niereninsuffizienz die richtige Konsequenz und versuchte mit Erfolg in mehreren Fällen von akuter Scharlachnephritis die chirurgische Intervention, die in der Freilegung der Nieren, Punktion und Skarifikation der Kapsel und endlich in der Nephrotomie bestand.

Aber auch in Fällen von chronischer Nephritis und Nephrose spielt die intrarenale Drucksteigerung bei der Auslösung der Symptome der Niereninsuffizienz keine geringe Rolle: bei den Nephrosen mit starkem intrarenalem exsudativem Oedem und proliferativen Vorgängen im Nierenparenchym kommt es zu übermäßiger Spannung in der Kapsel, die einerseits das Tubularepithel, anderseits die zarten Blutgefäße der Niere unter übermäßigen Druck setzt, wodurch es zur Verminderung der Diurese und sonstigen schweren Funktionsstörungen der Nieren (Oligurie, Anurie, Albuminurie, Uraemie) kommen kann; bei den chronischen Nephritiden, deren Tendenz zu Schrumpfungsprozessen ihnen das charakteristische Gepräge verleiht, wird naturgemäß auch die Kapsel in den schrumpfenden Prozeß mit einbezogen. Die Kapselretraktion muß sich auch hier als Erhöhung der intrarenalen Spannung mit all ihren Folgen für die Funktion der erkrankten Niere auswirken.

Gerade diese Fälle sind es nun, welche die Analogie mit der Pathologie und Symptomatologie des Glaukoms sehr sinnfällig zeigten und Harrison geradezu von einem Glaucoma renis sprechen ließen. Das Nierenglaukom ist charakterisiert — im akuten Falle — durch Anfälle von heftigen Druck- und Krampfschmerzen in den Nieren, Oligurie oder zeitweise Anurie, Albuminurie und Haematurie („Nephralgie hématurique") also ein akuter Anfall von Niereninsuffizienz. Im Verlaufe der chronischen Nierenentzündung bei der chronischen Nephrose (große weiße und bunte Niere) zeigt sich das Nierenglaukom als akuter Anfall von Nierendruckschmerz mit starker Steigerung der Oligurie und Albuminurie und Haematurie. Auch die schwerste Form der Niereninsuffizienz, der akute Anfall von „großer" Uraemie, kann die unmittelbare Folge einer Attacke von Nierenglaukom sein. Und auch bei der Schrumpfniere, der eigentlichen chronischen Nephritis, kommt es gelegentlich zu Anfällen gesteigerter intrarenaler Spannung (Glaukom), charakterisiert durch plötzlich einsetzende Oligurie mit Haematurie, Nierenschmerz, rapide Steigerung des Blutdruckes und uraemische Symptome (Kolik-Nephritis Casper).

Es lag nun nahe, diese Anfälle akuten Nierenglaukoms mit chirurgischen Maßnahmen zu bekämpfen: Harrisons Punktion der Niere und Inzision derselben, Edebohls' Dekapsulation (Nephrokapsektomie), Rovsings und Poussons Nephrolysis, die Befreiung der Niere von ihren sie beengenden Umgebungen, der Kapsel und perirenaler Adhäsionen.

Seit dem Beginne dieses Jahrhunderts wurden zahllose Operationen in allen Ländern der Welt in dem eben erwähnten Indikationsbereich ausgeführt und es zeigte sich bei Operationen im Glaukomanfalle schon nach Freilegung der Niere, daß dieselbe aus ihrer Kapsel nach deren Inzision hervorquillt und die Oedemflüssigkeit abfließt. Man sah dann, daß die manifesten Zeichen der Niereninsuffizienz, die hartnäckige Oligurie und Anurie, die Zeichen der Uraemie, sich rasch zurückbilden, ja selbst die Herzhypertrophie besserte sich nach der Operation, die zunächst eine Herabsetzung der intrarenalen Spannung, vielleicht auch die Eröffnung neuer kollateraler Blutbahnen zur Folge hatte.

Zu den chirurgischen Indikationen bei verschiedenen Formen der Niereninsuffizienz bei „medizinischen" Nierenkrankheiten gehört noch die Indikation der Dekapsulation der Niere bei der puerperalen Eklampsie. Die fast allgemein akzeptierte Theorie über die Pathogenese dieser schweren Krankheit geht dahin, daß es sich um eine akute, schwerste Form der Toxaemie handelt, verursacht durch ein heute noch unbekanntes (hormonales ?) Gift. Zu dieser Toxaemie gesellen sich noch — primär oder sekundär — schwere degenerative Prozesse in der Niere und Leber mit allen aus diesen erklärlichen Funktionsstörungen. Unter den Methoden, deren Ziel die Befreiung des Organismus von der fortschreitenden Vergiftung ist, verdient auch die Dekapsulation eine eingehende Überlegung, da in den schwersten, fast verzweifelten Fällen wiederholt Menschenleben auf diese Weise gerettet wurden. (Zuerst empfohlen von Pousson und Chambrelant in Bordeaux.) Auch Edebohls beschreibt in zwei Fällen von Eklampsie durch Dekapsulation erreichte Heilerfolge.

Der Vollständigkeit halber seien noch einige Bemerkungen über die Indikation der Dekapsulation bei Nierenblutungen angeführt. Es war eine der frappantesten Beobachtungen, die Edebohls an einzelnen seiner zahlreichen Dekapsulationen machen konnte, daß die nephritische Haematurie nach dem Eingriffe meist momentan aufhörte. Ob es sich um eine akute haemorrhagische Glomerulonephritis oder eine fast symptomlos verlaufende chronische Nephritis handelte oder ob ein oder der andere Fall von „Blutung aus scheinbar gesunder Niere" (essentielle, funktionelle Nierenblutung) der Operation unterzogen wurde; der blutstillende Effekt der Operation blieb fast niemals aus.

Wir selbst haben die Operation, die ein- oder doppelseitige Dekapsulation in mehr als 60 Fällen ausgeführt und fast immer das gleich günstige Resultat, die fast momentane Blutstillung, feststellen können. Gegenstand der Operation waren akute oder subakute Glomerulonephritiden, wie wir sie im Kriege als „Kriegsnephritis" unzählige Male beobachteten: Fälle, die auf den internen Stationen überlange vergeblich behandelt worden waren und endlich durch die Dekapsulation der Nieren unmittelbar von ihrer Haematurie und später auch von der Albuminurie befreit wurden. Aber auch bei chronischen Nephrosen (bei hohen Albuminwerten, Oligurie, Oedemen, Hypotonie) haben wir in manchen Fällen bei ausgebildeter oder drohender Uraemie eine plötzliche Wendung zum Besseren erzielen können.

In einem vor über einem Jahre mit Herrn Dozenten Friedjung gemeinsam behandelten Falle einer schwersten Nephrose bei einem $2^1/_2$jährigen Knaben, der auch noch an einer eitrigen Peritonitis nach Angina erkrankte und das Bild einer chronischen Uraemie, Oligurie von 100 bis 300 ccm Harn in 24 Stunden, allgemeinem Hautoedem, Hydrothorax und exzessiver Albuminurie bis $7,5^0/_0$ (!) darbot, bei dem keinerlei intern verabreichtes Mittel die Diurese zu heben imstande war, führten wir die beiderseitige Dekapsulation durch, mit dem Erfolge, daß nach glatter Wundheilung in 7 Tagen die Albuminurie auf Mengen unter $1^0/_0$ zurückging; die Diurese steigerte sich außerordentlich, in gleichem Maße gingen die Oedeme zurück und das Kind verbrachte ein Jahr guten Wohlbefindens und guter Entwicklung. Leider ist es vor kurzer Zeit im Anschlusse an einen akuten Nachschub der Nephritis unter den Erscheinungen einer foudroyanten Uraemie zugrunde gegangen.

Gegenstand der Dekapsulation waren weitere zahlreiche Fälle von ungeklärter ein- oder doppelseitiger renaler Haematurie, bei denen außer der Nierenblutung auch mit Hilfe der feinsten diagnostischen

Reaktionen kein Zeichen manifester oder latenter Niereninsuffizienz feststellbar war. Da in solchen Fällen der Verdacht eines kleinen Neoplasmas der Niere oder des Nierenbeckens niemals ganz von der Hand zu weisen ist, erscheint die Operation: Freilegung und Dekapsulation der Niere als dringend indiziert. Die histologische Untersuchung probeweise exstirpierter Stückchen des Nierengewebes entschleierte fast ausnahmslos in diesen operierten Fällen das Rätsel der Pathogenese als herdförmige Glomerulonephritis.

Theorie der Wirkung der Nierenpekapsulation

Die Behandlung der Niereninsuffizienz durch die Decapsulatio renis ist ein Erfolg der Empirie. Edebohls und nach ihm zahlreiche andere Operateure und Experimentatoren stellten die gute Wirkung der Dekapsulation bei der Nephritis, der Uraemie, Eklampsie und bei Oedemen und endlich beim Nierenglaukom fest. Eine vollkommen erklärende Theorie für die Wirkung des Eingriffes ist jedoch bis heute nicht erzielt. Wohl wurde durch die Untersuchung früher dekapsulierter Nieren des Menschen und der Versuchstiere festgestellt, daß sich während des Wundverlaufes nach der Dekapsulation eine neue, aus sehr weitmaschigem Bindegewebe gebildete Kapsel wiederherstellt, die über ein neues „eigenartiges Blutgefäßnetz" verfügt (Anzilotti), welches eine kollaterale Verbindung mit den Gefäßnetzen der Umgebung (Peritoneum, Fettkapsel usw.) eingeht. So könne der Blutzustrom zur Niere, der bei sklerosierenden Prozessen und bei intrarenaler Drucksteigerung gehemmt ist, verbessert und der Blutabfluß aus der Niere ein ungestörter werden, so daß die „reinigende" Funktion der Niere sich durch Eröffnen neuer Abzugkanäle auswirken kann. Für die blutstillende Wirkung der Dekapsulation eine halbwegs einleuchtende Erklärung zu finden, ist bis jetzt keinesfalls gelungen, und trotzdem ist die Indikation zu dieser Operation eine feststehende.

Nach unseren persönlichen Erfahrungen verspricht die Operation, Nephrolysis und Dekapsulation, einen Erfolg:

1. in den Fällen längerdauernder ein- oder doppelseitiger Nierenblutungen, die auf Grund der klinischen Untersuchungen als nephritische oder „ungeklärte" essentielle zu diagnostizieren sind. Es sei aber ausdrücklich hervorgehoben, daß die einseitige, mit Abgang größerer Blutgerinnsel einhergehende Massenblutung der Niere nicht mit einfacher Dekapsulation behandelt werden soll, da kleine Papillome des Nierenbeckens, beginnende Tuberkulose einer Nierenpapille oder ein kleines Hypernephrom die Blutung hervorgebracht haben könnten, Krankheiten, die die Nephrektomie, wann immer die Ausführung derselben möglich ist, erheischen;

2. bei Anurie nephritischen bzw. nephrotischen Ursprunges (Uraemie und Eklampsie), wenn die anderen Behandlungsversuche nicht von Erfolg begleitet waren;

3. bei hochgradiger Albuminurie und Oedemen (Nephrose), in denen die interne Therapie nicht imstande war, die Diurese dauernd zu bessern;

		Harn-menge	Spez. Gewicht	Albumin	Haema-turie	Sediment	Rest N im Blut	Blut-druck
Nephrose	akut	Oligurie	erhöht bis 1030	hoch-gradig bis $2\text{—}3^0/_0$	fehlt	alle Formen von Zylindern	normal	normal
	chronisch	normal	erhöht bis 1030	hoch-gradig bis $1^0/_0$	fehlt	wenig vor-handen	normal	normal
Glomerulonephritis	akut	Oligurie	normal	$1\text{—}2^0/_{00}$	Fleisch wasser-farben	granul. Zylinder, Blut-zylinder, Epithelien	normal	gesteigert
	chron. ohne Nierenins.	normal	normal	$1\text{—}2^0/_{00}$	vor-handen	granul. Zylinder, Blut-zylinder, Epithelien	normal	gesteigert
	chronisch mit Nierenins.	Polyurie (Nyk-turie)	niedrig	unter $1^0/_{00}$	vor-handen	spärlich Zylinder	erhöht	sehr hoch
Herdförmige Nephritis	akut	normal	normal	spärlich	vor-handen	Zylinder, Blut, Bak-terien	normal	normal
	chronisch	normal	normal	spärlich	vor-handen	Blut-körper-chen	normal	leicht gesteigert
Nephrosklerose	blande Hypertonie	Polyurie	niedrig	fehlt	fehlt	fehlt	normal	sehr erhöht
	Nephroskler. + Nephritis	Oligurie	normal	vor-handen, jedoch wech-selnde Mengen	fehlt	Zylinder, Epi-thelien, Erythro-cyten	erhöht	sehr erhöht

Oedeme	Augenhintergrund	Verdünnungs- und Konzentrationsversuch	Indigokarmin	Prognose	Aetiologie	Therapie
starke Oedeme, Anasarka und Hydrothorax	normal	keine Verdünnungs- und keine Konzentrationsfähigkeit im Stadium der Oedeme	normal bzw. verfrüht	in der Regel Heilung	Tbc., Lues, Sepsis, Gravidität, Nierengifte	salzlose Diät, Vermeidung von viel Flüssigkeit, reizlose Kost, Milch
vorhanden	normal	keine Verdünnungs- und keine Konzentrationsfähigkeit im Stadium der Oedeme	normal bzw. verfrüht	Übergang in Mischform		bei Graviditätsnephrose, bei schweren Komplikationen, Entbindung, salzarme, flüssigkeitsarme Ernährung, Schwitzprozeduren, Diuretin
fehlt	normal	mangelhafte Dilution und Konzentration	verzögert und vermindert	meist Heilung	bakterielle Erkrankungen, Angina, Kokkeninfektionen	Bettruhe, Schonungskost, eiweißarme Diät, Zerealien, Fruchtsäfte, keine Milchkur, Flüssigkeitseinschränkung, Diuretin
fehlt	normal	normal	verzögert und vermindert	meist Heilung		
erst im Stadium der Herzschwäche vorhanden	Retinitis sehr häufig	Torpor renalis, Hyposthenurie	fehlt	Niereninsuffizienz		Aderlaß, bei uraemisch schmerzhafter Form Dekapsulation, Flüssigkeitseinschränkung, Bäder
fehlt	normal	normal	geringe Verzögerung	Haematurie	Infektionskrankheiten, Angina, Grippe	Tonsillektomie, bei dauernder Blutung Dekapsulation, Röntgentiefenbestrahlung, Schonungskost
fehlt	normal	normal	verzögert und vermindert			
fehlen	normal	normal mit schwacher Konzentration	normal	Apoplexie	Arteriosklerose	Behandlung der Herzsymptome, Diät gleichgültig, Diuretin, Jod, Calcium; Milchkuren sind kontraindiziert
Kardial bedingt	oft Retinitis	normal mit schwacher Konzentration	verzögert und vermindert	Herzinsuffizienz und Uraemie	Arteriosklerose Nephritis	Aderlässe, Digitalis-Diuretin, Abführkuren, Marienbader Wasser, laue Bäder, südliche Klimata

4. beim Nierenglaukom (Nephralgie hématurique);

5. bei der mit Zeichen chronischer Nephritis vergesellschafteten Wanderniere: Hier ist die Nephropexie an der enthülsten Niere auszuführen.

Die ausgesprochene Form der Niereninsuffizienz sehen wir in den Fällen von Anurie infolge von medizinischen und chirurgischen Erkrankungen der Niere. Über die ersteren wurde bereits gesprochen. In den letztgenannten Fällen ist die chirurgische Intervention absolut indiziert, wenn wir in der Lage sind, mit Sicherheit eine mechanische Obstruktion eines oder beider Ureteren anzunehmen. Die pathogenetischen Möglichkeiten lassen sich hier kurz zusammenfassend aufzählen: Einseitiger Steinverschluß mit reflektorischer Anurie der anderen Niere. Einseitiger Steinverschluß des Ureters einer Solitärniere (angeborener oder erworbener Defekt oder vollständige Zerstörung der anderen Niere). Gleichzeitige Inkarzeration von Steinen in beiden Ureteren. Umwachsung und carcinomatöse Infiltration beider Ureteren bei Fällen ausgedehnter carcinomatöser Wucherungen im Beckenzellgewebe bei Ca. uteri, vesicae, recti. Doppelseitige komplette Ureterstriktur.

Zum Schlusse sei noch sowohl die Differentialdiagnose wie auch die Therapie in Schlagworten schematisch zusammengestellt. Unter teilweiser Benützung mancher von Volhard, Fahr und dessen Schülern festgelegten Schemata ist hier der Versuch gemacht, in Schlagworten die moderne Nomenklatur, differentielle Diagnostik und einzelne therapeutische Ratschläge vor Augen zu führen. (Seite 270 und 271.)

Die Urologie des Kindesalters

In unserer klinischen und konsiliarärztlichen Tätigkeit kommen außerordentlich oft Kinder zur Beratung, Behandlung oder Begutachtung; dabei handelt es sich um alle Zweige unserer Wissenschaft, um Fälle mit angeborenen Mißbildungen, Neubildungen, Verletzungen, entzündlichen und nervösen Erkrankungen der Harnorgane.

Die Symptomatologie und Diagnostik der urogenitalen Erkrankungen des Kindesalters ist dieselbe wie beim Erwachsenen, wie sie in diesem Buch ausführlich dargestellt worden ist. Nur einzelne Symptome seien hier mit etwas größerer Ausführlichkeit geschildert.

Harnverhaltung im Kindesalter

Wenn auch in den früheren Kapiteln wiederholt auf die Verhältnisse im Kindesalter verwiesen worden ist, so möchten wir gerade dieses Symptom herausgreifen, weil es für Kinderärzte eine ganz besondere Bedeutung hat, da es wichtig ist, sehr rasch die Diagnose zu stellen, um den oft lebensrettenden Katheterismus ungesäumt auszuführen. In den folgenden Auseinandersetzungen soll nun die Aetiologie und die

Pathogenese dieses Symptoms, soweit sie für den Kinderarzt Bedeutung hat, besprochen werden.

Wir unterscheiden in aetiologischer Beziehung drei Hauptgruppen der Harnverhaltung:

1. Die Retention aus nervös zentraler Ursache,
2. die Retention aus reflektorischer Ursache und
3. die Retention aus mechanischer, peripherer Ursache.

Ad 1. Es sind vor allem schwere Störungen des Bewußtseins, die eine Harnverhaltung verursachen können. In der Bewußtlosigkeit infolge von Allgemeinintoxikationen durch narkotische Gifte (Alkohol, Morphin usw.), bei den Autointoxikationen, dem Coma uraemicum, diabeticum, cholaemicum und endlich bei den durch Gehirnkrankheiten verursachten Bewußtseinsstörungen, wird mit großer Regelmäßigkeit auch eine Harnverhaltung konstatiert.

Bei den zuletzt genannten Erkrankungen, den Harnretentionen infolge von Gehirnkrankheiten (Commotio cerebri, Meningitis, Tumor cerebri usw.) kommt vielfach zu dem Momente der Bewußtseinsstörung noch eine direkte zentrale Reizung des Musculus sphincter vesicae, respektive eine Lähmung des Detrusors hinzu. So sieht man nicht selten im Verlaufe einer Meningitis tuberculosa Harnverhaltung in zwei verschiedenen Stadien: Häufig tritt als erstes Symptom bei noch vollkommen erhaltenem Sensorium eine Harnverhaltung auf, offenbar infolge von Spasmus des Sphincter vesicae internus. Gerade in der Kinderpraxis dürfte diese Aetiologie der Harnverhaltung nicht allzu selten sein. Wir selbst haben derartige Fälle gesehen, in denen die Retention als erstes Zeichen im Stadium prodromorum der Basalmeningitis auftrat.

Im Stadium der Lähmungen bei der Meningitis kommt zur Detrusorlähmung in der Regel noch das Moment der Bewußtseinsstörung hinzu, um eine Harnverhaltung hervorzurufen.

Eine der Bedingungen für die normale Harnentleerung liegt in dem ungestörten Ablaufe der Nervenerregung durch die Bahnen des Rückenmarkes. Auch in der Pathologie des Kindesalters begegnen wir nicht allzu selten den eben gedachten spinalen Harnretentionen. Ganz vereinzelt wurden Fälle von juveniler Tabes, von Meningomyelitis luetica mit Blasenstörungen bekannt. Die häufigste Ursache der spinalen Harnretentionen im Kindesalter liegt in der Karies der Wirbelsäule mit Kompression des Rückenmarkes und endlich in der Myelitis. Natürlich können auch im Gefolge von Verletzungen des Rückenmarkes sowie von Spinalmeningitis Harnverhaltungen auftreten. Bei der akuten aufsteigenden Myelitis und bei der akuten Poliomyelitis kommt Harnverhaltung gar nicht so selten vor, die Krankheit kann mit diesem Symptom einsetzen.

Ein eigenartiges Krankheitsbild der spinalen Harnretention im Kindesalter mit anatomischem Befund im Rückenmark haben v. Frankl-Hochwart und Blum beschrieben. v. Frankl-Hochwart fand bei der Nekropsie eines Falles von chronischer Harnverhaltung (mit ausdrückbarer Blase) bei einem 15jährigen Knaben eine Erweiterung des Zentralkanales des Rückenmarkes und einen poliomyelitischen Herd in den Vorderhornzellen des Sakralmarkes (2. bis 5. Sakralnerv), also an jener Stelle, in welche man immer den Sitz des Blasenzentrums verlegt hat. In Blums Falle, über welchen hier näheres berichtet sei, fanden sich ganz ähnliche Verhältnisse vor.

Ein dreizehnjähriger Knabe kam im Jänner des Jahres 1907 wegen kontinuierlichen Harnträufelns in unsere Ambulanz. Die Anamnese ergab, daß der Knabe, der im dritten Lebensjahre einen schweren Fraisenanfall gehabt hatte, vor mehreren Jahren einen Sturz auf das Vorderhaupt erlitt, welcher von einer Gehirnerschütterung gefolgt war. Seit drei Jahren leidet er an häufigem Harndrang mit Harnträufeln bei Tag und Nacht. Vor $1^1/_2$ Jahren bestand vorübergehend Haematurie.

Die Untersuchung ergab eine Dilatation der Blase bis in Nabelhöhe; ein mechanisches Hindernis für die Harnentleerung ließ sich nicht nachweisen. Es bestand weiters ein Infantilismus der Genitalorgane. Der Nervenbefund war bis auf gesteigerte Patellarreflexe und Fußklonus vollkommen intakt. Der Knabe ging nach etwa vier Wochen an einer perakuten Pyocyaneusinfektion zugrunde, und bei der Autopsie fand man außer den mechanischen Folgen der Harnretention (Distension der Blase, der Ureteren, der Nierenbecken) keinerlei Ursache für die Verhinderung der Harnentleerung. Erst bei der mikroskopischen und histologischen Untersuchung des Rückenmarkes wurde ein Befund konstatiert, der uns über die Aetiologie der Erkrankung Aufklärung brachte. Es fand sich nämlich im Bereiche des Sakral- und Lumbalmarkes ein degenerativer, poliomyelitischer Herd, der die Vorderhornzellen des Rückenmarkes zugrundegehen ließ. Außerdem bestand eine Verdoppelung des Zentralkanales.

Diese von v. Frankl-Hochwart und Blum beschriebenen Fälle von zirkumskripter Poliomyelitis im Sakralmarke — an der Stelle des Blasenzentrums — haben neben dem kasuistischen Interesse noch eine hervorragende physiologische Bedeutung, indem durch diese Beobachtungen die Existenz des vielfach angezweifelten spinalen Blasenzentrums sicher erwiesen ist.

Das bei der Obduktion gewonnene Präparat zeigte übrigens mit größter Deutlichkeit die schweren Veränderungen, die durch eine chronische Harnverhaltung verursacht sind: Erweiterung der Blase, der Ureteren und der Nierenbecken.

Anhangsweise sei hier noch auf eine Art der Harnverhaltung im Kindesalter verwiesen, die vielleicht zum Teile hieher, zum Teile in das Kapitel der nervös zentralen Retentionen gehört: Die Harnverhaltung während und nach der Diphtherie. Es ist allerdings noch nicht klar erwiesen, ob die auch als Nachkrankheit nach Diphtherie beobachteten Harnretentionen durch eine periphere Neuritis oder eine spinale Laesion entstanden sind.

Ad. 2. Wir verlassen nunmehr das Gebiet der Harnverhaltungen aus nervös zentraler Ursache und gehen zu der zweiten Hauptgruppe, den reflektorischen Harnverhaltungen, über.

Es sind dies Harnverhaltungen, die bei vollständig intaktem nervösen Zentralapparat und ohne irgend eine anatomische Laesion in den Harnorganen beobachtet werden können; man muß diese funktionellen Retentionen notwendigerweise auf spastische Zustände im Verschlußapparate der Blase zurückführen. Die bekanntesten derartigen Zustände sind Harnverhaltungen im Kindesalter im Verlaufe von Erkrankungen in der Umgebung der Blase und Harnröhre.

Die gemeinsame Innervation von Mastdarm und Blase durch den Plexus pudendohaemorrhoidalis bringt es mit sich, daß bei irgend welchen Irritationen des Mastdarmes häufig auf reflektorischem Wege eine Harnverhaltung auftritt. Ekzeme am After, Darmparasiten, Haemorrhoidalknoten, mitunter Fall aufs Gesäß, Prügel usw. können die Ursache der Retention abgeben. Eine besondere diagnostische Bedeutung kommt der Harnretention im Verlaufe der Perityphlitis zu. Als erstes Frühsymptom, bevor noch irgend welche lokale Erscheinungen von Seite des Blinddarmes aufgetreten sind, kann eine Harnverhaltung auftreten. Man wird in solchen fieberhaften Fällen, in welchen keine andere Ursache der Retention nachzuweisen ist, immer an die Möglichkeit einer beginnenden Appendicitis denken müssen. Häufig ist die primäre Ursache der Harnverhaltung nicht leicht zu eruieren und doch müssen wir einen Sphinkterspasmus für dieselbe verantwortlich machen.

Die beste Behandlung einer solchen Retention ist nicht der Katheterismus, sondern die Ablenkung der Aufmerksamkeit des Kindes von den Harnorganen. Es ist durchaus verfehlt, wenn Mütter in solchen Fällen unaufhörlich ihrem Kinde zureden, es solle doch urinieren.

Ad. 3. Die dritte und vielleicht wichtigste Hauptgruppe umfaßt die Fälle von Harnverhaltung infolge von mechanischer Behinderung der Harnentleerung.

Da haben wir in erster Linie von den angeborenen Hindernissen der Harnentleerung zu sprechen, die naturgemäß gerade in der Pathologie des Kindesalters von der größten Bedeutung sind. Vollkommene Atresien der Urethra, die zu einer kolossalen Ausdehnung der Blase, der Ureteren und Nierenbecken geführt haben, geben mitunter ein schweres Geburtshindernis ab. Die Verengerung des Lumens der Harnröhre kann weiters narbig sein, angeborene Strikturen, am häufigsten in der Fossa navicularis oder in der bulbösen Erweiterung der Pars anterior. Angeborene Enge des Praeputialeinganges kann bei entzündlicher Schwellung der Vorhaut zur absoluten Harnsperre führen.

Das Lumen der Harnröhre kann auch dadurch verschlossen werden, daß angeborene Klappen, die sich beim Einströmen des Harnes nach Art der Venenklappen aufblähen, den Harnabfluß sperren. Am besten bekannt ist jene Bildung, die unter dem Namen der Semilunarklappen (Tolmatschew) im prostatischen Teile der Harnröhre als zwei vom Samenhügel gegen das Orificium vesicae divergierend verlaufende, halbmondförmige Klappen in einzelnen Fällen beobachtet wurden. Beim Neugeborenen werden ferner epitheliale Verklebungen der Urethra sowohl am Blasenhals als auch am Orificium externum beschrieben. Seltener sind Klappen, Diaphragmen und Divertikelbildungen in der Fossa navicularis und im Bulbus.

Auch Lageanomalien der Urethra können die Retention bedingen, z. B. die fehlerhafte Insertion der Harnröhre in Fällen von Hypospadie der weiblichen Urethra.

Große Divertikel der Blase können mit Harnverhaltung einhergehen; sogar beim Neugeborenen wurden Harnverhaltungen, hervorgerufen durch Divertikel, beobachtet und durch operative Exstirpation des Divertikels behoben. Eine besondere Art der Harnverhaltung bei Kindern ist in der angeborenen Dilatation der Blase, Ureteren und Nierenbecken gelegen. Wir selbst sahen derartige Fälle, von denen einer hier mitgeteilt werden soll.

Ein $3^1/_2$jähriges Kind, das kurz nach der Geburt rituell zirkumzidiert wurde, hatte niemals gut uriniert. Seit einem Jahre steht es in ärztlicher Behandlung wegen der Erscheinungen chronischer Pyelonephritis und kompletter Harnverhaltung. Das Röntgenbild zeigt eine hochgradige Veränderung der Blase, der Ureteren und der Nierenbecken und die Zerstörung der Nieren selbst. Ob es sich in diesem Falle um eine periphere Störung der Harnentleerung während des foetalen oder postuterinen Lebens handelt oder ob eine Monstrositas per excessum, ein Überschuß in der Anlage, die Ursache für diese schwere Erkrankung darstellt, ist heute noch nicht endgültig erwiesen (Abb. 44).

Die erworbenen mechanischen Hindernisse der Harnentleerung können traumatischer, entzündlicher, neoplasmatischer Natur sein oder durch Fremdkörper hervorgerufen werden. Die Unwegsamkeit der Harnröhre kann dadurch verursacht sein, daß sich in ihrem Innern krankhafte Prozesse abspielen oder daselbst Fremdkörper eingekeilt sind, die das Lumen vollständig ausfüllen (mechanische Obturation) oder dadurch, daß von außen ein Druck auf dieselbe ausgeübt wird, der die Entfaltung der Harnröhre beim Miktionsakte verhindert (Kompression). Den letztgenannten Mechanismus beobachten wir z. B. bei der Paraphimose dadurch, daß der inkarzerierende Ring das Lumen der Urethra vollkommen komprimiert.

Die traumatische Harnverhaltung entsteht in der Regel durch Zertrümmerung der Urethra durch einen Fall aufs Perineum. Der Endeffekt auch einer geringeren traumatischen Harnröhrenlaesion pflegt eine Striktur zu sein, die natürlich auch zur Harnverhaltung führen kann.

Auch Umschnürungen der Glans penis, die aus Unwissenheit oder aus kriminellen Gründen ausgeführt werden (Bindfäden, Haare), können zu akuter Harnverhaltung Anlaß geben. Gewissenlose Pflegerinnen versuchen durch derartige Umschnürungen und andere Manipulationen am Genitale schreiende Kinder zu beruhigen.

Die entzündliche Harnverhaltung entsteht am häufigsten durch Entzündungsprozesse, die sich in der hinteren Harnröhre oder deren nächsten Umgebung abspielen, z. B. Gonorrhoe, Tuberkulose der Prostata, wie auch wir wiederholt gesehen haben. Die durch Fremdkörper oder Blasensteine hervorgerufene Harnretention sehen wir häufig auch im Kindesalter auftreten.

Einen recht seltenen Fall von Retention infolge von Echinococcuscysten in der Blase, der die Vornahme einer Sectio alta notwendig machte, beobachteten wir vor 20 Jahren an der Poliklinik.

Wenn wir endlich noch von der neoplasmatischen Ursache der Harnverhaltung sprechen wollen, so genüge der Hinweis, daß außer langgestielten Papillomen der Harnblase auch noch in seltenen Fällen große Tumoren des Beckens im Kindesalter leicht eine Kompression der Urethra, die zur Harnverhaltung führt, verschulden können. Wir sahen einen solchen Fall in der Poliklinik an der Abteilung Hochenegg: Ein großes, von den Beckenknochen ausgehendes Sarkom brach längs der Apertur des kleinen Beckens hervor und komprimierte Urethra und Mastdarm; nur unter den größten Schwierigkeiten gelang in diesem Falle der Katheterismus.

Haematurie im Kindesalter

Ein zweites, sehr bedeutendes Symptom, das jedoch im Kindesalter weitaus nicht so häufig vorkommt wie beim Erwachsenen, ist die Anwesenheit von Blut im Urin.

Die Neubildungen der Niere und der Blase, die so häufig beim Erwachsenen die Ursache heftiger Blutungen sind, verlaufen bei Kindern fast immer ohne Blutung.

Wenn der Harn eines Kindes schon makroskopisch Blut enthält, so ist dies fast immer auf entzündliche Vorgänge in den Harnorganen zurückzuführen: Akute Nephritis (Glomerulitis) durch die Anwesenheit größerer Mengen von Eiweiß und Zylinder im Harnsediment (Blutzylinder!) charakterisiert, akute Cystitis haemorrhagica, zum Teil in der Form der Purpura vesicae als Teilerscheinung eines Morbus maculosus Werlhoffii; bei akuten Entzündungen der Blasenschleimhaut infolge von Blasensteinen oder anderen Fremdkörpern, ferner bei angeborenen Harnblasendivertikeln.

Pyurie im Kindesalter

Die Anwesenheit von Eiter im Harn gehört zu den häufigen urologischen Symptomen des Kindesalters. Das Symptom des getrübten Harnes fällt den Eltern und Wärterinnen der Kinder sehr rasch auf und es gehört in diesen Fällen zu den schwierigsten Aufgaben der urologischen Diagnostik, aus diesem Symptom allein einen Schluß auf die Art der Erkrankung zu ziehen, denn in der Regel weist kein anderes Zeichen auf eine Erkrankung der Harnorgane hin, die Kinder klagen nicht über gehäuften Harndrang. Hier haben wir es oft in der Praxis erfahren, daß die Kinderärzte schon prima vista aus dem Anblick des Kindes die richtige Diagnose zu stellen pflegen. Die eigentümliche Blässe der Kinder, ferner die Angabe von wiederholten Anfällen von Fieber mit oder ohne Schüttelfrost, aber mit auffallend schwerer Prostration, Darmstörungen mit abwechselnd hartnäckigen Verstopfungen und dann wieder abnormer Diarrhoe — dieser ganze Symptomenkomplex erlaubt in der Regel die Diagnose „Coliinfektion". Es handelt sich hier um einen Einbruch von Colibazillen aus dem Darmtrakt in die Blutbahn (Coliaemie). Dies entspricht der Zeit der Schüttelfröste und des hohen Fiebers. Durch Ausscheidung der Bakterien auf dem Wege der Harnorgane können sich in diesen, und zwar in ihren Schleimhautpartien, entzündliche Zustände entwickeln. Cystitis-Pyelitis und die durch die Colibazillen erzeugten Toxine bewirken eine durchaus charakteristische Form der Anaemie und Kachexie. Im Harn findet man bei diesen Kindern immer Pyurie, Albuminurie und Bakteriurie.

Außer dieser Colipyurie sehen wir Eiter im Harn bei der gonorrhoischen Cystitis des Kindesalters; die wenn auch nicht häufigen Fälle von Tuberkulose des Harnapparates im Kindesalter sind durch die Kombination von mikro- oder makroskopischer Haematurie und Pyurie ausgezeichnet.

Eiter im Harn sehen wir ferner bei eitrigen Prozessen in der Nähe der Harnblase: bei Tuberkulose des Peritoneums, Appendicitis und ferner nach Durchbrüchen großer kalter oder heißer Abszesse in die Blase (Psoasabszesse, perityphlitische Abszesse).

Blasensteine, die sich in nicht aseptischen Blasen entwickeln, gehen mit Pyurie und Haematurie einher.

Auch gewisse Formen angeborener Mißbildungen, wie die kongenitale Dilatation des gesamten Harnapparates und die Divertikelblasen kommen beinahe sicher einmal in ein Stadium, wo infolge der Stagnation des Harnes eine besondere Empfänglichkeit für Infektionen besteht, wo zu der angeborenen Mißbildung Schleimhautentzündungen, Cystitis und Pyelitis, hinzutreten.

Die Diagnose aller dieser Zustände ist mitunter äußerst schwierig und doch ist es nötig, sich nicht mit der einfachen Konstatierung der Pyurie zu begnügen. Es ist nötig, der Ursache und der Quelle des Eiters nachzuforschen und dazu benützen wir die urologischen Untersuchungsmethoden, die sich geradeso wie beim Erwachsenen, auch beim Kinde anwenden lassen. Es ist selbstverständlich, daß wir nur ganz dünne Kaliber verwenden können, aber die instrumentelle Technik ist heute soweit vorgeschritten, daß wir selbst für die Untersuchung der Harnröhre Neugeborener cystoskopische Instrumente besitzen.

Kongenitale krankhafte Zustände der Harnorgane

Zum speziellen Teil übergehend, hat sich die Urologie im Kindesalter mit angeborenen Krankheiten und Zuständen zu befassen. Gerade an den Harnorganen finden sich vielfach angeborene Mißbildungen, die zu Krankheiten und Funktionsstörungen Anlaß geben können. Kein anderes System im menschlichen Körper hat eine ähnliche Fülle von Mißbildungen aufzuweisen, wie gerade das Urogenitalsystem. An den Nieren sehen wir folgende Mißbildungen: Vollständiger Mangel einer oder (bei lebensunfähigen Früchten) beider Nieren, angeborene

cystische Degeneration der Nieren (Traubenniere), Verschmelzungs-
nieren, Hufeisen-, Kuchennieren, angeborene Erweiterung eines Nierenbeckens, Pyelektasie, Hydronephrose infolge von angeborener Stenose
des Ureterhalses oder durch Knickung des Ureters infolge überzähliger
abnormer Gefäße; Vereiterung solcher hydronephrotischer Sacknieren,
Pyonephrose. Einzelne angeborene Nierentumoren sind noch besonders
zu erwähnen. Verdoppelungen der Niere, des Nierenbeckens und Ureters
gehören zu den häufigsten angeborenen Mißbildungen.

An der Blase kennen wir auch eine ganze Reihe von angeborenen
Mißbildungen, die an und für sich als Krankheiten aufzufassen sind
oder den Anlaß zu solchen geben können. Die schwerste Mißbildung
der Blase stellt die angeborene Beckenblasenspalte, die Ektopie der
Blase mit totaler Epispadie und Symphysenspaltung dar. Hieher gehören
als Gegenstück zu der eben genannten Hemmungsmißbildung die
angeborene Erweiterung des ganzen Hohlraumes der Urogenitalorgane,
von der schon in der Besprechung der Harnverhaltung im Kindesalter
die Rede war. Bei der letzteren Mißbildung dürfte es sich um einen
Überschuß der Anlage, ein Monstrum per excessum handeln.

Die gleiche, allerdings nur partiell ausgebildete überschüssige Anlage
liegt bei den angeborenen Blasendivertikeln vor.

Die große Bedeutung der angeborenen Blasendivertikeln im Kindesalter liegt unter anderem auch darin, daß ihr Vorkommen beim Neugeborenen bzw. im frühesten Kindesalter der sichere Beweis für das
Vorkommen von angeborenen Divertikeln überhaupt ist. Die Störungen,
die das Divertikel macht, sind Beeinträchtigungen der Harnentleerung.
Es besteht zunächst ein gewisser Grad von Residualurin, der dann zur
vollständigen Harnverhaltung führen kann. Der Mechanismus, wie es
zur Harnverhaltung beim Divertikel kommen kann, wird von uns
so aufgefaßt, daß der Kranke bei offenem Divertikeleingang leichter
durch diesen in das Divertikel selbst hineinuriniert als durch den tonisch
kontrahierten Schließmuskel der Blase (siehe auch S. 146). Hyman in
New York hat kürzlich drei Fälle von Harnverhaltungen im Kindesalter, hervorgerufen durch Blasendivertikel, beschrieben, die er durch
operative Behandlung geheilt hat.

In der Blase sieht man ferner als angeborene Zustände Veränderungen an den Uretermündungen, überzählige Ureteren und blasige
Erweiterung des unteren Ureterendes. Fehlerhafte Mündung eines
Harnleiters kann bei kleinen Mädchen (Mündung in die Vagina) zu
permanentem Harnträufeln führen.

An der Harnröhre selbst gibt es eine ganze Reihe von angeborenen
Mißbildungen. Namentlich die Hypospadie und Epispadie, deren Bedeutung in folgendem liegt: Bei Epispadie ist meistens die Spaltbildung
so hochgradig, daß mindestens der Schließmuskel auch gespalten erscheint, wodurch es zu dauernder Enuresis mit Harnträufeln kommt.
Die Hypospadie der Harnröhre hat geringe Bedeutung, wenn die fehlerhafte Harnröhrenmündung nicht zu weit rückwärts liegt. Die Hypospadia
scrotalis führt häufig (wenn auch ein Mangel im Descensus testiculorum

sich geltend macht) zu Verwechslungen des Geschlechtes, da die Hypospadie mit Kryptorchismus das äußere Genitale weiblich erscheinen läßt. Pseudo-hermaphroditismus masculinus externus.

Angeborene Phimosen sind häufig der Anlaß zu Harnstauungen nicht nur im Praeputialsacke, sondern auch höher oben in der Blase, den Ureteren, Nierenbecken.

Entzündliche Erkrankungen der Harnorgane im Kindesalter

„Entzündungen" der Niere, Nephritis und Nephrose sind außerordentlich häufige Folgeerscheinungen der akuten Infektionskrankheiten des Kindesalters. Die Scharlachnephritis, eine Glomerulitis, die später auch durch degenerative Zustände an dem epithelialen Apparate in Nephrose übergehen kann, auch eitrige Nephritis, haben wir im Kindesalter gesehen und einen Fall von Nierenkarbunkel bei einem zehnjährigen Kinde operativ durch Exzision geheilt. Metastatische Paranephritis mit Abszeßbildungen kann im Anschluß an eine Angina, Furunkulose und andere Eiterherde im Organismus vorkommen.

Die größte Bedeutung für die Pathologie des Kindesalters haben die Schleimhauterkrankungen, die Cystopyelitis des Kindesalters. Durch den Einbruch von Colibazillen in die Blutbahn kommt es zu einer allgemeinen Colibakteriaemie, mit hohem Fieber, mit Schüttelfrösten, profusen Schweißen, Prostration; manchmal bei schwachen Kindern mit ausgesprochen meningitischen Erscheinungen, auffallender Blässe, trübem, fade riechendem Harne und cystitischen Beschwerden, Harndrang und Schmerzen beim Harnlassen. Während der großen Fieberanfälle pflegen Schmerzen in einer oder beiden Nieren vorhanden zu sein. Die Krankheit kommt häufiger bei Mädchen als bei Knaben vor und ist bei ersteren fast immer auch mit einem genitalen eitrigen Ausfluß verknüpft. Die Krankheit nimmt häufig einen zyklischen Verlauf und die Kinder überstehen selbst häufige Anfälle von Fieber und Prostration relativ leicht. In der überwiegenden Mehrzahl der Fälle ist eine Infektion mit Bacillus coli communis die Ursache der Erkrankung. In diesen Fällen pflegt der Urin sauer zu sein.

Die Therapie hat sich an folgende Indikationen zu halten:

Um der Indicatio causalis gerecht zu werden, kommt eventuell die Autovaccine in Betracht. Man läßt aus dem frisch entleerten Harn eine Kultur des betreffenden Colistammes herstellen und verwendet denselben zur Darstellung einer Vaccine, die man in etwa dreitägigen Intervallen injiziert, wobei man folgende Mengen anwendet: 2 Millionen Keime bis 5, 10, 20, 40, 80, 100 Millionen Keime pro Injektion.

Auch die von allen Serumwerken hergestellten polyvalenten Colivaccinen können mit Erfolg verwendet werden, da nach unserer Meinung die Vaccination kaum eine spezifische Therapie darstellt und die unspezifische parenterale Injektion fast immer die gleichen therapeutischen Erfolge aufzuweisen hat.

Ist die Bakteriurie nicht durch Colibazillen verursacht, sondern durch andere Bakterien und Kokken (Staphylo-Streptokokken), so empfiehlt es sich sehr, durch interne Medikation von Urotropin und Salol, das die Kinder sehr gut vertragen, die Infektion zu bekämpfen, auch die intravenöse Injektion von Cylotropin und Neosalvarsan kommt hier in Frage.

Rp. Urotropini   10,0
     Saloli   5,0

Mf. pulv. Div. in dos. aequ. No. XXX (bei Kindern unter sechs Jahren
die halbe Dosis).
DS. 2 bis 3 Pulver täglich.

Durch Diuretika und reichliches Trinken sorgt man für möglichste Verdünnung des Harnes. Dazu eignet sich sehr eine der bekannten Teesorten (Verordnung S. 151).

Um die Schleimhaut der Nierenbecken und der Blase und auch die Niere selbst vor den schädlichen Folgen der Bakterieninvasion zu schützen, soll man dafür sorgen, daß die Bedingungen für das Wachstum der Keime möglichst ungünstig werden. Da wir wissen, daß das optimale Wachstum für Colibazillen in einem sauren Nährboden ist, so suchen wir den Harn alkalisch zu bekommen. Durch wenige Tage lassen wir also die Kranken viel trinken und geben Natrium bicarbonicum in größeren Dosen nach den Mahlzeiten. Bei der Coliinfektion der kleinen Mädchen versäume man nicht, auch die Scheide, die so häufig einen eitrigen Ausfluß zeigt, mitzubehandeln. Nach Voelckers Vorschlag bewährt sich hiezu am besten die Spülung mit verdünnter essigsaurer Tonerde.

Verletzungen, Fremdkörper, Steine

Verletzungen der Harnorgane im Kindesalter kommen nicht allzu selten zur Beobachtung. Schon im zartesten Säuglingsalter können durch Fremdkörper, die in die Urethra eingeführt werden, durch Umschnürungen der Glans penis mit Haaren, schwere Störungen zustande kommen. Durch Sturz auf den Damm kann es im Kindesalter geradeso wie beim Erwachsenen zu Zerreißungen der Harnröhre kommen, die man gerade im Kindesalter am besten mit chirurgischen Mitteln, durch Exzision der verletzten Teile der Harnröhre, behandeln soll. Steine und Fremdkörper in den Harnorganen gehören zu den typischen Erkrankungen des Kindesalters. Namentlich in gewissen Gegenden, in welchen die Steinkrankheit geradezu als Volkskrankheit auftritt, wie in verschiedenen Balkangebieten, ferner in Japan und China, kommt die Steinkrankheit des Kindesalters manchmal schon beim Neugeborenen zur Beobachtung. Wir beobachteten vor kurzem ein fünfjähriges Mädchen mit einem Ureterstein, dessen Entfernung auf unblutigem Wege durch allmähliche Erweiterung des Ureters durch einen Dauerkatheter mühelos gelang. Es verdient an dieser Stelle darauf hingewiesen zu werden, daß wir auch Blasensteine von größeren Dimensionen selbst bei jungen

Knaben mittels eigener, besonders zart gebauter Lithotriptoren unblutig operieren können.

Neubildungen

Neubildungen der kindlichen Harnorgane gehören zu den seltenen Erkrankungen, so z. B. angeborene Tumoren der Niere bzw. aus foetal versprengten Keimen entwickelte typische Nierengeschwülste (Wilms embryonale Mischgeschwülste), deren Bösartigkeit mitunter so hochgradig ist, daß die Fälle rasch inoperabel werden.

Wir beobachteten vor einigen Jahren (1921) ein elfjähriges Mädchen mit einer 1 $^1/_2$ kg schweren Nierengeschwulst, deren histologische Untersuchung primäres Nierencarcinom ergab. Das Mädchen, heute fast 17 Jahre alt, erfreut sich ungestörten Wohlbefindens. Es ist auffallend, daß die Nierentumoren im Kindesalter nicht so häufig mit Nierenblutungen einhergehen, wie die gleichen Erkrankungen beim Erwachsenen.

Geschwülste der Blase, die beim Erwachsenen so überaus häufig vorkommen, sieht man im Kindesalter nur äußerst selten. Der jüngste Fall von Blasenpapillom unserer Beobachtung betraf einen Jungen von etwa zwölf Jahren, bei welchem wir das Papillom, einen gestielten Tumor, auf dem Wege des hohen Schnittes entfernten.

Nervöse Erkrankungen

Die nervösen Harnerkrankungen des Kindesalters sind: die essentielle Inkontinenz, die nervöse Pollakisurie, die seltenen Fälle von Tabes und Taboparalyse, ferner die Komplikationen von Harnverhaltungen bei Rückenmarksprozessen, Myelitis, Syringomyelie und anderen. Auf alle diese Erkrankungsformen braucht in diesem Zusammenhang nicht näher eingegangen zu werden, da sie im Texte an verschiedenen Stellen behandelt worden sind.

Um Wiederholungen zu vermeiden, muß auf die im Haupttexte verstreut liegenden Auseinandersetzungen über Urologie im Kindesalter verwiesen werden, z. B. auf die Enuresis im Kindesalter, auf die Cystennieren und Nierencysten, die Bedeutung der Polyurie im Kindesalter, Diabetes insipidus usw.

Die Rolle der Urologie in der Frauenheilkunde

Ebenso wie beim Manne haben auch beim Weibe die urologischen Erkrankungen ein eigenes Gepräge. Wenn man vom Vestibulum absieht, so sind beim Weibe der Geschlechts- und Harntrakt völlig voneinander getrennt und doch sind die Beziehungen des Harntraktes zu den Geschlechtsorganen so groß, daß man geradezu von einer gynaekologischen Urologie spricht.

Schon in der Symptomatologie macht sich dies fühlbar. Betrachten wir das einfache Symptom: „Brennen beim Urinieren"! In einer nicht geringen Zahl von Fällen ist es gar kein Zeichen einer Harnorganerkrankung, sondern kommt dadurch zustande, daß der normale Harn über die entzündete Vulva oder die entzündeten Labien und Oberschenkel fließt. Während wir im allgemeinen mit wenigen Ausnahmen beim Manne den spontan gelassenen Harn zur Untersuchung verwenden können, ist beim Weibe die Untersuchung des letzteren mit einer Reihe von Fehlerquellen verbunden, die einwandfrei nur vermieden werden können, wenn wir Katheterharn nehmen, der sicher kein Sekret der Vulva, keine Bestandteile des Vaginalflusses oder der Menstruation enthält.

Die Pathologie der weiblichen Harnorgane wird in zweifacher Weise vom Genitaltrakt in eigentümlicher Richtung beeinflußt.

1.   Durch die normale und pathologische Schwangerschaft und Entbindung,

2. durch die Pathologie der Geschlechtsorgane an und für sich.

Erkrankungen der weiblichen Harnröhre

So sehen wir gleich an der Harnröhre eine Reihe von Erkrankungen, die auf die Entbindung zurückzuführen sind. Die häufigste ist die relative Inkontinenz, die sich darin äußert, daß die Frauen bei stärkeren Anstrengungen, beim Lachen, Husten, Niesen, Tanzen Harn verlieren. Bei höheren Graden genügt schon die aufrechte Stellung allein. Zumeist findet sich hiebei auch eine Senkung der vorderen Scheidenwand. Die Ursache ist eine Schwächung des Sphinkters entweder direkt durch das Geburtstrauma oder durch die Senkung. Die Behandlung trachtet darnach, den Sphinkter durch Einlegung eines Pessars mechanisch zu stützen oder sein Lumen zu verengern durch kaustische Einkerbungen mittels des Endoskopes, durch operative Raffung seiner Fasern oder durch Verstärkung durch plastische Muskeloperationen, ferner durch operative Drehung der Harnröhre. Ein besonderes Verfahren bildet die Anlegung eines Paraffindepots am Blasenhals nach Gersuny.

Eine zweite Folge des Geburtstraumas ist die Urethrocele, eine Ausstülpung der Harnröhrenwand scheidenwärts. Sie kommt dadurch zustande, daß die durchtretenden Kindesteile die Harnröhre gegen die Symphyse quetschen und die gequetschten Wände der Harnröhre sich nicht mehr vollständig erholen, sondern nachgiebig werden. Diese Art Divertikel sitzen immer am vesikalen Ende der Harnröhre. Sie äußern sich in Nachträufeln des Harnes, in relativer Inkontinenz und in Neigung zu Steinbildung in dem gestauten Harn, der überdies durch seine Zersetzlichkeit Anlaß zu Infektionen und Entzündungen der Harnröhre und Blase gibt. Die Diagnose ist einfach. Es besteht eine fühlbare und im Scheidenspiegel sichtbare Vorwölbung der hinteren Harnröhrenwand, die sich während der Miktion füllt, besonders wenn man das Orificium externum absperrt. Die Behandlung besteht in operativer Entfernung.

Es sei hier kurz erwähnt, daß durch den Geburtsakt auch schwerere Verletzungen der Harnröhre mit Fistelbildung entstehen können.

Eine besondere Art von Harnröhrenerweiterung wird als Folge von Coitus per urethram beschrieben.

Diesen abnormen Erweiterungen stehen abnorme Verengerungen der Harnröhre mit Harnverhaltung gegenüber. Echte Strikturen als Folge von Entzündungen oder Geschwüren sind selten, schon häufiger solche traumatischen Ursprungs als Folge von Geburtsverletzungen oder von Operationen in der Umgebung der Harnröhre, besonders von ausgedehnten Resektionen maligner Tumoren. Am häufigsten jedoch sind Pseudostrikturen, das sind Kompressionen der Urethra durch den graviden Uterus oder durch Tumoren der Genitalorgane, wie Myome, Ovarialcysten, Carcinome usw. Die Behandlung der echten Strikturen ist einfach; man kann natürlich auch das „männliche" Instrumentarium verwenden, es genügen aber kurze Metallstifte nach Art der Dittelstifte zur allmählichen Dilatationsbehandlung.

Schwierig kann manchmal der Katheterismus bei Verengerungen durch Tumoren werden, wenn es sich dabei nebst der Kompression noch um Knickungen und abnorme Krümmungen der Harnröhre handelt. In solchen Fällen bewährt sich ein weicher männlicher Katheter von Tiemannschem Typus sehr gut, den man für diesen Zweck, besonders wenn man ihn als Verweilkatheter liegen lassen will, abschneidet. Die radikale Heilung solcher „Strikturen" kann natürlich nur in der chirurgischen Entfernung des Hindernisses liegen.

Unter den Geschwülsten sind der weiblichen Harnröhre eigentümlich die Karunkeln, das sind lebhaft rote Geschwülstchen, welche aus der Mündung herausragen; sie stellen histologisch verschiedene Geschwulsttypen dar: Granulome, papilläre Angiome oder Schleimhautpolypen. Sie erzeugen manchmal sehr unangenehme Beschwerden, besonders wenn sie mit Entzündung der Umgebung einhergehen, und erfordern dann Behandlung, die in kaustischer oder blutiger Entfernung besteht. Sie geben Anlaß zur Verwechslung mit einem anderen eigentümlichen Zustand der weiblichen Harnröhre, dem Prolapsus urethrae. Er besteht in einer Vorstülpung der vorderen Harnröhrenpartien, wobei die ganze Wand oder nur der untere Halbring beteiligt sein kann. Die vorgefallene Schleimhaut kann abgeklemmt und dadurch oedematös und nekrotisch werden, wodurch das Bild eines malignen Tumors vorgetäuscht wird. Der Harnröhrenvorfall ist eine Erkrankung des kindlichen und hohen Alters. Die Reposition ist leicht, schwierig oft die dauernde Beseitigung. Sie geschieht bei leichteren Fällen mit chemischen oder kaustischen Ätzungen, bei höheren Graden durch Abtragung der vorgefallenen Partien und plastische Naht.

Hervorzuheben wäre noch die Neigung der weiblichen Harnröhre zu polypösen Geschwulstbildungen am Sphinkter. Ihre Diagnose und Behandlung geschieht urethroskopisch.

Die Bedeutung der paraurethralen Gänge für die entzündlichen, besonders gonorrhoischen Erkrankungen der Harnröhre wurde schon in dem betreffenden Abschnitt gewürdigt.

Erkrankungen der weiblichen Blase
Blasenfisteln

Sie kommen weitaus am häufigsten durch den Geburtsakt zustande, aber auch im Gefolge von gynaekologischen Operationen, durch ungeschickte Manipulationen beim kriminellen Abortus, nach Durchbruch paravesikaler Abszesse in die Blase einerseits, in die Scheide anderseits, durch Perforation maligner Tumoren und durch onanistische Akte. Die Größe der Fisteln schwankt in sehr weiten Grenzen, von Haaresweite bis zum fast völligen Verlust der vorderen Scheidenwand samt anliegenden Teilen der Blase und Harnröhre. Der häufigste Sitz ist die vordere Scheidenwand im oberen Anteil.

Das augenfälligste Symptom ist die Harninkontinenz mit ihren Folgen für die Vulva und die Innenseite der Oberschenkel, die durch den Urin gereizt und entzündet werden. Je nach der Größe und Form der Fistel ist die Inkontinenz vollständig oder unvollständig. Wenn die Fistel nicht zu groß ist, bildet sich manchmal ein ventilartiger Verschluß der Fistel, so daß in manchen Körperlagen, besonders in der Rückenlage, der unwillkürliche Harnabgang ganz fehlt.

Die Diagnose ist im allgemeinen nicht schwer. Schon die Angaben der Patientin lassen weitgehende Schlüsse zu. Der Beginn der Harninkontinenz schließt sich immer an eines von den erwähnten Geschehnissen an. Bei spinaler Inkontinenz fehlen diese Angaben, bei abnormer Mündung eines Ureters in die Scheide oder Vulva besteht das Harnträufeln schon von Kindheit auf.

Die objektive Untersuchung gibt sichere Aufschlüsse. Sie besteht in der Besichtigung der Scheide und der Blase, eventuell Palpation. Zuerst überzeugt man sich, woher der Harn abgeht, ob aus der normalen Harnröhrenmündung oder der Scheide. In ersterem Falle handelt es sich um eine wahre Inkontinenz, in letzterem Falle um eine Fistel. Dann wird katheterisiert. Ist die Blase leer, dann kann es sich nur um eine große Blasenfistel oder um eine doppelseitige Harnleiterfistel handeln. Eine Untersuchung von der Scheide aus belehrt uns gewöhnlich schon über den wahren Sachverhalt. Man kommt bei der Palpation mit dem Finger in eine von Schleimhaut begrenzte Öffnung der Blase und fühlt manchmal direkt die Katheterspitze, bei Besichtigung mit dem Scheidenspiegel läßt sich die Fistel leicht einstellen. Besonders geeignet für die Untersuchung ist die Knieellbogenlage. Fühlt oder sieht man die Öffnung wegen ihrer Kleinheit nicht, so spritzt man eine ½ % Methylenblaulösung per urethram in die Blase ein und beobachtet den Abgang der gefärbten Flüssigkeit von der Scheide aus. Oft genügt das vorherige Einlegen eines Tampons in die Scheide; wird er blau gefärbt, ist die Diagnose Blasenfistel gesichert. Es ist dann nur noch festzustellen, ob nicht eine Kombination mit einer Ureterfistel besteht. Dies läßt sich auf dem Wege der Cystoskopie feststellen. Sie ist wennmöglich in jedem Falle zu machen, um sich über die Lage, Größe und das Aussehen der vesikalen Öffnung Aufklärung zu verschaffen. Behält die Blase

keine Flüssigkeit, kann man durch Einlegen eines Kolpeurynters die
Fistel verschließen, eventuell in Knieellbogenlage untersuchen.

Außer den Blasenscheidenfisteln kommen, wenn auch selten, **Blasen-
gebärmutterscheiden- und Blasencervicalfisteln** vor. Von den
ersteren unterscheidet man tiefe und oberflächliche, je nach dem die
Muttermundslippe fehlt oder nicht. Die Blasencervicalfisteln stellen eine
direkte Verbindung zwischen Blase und Cervicalkanal durch eine Muttermundslippe vor, sie sind meist eng. Der Harn fließt dann aus dem Muttermund in die Scheide.

Komplikationen der Blasenfisteln sind Konkrementbildungen in
der Fistel oder in ihren Eingängen. Diese können ebenfalls ventilartige
Verschlüsse vortäuschen. Ihr Vorhandensein ist mit Sonde oder Cystoskop leicht festzustellen.

Andere seltene Komplikationen sind aufsteigende Pyelitis oder
Pyelonephritis. Ihre Seltenheit erklärt sich aus dem Mangel der Harn-
stauung. Auffallend ist das Sistieren der Menstruation während des
Bestehens der Blasenfisteln.

Behandlung. Solange die Fistel noch nicht vernarbt ist, kann
sie durch Einlegen eines Verweilkatheters und Pinselung der Ränder
mit Lapis zum Verschluß gebracht werden. Ist die Fistel um eine Naht
herum entstanden, kann sie nach Extraktion des Fadens ausheilen.
Schließt sich unter diesen konservativen Verfahren die Fistel nicht,
dann bleibt nur die Operation übrig, die aber erst ausgeführt werden
darf, wenn die Ränder gut vernarbt sind. Das ist kaum vor sechs
Wochen nach der Entstehung der Fall.

Entzündliche Erkrankungen der Blase

Zunächst ist hervorzuheben, daß die Cystitis beim Weibe häufiger
ist als beim Manne. Das hat mehrere Ursachen.

1. Ist die Infektionsmöglichkeit von der Harnröhre aus eine leichtere,
da der Keimgehalt der weiblichen Harnröhre sehr groß ist, besonders
bei den Frauen, die entbunden haben, und bei Greisinnen; bei letzteren
klafft infolge der Involution die Harnröhrenmündung und ist die Einwanderung von Keimen aus dem reichen Bakterienbestand des Vesti-
bulums unbehindert. Die paraurethralen Gänge, Karunkeln, Vorfälle
der Schleimhaut tragen noch das ihrige dazu bei. Mit Recht wurde
die Cystitis der Greisinnen als eine besondere Art, als Cystitis vetularum,
gekennzeichnet.

2. Wird bei sehr vielen gynaekologischen Operationen die Blase
in Mitleidenschaft gezogen. Obenan steht die Radikaloperation des
Gebärmutterkrebses. Wir nennen diese Art der Cystitis postoperative
Cystitis; in diese Gruppe rechnen wir auch die durch den Katheterismus
bei der postoperativen Harnverhaltung hervorgerufenen Blaseninfektionen.

3. Infolge der so häufigen entzündlichen Erkrankungen der Genitalorgane kommt es häufig zu Peri- und Paracystitis, die wieder Anlaß zu
einer Blaseninfektion selbst geben können.

4. Gibt schon der normale Coitus in der ersten Zeit der Ehe Anlaß zur Entstehung von Cystitis: Kohabitationscystitis.

5. Fördert die Schwangerschaft und besonders das Puerperium die Entstehung der Cystitis; besonders fällt die Notwendigkeit des Katheterismus bei der häufigen Harnverhaltung der Wöchnerinnen ins Gewicht.

6. Schließlich seien noch die so zahlreichen Fälle von Fremdkörpern in der weiblichen Blase erwähnt, die zur Häufigkeit der Cystitis beitragen.

Bezüglich der Behandlung besteht kein Unterschied gegenüber den „männlichen" Blasenkatarrhen. Nur ist die Technik der lokalen Behandlung leichter wegen der kurzen Harnröhre. Außerdem ist bei gewissen chronischen geschwürigen Formen die Ausschabung mit der Kürette oder mit dem scharfen Löffel unter endoskopischer Kontrolle leicht durchführbar. Die Harnröhre gestattet ohne Schwierigkeiten das Einführen von Instrumenten neben dem Cystoskop. Im Anschlusse an die entzündlichen Erkrankungen der Blase selbst seien noch die Veränderungen beschrieben, die durch eine Reihe von paravesikal sich abspielenden Prozessen hervorgerufen werden.

Paravesikale Entzündungen kommen natürlich auch beim Manne vor, weit öfter aber bei Frauen, weil hier die Möglichkeiten in den vielen entzündlichen Vorgängen im Parametrium und in den Adnexen häufiger gegeben sind. Es handelt sich entweder um parametrane Exsudate, um Pyosalpinx oder Pyovarium.

Die Schleimhautveränderungen, die sich bei einem paravesikalen Abszeß cystoskopisch zeigen, sind als bullöses Oedem bekannt. Ist es bereits zum Durchbruch gekommen, dann ist das Eindringen des Eiters in die Blase deutlich zu sehen. Im Harn macht sich die Perforation einer paravesikalen Eiterung in die Blase durch eine plötzlich eintretende eitrige Trübung bemerkbar, klinisch in raschem Abklingen der subjektiven Erscheinungen, besonders des Fiebers. Der weitere Verlauf ist bei parametranen Exsudaten günstig, da sich die Eiterhöhle zumeist spontan nach Ablauf der Eiterung schließt, bedeutend weniger günstig bei Abszessen der Adnexe. Hier bringt dauernde Heilung fast immer nur die Radikaloperation der Adnexe und Vernähung der Blase.

Ligaturen. Da sich viele gynaekologische Operationen in nächster Nähe der Blasenwand abspielen, so kommen sehr oft Nähte in ihre unmittelbare Nachbarschaft zu liegen, abgesehen von den Nähten, die bei Verletzung der Blasenwand selbst angelegt werden müssen. Diese Ligaturen suchen gerne ihren Weg in die Blase. Dem Eindringen gehen manchmal Harnbeschwerden vorher, die einen Blasenkatarrh vortäuschen, ohne daß sich im Harn Zeichen eines solchen nachweisen lassen. Die Cystoskopie zeigt eine Vorwölbung oder Retraktion der Blasenwand, über welcher die Schleimhaut zunächst nur geringe Veränderungen in Form von Hyperaemie und Schwellung aufzuweisen braucht. Später bekommt sie das Aussehen einer granulierenden Wunde und schließlich tritt zwischen den Granulationen der Faden hervor. Wird er nicht entfernt oder stößt er sich nicht spontan ab, dann inkrustiert er sich und täuscht einen freien Stein vor. Die Behandlung besteht in Entfernung des Fadens. Das gelingt meist auf endoskopischem Wege, selten ist Cystotomie nötig. Der weitere Verlauf ist zumeist günstig, indem sich die Öffnung rasch schließt. Äußerst selten bleibt eine Kommunikation offen, so daß sich eine Art sekundären Divertikels bildet.

Von besonderer Wichtigkeit sind die Veränderungen der Blasenschleimhaut, welche durch den Krebs der Gebärmutter und der vorderen Scheidenwand hervorgerufen werden, wenn er auf die Blasenwand übergreift. Zunächst sieht man nur Schwellung der Schleimhaut mit gewöhnlichem Oedem als Ausdruck des kollateralen Oedems, das dem Carcinom vorausgeht. Das Oedem wird später bullös, wenn die Zirkulationsstörungen in der Blasenwand zunehmen. Schließlich erfaßt das Carcinom selbst die Schleimhaut. Dann sieht man kompakte Erhebungen, die rasch geschwürig zerfallen und sich inkrustieren können. Die Gynaekologen benützen diese Befunde für die Indikationsstellung und für die Wahl der Operationsmethode. Die Cystoskopie, verbunden mit Nierenfunktionsprüfung und Harnleiterkatheterismus gibt uns noch Aufschlüsse über die Beteiligung der Harnleiter und beeinflußt noch in stärkerem Maße das Vorgehen des Frauenarztes.

Der Vollständigkeit halber seien noch die seltenen Durchbrüche von Dermoiden in die Blase erwähnt, die zum Abgang von allerlei Bestandteilen im Harn führen, wie Fettbrei, Haare usw. Dementsprechend sieht man endoskopisch aus der von bullösem Oedem umgebenen Durchbruchstelle verschiedene Gebilde herausragen.

Gestaltveränderungen der Blase

Die Cystocele ist die Vorlagerung des Blasenbodens bei Vorfall des Genitalapparates. Sie ist eine Folge des Geburtsaktes oder geburtshilflicher Operationen. Ebenso wie der Genitalprolaps erreicht die Cystocele verschiedene Grade. Bei hohen Graden wird auch die hintere Blasenwand in die Vorstülpung einbezogen.

Die Beschwerden bestehen einerseits in Pollakisurie, anderseits in erschwertem Urinieren, Gefühl des Druckes nach unten, besonders in aufrechter Stellung. Häufig wiederkehrende Blasenkatarrhe begleiten manchmal das Leiden. Die Erklärung liegt darin, daß in dem im Cystocelensack stagnierenden Harn sich die einwandernden Keime stark vermehren. Sehr häufig ist relative Inkontinenz vorhanden.

Die Diagnose ist leicht. Beim Pressen tritt der vorgelagerte Tumor, der von der Scheidenschleimhaut überzogen ist, hervor. Die Einführung des Katheters belehrt uns, daß der Tumor, der sich wie ein mit Flüssigkeit gefüllter Sack anfühlt, mit der Blase im Zusammenhang steht. Bei der Einführung des Katheters fällt schon auf, daß seine Achse auffallend steil in der Richtung von außen oben nach innen unten gelenkt werden muß. Die Cystoskopie gibt dann noch Aufklärung der Einzelheiten. Dabei ist es notwendig, den Schnabel des Cystoskopes zu senken, den Trichter zu heben, um das Innere des Sackes ableuchten zu können. Die Harnleitermündungen liegen im Sack, die Blase selbst zeigt oft

Trabekelbildung. Manchmal ist es vorteilhaft, die Cystocele zuerst zu reponieren, um einen Überblick zu gewinnen. Komplikationen der Cystocele sind außer der schon erwähnten Neigung zu Blasenkatarrh Steinbildungen im Sack, welche die Beschwerden natürlich bedeutend erhöhen.

Die Behandlung muß darauf gerichtet sein, die Lageveränderung des Genitales und damit der Blasenwand zu beheben. Bei geringeren Graden, und wenn der Scheideneingang noch fest und widerstandsfähig ist, kann das Einlegen eines Pessars Besserung schaffen. Doch gelingt dies nur in wenigen Fällen. Wirkliche Abhilfe schaffen nur plastische Prolapsoperationen, von denen es eine Reihe von Verfahren gibt.

Vorfall der Blasenwand durch die Harnröhre kommt bei angeborenen oder traumatischen Defekten oder bei abnormer Weite derselben vor. In letzterem Falle kann er durch starke körperliche Anstrengungen, bei welchen die Bauchpresse in Tätigkeit versetzt wird, ausgelöst werden, wenn gleichzeitig das paravesikale Stützgewebe locker ist. Die Diagnose hat sich vor der Verwechslung mit Polypen zu hüten. Wenn nicht schon das Aussehen der Oberfläche — die Gefäßzeichnung — das Erkennen ermöglicht, so gestattet die große Beweglichkeit bzw. Verschieblichkeit der Geschwulst die Diagnose: sie wölbt sich beim Pressen und Husten stark vor, ist anderseits leicht reponibel.

Um die normale Lage zu erhalten, dienen bei kleinen Mädchen Tampons in der Vulva, bei Erwachsenen Scheidenpessare, zur radikalen Behebung plastische Operationen.

Die Gestaltveränderungen durch paravesikale Tumoren sind äußerst verschiedenartig, je nach Lage und Größe der Geschwulst. Besonders sind es Myome und cystische Tumoren, welche die eine oder die andere Blasenwand eindrücken. Beschwerden fehlen oft. Erst bei höheren Graden, wenn die Blase stark verzerrt wird oder wenn der Blasenausgang betroffen wird, kommt es zu Harnbeschwerden, die sich in Pollakisurie, erschwertem Urinieren mit oder ohne Restharn, Harnträufeln, auch Schmerzen beim Urinieren äußern. Die Cystoskopie in Verbindung mit dem genitalen Palpationsbefund, eventuell noch die Röntgenuntersuchung der mit Kontrastlösung gefüllten Blase in verschiedenen Aufnahmsrichtungen bringt immer eine vollständige Aufklärung. Aber auch schon der normale Uterus kann durch seine Verlagerung Deformationen der Blase hervorrufen, sowohl der retroponierte als auch insbesondere der retroflektierte Uterus. Einmal ist es der Uteruskörper, das andere Mal die Portio, die den Blasenboden heben oder die hintere Wand eindrücken.

Einer Erwähnung bedarf ferner die Gestaltveränderung, die die Blase dadurch bekommt, daß sie sich bei ihrer Füllung nicht nach oben, sondern seitwärts zwischen die Blätter des Ligamentum latum ausdehnt. Der Zustand wird intraligamentäre Blase genannt und ist selten. Die Diagnose wird durch Cystoskopie und Palpation gemacht.

Gestalt- und Lageveränderungen durch den **graviden Uterus** sind physiologisch und verschwinden nach der Beendigung der Schwangerschaft.

Die Blasenschleimhaut ist bei den genannten Anomalien sehr wenig oder gar nicht verändert. Am ehesten sieht man noch als Ausdruck von örtlichen Kreislaufstörungen ausgedehnte, geschlängelte Venen, **Blasenvarizen** genannt.

Fremdkörper der Blase

Diese sind in der weiblichen Blase weitaus häufiger als in der männlichen. Ihre Entfernung ist bedeutend einfacher und in der großen Mehrzahl der Fälle ohne Eröffnung der Blase möglich, indem einerseits auch neben dem Cystoskop die Extraktionsinstrumente eingeführt werden können, anderseits die starke Erweiterungsfähigkeit der Harnröhre an und für sich dicke Instrumente, ja selbst die Einführung des Fingers, gestattet.

Erkrankungen der Harnleiter

Die **Mißbildungen**, insbesondere abnorme Ausmündungen der Harnleiter in die Scheide, Vulva oder Harnröhre wurden schon an anderer Stelle erwähnt. Die Diagnose geschieht durch Besichtigung mit oder ohne Zuhilfenahme des entsprechenden Endoskopes nach einer Indigokarmininjektion. Die Untersuchung gleicht vielfach jener der Harnleiterfisteln.

Harnleiterfisteln. Sie münden stets in die Scheide und kommen einseitig und doppelseitig vor. Ihre Entstehung verdanken sie entweder Entbindungen bzw. geburtshilflichen Eingriffen, hauptsächlich Fruchtabtreibungen, oder gynäkologischen Operationen, wenn die Harnleiterverletzungen nicht sofort behoben wurden. Im Gegensatz zu den Blasenfisteln überwiegen am Ureter die „gynäkologischen" über die „Geburtsfisteln".

Die hervorstechendste Erscheinung ist der unwillkürliche Harnabgang durch die Scheide und seine Folgen, die sich mit denen jeder Harninkontinenz decken. Die Diagnose hat, wenn das Bestehen einer Fistel erkannt ist, festzustellen, ob es sich um eine einseitige Fistel (und dann auf welcher Seite) oder doppelseitige handelt und schließlich, ob eine Kombination mit einer Blasenfistel besteht.

Man schließt zuerst die Blasenfistel auf dem in dem betreffenden Abschnitt beschriebenen Wege aus. Die Möglichkeit willkürlicher Harnentleerung durch die Harnröhre spricht sodann für Einseitigkeit. Leere der Blase beweist Doppelseitigkeit. Cystoskopie, Indigokarmineinspritzung und gegebenenfalls Harnleiterkatheterismus klärt schließlich jeden Fall auf. Man sieht in der Blase, aus welchem Harnleiter Harn austritt, das ist die gesunde Seite, und ist gleichzeitig über seine Funktion aufgeklärt. Der Harnleiterkatheterismus belehrt uns darüber, in welcher Höhe die Fistel liegt, da ja jede Fistel mit einer Verziehung und Narbenbildung am Ureter verbunden ist, die ein Hindernis für das Vordringen des Katheters abgeben.

Behandlung der Harnleiterfisteln. Von ihrer Verhütung soll nicht die Rede sein, sie gehört auf rein gynäkologisches Gebiet, wenn man von der Einlegung eines Harnleiterkatheters vor einer gynäkologischen Operation behufs Vermeidung einer Ureterverletzung absieht.

Die Behandlung selbst besteht zunächst in Zuwarten, ob sich die Fistel spontan schließt, was zuweilen vorkommt. Die zuwartende Haltung ist begrenzt durch das Auftreten von Erscheinungen, die eine aufsteigende Pyelitis oder Pyelonephritis annehmen lassen. Sonst kann sie sich auf Monate erstrecken. Die operative Beseitigung hat zwei Wege offen: a) Die Exstirpation der Niere auf der kranken Seite; sie ist nur gestattet, wenn die andere Niere gesund ist, und indiziert, wenn die zugehörige Niere durch eine aufsteigende Infektion erkrankt ist oder zufolge der Sachlage Implantationen des Harnleiters in die Blase von vornherein keine Aussicht auf Erfolg haben. b) Implantation des Ureters in die Blase, aber nur dann, wenn die zugehörige Niere gesund ist.

Verengerungen der Harnleiter. Die echten Strikturen haben nichts Eigentümliches gegenüber denen beim Manne. Dagegen kommen Kompressionen bei Frauen sehr häufig vor. Schon der normal gelagerte gravide Uterus kann eine solche bewirken; der eingeklemmte retroflektierte Uterus führt oft zu beträchtlichen Stenosen und Harnstauungen im oberen Harnleiterabschnitt und Nierenbecken. Dann kommen hinzu die Gebärmutterkrebse und ihre Rezidiven, die den Harnleiter umwachsen und stenosieren, die Myome und Ovarialtumoren, schließlich Parametritiden, nicht so sehr im akuten Stadium als in ihrem Ausgangsstadium, wenn Gewebsschrumpfung eintritt und den Harnleiter einbezieht. Es wird auf diese Weise die Häufigkeit der Hydronephrosen beim Weibe klar. Zu erwähnen sind die außerordentlich gehäuften Befunde von Ureterstrikturen in der urologischen Literatur Amerikas (Hunner). Die dort so häufig gefundenen Strikturen des Ureters werden als narbige Verengerungen nach Entzündungen der Harnleiterwand infolge verschiedener Infektionen beschrieben, unter denen die orale Infektion die Hauptrolle spielen soll.

Die Diagnose geschieht durch Cystoskopie, Nierenfunktionsprüfung, Harnleiterkatheterismus und Röntgenuntersuchung. Die Behandlung besteht bei Tumoren in operativer Entfernung, bei Incarceratio uteri gravidi in Behebung der Einklemmung, bei Schrumpfungsprozessen im paraurethralen Gewebe in Sondierung, eventuell zeitweisem Verweilharnleiterkatheter.

Nieren- und Nierenbeckenerkrankungen

Etwas dem weiblichen Geschlecht Eigentümliches ist die größere Häufigkeit der Nierendystopien.

Die Schwangerschaftsniere und Eklampsie liegt zu weit ab von unserem Gebiete und gehört auf das Gebiet der Geburtshilfe.

19*

Die Häufigkeit der Hydronephrosen wurde schon erwähnt.

Eine der Frau eigentümliche Entzündung des Nierenbeckens ist die Pyelitis gravidarum. Für die Entstehung spielt eine große Rolle die Harnstauung, die durch die Kompression der Harnleiter durch die schwangere Gebärmutter hervorgerufen wird. Ob die Infektion — es sind fast ausschließlich Colibakterien — auf aufsteigendem Wege oder auf haematogenem Wege zustande kommt, ist nicht sichergestellt. Wahrscheinlich ist beides der Fall. Bevorzugt ist die rechte Seite, weil der rechte Harnleiter in näherer Beziehung zum graviden Uterus steht als der linke. In letzterer Zeit hat sich über die Entstehung eine Ansicht gebildet, die in der Pyelitis gravidarum die Rezidive einer im Kindesalter durchgemachten Cystopyelitis sieht.

Die Erkrankung beginnt fast immer unter stürmischen Erscheinungen: hohes Fieber, Schüttelfröste, Schmerzen in den Nierengegenden und im Bauche, manchmal von kolikartigem Charakter, Erbrechen, Kopfschmerzen. Das Fieber kann septischen Verlauf haben, auch Ikterus kommt vor. Die Diagnose stützt sich auf die zur Diagnose der Pyelitis überhaupt nötigen urologischen Untersuchungen.

Die Behandlung unterscheidet sich kaum wesentlich von der der Pyelitis überhaupt, nur ist vielleicht die Einlegung des Harnleiterkatheters als Verweilkatheter häufiger nötig. Die Unterbrechung der Schwangerschaft kommt äußerst selten in Frage, d. i. wenn die Nieren ergriffen werden oder die konservativen Methoden keine Besserung bringen.

Urologische Röntgendiagnostik

Unter den uns zur Verfügung stehenden Untersuchungsmethoden bei Erkrankungen des Urogenitalsystems stellt die Röntgenuntersuchung ein äußerst wertvolles Hilfsmittel dar. Durch sie gelingt es oft, auch dort noch wichtige Aufschlüsse zu gewinnen, wo unsere übrigen Untersuchungsmethoden versagen oder nicht anwendbar sind, ferner pathologische Veränderungen festzustellen, die wir mit den übrigen Untersuchungen zwar mutmaßen, aber nicht einwandfrei nachweisen konnten. Es mag daher gerechtfertigt erscheinen, ihrer Besprechung einen etwas größeren Raum einzuräumen, um so mehr, als sie erfahrungsgemäß von den Ärzten, die die feinere urologische Untersuchungstechnik weniger beherrschen, in weit höherem Maße zur Diagnose urogenitaler Erkrankung herangezogen wird, als von den eigentlichen urologischen Fachärzten. So wird beispielsweise die Diagnose Blasenstein von uns durch die Blasenspiegelung oder zumindest durch die Steinsonde gestellt werden, der praktische Arzt dagegen wird häufig die Röntgenuntersuchung als erste Untersuchungsmethode ins Auge fassen.

Über die allgemeine Technik der Röntgenuntersuchung, soweit sie den Urologen betrifft,, sei nur erwähnt, daß Veränderungen im Bereich der Blase, Harnleiter und Niere zunächst eine Übersichtsaufnahme auf großer Platte oder Film, womöglich mit Zuhilfenahme der Buckyblende, unbedingt erfordern, und zwar soll man es sich zum Prinzip machen, stets eine Aufnahme des ganzen uropoetischen Systems anfertigen zu lassen, auch dann, wenn, wie es ja gewöhnlich ist, eine pathologische Veränderung nur in einem Organ gemutmaßt wird. Denn nur auf diese Weise kann man sich unliebsame Überraschungen ersparen, daß beispielsweise auch in der als gesund angenommenen zweiten Niere sich Steine finden, daß auf der zweiten Seite die Niere fehlt und ähnliches. Ebenso sollte man vor keiner Prostatektomie, insbesondere bei eitrigem Harn, die röntgenologische Durchforschung der Nieren nach Steinen verabsäumen.

Bei Verdacht auf maligne Tumoren in der Niere oder Prostata, ebenso wenn diese Diagnose bereits feststeht, sind Übersichtsaufnahmen, die sich über das uropoetische System hinaus auch auf bestimmte andere Teile des Organismus erstrecken sollen, unbedingt anzuraten, da, wie in den Kapiteln über diese beiden Krankheiten genauer ausgeführt ist, gerade bei Prostatacarcinomen Knochenmetastasen, bei Grawitz-tumoren Lungenmetastasen häufig genug vorkommen, deren Nachweis am sichersten durch die Röntgenaufnahme zu führen ist.

Die Blase selbst ohne Kontrastmittel ist, nur wenn sie mit Harn gefüllt ist, und auch dann nur recht undeutlich sichtbar; wertvolle Schlüsse sind, wenn nicht ein Steinschatten vorliegt, hier nicht zu erzielen. Die Steine der Prostata dagegen stellen sich gut dar.

Ein Punkt von prinzipieller Bedeutung sei bereits hier angeführt, das ist die Anwendung von Aufnahmen in mehr als einer Pro-jektionsrichtung (Sgalitzer, Hryntschak), da es erst hiedurch gelingt, die Lage fraglicher Schattengebilde im Raume festzustellen sowie Aufschlüsse über Form und Ausdehnung der mit Kontrastlösung gefüllten Blase bzw. des Nierenbeckens zu gewinnen. Die Blasenaufnahmen werden in antero-posteriorer, schräger, axialer oder rein seitlicher Richtung ausgeführt. Die Nieren und Harnleiter werden dort, wo es notwendig ist, nicht nur von vorne nach hinten, sondern auch in schräger und schließlich in rein seitlicher Richtung zur Darstellung gebracht.

Weitere Aufschlüsse durch die Röntgenuntersuchung werden nach Einführung von schattengebenden Kathetern in den Harnleiter, von schattengebenden Flüssigkeiten in Nierenbecken, Harnleiter und Blase und schließlich durch Einblasung von Luft in den Blasenhohlraum oder von Sauerstoff in das die Blase bzw. die Niere umgebende Gewebe (Pneumoradiographie) zu erzielen sein. Die Insufflation von Gas in die Bauchhöhle (Pneumoperitoneum) wird für die Zwecke der Nieren-diagnostik wohl nur in Ausnahmsfällen Verwendung finden.

Als schattengebende Flüssigkeit wird derzeit nahezu ausschließ-lich eine sterile 20% Bromnatriumlösung verwendet; sie hat vor der 8 bis 10% Jodnatriumlösung den Vorteil der Wohlfeilheit, daß sie wesent-lich geringer reizend auf die Blasenschleimhaut wirkt, kann man nicht gerade behaupten. Zur Füllung des Nierenbeckens steht uns jetzt auch eine Jodlithiumlösung zur Verfügung, die in fertigen, 11 ccm enthaltenden Ampullen (Umbrenal nach Joseph) erhältlich ist, und tatsächlich einen dichteren schärferen Schatten gibt als Brom- oder Jodnatrium.

Die Röntgenuntersuchung der Blase, Harnröhre und Prostata

Allgemeines

Durchleuchtung der Blase

Sie wird am stehenden Patienten durchgeführt. Nach Einführung eines Gummikatheters in die Blase schalten wir die Röntgenröhre ein und injizieren nun langsam die sterile, auf 40° C erwärmte Bromnatriumlösung. Wir beobachten vor dem Röntgenschirm die Auffüllung der Blase, die bei normaler Beschaffenheit zunächst die Form einer nach oben offenen Mondsichel aufweist bei Weiterfüllung, etwa bei 100 ccm,

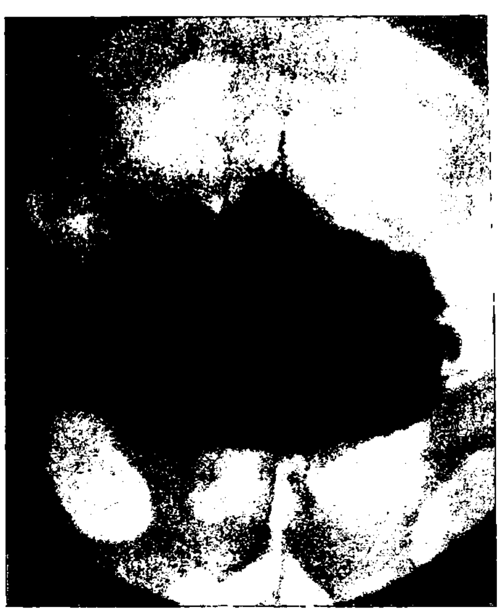

Abb. 51. Multiple intramurale Divertikel der Blase. Bromnatriumfüllung.
(Fall der Klinik Eiselsberg)

als liegendes Oval erscheint, dessen untere Begrenzung in den Symphysenschatten hineinfällt. Besonders ist auf die scharfe Konturierung des Blasenschattens zu achten; eine unregelmäßige Begrenzung, das Vorragen einer großen Zahl von kleinen halbkugeligen oder unregelmäßig gestielten Vorwölbungen spricht für eine Trabekelblase (sekundäre intramurale Divertikel, (Abb. 51). Das kongenitale Divertikel zeigt sich als mehr oder minder großes, vom eigentlichen Blasenschatten je nach der Durchleuchtungsrichtung mehr oder minder getrenntes Schattenbild (Abb. 55 und 56). Tumoren sind als Aussparung oder Aufhellung des Blasenschattens zu sehen (Abb. 53). Stets ist bei der Blasendurchleuchtung auch die Ureter- und Nierenbeckengegend zu besichtigen, da bei mangelhaftem Verschluß der vesikalen Harnleitermündung ein Aufsteigen von Bromnatriumlösung, oft bis ins Nierenbecken, zu beobachten ist (Abb. 44).

Die Durchleuchtung darf nicht nur in postero-anteriorer Richtung vorgenommen werden, stets muß der Patient sich nach beiden Seiten drehen, um auf diese Weise die Blase in möglichst zahlreichen Richtungen am Schirm zur Darstellung zu bringen.

Haben wir die auf diese Weise erreichbaren Resultate registriert, so empfiehlt es sich, die Füllungsflüssigkeit nicht wieder durch den

Katheter abfließen zu lassen, sondern vielmehr letzteren zu entfernen und den Patienten aufzufordern, seine Blase spontan zu entleeren. In dem Moment nun, wo der Patient durch seinen Willen zur Miktion seine Harnblase zur Kontraktion gebracht hat (Blasensystole), sehen wir, wie das liegende Oval der nicht kontrahierten, ruhenden „diastolischen" Blase sich zur Kreisform umstellt; gewöhnlich beginnt sofort die Miktion, der kreisrunde Blasenschatten wird immer kleiner und kleiner, bis schließlich der letzte Tropfen der Bromnatriumlösung ausgepreßt wurde, es sei denn, daß ein Restharn besteht. In diesem Falle sehen wir, daß im Moment des Erreichens der der betreffenden Blase eigentümlichen Restharnmenge das Bild der kontrahierten Blase sich wieder in das der ruhenden Blase zurückformt, der Kreis wird wieder zum liegenden Oval. Nicht nur daß wir durch Betrachtung der Miktion am Durchleuchtungsschirm die Funktion der Blase unserem Auge direkt zugänglich machen können, auch für die Erkennung von pathologischen Veränderungen außer dem oben genannten Restharn ist der Moment der Blasensystole von großer Wichtigkeit. So sehen wir, daß ein Divertikel in diesem Moment besonders stark hervortritt, auch auf ein eventuell vorhandenes Rückströmen (Reflux) von Blaseninhalt in Harnleiter oder Nierenbecken ist in diesem Moment besonders zu achten.

Nach Beendigung der Durchleuchtung empfiehlt es sich, neuerlich einen Katheter einzuführen und die Blase mit erwärmter, physiologischer Kochsalzlösung mehrere Male auszuspülen, um die durch die Bromnatriumlösung stets hervorgerufenen Reizerscheinungen möglichst zu mildern. Bei Vorhandensein von Restharn ist das Ablassen der nicht entleerbaren Bromnatriummenge unbedingt erforderlich. Wir verordnen ferner stets eine prophylaktische Gabe von je 2 g Urotropin am gleichen Tage und an den folgenden zwei Tagen.

Röntgenaufnahme

An die Durchleuchtung der kontrastgefüllten Blase schließen wir dann sofort die Röntgenaufnahme an, falls die Durchleuchtung keine genügend klaren Bilder ergeben hat oder falls wir die bei der Durchleuchtung gefundenen pathologischen Veränderungen im Bilde festzuhalten wünschen. Eine weitere Indikation zur Röntgenaufnahme bedingt ferner die Notwendigkeit, Aufnahmen in axialer und rein seitlicher Richtung auszuführen. Die axiale Aufnahmsrichtung nach Sgalitzer besteht darin, daß wir den Zentralstrahl der Röntgenröhre in möglichst kraniokaudaler Richtung durch die mit Kontrastlösung gefüllte Blase hindurchschicken; dadurch erreichen wir, daß wir einerseits den Blasenschatten nicht wie bei antero-posteriorer Aufnahmsrichtung auf das Kreuzbein, sondern vielmehr auf die Weichteile des Beckenausganges projizieren und ferner, daß wir Veränderungen ihrer vorderen und hinteren Wände, die bei antero-posteriorer Aufnahme in die Mitte des dichten Blasenschattens fallen, sichtbar machen können. Die axiale Aufnahme wird auf die Weise gemacht, daß sich der Patient mit leicht zurückgebeugtem Oberkörper auf die Röntgenplatte, bzw. Buckyblende setzt und die Röhre auf die Blasengegend eingestellt wird. Die rein seitliche Aufnahme sei hier nur kurz erwähnt, da sie eine besonders leistungskräftige Röntgenapparatur verlangt.

Die einzelnen Erkrankungen

Blasensteine

Sie sind bei der Durchleuchtung nur in Ausnahmsfällen erkennbar. Ihre Darstellung durch die Aufnahme erfolgt am besten in schräger Richtung bei kopfwärts geneigtem Zentralstrahl. Eine vorherige Entleerung der Blase ist unbedingt erstrebenswert, ferner empfiehlt es sich, die Blase ganz langsam mit 100 ccm (niemals mehr) Luft zu füllen. Uratsteine lassen sich nur selten darstellen, besser sind Phosphat-, am besten Cystin- und Oxalatsteine auf der Platte sichtbar. Verwertbar ist nur ein positiver Befund, selbst große Uratsteine erscheinen oft nicht auf der Platte (Abb. 52).

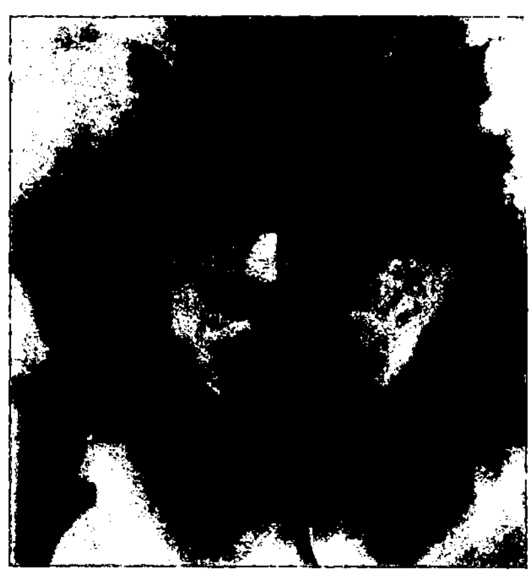

Abb. 52. Blasenstein und Prostatasteine
(Eigene Beobachtung)

Die Untersuchung mit der Steinsonde, vor allem aber mit dem Blasenspiegel, soll nur unter besonders dringenden Umständen zugunsten der Röntgenuntersuchung zurückgestellt werden (Unmöglichkeit oder Schwierigkeit des Einführens eines Instrumentes, Verdacht auf Stein in einem Divertikel). Fehlerquellen: Kotsteine, Skybala, Fremdkörper im Darm oder Vagina, Verkalkungen (in Appendices epiploicae, Darmtumor, Myom, Beckenarterien, Venenplexus, retroperitonealen Lymphdrüsen, Ligamenten, Symphysenknorpel usw.); Tumoren der Haut; Steine im Ureter oder in dystoper Niere.

Tumoren der Blase

Auch hier ist die Diagnose durch das Cystoskop anzustreben. Ein darüber hinausgehendes Ergebnis ist durch die Röntgenuntersuchung insoweit zu erreichen, als wir dadurch in manchen Fällen ein besseres Urteil über die Ausdehnung eines großen Tumors, über seine Stielverhältnisse und über den Grad der Tumorinfiltration der Blasenwand gewinnen können. Hier bewährt sich die Aufnahme besser als die Durchleuchtung. Wir gehen so vor, daß wir die mit 100 ccm Kontrastlösung gefüllte Blase zunächst in antero-posteriorer Richtung photographieren, lassen dann die Füllungsflüssigkeit abfließen und füllen die Blase jetzt mit

100 ccm Luft. Die erste Aufnahme zeigt uns an der Stelle des Sitzes des Zottentumors eine Aussparung des Blasenschattens, der hier wie angefressen aussieht (Abb. 53). Die krebsige Infiltration der Blasenwand erkennen wir daran, daß die Blasenwand daselbst starr und schlecht ausdehnungsfähig geworden ist, die normal geschwungene Blasenkontur an dieser Stelle eine Unterbrechung erfährt. Am zweiten Bilde sehen wir die luftgefüllte Blase, in die oft ungemein plastisch der noch mit Resten der Bromnatriumlösung gleichsam imbibierte Tumor als Schatten hineinragt.

Sitzt der Tumor an der Vorder- oder Hinterwand der Blase, so muß zu seiner Darstellung eine andere Aufnahmsrichtung gewählt werden; auch bei großen Tumoren kann bei einfacher Aufnahme die mit Kontrastlösung ge-

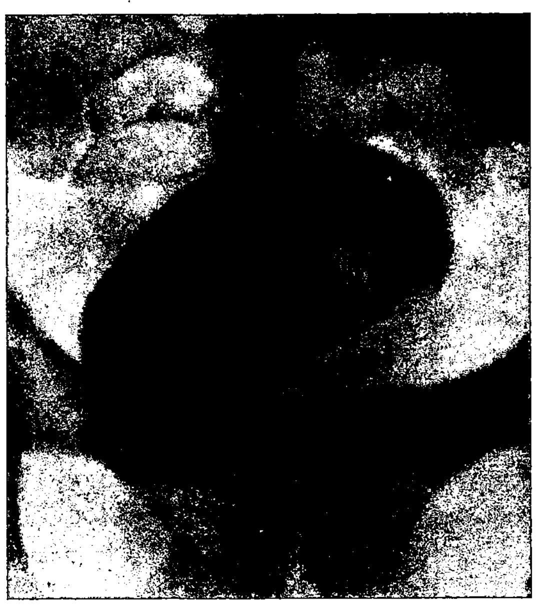

Abb. 53. Cystogramm eines infiltrierenden Tumors der linken Blasenhälfte. Bromnatriumfüllung
(Fall der Klinik Eiselsberg)

füllte Blase in antero-posteriorer Richtung ein völlig normales Blasenoval darstellen, erst die axiale Photographie ergibt die Entscheidung.

Differentialdiagnostisch kommt außer dem Blasenpapillom bzw. Carcinom auch ein weit in die Blase hineinragender „Mittellappen" (Prostataadenom; Abb. 54) sowie ein großer Blasenstein in Betracht, die beide jedoch eine scharflinige Begrenzung zeigen.

Prostatahypertrophie

Es wurde bereits früher erwähnt, daß der Schatten der normalen Blase den Symphysenschatten schneidet. Besteht ein Prostataadenom, so ist der ganze Blasenschatten gehoben, er liegt oberhalb der Symphyse, zwischen Blasen- und Symphysenschatten findet sich eine schattenfreie Distanz. Die untere Blasenbegrenzung verläuft ferner nicht nach unten leicht konvex, sondern sie ist mehr oder minder eingebuchtet, so daß in der Mitte des Blasenschattens eine nach unten konkave Begrenzungslinie resultiert. Ist diese Einbuchtung hochgradig, so kann die Blase die Gestalt eines verkehrt liegenden Kartenherzes (mit der Spitze nach oben) gewinnen. Weit in die Blase vorspringende (intravesikal entwickelte) Adenomanteile können eine scharflinig begrenzte Aussparung des Blasenschattens bei Füllung mit Kontrastlösung, einen rundlichen Schatten bei Luftfüllung erzeugen (Abb. 54). Die Röntgenuntersuchung der kontrastgefüllten Blase bei cystoskopisch diagnostizierter Prostatahypertrophie muß als entbehrlich gekennzeichnet werden.

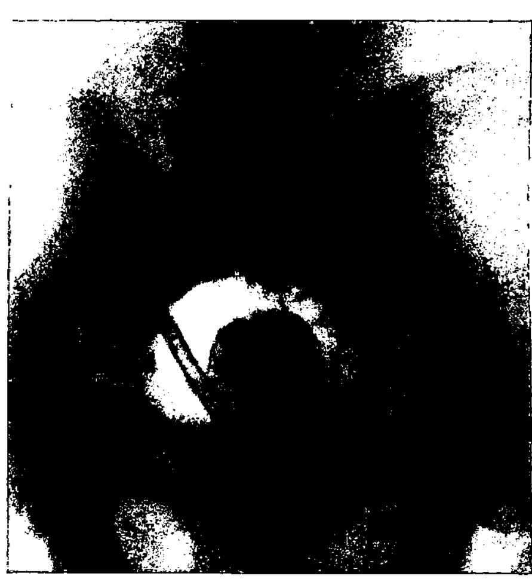

Abb. 54. Cystogramm einer luftgefüllten Blase; mächtiges intravesikales Prostataadenom (Mittellappen), die Blase selbst liegt weit über der Symphyse

(Eigene Beobachtung)

Kongenitales Blasendivertikel

Bei dieser Erkrankung sind durch die Röntgenuntersuchung die wertvollsten Aufschlüsse zu gewinnen; durch die Blasenspiegelung können wir wohl das Vorhandensein eines Divertikel-„eingangs" einwandfrei diagnostizieren; die Größe des diesem „Eingang" entsprechenden Sackes zu bestimmen, ist der Röntgenuntersuchung vorbehalten.

Die Technik ist am besten folgende: Auffüllung der Blase mit 100 bis 200 ccm Bromnatriumlösung und Durchleuchtung. Durch Drehen des Patienten finden wir jene Stellung heraus, in der sich das Divertikel am besten vom Blasenschatten abhebt, in dieser Stellung können wir zumeist auch den Divertikelstiel feststellen. Die Röntgenaufnahme in der durch die Durchleuchtung am günstigsten gefundenen Aufnahmsrichtung liefert uns dann ein bleibendes Bild des Divertikels.

Außerordentlich wertvoll erscheint es, nach Entfernen des Katheters den Patienten aufzufordern, vor dem Röntgenschirm die Kontrastlösung auszuurinieren. Man sieht dann, wie das Divertikel immer größer und größer wird („der Patient uriniert in sein Divertikel"), die Blase entleert sich zum Teil in das Divertikel, zum Teil nach außen; zum Schluß ist dann die Blase völlig leer und am Durchleuchtungsschirm präsentiert sich allein das mächtig gefüllte Divertikel.

Schöne Bilder sind auch auf die Weise zu erreichen, daß zunächst die Blase mit 200 ccm Bromnatriumlösung oder mehr gefüllt wird, die Füllungsflüssigkeit sofort wieder entleert und nun Luft nachgefüllt wird. Wir erhalten dann auf der Platte das mit Bromnatriumlösung gefüllte Divertikel und die mit Luft gefüllte Blase; von der Hinterwand ausgehende Divertikelsäcke können dadurch auch bei antero-posteriorer

Aufnahmsrichtung dargestellt werden, wenn man es nicht vorzieht, eine axiale Aufnahme auszuführen.

Daß in Divertikeln liegende Steine nur durch die Röntgenuntersuchung feststellbar sind, wurde bereits früher erwähnt; hiezu ist es freilich notwendig, eine Aufnahme der Blase nach Ablassen des Harnes noch vor der Injektion der Kontrastlösung anzufertigen.

Die Größenbestimmung des Divertikels auf die Weise, daß ein schattengebender Katheter durch den Divertikeleingang eingeführt und im Divertikel aufgerollt wird, ist nur in Ausnahmsfällen nötig.

Bei Divertikelbildungen der Blase ist differentialdiagnostisch zwischen den primären, kongenitalen (siehe S. 146) und den sekundären, intramuralen Divertikeln, wie sie bei der Trabekelblase stets mehr oder minder ausgeprägt vorkommen, die Unterscheidung zu treffen. Erstere ragen als kirschkern- bis faustgroße Schattenbilder aus dem Blasenschatten hervor, bei richtiger Einstellung gelingt es nahezu stets, den Divertikelschatten gesondert vom Blasenschatten darzustellen, wobei oft der „Stiel" des Divertikel außerordentlich gut zum Vorschein kommt. Die sekundären Divertikel dagegen sind als intramurale Taschenbildungen aufzufassen (Abb. 51), es ist daher möglich, ihre äußere

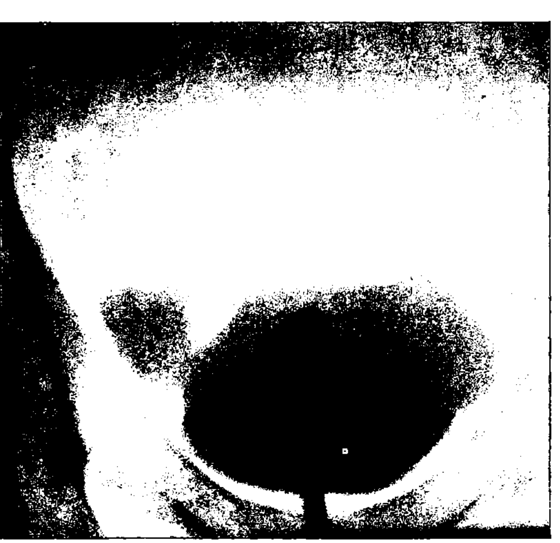

Abb. 55. Kongenitales Blasendivertikel.
Bromnatriumfüllung
(Fall von Doz. H. G. Pleschner)

Kontur auf der Platte durch eine Linie zu verbinden, die parallel mit dem eigentlichen Blasenschatten verläuft; selbst einzelne größere sekundäre Divertikel ragen gar nicht oder nur wenig über diese Konturlinie hervor.

Ist die Trabekelblase sehr hochgradig, ihre äußere Begrenzungslinie durch die Taschenbildung sehr unregelmäßig, so sprechen wir von einer Traubenblase.

Tuberkulose der Blase

Hier ist die Röntgenuntersuchung besser zu unterlassen. Die in neuester Zeit beschriebene Abflachung des Blasendaches auf der erkrankten Seite ist wohl nur im Zusammenhange mit den übrigen urologischen Untersuchungsmethoden zu verwerten. Erwähnenswert er-

scheint nur, daß wir bei der Tuberkulose nicht so selten ein Aufsteigen
der Kontrastlösung in die Harnleiter, und zwar häufiger auf der „gesunden"
als auf der kranken Seite sehen.

Gestaltveränderungen der Blase

Die Form der Blase ist abhängig von ihrem Füllungszustand und von
den die Blase begrenzenden Gebilden, wobei auch der Druck der in der
Blase enthaltenen Flüssigkeitsmenge, den diese vermöge ihrer Schwerkraft
auf die Blasenwand ausübt, mitbestimmend einwirkt (Hryntschak und
Sgalitzer). So sehen wir, daß schon die Seitenlage des Körpers die
Form der Blase weitgehend verändert. Um so weniger dürfen wir erstaunt sein, wenn raumbeengende Prozesse in der Umgebung der Blase
ihre Form stark beeinflussen. Vergrößerung der Gebärmutter (Gravidität,
Myome, Carcinome) oder weibliche Adnextumoren, Tumoren der Knochen
können ebenso wie ein
Descensus uteri oder
vaginae eine Eindel-
lung oder Ausstülpung
des   Blasenschattens
oder eine weitgehende
Verschiebung des gan-
zen   Blasenschattens
hervorrufen.

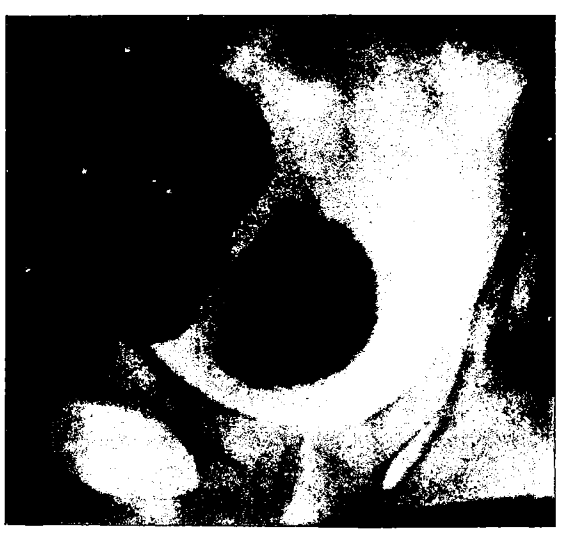

Abb. 56. Kongenitales Blasendivertikel; infolge
der Kontraktion der Blase hat sich die Bromnatriumlösung in das Divertikel entleert
(Gleicher Fall wie Abb. 55)

Prostatasteine

Zumeist in der
Mehrzahl auftretende
Konkrementschatten
in der Gegend der Pro-
stata; ihre Schatten
decken sich somit ganz
oder teilweise mit dem
der Symphyse, liegen
außerhalb des Blasen-
schattens und sind un-
verschieblich bei Lage-
wechsel (Abb. 52).

Erkrankungen der Harnröhre

Die Untersuchung der Harnröhre ist von geringer praktischer Bedeutung. Bei Steinen, Doppelbildungen, Strikturen, Harnröhrenfisteln,
bei Divertikel der Urethra wird sie zuweilen ausgeführt. Die Technik
besteht darin, daß unter steter Injektion einer 20% Bromnatriumlösung
Aufnahmen bei auf dem Bauch liegenden Patienten oder in schiefer
Richtung gemacht werden.

Die Röntgenuntersuchung der Niere und des Harnleiters

Es sei hier nochmals darauf hingewiesen, daß die Röntgenuntersuchung bei Erkrankungen von Harnleiter oder Niere sich niemals nur auf ein bestimmtes Teilgebiet des uropoetischen Systems erstrecken darf, sondern daß stets zunächst Übersichtsaufnahmen, die beide Nieren, Harnleiter, Blase und Prostatagegend einschließen, anzufertigen sind. Falls der Patient nicht allzu kräftige Bauchdecken besitzt oder eine starke Gasansammlung in den Därmen vorliegt, gelingt es auf technisch einwandfreien Platten in der Mehrzahl der Fälle, die Nierenschatten darzustellen.

Die Betrachtung des Nierenschattens gibt uns Anhaltspunkte für:

1. Das Vorhandensein von zwei Nieren, von Nieren auf beiden Körperseiten bzw. für das Fehlen der Niere einer Seite,

2. ihre Lage (normal, gesenkt, dystop),

3. ihre Größe (Hydro-, Pyonephrose, Cystenniere, Tumoren, Schrumpfniere, Hufeisenniere, Langniere usw.),

4. abnorme Schattenbildungen im Bereiche des Nierenschattens (Konkremente, Verkalkungen bei Tuberkulose, bei Pyonephrose und bei Hypernephromen).

Die Harnleiter sind begreiflicherweise im Röntgenbild nicht sichtbar. Kalkdichte Schatten in der Gegend ihres Verlaufes müssen den Verdacht auf Uretersteine erwecken. Selten sind bei Nierentuberkulose oder Pyonephrose Verkalkungsherde im Harnleiter so mächtig, daß sein Verlauf auf der Röntgenplatte ohne weiteres sichtbar wird.

Die Röntgenaufnahme des uropoetischen Systems muß in entsprechenden Fällen sinngemäß ergänzt werden durch Aufnahmen nach Einführung eines schattengebenden Ureterkatheters (sogenannten Röntgenkatheters) und durch die Pyelographie.

Falls sich eine röntgenologische Untersuchung des uropoetischen Systems als notwendig erweist, so empfehlen wir, zunächst eine Übersichtsaufnahme anzufertigen, wobei wir, falls die Verhältnisse (Anstalt, räumliche Nähe zwischen urologischer und röntgenologischer Untersuchungsstätte) es gestatten und die vorhergegangene Untersuchung dies wünschenswert erscheinen läßt, einen schattengebenden Katheter Nr. 5 oder 6 bis ins Nierenbecken der erkrankten Seite einführen. Um dem Patienten ein längeres unangenehm empfundenes Verweilen des Uretercystoskopes in der Harnröhre zu ersparen, gehen wir so vor, daß wir, nachdem der Ureterkatheter bis ins Nierenbecken gelangt ist, seine restliche Länge in die Blase aufrollen; um dies weitgehend zu erreichen, führen wir zunächst den Katheter bis an sein Ende in den Kanal des Cystoskopes vor und können mit der verkehrten Seite eines zweiten Katheters ihn auch noch ein gutes Stück in den Kanal des Uretercystoskopes hineinschieben. Wenn wir nun das Instrument entfernen, bleibt der Ureterkatheter in seiner richtigen Lage liegen und ragt nur ein kurzes Stück aus der äußeren Harnröhrenmündung vor. Nun wird die erste Aufnahme gemacht. Ergibt sich aus ihr die Notwendigkeit zur Auffüllung des Nierenbeckens mit Kontrastlösung (Pyelographie), so wird zunächst die Röntgenapparatur fertig zur nächsten Aufnahme gemacht. Hat es sich auf der ersten Aufnahme gezeigt, daß, wie es oft vorkommt, der Ureterkatheter allzu hoch eingeführt wurde, so zieht man ihn um ein entsprechendes Stück zurück. Tropft aus dem eingeführten Ureterkatheter der Harn ab, ohne daß eine stärkere Blutung vorhanden ist, so erfolgt nun die Injektion der Kontrastlösung, die verläßlich steril und körperwarm sein muß, entweder mittels einer 10 ccm Rekordspritze (außerordentlich langsam einspritzen!) oder besser noch durch Einfließenlassen der Lösung nur der Schwere nach (Rekordspritze ohne Stempel). Niemals dürfen Schmerzen auftreten, höchstens ein leichtes Druckgefühl in der Nierengegend; in diesem Moment muß sofort mit der weiteren Injektion aufgehört werden. Die Menge der einzuspritzenden Lösung richtet sich entweder nach der Menge des abgeflossenen Harnes oder aber injiziere man, falls man über die Kapazität des Nierenbeckens nicht orientiert ist, nur solange, bis eben ein leichtes Druckgefühl in der Nierengegend auftritt, womöglich nicht über 10 ccm; ein normales Nierenbecken faßt 2 bis 5 ccm. Nach der Aufnahme soll man sofort vorsichtig versuchen, 1 bis 2 ccm der eingespritzten Lösung zurück zu aspirieren; der Katheter muß mindestens fünf Minuten lang liegen bleiben, bis die ganze injizierte Lösung wieder abgetropft ist. In einer Sitzung soll niemals eine doppelseitige Pyelographie gemacht werden. Ist es nicht gelungen, den Röntgenkatheter bis ins Nierenbecken vorzuschieben, so kann, wenn dies in einer früheren Sitzung gelungen war und man daher sicher ist, daß keine Striktur vorliegt, die Kontrastlösung unter geringem Druck eingespritzt werden. Anders dagegen, wenn man Ursache hat, zu *glauben*, daß der Katheter vor einer Striktur liegt; in einem solchen Falle sei man mit der Injektion ganz besonders vorsichtig und mache die erste Aufnahme schon nach Einbringung nur weniger Kubikzentimeter. Würde man zuviel injizieren, so wäre man für den Fall, daß Harnleiterkoliken auftreten, vollkommen machtlos, da man keine Mittel besitzt, die über die Striktur hinauf injizierte Flüssigkeit wieder zurückzubringen. Durch den Reiz des an der Striktur liegenden Katheters kann es vielmehr noch zu einer Schwellung der Schleimhaut daselbst und zu einem völligen Verschluß kommen; bei Infektion des Harnes oberhalb der Striktur kann eine rasche eitrige Einschmelzung des Nierenparenchyms unter septischen Erscheinungen die Folge sein.

Eine wertvolle Ergänzung zur Aufnahme des mit Kontrastlösung gefüllten Nierenbeckens in anteroposteriorer Richtung bildet die „schräge Pyelographie" (Sgalitzer und Hryntschak). Sie wird auf die Weise ausgeführt, daß der Zentralstrahl nicht senkrecht, sondern schräg von außen oben nach innen unten, ungefähr in einem nach außen offenen Winkel von 60° geneigt, einfällt; oder aber der Patient liegt bei senkrecht belassenem Zentralstrahl etwas auf die „gesunde" Seite geneigt. Der Vorteil der schrägen Pyelographie liegt darin, daß Nierenbecken und Nierenkelche ihrer größten Ausdehnung nach und besser entfaltet auf der Platte erscheinen, während die normale Pyelographie diese Gebilde ihrer schrägen Lage im Körper wegen nur verzeichnet darstellt. Knickungen des Harnleiters oder des Harnleiterabganges, wie sie öfter auf antero-posterioren Pyelogrammen erscheinen, lassen sich in manchen Fällen durch die schräge Pyelographie als Artefakte erkennen.

Das normale Pyelogramm (Abb. 57)

zeigt eine ungefähr dreieckige Form des Nierenbeckens, von dem aus entweder eine größere Zahl annähernd gleichgroßer Kelche ihren Ur-

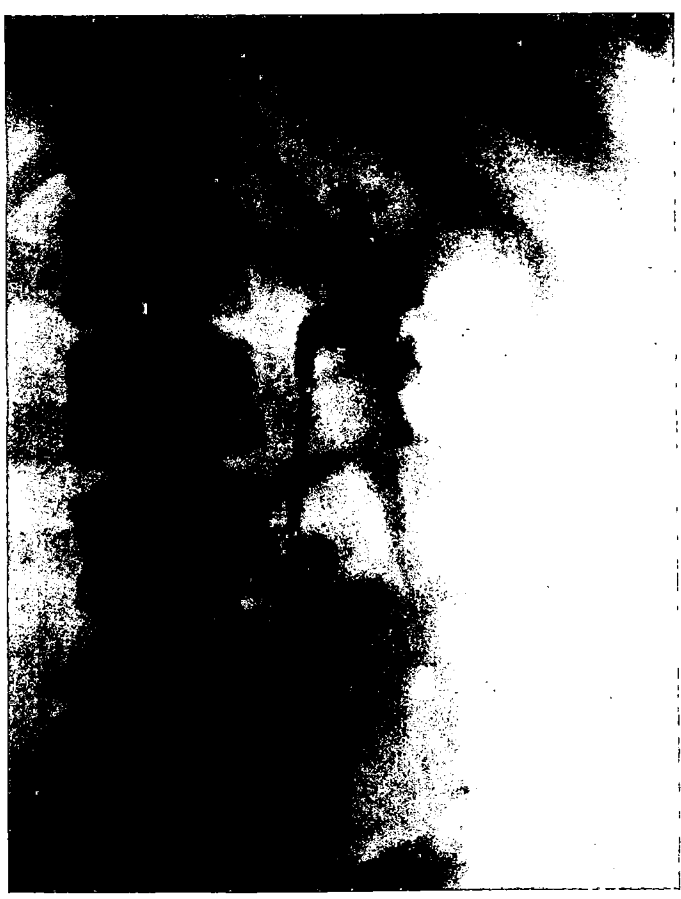

Abb. 57. Normales Pyelogramm
(Sammlung Doz. F. Eisler)

sprung nehmen, die wieder Verästelungen aufweisen; oder das eigentliche Nierenbecken ist verhältnismäßig klein und spaltet sich in zwei große,

geräumige Kelche, die sich dann getrennt voneinander in weitere kleine
Kelche auflösen (sogenanntes zweigeteiltes Nierenbecken; siehe auch
Abb. 37). Neben diesen beiden Hauptformen existieren eine Unzahl von
Varianten. Der normale Nierenbeckenschatten wird ungefähr in seiner
Mitte von der letzten Rippe geschnitten bzw. soll zumindest ein Drittel
des Nierenbeckenschattens noch oberhalb dieser Linie liegen. Der Harnleiter zieht als dünner Kanal vom untersten Punkt des Nierenbeckens
aus fast senkrecht nach abwärts oder aber in mäßig geschwungenen,
nach außen konkaven Bogen zunächst schief gegen die Wirbelsäule.
Sein weiterer Verlauf gegen die Blase zu ist nicht ganz geradlinig,
sondern weist mehrere sanfte Krümmungen auf, insbesondere von
seinem Eintritt in das kleine Becken an.

Pathologische Veränderungen am Pyelogramm

Abnorme Lage. Diese kann bestehen in Tiefstand des Nierenbeckenschattens (Wanderniere, Abb. 32; dystope Niere) und in seiner
Drehung um die Längsachse, die soweit gehen kann, daß die Kelche
statt normalerweise nach außen, nach vorne, ja sogar nach innen gerichtet
sind (Wanderniere). Die Kombination von Tiefstand und Drehung des
Nierenbeckens findet sich bei der Hufeisenniere.

Erweiterung des Nierenbeckens und der Nierenkelche. Entweder
Erweiterung der Schatten unter Beibehaltung ihrer ursprünglichen
Form oder aber die mehr oder minder halbkugeligen Nierenkelche sitzen
einem mächtig erweiterten Nierenbecken auf (Pyelektasie, Abb. 32;
Hydro-Pyonephrose); und schließlich können Nierenbecken und Kelche
in einen einzigen unregelmäßig geformten Sack verwandelt sein.

Einzelne Kelchschatten zeigen eine **unregelmäßige Begrenzung**,
im Nierenparenchym finden sich einzelne und unregelmäßig begrenzte
rundliche Schatten (tuberkulöse Kaverne, tuberkulöse Pyonephrose).

Einzelne Kelchschatten fehlen oder sind, ebenso wie das Nierenbecken selbst, von einer Seite her gleichsam **komprimiert.** Füllungsdefekte im Nierenbeckenschatten (Kombination beider beim Hypernephrom, letzteres allein bei Tumoren des Nierenbeckens).

Das ganze Nierenbecken ist stark in die Länge gezogen, die
Kelche sind auffallend lang und schmal (Cystenniere).

Pathologische Veränderung des Harnleiterschattens

Erweiterung seiner Lichtung, entweder von der Blase bis zum
Nierenbecken oder nur an einzelnen Stellen (Hydroureter).

Nachweis einzelner Knickungen oder aber geschlängelter Verlauf
des ganzen Harnleiters, der dann aussieht, als ob er zu lang wäre
(Abb. 44).

Anwendungsgebiet des Röntgen-Ureterkatheters und der Pyelographie

Die wichtigsten Indikationen für die Vornahme der Röntgenuntersuchung mittels der Röntgenkatheter und der Pyelographie ergeben die kalkdichten, im Bereiche des Harnleiters und der Niere vorkommenden Schatten, um sie als Nieren- bzw. Uretersteinschatten zu identifizieren bzw. ihre Lage genau feststellen zu können.

Weiters jene unklaren Fälle von Haematurie (ein Symptom, das ja bekanntlich nahezu bei jeder Erkrankung des Nierenparenchyms und des Nierenbeckens vorkommen kann), bei denen durch unsere gebräuchlichen urologischen Untersuchungsmethoden eine sichere Diagnose nicht gestellt werden kann. Hier gilt es dann, vor allem den Bestand eines Nieren- oder Nierenbeckentumors auszuschließen.

Der Verdacht auf Nierentuberkulose wird nur selten die Notwendigkeit einer Pyelographie ergeben; hier sind es Fälle unklarer Pyurie, bei denen der pyelographische Nachweis von Kavernen im Nierengewebe die Diagnose zu stellen gestatten würde. Frühfälle von Tuberkulose, deren einziges Symptom eine Haematurie darstellt, ergeben, da ja der Zerstörungsprozeß in der Niere noch recht wenig vorgeschritten ist, keine pyelographisch erkennbare Veränderung.

Die einzelnen Erkrankungen
Nieren- und Harnleitersteine

Harnleitersteine. Kalkdichte Schatten, die auf einer Übersichtsaufnahme in die Gegend des Harnleiterverlaufes fallen, können nur dann mit Sicherheit als Uretersteine angesprochen werden, wenn ihre Schatten mit dem eines Röntgenkatheters auf zwei Aufnahmen mit verschiedener Einstellungsrichtung zusammenfallen. Technik der Ausführung: Einlegen eines Röntgenkatheters, Aufnahme. Fällt der fragliche Schatten mit dem des Röntgenkatheters zusammen, so besteht immer noch die Möglichkeit, daß derselbe ein gutes Stück weit genau hinter oder vor dem Ureterkatheter liegt; es wird nun eine zweite Aufnahme mit schief gestellter Röhre oder bei schiefer Lage des Patienten ausgeführt. Deckt sich auch auf dieser zweiten Aufnahme der fragliche und der Ureterkatheterschatten, dann handelt es sich um einen Ureterstein. Liegt dagegen der fragliche Schatten vor oder hinter dem Ureter, so werden bei der schrägen Aufnahme beide Schatten weit auseinander projiziert (Abb. 58).

Fallen bei beiden Aufnahmen beide Schatten zusammen, dann empfiehlt es sich noch, eine Pyelographie auszuführen. Bei Steinen im Harnleiter findet sich stets eine mehr oder minder ausgeprägte Erweiterung des Nierenbeckens und Harnleiters bis zur Stelle des Hindernisses; das Vorhandensein eines normalen, nicht erweiterten Nierenbeckens spricht gegen Ureterstein.

Nierensteine. Zur Diagnose eines Nierensteines genügt zumeist die Röntgenaufnahme allein; in fraglichen Fällen ist sie bei liegendem

Katheter zu wiederholen (Abb. 59) bzw. ist die Auffüllung des Nierenbeckens mit Kontrastlösung vorzunehmen. Der Vergleich der beiden Aufnahmen erlaubt die Entscheidung, ob der Stein im Nierenbecken liegt oder nicht, sowie die Feststellung, in welchem Anteil des Nierenbeckens bzw. in welchem Kelche der Stein sich befindet; eine Feststellung, die für die Indikation Pyelotomie—Nephrotomie und für die Auffindung kleinster Steine bei der Operation ungemein wichtig ist. Bei sehr großen Steinen, die das Nierenbecken dicht ausfüllen, gelingt es zuweilen nicht, eine nennenswerte Menge Kontrastlösung zwischen Stein und Nierenbecken einzuspritzen, so daß die „Pyelographie" das gleiche Bild ergibt wie vorher der Stein allein.

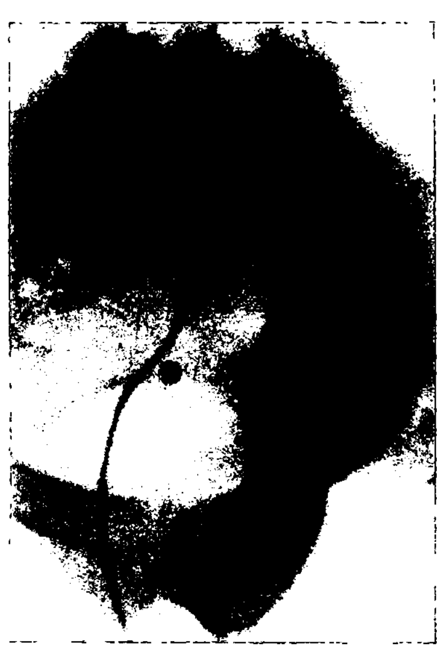

Abb. 58. Der schattengebende Ureterkatheter fällt mit dem fraglichen Konkrementschatten nicht zusammen, daher kein Ureterstein

Die Entscheidung, ob ein im Nierenfeld erscheinender Schatten einem Nieren- oder Nierenbeckenstein entspricht, ist in vielen Fällen schon durch die R ö n t g e n a u f n a h m e in rein seitlicher Richtung nach Sgalitzer zu treffen. Fragliche Schatten, die im antero-posterioren Bilde auf das Nierenfeld, im seitlichen Bilde auf die Körper der obersten Lendenwirbel fallen, sind als Konkrementschatten anzusehen. Fällt der fragliche Schatten dagegen bei seitlicher Aufnahme v o r die Wirbelsäule, so gehört er mit großer Wahrscheinlichkeit der Niere nicht an; eine Sicherheit ist deshalb nicht gegeben, da Konkremente in Nieren mit gelockertem Aufhängeapparat oder in Hufeisennieren sich vor die Wirbelsäule projizieren können. In solchen Fällen sind Röntgenaufnahmen nach Einführung eines schattengebenden Katheters bzw. Auffüllung des Nierenbeckens mit Kontrastlösung nicht zu umgehen.

Von den ungemein zahlreichen Ursachen für die Entstehung von Schatten, die für Nieren-, vor allem aber Harnleitersteine gehalten werden können, seien als häufigste Kalkablagerungen in der Niere (Tuberkulose, Pyonephrose, Hypernephrom), ferner Kotsteine, Fremdkörper im Darm, verkalkte Drüsen, Kalkablagerungen in kalten Abszessen, Extrauteringravidität genannt (siehe auch S. 296).

Erweiterungen des Nierenbeckens

Zur Diagnose jener Erweiterungen des Nierenbeckens, die zu einem deutlichen Ausfall in der Nierenfunktion führen, und bei denen es möglich ist, den Ureterkatheter bis ins Nierenbecken vorzuschieben, aus dem sich in steter Tropfenfolge eine größere Harnmenge entleert, können wir der Pyelographie entraten. Nicht dagegen in jenen Fällen, wo die Erweiterung eine nur geringgradige ist, und wo man hoffen kann, durch die Pyelographie einen Aufschluß über die Größe der Erweiterung und die Ursache des erschwerten Harnabflusses aus dem Nierenbecken zu gewinnen. Insbesondere ist der Nachweis einer Erweiterung des Nierenbeckens wichtig für die Diagnose einer Wanderniere (siehe S. 110 und Abb. 32), für die Diagnose einer Ureterstriktur und für die Erkennung kleinster Steine im Ureter.

Hypernephrome

verursachen nur dann eine Veränderung in der Form des mit Kontrastlösung gefüllten Nierenbeckens, wenn sie entweder ins Nierenbecken bereits durchgebrochen sind, also bereits zu Haematurie geführt haben, oder aber einen Nierenkelch komprimieren. Füllungsdefekte im Nierenbeckenschatten oder aber das Fehlen des Schattens eines Nierenkelches gestatten dann eine sichere Diagnose. Nicht allzu selten finden sich Kalkablagerungen und Knochenbildungen in Hypernephromen.

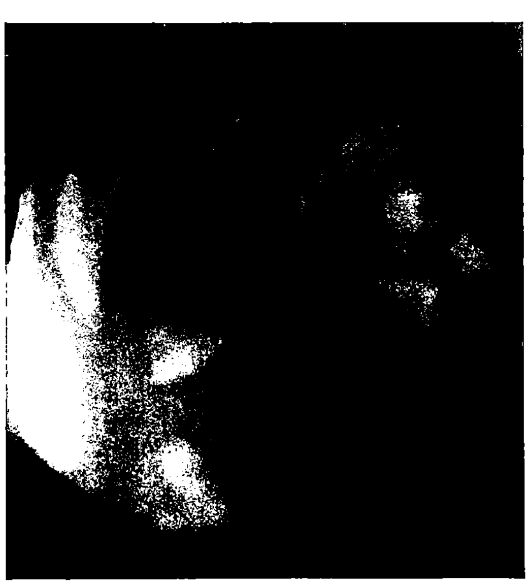

Abb. 59. Der schattengebende Ureterkatheter fällt mit dem fraglichen Konkrementschatten zusammen, daher Nierenstein
(Sammlung Doz. F. Eisler)

Nierenbeckenpapillome

gehen zumeist mit einer Erweiterung des Nierenbeckens einher. Man sieht dann entweder das Bild einer mehr oder minder ausgebildeten Hydronephrose und einen unscharf konturierten Füllungsdefekt im Nierenbeckenschatten.

Über

Cystennieren

wurde bereits das Notwendige ausgeführt (siehe S. 108).

Nierentuberkulose

Bei hochgradiger Zerstörung einzelner Abschnitte oder der ganzen Niere kann es zur Verkreidung der Käseherde kommen (Kitt- oder Mörtelniere). Die auf der Platte dann sichtbaren Schatten gestatten zumeist die richtige Diagnose, ihre Form und Lage verhindert eine Verwechslung mit Nierensteinen.

Unvollständige Harnleiterverdoppelung

Die Diagnose dieser Mißbildung ist außerordentlich schwierig zu stellen, wenn nicht zu verschiedener Zeit erhobene, einander widersprechende Befunde bei der urologischen Untersuchung uns ihr Bestehen wahrscheinlich machen (siehe S. 107). Bei der Röntgenuntersuchung (Ureterographie) geht man so vor, daß man den Ureterkatheter bis zum Nierenbecken einführt und nun unter langsamem vorsichtigem Einspritzen der Kontrastlösung den Katheter völlig entfernt. Oder aber man schiebt ihn nur wenige Zentimeter in den Harnleiter vor und injiziert nun die Kontrastlösung.

Kontraindikationen und Schäden der Pyelographie

Kontraindikationen sind neben allgemeiner hochgradiger Schwäche oder Marasmus vor allem eine schwere Erkrankung des Herzens und Schädigung beider Nieren.

Wenn auch eine sachgemäß durchgeführte Auffüllung des Nierenbeckens mit einer entsprechenden Kontrastlösung unter Beachtung der früher erwähnten Kautelen als nahezu gefahrlos gewertet werden darf, so wird man dennoch hie und da bei manchen Fällen schwere Erscheinungen erleben: Fieber, Schüttelfrost, Nierenschmerzen oder Koliken, Blutungen.

Auf die genauere Analyse der Pathogenese dieser Zufälle soll hier nicht eingegangen werden, immerhin sind sie die Ursache, daß wir die doppelseitige Pyelographie in einer Sitzung grundsätzlich ablehnen.

Sachverzeichnis

Die Krebskrankheit. Ein Zyklus von Vorträgen. Herausgegeben von der Österreichischen Gesellschaft zur Erforschung und Bekämpfung der Krebskrankheit. Mit 84, darunter 11 farbigen Abbildungen im Text. 360 Seiten. 1925.
30.60 Schilling, 18.— Reichsmark; gebunden 33.15 Schilling, 19.50 Reichsmark

---

Die Klinik der beginnenden Tuberkulose Erwachsener. Von Professor Dr. **Wilhelm Neumann,** Privatdozent an der Universität Wien, Vorstand der III. medizinischen Abteilung des Wilhelminenspitals. In drei Bänden.
E r s t e r   B a n d: **Der Gang der Untersuchung.** Mit 26 Abbildungen. 158 Seiten. 1923.   12.25 Schilling, 7.20 Reichsmark
Z w e i t e r   B a n d: **Der Formenkreis der Tuberkulose.** Mit 69 Textabbildungen und einer Tabelle. 266 Seiten. 1924.
21.40 Schilling, 12.60 Reichsmark
D r i t t e r   B a n d: **Das Heer der nichttuberkulösen Apizitiden und der fälschlich sogenannten Apizitiden.** Mit 72 Textabbildungen. 176 Seiten. 1925.   14.25 Schilling, 8.40 Reichsmark
E r s t e r   bis   d r i t t e r   B a n d in einen Ganzleinenband gebunden
51.— Schilling, 30.— Reichsmark

Herz- und Gefäßmittel, Diuretica und Spezifica. Von Dr. Rudolf **Fleckseder,** Privatdozent an der Universität Wien. 111 Seiten. 1923. (Abhandlungen aus dem Gesamtgebiet der Medizin.)
4.80 Schilling, 3.— Reichsmark

Die Ernährung des Säuglings an der Brust. Zehn Vorlesungen für Ärzte und Studierende. Von Dr. **Richard Lederer,** Privatdozent für Kinderheilkunde an der Universität Wien. Mit 3 Abbildungen im Text. 113 Seiten. 1926.   6.60 Schilling, 3.90 Reichsmark

---

Kurzes Lehrbuch der Kinderkrankheiten. Von Dr. **Heinrich Lehndorff,** Privatdozent für Kinderheilkunde an der Universität Wien. Z w e i t e, umgearbeitete und vermehrte Auflage. 284 Seiten. 1922.
5.70 Schilling, 3.60 Reichsmark; gebunden 7.20 Schilling, 4.50 Reichsmark

---

Psychogenese und Psychotherapie körperlicher Symptome. Von R. **Allers**-Wien, J. **Bauer**-Wien, L. **Braun**-Wien, R. **Heyer**-München, Th. **Hoepfner**-Cassel, A. **Mayer**-Tübingen, C. **Pototzky**-Berlin, P. **Schilder**-Wien, O. **Schwarz**-Wien, J. **Strandberg**-Stockholm. Herausgegeben von **Oswald Schwarz,** Privatdozent an der Universität Wien. Mit 10 Abbildungen im Text. 499 Seiten. 1925.
45.90 Schilling, 27.— Reichsmark; gebunden 48.50 Schilling, 28.50 Reichsmark

---

Kompendium der Augenheilkunde. Von Prof. Dr. **Robert Salus,** Vorstand der Augenabteilung des Poliklinischen Institutes der deutschen Universität in Prag. Mit 54 Abbildungen im Text. 210 Seiten. 1926.
12.50 Schilling, 7.50 Reichsmark

Medizinisches Seminar

Herausgegeben vom Wissenschaftlichen Ausschusse des Wiener medizinischen Doktorenkollegiums

508 Seiten. 1926. In Leinwand gebunden 22.50 Schilling, 13.50 Reichsmark

Bezieher der „Wiener klinischen Wochenschrift" und der „Mitteilungen des Volksgesundheitsamtes" erhalten das Werk zum Vorzugspreis von 20.30 Schilling, 12.20 Reichsmark

Bei den wöchentlichen Zusammenkünften des medizinischen Doktorenkollegiums werden in Form der Wechselrede praktischen Ärzten eine Reihe von wichtigen medizinischen Fragen von Hochschullehrern, Primarärzten oder anderen Fachärzten beantwortet. Die Themen dieser Fragestellungen beziehen sich teils auf die ärztliche Praxis, teils auf wissenschaftliche Gebiete, über deren Fortschritte der ausübende Arzt eine zeitgemäße Vorstellung haben muß. Die Fragestellungen und Antworten der bisherigen Vortragsabende erschienen nunmehr gesammelt unter obigem Titel in Buchform. Der praktische Arzt findet darin auf 500 Seiten in gedrängter Form die wichtigsten Fragen, die in der Praxis an ihn herantreten, knapp und übersichtlich beantwortet, nach Materien geordnet. Ein sorgfältiges Sachregister macht das Buch vollends zum Nachschlagebuch des Arztes

---

Physik und Chemie des Radium und Mesothor. Für Ärzte und Studierende. Von Privatdozent Dr. phil. **Albert Fernau,** Leiter der physikalischen Abteilung der Radiumstation im Allgemeinen Krankenhaus in Wien. Mit einem Vorwort von Professor Dr. **Gustav Riehl,** Vorstand der Universitätsklinik für Dermatologie und Syphilidologie in Wien. Z w e i t e, wesentlich vermehrte Auflage. Mit 31 Textabbildungen. 101 Seiten. 1926.

12.75 Schilling, 7.50 Reichsmark

Fortschritte und Probleme in der Therapie innerer Krankheiten. Von Privatdozent Dr. **Paul Saxl,** Assistent der I. Medizinischen Universitätsklinik in Wien. 137 Seiten.　　11.10 Schilling, 6.60 Reichsmark

---

Die Inhalationsnarkose. Eine Anleitung zur Narkosetechnik. Von Doktor **Tassilo Antoine,** Operateur der II. Universitäts-Frauenklinik in Wien und Dr. **Bruno Pfab,** Operateur der I. Chirurgischen Universitätsklinik in Wien. Mit 10 Textabbildungen. 47 Seiten. 1926.　　4.— Schilling, 2.40 Reichsmark

---

Die Bluttransfusion. Von Privatdozent Dr. **Burghard Breitner,** I. Assistent der I. Chirurgischen Universitätsklinik in Wien. Mit 24 Textabbildungen 118. Seiten. 1926. (Abhandlungen aus dem Gesamtgebiet der Medizin.)

11.70 Schilling, 6.90 Reichsmark